PET和PET/CT临床指南

（第三版）

原著 尤金 . C . 林（Eugene C. Lin）

阿贝斯·阿拉微（Abass Alavi）

主译 王 骏 徐 明 孙 涛 盛会雪

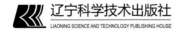
辽宁科学技术出版社
LIAONING SCIENCE AND TECHNOLOGY PUBLISHING HOUSE

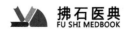
拂石医典
FU SHI MEDBOOK

图书在版编目（CIP）数据

PET和PET/CT临床指南：第三版 / (美) 尤金·C.林(Eugene C. Lin) , (美) 阿贝斯·阿拉微(Abass Alavi)
原著；王骏等主译. —沈阳：辽宁科学技术出版社，2021.1
　ISBN 978-7-5591-1905-6

　Ⅰ.①P… Ⅱ.①尤…②阿…③王… Ⅲ.①计算机X线扫描体层摄影—影像诊断—临床应用—指
南 Ⅳ.①R814.42-62

　中国版本图书馆CIP数据核字(2020)第235700号

著作权号 06-2020-173　　　　　　　　　　　　　　　　　　　　　　　　**版权所有　侵权必究**

出版发行：辽宁科学技术出版社
　　　　　北京拂石医典图书有限公司
地　　址：北京海淀区车公庄西路华通大厦 B 座 15 层
联系电话：010-57252361/024-23284376
E－mail：fushimedbook@163.com
印　刷　者：青岛名扬数码印刷有限责任公司
经　销　者：各地新华书店

幅面尺寸：210mm×285mm
字　　数：640 千字　　　　　　　　　　　印　张：26.75
出版时间：2021 年 1 月第 1 版　　　　　　　印刷时间：2021 年 1 月第 1 次印刷

责任编辑：李俊卿　　　　　　　　　　　　责任校对：梁晓洁
封面设计：咏　潇　　　　　　　　　　　　封面制作：咏　潇
版式设计：咏　潇　　　　　　　　　　　　责任印制：丁　艾

如有质量问题，请速与印务部联系　联系电话：010-57262361

定　　价：198.00 元

作者简介

Eugene C. Lin MD

诊断和核放射科医生，
美国华盛顿州弗吉尼亚梅森医疗中心

Abass Alavi MD，PhD

放射学系教授兼研究教育系主任，
美国宾夕法尼亚州费城宾夕法尼亚大学佩雷尔曼医学院

作者致谢

　　我要感谢弗吉尼亚梅森医疗中心的同事们为我提供了一个让我完成这本书创作的优越环境。 Marie Lee 和 Paul Sicuro 医生 为本书提供了许多影像图片。 我的父母一直鼓励我要热爱学习，并学会与朋友和同事们合作，这些都为我在整个职业生涯不断学习新知识提供了很大的启发。

—— Eugene C. Lin

　　仅将本书献给我的母亲 Fatemeh 和我的妻子 Jane， 是她们让我的生活变得更有意义。 特别感谢她们一直以来对我的巨大鼓励。

——Abass Alavi

原著前言

1895 年，Roentgen 发现 X 线，开创了一场真正意义的医学革命，大大加快了近半个世纪以来医学前进的步伐。20 世纪 60 年代，Anger 发明了闪烁照相机，促使核医学作为医学成像的独立专业应运而生。但用这种方法生成的平面图像在病变部位与本底活性之间存在对比度欠佳的问题。20 世纪 60—70 年代，宾夕法尼亚大学（Penn）的 David Kuhl 设计并制造的多种相关仪器问世后，放射性示踪断层成像的概念变为现实。1971 年，Hounsfield 第一次应用 X 线进行脑部断层成像（XCT），是医学影像领域的一次技术革命。近年来，CT 技术得到了长足的发展，现代的 CT 仪器能够以高分辨率、高速度对全身进行扫描，进一步提高了 XCT 的灵敏度和特异性。

最初的放射性示踪断层扫描是通过专有仪器来获得的，这些仪器只专注于脑部疾病的成像。由密歇根大学和伯克利大学的研究人员提出了 Anger 照相机断层成像的概念，使发射断层成像成为一种强有力的医学成像方式。在过去的三十年里，单光子发射计算机断层扫描（SPECT）已成为世界性专业领域的主要技术。遗憾的是，这项技术由于在合成新型示踪剂（用于研究和临床）方面缺乏进展而受到限制，从而阻碍了它在各种代谢紊乱中的应用。

这次挫败，激励了宾夕法尼亚大学的科研人员迎难而上，继续探索将正电子发射放射性核素标记为新化合物的可能性，以从分子水平评估不同器官中疾病的活性情况。辛勤付出的最终成果是合成了 ^{18}F- 氟脱氧葡萄糖（^{18}F-FDG），并在 1976 年将该制剂应用于两位受试者。与此同时，这些年来，Ter-Pogossian 带领的华盛顿大学的研究人员及此领域的其他科学家们也对正电子发射器成像设备进行了完善。

FDG 及其他 PET 示踪剂的研究和临床应用，以及 PET 仪器的协同发展，极大地巩固了分子成像专业的医学地位。

20 世纪 90 年代末，匹兹堡大学的研究者开发了 PET/CT，使医学成像的模式发生转变。这种新技术可以将 CT 提供的结构图像和 PET 提供的分子图像进行融合，以供研究和临床应用。这些进展为 PET 分子成像领域注入了新的活力。自 2001 年第一批商用 PET/CT 仪器引入医学领域以来，PET/CT 已在现代核医学实验室中占有重要地位。目前，PET/CT 成像的主要成分是 FDG，首要用于癌症患者的检测评估。在过去的十年里，PET/MRI 为分子成像开辟了一个崭新的天地，其作为一种具备强大影响力的成像方式目前正处于研究阶段。预计这项技术将在三个领域发挥重大作用：颅脑、心血管系统和肌肉骨骼（MSK）结构的疾病。PET/MRI 面临的主要挑战是其对人体深部结构发出的伽玛射线进行的衰减校正欠佳，因此对正常和疾病部位示踪剂浓度须进行最佳量化调整。

经过近一个世纪的应用实践，我们已经认识到结构成像在大多数疾病的早期发现和治疗干预后的效果评估方面尤其不敏感。为了克服此类缺陷，已有学者试图通过现有的成像技术来测量某些生理参数。在近半个世纪以来，对颅脑和心脏血流量的测量得到广泛研究。脑血流量的测量首先以研究为目的，因此其临床意义尚不确定。相比之下，自 20 世纪 80 年代以来，冠状动脉灌注成像作为检测动脉粥样硬化的手段，已成为心脏病学的一种强有力的功能成像方法。目前，应用锝标记制剂的灌注成像是检测冠心病最常用的成像方法，这一方法以被广泛应用的 SPECT 成像为基础。近年来，PET 灌注成像由于铷发生器的应用而获得一定认可，主要是因为其可在极短时间内提供心脏血流的高分辨率图像。此外，这种方法的辐射暴露远低于 SPECT。

通过对各种成像技术进行经验性分析发现，正常老化或病理状态在分子水平上发生的变化早于生理或结构的改变。自 20 世纪 70 年代末引入 FDG PET 以来，我们发现分子成像由于其显著的灵敏度，在评估几乎所有疾病和功能失调中发挥着至关重要的作用。由于分子改变远早于结构改变，早期干预可以在疾病进展之前得以实施，因此能获得良好的治疗效果。换言之，PET 分子成像的灵敏度远超过了传统的但仍具先进性的结构成像技术。

PET 成像可以精确量化不同阶段和不同水平的疾病状态。PET 不仅可以针对身体的某一局部进行定量评估，而且还可以通过最新引进的方法进行全身疾病的检测。与主要用作定性检测的其他成像技术相比，这种模式是独一无二的。这进一步强调了 PET 成像是跟踪疾病进程的最佳选择。

遵循已往的经验，我们相信 PET/CT 和 PET/MRI 将成为许多人类疾病检测的上选之策，并将迅速扩展到世界各地的临床实践中。单纯的结构成像（如 CT 和 MRI）的作用可能会局限用于需要精确定位的放射治疗或外科手术。相反，PET 与这些结构成像模式的融合将日益成为诊断和监测良、恶性疾病的主要工具。

中文版导读

迄今为止，没有任何一种单一的诊断性成像被认为是充分的，因为单一的成像技术可能会导致各种病变的分期不足或过度诊断。分期不足可导致治疗欠缺，而分期过度可能会给正常组织带来不必要的创伤，而后期患者所用的药物与放射治疗也会带来毒性。融合影像判读有助于正确评估疾病的发生、发展、疗效和预后，在降低假阳性率、假阴性率的同时，改善医学影像诊断的灵敏度、特异性和准确度，并成为疾病早发现、早诊断、早治疗及鉴别诊断的有效工具，可帮助检测肿瘤大小、分期，以大幅度降低判读者之间的差异，为循证医学、精准医疗的开展奠定坚实的基础，从而产生 1+1 > 2 的效果。

随着计算机硬件、软件的进步，医学影像已进入"强强融合"的阶段，而 PET/CT 便是其中之一。它是利用正电子发射断层扫描（PET）与计算机断层扫描（CT）所提供的解剖图像相融合，使解剖学、形态与功能学和分子过程相结合，从诊断图像中提取信息，并将其与肿瘤生物学和患者临床特征相关联，从而提高医学成像的预测能力，将在分子水平上的组织特征反映到医学图像的宏观特征中。加之示踪剂与仪器设备的协同发展，使分子成像成为可能，改变了治疗计划。

由于机器的差异，患者的生理、病理性差异及医学影像技师等人为因素所导致的诸多差异，加之不同判读者之间及判读者自身差异的影响，以及各医疗单位之间的差异，会导致图像质量、影像诊断质量产生差异。唯有在整个成像链的操作过程中形成统一标准、规范化作业，才能实现从一个医疗单位到另一个医疗单位，从一台机器到另一台机器的可比性。

此外，影响 PET/CT 检查的因素还包括病灶部位、大小、形状、浓度、类型、分期、分级、进程，检查技术和检查时机的把握，患者年龄和肿瘤侵袭性。作为一名合格的医学影像技师，要尽最大可能为疾病诊断与鉴别诊断发挥自己的理论水平与技术才能，排除一切干扰及假象、伪影等，在做到双期扫描的同时，尤其是在治疗过程中正确把握成像的间隔时间，特别是 PET/CT 检查的时机显得尤为重要。

利用 PET/CT 不仅可进行术前分期、疗效评估、治疗优化、再分期及预后判断等，还可以针对治疗期所采用的药物、放射治疗等治疗方案进行评估，达到不同程度的治疗优化，以减少手术的创伤、药物的滥用及放射治疗给正常组织结构带来的损伤。

翻译本书是学习、了解、提高对 PET/CT 认识的过程。在这个过程中我们不仅知道了 PET/CT 在脑肿瘤、头颈部肿瘤、甲状腺肿瘤、胸部肿瘤、乳腺癌、胃食管及胃肠道间质瘤、淋巴瘤、黑色素瘤、肝胆肿瘤、胰腺癌、妇科肿瘤、泌尿系统肿瘤、结直肠癌、肌肉骨骼肿瘤诊断方面的巨大应用价值，甚至在感染和炎症评估等诸多方面都有着不同程度的应用前景。

不仅如此，该书还对 PET/CT 扫描仪的原理、示踪剂的放射化学及生物学基础、PET/CT 检查的判读、患者准备、标准摄取值、全身定量 PET/CT 成像、正常变异和良性病变及疗效反应等都进行了全面细致的阐述。我们完全有理由相信，随着大数据与人工智能的开展，PET/CT 乃至整个医学影像均会有划时代的发展。

本书每一个章节均参阅了诸多参考文献，以显示支持性证据，这些参考文献涵盖了该领域当今科学技术发展的最新成就。我想把本书推荐给广大同仁，以加强大家对新的成像技术和诊断工具的了解，进而更好地为我们的患者服务。

王骏
2020 年春于南京

原著编委会

Abass Alavi, MD, PhD
Professor and Director of Research Education
Department of Radiology
Perelman School of Medicine
University of Pennsylvania
Philadelphia, Pennsylvania

Adam M. Alessio, PhD
Research Assistant
Department of Radiology
University of Washington
Seattle, Washington

Valentina Ambrosini, MD
Associate Professor
Department of Specialized, Diagnostic and
  Experimental Medicine
University of Bologna
Bologna, Italy

Sandip Basu, MBBS(Hons), DRM, DNB, MNAMS
Head, Nuclear Medicine Academic Programme
Department of Radiation Medicine Centre
Bombay, India

Mohsen Beheshti, MD, FASNC, FEBNM
Head, PET-CT Center LINZ
Professor in Nuclear Medicine
Ordensklinikum Linz
Department of Nuclear Medicine and Endocrinology
St. Vincent's Hospital
Linz, Austria

Paolo Castellucci, MD
Service of Nuclear Medicine
S. Orsola-Malpighi University Hospital
University of Bologna
Bologna, Italy

Cory Daignault, MD
Minneapolis VA Medical Center
Nuclear Radiologist
St. Paul, Minneapolis

Søren Hess, MD
Senior Consultant, Clinical Associate Professor
Department of Radiology
Head of Section (Nuclear Medicine)
Hospital Southwest Jutland
Esbjerg, Denmark

Poul Høilund-Carlsen, MD, DMSci, Prof (Hon)
Professor, Head of Research & International
  Relations
Department of Nuclear Medicine
Odense University Hospital
Department of Clinical Research
University of Southern Denmark
Odense, Denmark

Sina Houshmand, MD
Resident
Department of Radiology
University of Pittsburgh
Pittsburgh, Pennsylvania

Mohsen Khosravi, MD
Postdoctoral Research Fellow
Marcus Institute of Integrative Health
Thomas Jefferson University
Philadelphia, Pennsylvania

Paul E. Kinahan, PhD
Associate Professor of Radiology, Bioengineering,
  and Electrical Engineering
Director of PET/CT Physics
Department of Radiology
University of Washington
Seattle, Washington

Ronald L. Korn, MD, PhD
Chairman, CMO and Founder
Imaging Endpoints Core Lab
Scottsdale, Arizona

Werner Langsteger, MD
PET-CT Center Linz
Department of Nuclear Medicine and Endocrinology
Ordensklinikum, St. Vincent's Hospital
Linz, Austria

Eugene C. Lin, MD
Diagnostic and Nuclear Radiologist
Virginia Mason Medical Center
Seattle, Washington

N. Scott Mason, PhD
Research Assistant, Professor of Radiology
Department of Radiology
University of Pittsburgh
Pittsburgh, Pennsylvania

M. Beth McCarville, MD
Associate Member
Division of Diagnostic Imaging
Department of Radiological Sciences
St. Jude Children's Research Hospital
Memphis, Tennessee

John Millstine, MD
Director of Clinical Nuclear Medicine
Department of Radiology and Nuclear Medicine
Scottsdale Medical Imaging Ltd.
Scottsdale, Arizona

Cristina Nanni, MD
Adjunct Professor
Institute of Nuclear Medicine
University of Bologna
Bologna, Italy

Andrew B. Newberg, MD
Professor and Director of Research
Marcus Institute of Integrative Health
Thomas Jefferson University and Hospital
Philadelphia, Pennsylvania

Alireza Rezaee, MD
PET-CT Center LINZ
St. Vincent's Hospital
Linz, Austria

Ali Salavati, MD, MPH
Postdoctoral Research Fellow
Quantitative Medical Imaging Lab
University of Pennsylvania
Philadelphia, Pennsylvania

Ruth E. Schmitz, PhD
Senior Fellow
Department of Radiology
University of Washington
Seattle, Washington

Umesh Sharma, MD, PhD
Division of Cardiovascular Medicine
Department of Medicine
Clinical and Translational Research Center
University at Buffalo
Buffalo, New York

Melissa Singer Pressman, PhD
Chief Clinical Research Officer
Scottsdale Medical Imaging Research Institute
Master Methodologist
Grand Canyon University
Associate Professor of Research
University of Arizona, College of Medicine
Scottsdale, Arizona

Evan Sirc, MD
Radiologist
Bay Imaging Consultants
Walnut Creek, California

Guobin Song, MD, PhD
Department of Radiation Oncology
Virginia Mason Medical Center
Seattle, Washington

Amol Takalkar, MD
Assistant Professor of Clinical Radiology
Department of Radiology
Louisiana State University
Associate Medical Director
PET Imaging Center
Biomedical Research Foundation of Northwest
   Louisiana
Shreveport, Louisiana

Drew Torigian, MD, MA, FSAR, FACR
Clinical Director, Medical Image Processing
   Group (MIPG)
Professor of Radiology
University of Pennsylvania School of Medicine
Philadelphia, Pennsylvania

Habib Zaidi, MD
Head of PET Instrumentation and Neuroimaging
   Laboratory
Geneva University Hospital
Geneva, Switzerland

翻译委员会

主　　译　　王　骏　徐　明　孙　涛　盛会雪
副主译　　李建军　王艳玲　蔡树华　董从松　周建国
译　　者　　（以姓氏笔画为序）

于芷轩　（南京大学医学院附属鼓楼医院）

王　骏　（安徽医科大学临床医学院）

王艳玲　（苏州高新区人民医院）

方惠娴　（南京医科大学康达学院）

刘小艳　（南通大学附属医院）

孙　涛　（南京医科大学第一附属医院）

杨　慧　（山西省大同市第三人民医院）

李百强　（解放军东部战区总医院）

李建军　（原海南省人民医院）

李雪荣　（江苏省丰县人民医院）

李慧君　（南京医科大学附属儿童医院）

吴虹桥　（南京医科大学附属常州市妇幼保健院）

周建国　（连云港市中医院）

郜景阁　（黄淮学院）

姚志峰　（南京医科大学第二附属医院）

徐　明　（辽宁医药职业学院）

徐　莹　（南京医科大学康达学院）

栾　晶　（青岛大学附属医院）

盛会雪　（南京医科大学附属儿童医院）

董从松　（江苏省盐城市第三人民医院）

蔡树华　（解放军联勤保障部队第九〇一医院）

潘　悦　（安徽医科大学临床医学院）

目　录

第四部分　PET/CT 在非肿瘤疾病中的应用

第一部分
基础知识

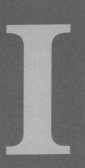

第1章 PET/CT 扫描原理

1.1 PET 的优势是什么？

与其他成像方式相比，正电子发射断层扫描（PET）拥有几个独一无二的优势。PET通过测量标记在人体代谢化合物上的放射性核素发射正电子后产生的能量相等、方向相反的两个湮灭光子，来进行显像（图1.1）。因此，PET 提供生物功能的分子成像，而不是解剖学成像。PET 同时检测两个湮灭光子，增加固有准直，比单光子成像有更高的灵敏度。此外，PET 允许通过专用透射扫描或一体化PET/CT 扫描仪的 CT 图像进行精确衰减校正（AC）。衰减（和散射等）的精确校正可以从 PET 图像中提取准确的定量和定性信息。由于 PET 的高灵敏度，只须注射微量放射性标记示踪剂。此外，正电子发射元素（^{11}C、^{13}N、^{15}O、^{18}F 等）的寿命相对较短，这使得在保持患者辐射剂量较低的情况下，能够最佳地利用成像光子。此外，这些同位素多数可以被包裹在生物底物（葡萄糖、H_2O、NH_3、CO_2、O_2 等）和药物中，而不会改变它们的生物活性。

与 CT 扫描和磁共振成像（MRI）相比，由于成像检查中可采集的光子数量相对有限，PET 图像通常显得更模糊或噪声更大。另外，由于探测器的物理特性，探测器的空间分辨率较差。X 线 CT 扫描仪可以很容易地分辨出 < 1mm 的点源，而 PET 扫描仪甚至不能可靠地分辨出小于 4 ~ 5mm 的点源（实际接近 10mm）。然而，这并不妨碍 PET 对示踪剂浓度的高灵敏度或它们在精确定量功能成像中的价值。

在本章中，我们将介绍 PET 成像的物理原理。参考文献中所列出的教科书会提供更深入的介绍，如果想了解更多，可参考教科书[1,2,3]。

1.2 放射性衰变

1.2.1 一般原理

放射性同位素的核心，即原子核，在高能级状态下不稳定。原子核由质子和中子组成。通过衰变，原子核改变了其结构和性质，从而达到一个能量更低、更稳定的状态。

衰变过程遵循一个指数规律：原子核每秒衰变的数量总是与尚未衰变的数量成正比。衰变率是放射性水平，也称为活性，它由特定核素的半衰期决定，即原始核衰变一半所需的时间。PET 中最常用的同位素是氟 18（^{18}F），其半衰期为 109 分钟。经过一段时间 t 后，剩余活性 $A(t)$ 与初始值 $A(0)$ 成正比，并与涉及核素半衰期 τ 的指数项成正比：

$$A(t) = A(0) e^{-t(\ln 2/\tau)}$$

在国际单位制（SI）或旧制单位居里（1Ci=3.7×10^{10} 衰变/s）中，放射性活性以贝克勒尔（1Bq=1 衰变/s）为单位。临床上常用的换算公式是 1 mCi=37 MBq。

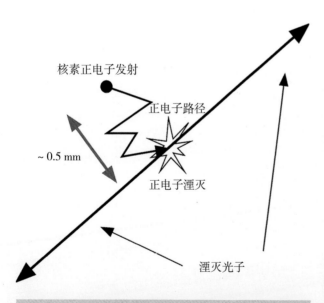

核素正电子发射

正电子路径

~ 0.5 mm

正电子湮灭

湮灭光子

图 1.1 正电子发射断层成像的一般原理：放射性核素衰变、正电子发射（β$^+$）、组织中的多次散射、电子湮灭产生两个背靠背的 511keV 的湮灭光子（不按比例）

1.2.2 正电子发射和湮灭

在 β⁺（正电子）衰变中（图 1.1），原子核将其核心质子（p）之一转化为中子（n），并发射正电子（β⁺），带正电荷的电子和中微子（ν）：$p \rightarrow n + \beta^+ + \nu$。物质中的平均正电子的多少取决于正电子的能量和材料特性，如密度和原子序数。对于 [氟 18] 氟脱氧葡萄糖（¹⁸F-FDG），正电子的移动范围相当短，通常 < 1mm。

最后，正电子与负电子结合，发生原子电子湮灭（复合）。在湮灭过程中，负电子和正电子把它们的质量转化为能量，产生一对 511keV 的湮灭光子，分别向相反的方向运动。511keV 光子能量（E）是由爱因斯坦著名的方程 $E = mc^2$ 得出的，其中 m 是电子或正电子的质量（非常小的数字），c 是光速（非常大的数字，然后是平方）。PET 通过检测这种湮灭辐射来形成体内示踪剂浓度的图像。

1.2.3 光子与物质的相互作用

正常人体组织与湮灭光子主要的相互作用是康普顿散射。光子与电子相互作用，将其从原子壳中弹出。光子用能量损失和相应的方向变化，通常会超出探测器的动态范围，因此无法形成图像。

康普顿散射和其他相互作用导致湮灭光子沿直线衰减。换句话说，在产生光子的直线上观察到的光子数随着物质穿过长度的增加呈指数递减。将 511keV 光子束的强度降低一半所需的软组织厚度约为 7cm，而低能量 X 线则为 3～4cm。因此，对于约 14cm 厚度的软组织，511keV 的湮灭光子通量将减少到其原始强度的 1/4；通过腹部时，光子通量可减少到其原始强度的 1/50。因此，衰减通常是影响 PET 图像质量的主要因素，尤其是对于身材较胖的患者。

1.3 数据采集

1.3.1 光子探测和闪烁探测器

光子探测的一般目标是测量光子穿过探测器时的总能量。为了获得最高的灵敏度和准确性，所有光子的能量都应被储存起来，但实际上这并不总是可能的。

在当今大多数的 PET 扫描仪中，利用闪烁探测器作为检测元件。无机闪烁晶体与入射的高能光子（511keV）偶合后产生的可见光或近紫外线光用于探测器成像，探测和测量闪烁光子。

在闪烁晶体中，入射湮灭光子（名义上为 511000eV 能量）在极短的闪光或"闪烁"中相互作用并产生数万个可见波长光子（每个光子为 ~ 1eV 能量）。晶体中产生的闪烁光子的数量与湮灭光子所沉积的能量成正比。

用于 PET 光子检测的闪烁晶体可根据其四个特性进行评级：

1. 停止功率与光子在晶体中沉积能量前所经过的平均距离成反比。这个长度取决于材料的密度和有效原子序数（Z）。短的传输距离是有利的，因为它将在固定尺寸晶体中与 511keV 光子产生更多的相互作用和更好的光子探测效率。

2. 衰变常数描述闪烁在晶体中的持续时间。更短的衰减常数意味着更高的光子速率和更低的背景速率。

3. 很好的能量分辨率——能量方差与能量的比例较小意味着能量测量中只有很小的波动。这就提供了一种方法用来区分在测量前被康普顿散射（和损失能量）的 PET 光子。能量分辨率取决于光输出和晶体的固有能量分辨率。

4. 光输出，顾名思义，是每个入射光子产生的闪烁光子数。如果要得到更好的空间和能量分辨率，光输出要尽可能高。

表 1.1 列出了最常用的 PET 闪烁体，其他材料［如溴化镧（LaBr）］正在评估。一直以来，制造商对其系统采用了不同的材料。目前的飞行时间 PET 扫描仪（TOF-PET）使用 LSO（硅酸镥）型闪烁体，因为它们具有可观的衰变常数，衰变时间非常短。

PET 最常用的光电探测器为光电倍增管（PMT）。PMT 是一种带有光电阴极的真空管，它通过加速和放大入射光子产生电子，产生的电

表1.1 PET扫描仪中使用的闪烁体

材料	造价	光输出[a]	有效密度[b]	衰减时间[c]
NaI（Tl）	便宜	最高	最低	长
BGO	昂贵	最低	最高	长
LSO（或LYSO，或LFS）	最贵	高	高	非常短

BGO，锗酸铋；LFS，细硅酸盐；LSO，硅酸镥；LYSO，硅酸钇镥；NaI（Tl），碘化钠（铊）
a. 决定能量和空间分辨率；
b. 确定扫描仪灵敏度；
c. 确定不响应时间、随机符合率和飞行时间分辨率

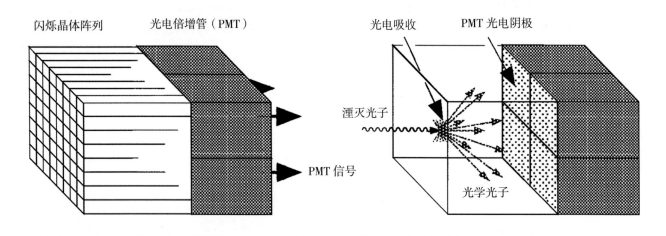

图1.2 四个光电倍增管读出精细分段闪烁晶体块探测器示意图

流与初始闪烁光子的数量成正比，因此与PET光子在闪烁晶体中沉积的能量成正比。最近，一种新型的称为硅光电倍增管（silicon photo multipliers, SiPMs）光电探测器用于新型PET扫描仪。这些基于硅的固态探测器比PMT更小，在尺寸、价格和性能上都有优势。

通过分割闪烁体块，使用许多小型PMT或SiPM，可以确定光子的位置。目前最常用的设置是块状探测器（图1.2）。用于病人的微小的单晶只有几毫米大小，压缩成小块，与四个或更多的小PMTs或SiPMs耦合。为了确定闪烁光子信号中湮灭光子的相互作用位置，将PMT或SiPM相应的信号输出进行比对，然后计算出的位置决定了光子被分配到的晶体元素。

这种方案可以使实现几毫米的空间分辨率（探测器中）成为可能，因为它主要由晶体横截面的大小决定。

传统的临床应用PET扫描仪是由块状探测器组成的圆柱形组件，叠成多个环。在人体扫描仪中，患者占据的探测器圆柱体内的敏感体积称为成像视野（FOV），其直径通常为70cm，轴向长度通常为16～25cm（图1.3）。

1.3.2 符合光子事件

由于正电子湮灭，我们期望在探测器环中大致相同的时间或同时观察到两个光子。湮灭事件发生在非常接近感兴趣区放射性示踪剂的地方，位于连接两个光子探测点的直线上的某处。与单光子发射计算机断层扫描（SPECT）相比，光子

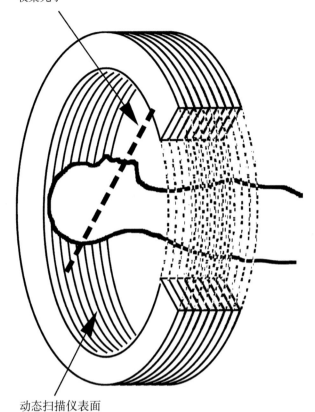

沿"管"或响应线（LOR）
收集光子

动态扫描仪表面

图 1.3　正电子发射断层扫描仪的原理图，它由多个圆柱形探测器环构成，图中的响应线表示沿两个相反方向收集离开头部的湮灭光子

方向的获悉是一个巨大的优势。在这种方法中，必须使用准直器来限制探测器上可能的光子方向，代价是灵敏度大大降低了。

导致光子检测不同时发生的因素有：湮灭可能发生在一个距离探测器表面的位置，这将导致一个光子轻微但可测量的延迟，其中光子以光速传播，或 3.3 纳秒 / 米。时间不匹配最重要的是探测器的时间分辨率有限，它的时间不确定性是由晶体中闪烁的衰减时间和 PMT 信号的处理时间引起的。这些效应导致使用 6 ~ 10 纳秒级的重合时间窗。如果在一个重合时间窗中检测到两个光子，则假定它们是由相同的湮灭产生的，连接敏感成像体积中两个检测点构成响应线（LOR）。

检测到的符合事件（称为重合）可分为真实符合事件和背景事件（图 1.4）。后者为偶然（或随机）符合事件，两个光子不是来自同一湮灭事件，或两个光子确实来自同一湮灭事件的散射符合。散射符合发生在单一湮灭的一个或两个湮灭光子在患者体内经历康普顿散射时，发生方向变化，导致成对检测，但真正的湮灭位置不在连接两个光子的线上。

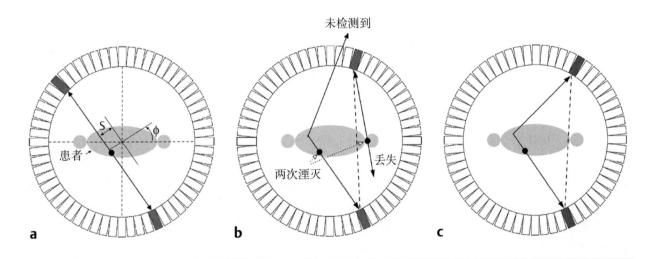

图 1.4　符合事件的类型。从左到右：（a）真符合，（b）随机（偶然）符合，（c）散射符合。在后两种类型中，湮灭事件（黑圈）并不位于两个光子探测器之间的响应线上

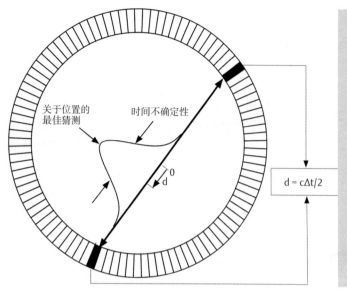

图 1.5 显示 TOF-PET 成像基本原理的示意图。光子到达时间的差异提供了沿着响应线的湮灭来源的信息

1.3.3 飞行时间

对于 TOF-PET 成像，检测两个湮灭光子之间的相对时差（$\triangle t$）用于帮助确定沿 LOR 的湮灭事件最可能的位置（d）（图 1.5），其中 c 是光速。在 PET 技术的早期研发中，就对 TOF-PET 成像技术进行了研究，但由于硬件的限制，临床中没有完全采用。随着适合于 TOF-PET 的闪烁体的出现（即 LSO、LYSO、LFS），以及探测设备的时间分辨率和稳定性的提高，TOF-PET 扫描仪在临床中得到了重新应用，大多数供应商都提供支持 TOF 的型号。总的来说，TOF-PET 提供了有利的噪声特性，尤其对于体型较大的患者，有助于减少误差校正因素造成的伪影。

1.3.4 二维与三维采集

轴位上，PET 扫描仪由几个探测元件组成圆环，也可以在圆环之间隔置由光子吸收材料（通常是钨）制成的薄环或隔膜，用于准直。所有数据都在隔膜间的二维（2D）层面中获得。因此，这种类型的采集被称为二维，即使重建的图像重组提供关于整个患者示踪剂摄取的三维（3D）信息。当扫描器在没有准直（即没有隔膜）的情况下运行时，来自视野中所有轴位角度的重合部分被接收，使之成为一个完整的三维采集。在这种三维情况下，数据存储、校正和图像重建相当复杂。

图 1.6 显示了准直对采集的影响：隔膜阻挡了大量真符合到达探测器表面，降低了灵敏度。然而，它们也减少了散射和随机符合，从而提高了对比度，并可能有利于高计数率的应用，如动态成像。在动态成像中，放射性示踪剂通常在注射第一次循环过程中成像，导致非常高的计数水平，可能超过高度敏感的三维几何计数率。这就是说，大多数商业系统现在都是 3D 的，因为已经证实它对最常见的成像应用（肿瘤学、神经）是有利的，并且 2D 和 3D 系统需要昂贵的机械部件来切换模式。

1.3.5 正弦图

在扫描仪中，成对的探测器观察和探测到 LORs 上的符合事件（图 1.5）。为了组织采集的原始数据，每个符合事件都基于与 LOR 中心的角度和距离以直方图矩阵的形式进行分类。这是断层扫描中常用的数据组织方式，并形成矩阵，其中患者的一个点对应一个原始数据直方图中的一条正弦波曲线，因此术语"正弦图"指代的是原始数据格式。

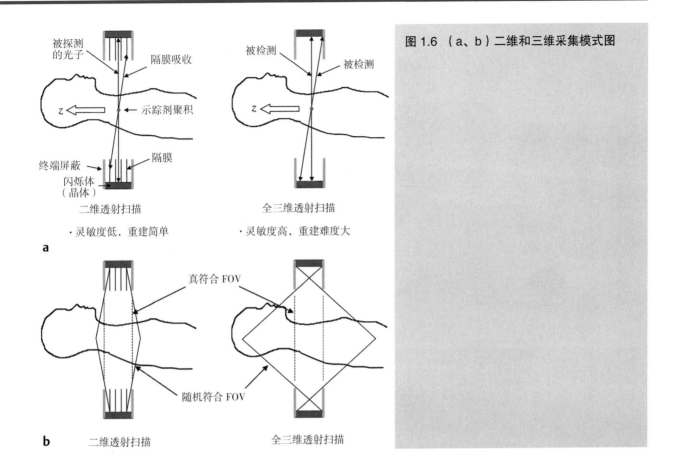

图1.6 （a、b）二维和三维采集模式图

（图a左）被探测的光子　隔膜吸收　示踪剂聚积　z　终端屏蔽　隔膜　闪烁体（晶体）

二维透射扫描
·灵敏度低，重建简单

a

（图a右）被检测　被检测　z

全三维透射扫描
·灵敏度高，重建难度大

（图b左）真符合 FOV　随机符合 FOV

二维透射扫描

b

（图b右）全三维透射扫描

1.3.6 校正

PET 数据采集过程并不是完美的。患者体内的相互作用会使发射的光子衰减，探测器的探测效率有所不同，随机和散射符合会随着真实符合事件而记录下来。这些影响需要校正，以从 PET 扫描中获得临床有用的图像和精准的定量信息。

最重要的校正是 AC：在从湮灭点到探测器的路径上，穿过身体致密组织的光子，比穿过身体低密度组织的光子更有可能被吸收或散射（即衰减）。如果图像是在没有 AC 正弦图的情况下重建出来的，这可能会导致较低密度的区域，如肺，比周围较致密的组织（如纵隔）显得更暗（发出更多光子）（图1.7）。很明显，这是由于肺组织的衰减较低而造成的伪影，而不是因为摄取较高得到的图像。它不仅影响图像的视觉外观，而且导致示踪剂摄取的定量非常不准确。要应用 AC，必须确定所有穿过患者的 LOR 衰减。在早期的独立 PET 扫描仪上，这是通过透射扫描完成的，即外部正电子源围绕患者旋转，确定透射光子的衰

减。在目前标准的 PET/CT 扫描仪中，采集到的 CT 图像用于 PET AC。目前，从新型 PET/MRI 扫描仪的 MR 图像中获得的 AC 是一项正在进行中的工作。

1.4 图像重建

如上所述，在采集正弦图中的 PET 数据及校正其衰减和其他影响因素后，PET 处理链的下一个阶段是重建体内示踪剂分布的评估。图像重建过程是数学上最复杂的步骤[1,2,3]。在这里，我们指出了两种最常用的方法之间的区别：滤波反投影（FBP）和有序子集最大期望值（OSEM）。图1.8 显示了从同一患者的正弦图重建的 FBP 和 OSEM 图像的视觉比较。

FBP 是一种已知的可以在无噪声、完全采样的情况下提供断层数据的精确图像重建分析方法。它目前仍然是大多数应用于 CT 的核心方法。在 PET 中，数据包含大量的噪声，而且空间分辨率

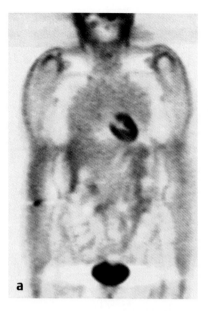
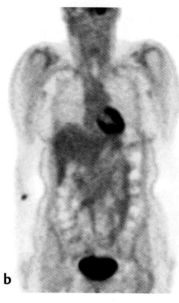

图 1.7 全身正电子发射断层扫描冠状位图像（a）无衰减和（b）有衰减校正。未进行衰减校正的伪影包括肺和皮肤，显示出比肌肉更高的示踪剂摄取；在这些图像中，较暗的区域代表较高的示踪剂摄取，使用普通反转灰色表示

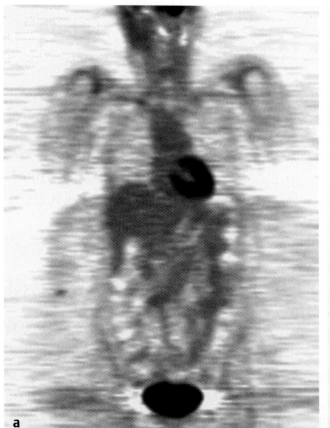
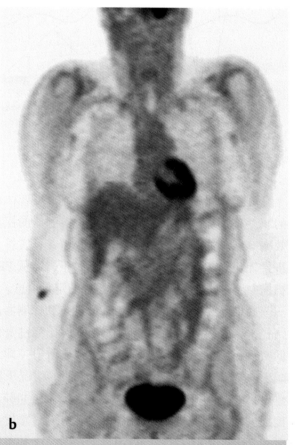

图 1.8 （a）滤波反投影（FBP）和（b）有序子集最大期望值法（OSEM）重建的正电子发射断层扫描图像的冠状面对比。FBP 图像显示特征性条纹状伪影，而 OSEM 图像中的噪声纹理是斑点状的

有限，使 FBP 在大多数 PET 应用中处于次优状态。此外，额外的系统建模，如 TOF 信息和探测器表面的分辨率损失，需要更先进的方法。将光子噪声模型和系统结合起来的方法通常需要迭代求解，如最大期望值（EM）算法。起初，EM 对于临床需求来说速度太慢了，但是随着 EM 算法的有序子

集（OSEM）加速和更快的处理器的出现，迭代方法现在已成为行业标准。应该强调的是，迭代方法在过去几年中以及供应商之间已经发生了很大的变化。这些方法在以下方面的复杂程度各不相同：（1）如何在处理过程中进行校正；（2）如何噪声建模；（3）如何系统建模。

1.4.1 噪声／分辨率权衡和图像质量

如果图像在重建后出现很大的噪声，下一步可能要被平滑，使人眼更容易识别，尤其是在定位疾病时。然而，由于平滑会平均相邻图像像素，损失空间分辨率，使细微结构可能无法再区分。图 1.9 说明，改变 OSEM 中的重建参数会导致图像具有不同的噪声／分辨率。随着迭代次数的增加和子集的增加，空间分辨率更高，而噪声也增加。在噪声／分辨率空间中定义一个最佳区域有赖于任务的制订和观测者。

1.5 PET/CT 扫描仪部件和功能

在单个扫描仪中融合 CT 和 PET 系统的主要目的是对 PET 示踪剂摄取图像的区域进行精确的解剖定位。虽然可以使用非刚性图像配准分别对获得的全身 PET 和 CT 图像进行配准，但基于软件的方法在实际实施和验证中仍然存在挑战。一体化 PET/CT 系统的出现，使得单一的 PET 扫描仪几乎完全退出了市场，这是因为 PET/CT 可方便、简易地为肿瘤学、放射肿瘤学和心脏病学应用创建配准的 PET 和 CT 图像。

1.5.1 基本部件

PET/CT 系统是将 CT 和 PET 扫描仪组合在一个机架中，共用同一个患者检查床[4]。患者检查床是一个重要的组成部分，因为在 PET 扫描和 CT 扫描之间检查床不应该存在任何偏差。图 1.10 显示了 PET/CT 扫描仪的示意图。典型的 PET/CT 系统从 X线定位扫描（由 CT 扫描仪执行）开始，定位随后的扫描区域，然后是 CT 扫描，最后是 PET 扫描。

一体化 PET/CT 采集的数据流程如图 1.11 所示。X线 CT 扫描提供解剖图像，经过一些处理后也可用于 PET 中的 AC，PET/CT 软件可以并排或重叠（融合）显示这两种图像（图 1.12）。需要注意的是，在 PET/CT 中没有"融合"图像。PET和 CT 图像始终是保持独立的，将它们一起显示是一个覆盖过程，而不是创建一种新类型的图像。

1.5.2 基于 CT 的衰减校正

PET/CT 扫描仪的一个重要协同作用是将 CT 图像用于 PET 透射数据的衰减校正。所有的 PET/CT 扫描仪制造商在其系统中都采用了基于 X线

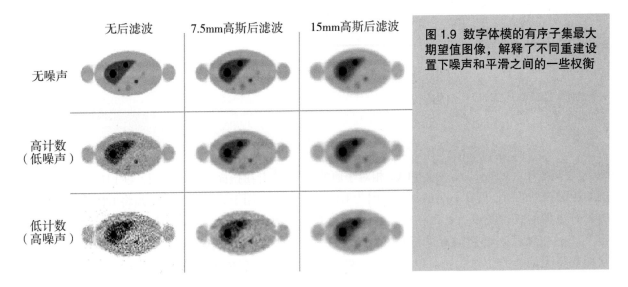

图 1.9 数字体模的有序子集最大期望值图像，解释了不同重建设置下噪声和平滑之间的一些权衡

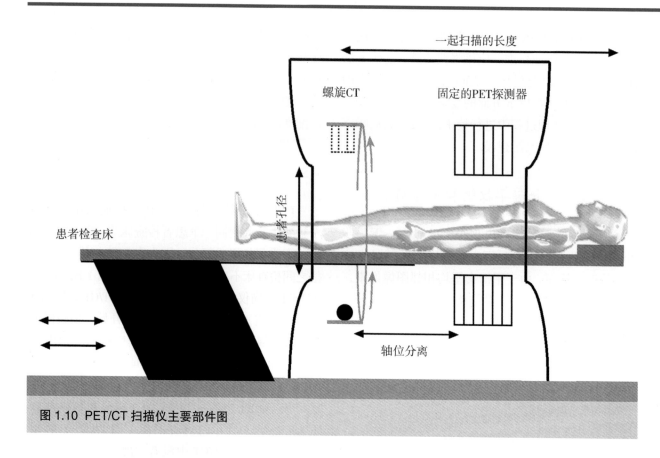

图 1.10 PET/CT 扫描仪主要部件图

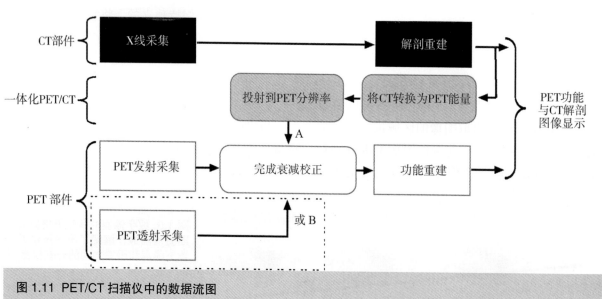

图 1.11 PET/CT 扫描仪中的数据流图

CT 的衰减校正（CTAC）算法。CTAC 相对于原始 PET 透射扫描的 AC 具有显著的优势，因为 CT 数据具有更低的统计噪声，可以在更短的时间内获得。注射 PET 示踪剂后也可进行 CT 透射扫描，从而获得无偏差的注射后透射扫描。这些都缩短了患者在扫描床上的时间，使扫描更高效。

要用于衰减校正，必须将 CT 数据转换为衰减系数为 511 keV 的一个估值。在双线性比例法中[4]，用单独的比例因子基于 CT 值的骨和非骨成分对 511keV 衰减图进行估算（图 1.13）。

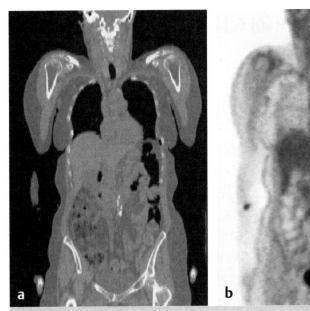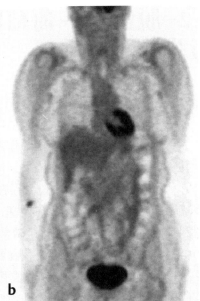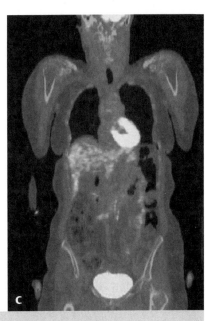

图 1.12 PET/CT 的图像：（a）CT 解剖图像；（b）功能性 PET 图像；（c）全身扫描的重叠图像

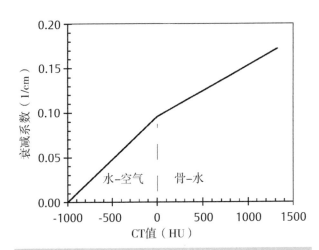

图 1.13 用于将 CT 图像值转换为 PET 衰减系数的双线性比例变换

然而，由于密度和原子序数 Z 可能存在独立变化，因此没有从 CT 能量（～ 30 至 140keV）到 511 keV 的特异转换，这使得两种原子序数不同的物质在 511 keV 时具有相似的 CT 值和不同的衰减系数。相反，两种不同的物质在 511 keV 的衰减系数相同时，可能产生不同的 CT 值，CTAC 图像中的误差将导致相同位置 PET 图像中的误差。如 CT 图像中存在对比剂或金属或高密度置入物，就会出现这种情况。此外，如果由于呼吸运动等原因，

PET 和 CT 图像之间存在位置不匹配，也会在 PET 图像中引入误差。因此，尽管 CTAC 可以显著改善 PET 图像质量，但对比剂、金属或高密度置入物以及患者运动可能会产生伪影。

（孙　涛　王　骏　盛会雪　徐　明　李建军　徐　莹）

参考文献

[1] Cherry SR, Sorensen JA, Phelps ME. Physics in Nuclear Medicine. Orlando, FL: Grune & Stratton; 2003

[2] Valk PE, Bailey DE, Townsend DW, Maisey MN. Positron Emission Tomography: Basic Science and Clinical Practice. London: Springer-Verlag; 2003

[3] Wernick MN, Aarsvold JN. Emission Tomography. San Diego, CA: Elsevier Academic Press; 2004

[4] Alessio AM, Kinahan PE, Cheng PM, Vesselle H, Karp JS. PET/CT scanner instrumentation, challenges, and solutions. Radiol Clin North Am. 2004; 42(6):1017–1032, vii

第 2 章 2-^{18}F-氟-2-脱氧-D-葡萄糖放射化学与生物学基础

2.1 引言

本章将介绍2-^{18}F-氟-2-D-葡萄糖(^{18}F-FDG）放射化学和生物学的基础知识。毫无疑问，^{18}F-FDG 是最常用的 PET 放射性示踪剂，已在神经科学、心脏病学和肿瘤学等多个学科应用中显示出其实用性[1,2,3,4]。本章将对 ^{18}F-FDG 的历史发展进行简要讨论，更多详细的讨论可在其他出版物中找到[5,6]。一般来说，在生产 PET 放射性示踪剂过程中，会存在一些固有的化学问题。其中一个主要关注的问题是放射性核素相对较短的半衰期对合成过程的影响。根据实际需要，PET 放射合成物应尽可能设计为在合成结束时引入放射性核素。虽然在合成方法的最后一步加入放射性核素显效是有利的，但有时是不可行的（如在生产 ^{18}F-FDG 的情况）。在大多数情况下，注射用放射性药物必须使用各种方法从粗反应混合物中分离出来，这些方法包括固相萃取法、高效液相色谱法或这两种方法的某些组合。

^{18}F-FDG 的设计是基于 ^{14}C-2-DG 的效用，它是葡萄糖的衍生物，其中氢原子取代了 C-2 位的羟基（图 2.1）。

2-DG（及 FDG 类似物）和葡萄糖在许多方面都非常相似。这两种化合物都是通过易化扩散从血浆中转运的，并且这两种化合物都是己糖激酶磷酸化的作用底物。然而，在糖代谢途径中下游的一个酶，即磷酸己糖异构酶，需要代谢底物在 C-2 位上存在羟基。因此，2-DG 和 FDG 因在 C-2 位上没有羟基，它们不能被磷酸己糖异构酶或葡萄糖-6-磷酸脱氢酶所分解，因此作为 6-磷酸衍生物滞积在细胞中。正是这种代谢缺陷促成了 ^{18}F-FDG 在成像中的应用，我们将在有关速率常数和药代动力学的章节中进一步讨论。未标记的 2-FDG 是己糖激酶的合理底物，并且存在潜在的替代位置（例如，分别为 3-F 和 4-F-脱氧-D-葡萄糖）对己糖激酶的亲和力显著降低[7,8]，这些特点都支持 FDG 可作为体内显像剂研制的合理的模型化合物。

2.2 首次合成

^{18}F-FDG 的首次放射合成是在 1976 年，是宾夕法尼亚大学国家卫生研究所和布鲁克海文国家实验室的研究人员长期合作的结果[5]。^{18}F-FDG 的首次放射合成是基于 ^{18}F-F$_2$ 的可用性，通过重氢轰击装有氖-20〔^{20}Ne（d，α）^{18}F〕的镍靶，加速氘核 [d] 与稳定核素 ^{20}Ne 碰撞，产生 α 粒子

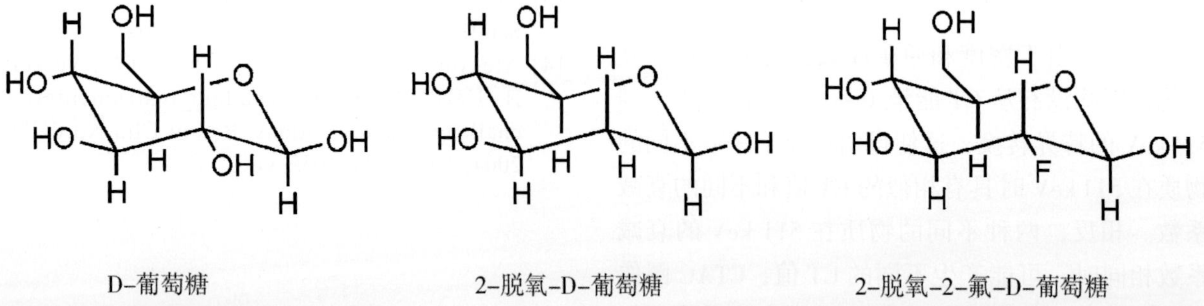

D-葡萄糖   2-脱氧-D-葡萄糖   2-脱氧-2-氟-D-葡萄糖

图 2.1 葡萄糖类似物的化学结构

[α] 和放射性核素 ^{18}F。^{18}F–F$_2$ 与受保护的 D – 葡聚糖（3，4，6 – 三 – O – 葡聚糖）反应生成甘露糖和葡萄糖异构体的混合物，可通过气相色谱法分离。葡萄糖衍生物的酸性水解产生 ^{18}F–FDG，其产量足以供人类研究（图 2.2）[9]。

2.3 进一步发展

有学者对多种不同的优化 ^{18}F–FDG 亲电路线方法进行了研究 [10,11,12]。^{18}F – 乙酰基次萤石（^{18}F–CH$_3$CO$_2$F）的使用成为选择之一。然而，最终证明（图 2.2），使用 ^{18}F – 乙酰次萤石可产生不同数量的没有用的异构体（2 – 脱氧 – 2– ^{18}F – 氟 – D – 甘露糖），具体取决于反应条件 [13]。

亲电方法（无论是 ^{18}F–F$_2$ 还是 ^{18}F–CH$_3$CO$_2$F）的第一个缺点是只有一半的标记可用于并入"目标分子"。第二个缺点是在生产中使用载氟气体，导致特定活性降低。第三个缺点，特别是随着 ^{18}F–FDG 使用率的增加，使 ^{20}Ne（d，α）^{18}F 反应生产 ^{18}F 的产量受到限制。对于这个反应，10 ～ 18 MeV 范围内的粒子的横截面能量为 60 ～ 90 mCi/uA。这明显低于 ^{18}O（p，n）^{18}F 反应（150 ～ 260 mCi/uA）的相应横截面能量 [14]。随着能够产生高产、高活性的 ^{18}O 水靶的发展，人们对用亲核放射性标记方法制备 ^{18}F–FDG 的兴趣增加。产生亲核 [^{18}F] 氟化物最常用的方法是 ^{18}O（p，n）^{18}F 反应 ［加速质子（p）与稳定核素氧 –18 碰撞，产生中子（n）和 ^{18}F 放射性核素］。氧 –18 靶材最常见的成分是富 ^{18}O 水 [15,16]。富 ^{18}O 水可根据靶材负载量和光束几何形状能够在相对较短的辐照时间内，产生多居里（> 70GBq）的具有高特异性活度的 ^{18}F–氟化物。此外，目前也有学者使用从 ^{18}F–氟化物中分离和回收浓缩靶物质的方法 [17,18,19]。

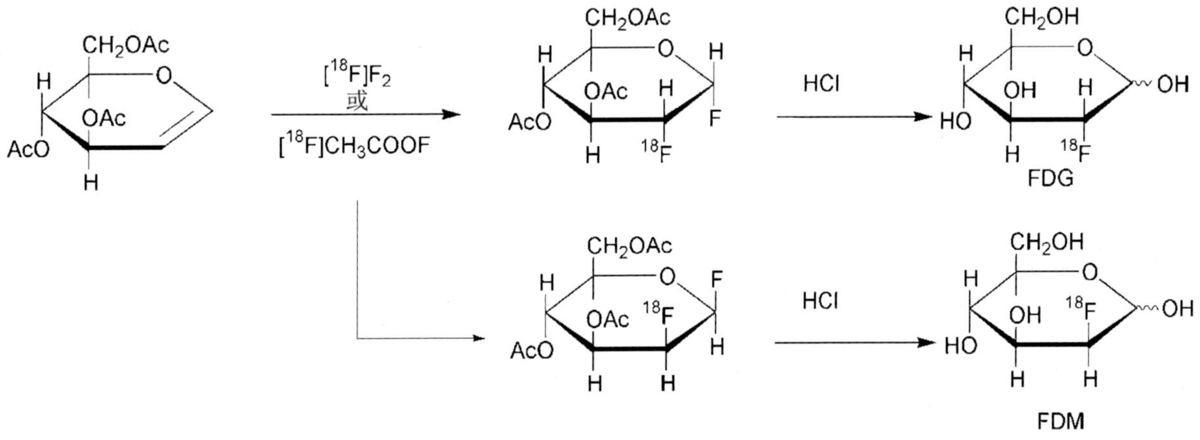

图 2.2　^{18}F–FDG 亲电放射合成方案

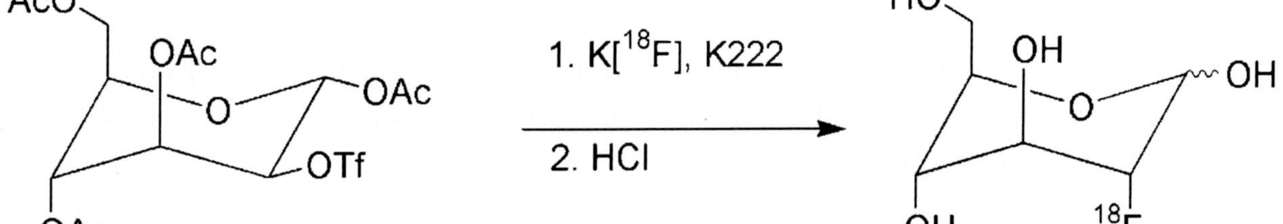

图 2.3　^{18}F–FDG 亲核放射合成方案

^{18}F – 氟化物的巨大应用潜力促使人们大力开发一种可靠的、高产的亲核途径来制备^{18}F-FDG。在大多数情况下，^{18}F-FDG 是采用自适应的 Julich 方法（图 2.3）合成的[20]。在这种方法最初的应用中，将水性^{18}F – 氟化物添加到由穴醚 [2.2.2]（六氧二氮双环二十六烷）和碳酸钾组成的溶于乙腈的水溶液中。用无水乙腈和氮气或氩等惰性气体流通过共沸蒸馏除去残余水。将溶于无水乙腈中的相对少量前体（约 10 ~ 20mg 1，3，4，6 – 四 – O – 乙酰基 – 2 – O – 三氟甲磺酰基 – β – D – 甘露糖）添加到干燥的^{18}F – 氟化物中。反应混合物加热回流几分钟，经过 Sep-Pak 硅胶筒（水）冷却后，通过乙醚将反应溶液转移到第二反应容器中。这一初步净化去除了未反应的^{18}F – 氟化物和穴醚 [2.2.2]。去除溶剂并向中间产物（2 – 脱氧 – 2 –^{18}F – 氟 – 1，3，4，6 – 四 – O – 乙酰基 – β – D – 葡萄糖吡咯烷糖）中添加盐酸。将酸性水溶液加热至回流一小段时间，然后通过离子阻滞树脂、氧化铝 – N Sep-Pak（水）和 C-18 Sep-Pak（水）进行提纯。随后使用若干等份水将所有产品材料从水解容器中穿过净化塔。但这种方法会导致在 FDG 的放射合成过程中存在 D – 甘露糖、D – 葡萄糖和 2 – 氯 – 2 – 脱氧 – D – 甘露糖[21] 等化学杂质。

该反应方案已被用作计算机控制的自动合成物的基础[22]，用于^{18}F-FDG 的常规生产（CTI，Knoxville，TN；现在是西门子的一个部门，截至 2016 年 9 月，西门子的回旋加速器和生物标记放射性化学物质生产系统已停产）。后来基于这种方法进一步改进，促进了^{18}F-FDG 的"单锅"合成技术的发展。这些改进包括用四甲基碳酸铵代替穴醚 [2.2.2]/ 碳酸钾作为相转移试剂，以及随后消除二氧化硅的 Sep-Pak 纯化步骤。由于这些改进，酸性水解可以在相同的反应容器中进行[23]。据报道，类似的"单锅"改进保留了穴醚 [2.2.2] 作为相转移试剂。该方法还消除了中间二氧化硅 Sep-Pak 净化步骤，并在净化柱中添加了额外的阳离子交换树脂（以去除不需要的穴醚 [2.2.2]）和额外的氧化铝 – N Sep-Pak（水），以防止氟离子流出[24]。

与穴醚 [2.2.2] 有关的毒性问题（大鼠的 LD_{50} 35 mg/kg）促使人们研发使用其他相转移试剂，如四丁基氢氧化铵或四丁基碳酸氢铵。这种改进已

被纳入 Nuclear Interface 生产的一个商业化的合成器（Nuclear Interface 现在是通用电气医疗集团的一个部门）。Nuclear Interface 合成模块灵活，可以设置使用四丁基碳酸氢铵或穴醚 [2.2.2] 作为相转移试剂。此外，该模块在酸性或碱性条件下还可以完成放射性标记中间体 2 – 脱氧 – 2 –^{18}F – 氟 – 1，3，4，6- 四 –O- 乙酰基 – β –D- 葡萄糖吡咯烷糖的水解。这个放射标记方案还有其他几个变化。一种变化是使用固化的 4- 氨基吡啶树脂材料分离^{18}F – 氟化物，并随后并入^{18}F – 放射性标记中间体。在此过程中，^{18}F – 氟化物溶液通过树脂柱捕获^{18}F – 氟化物，下游回收大部分富^{18}O 水。在加热树脂柱的同时，无水乙腈通过树脂柱，使与树脂柱结合的^{18}F – 氟化物干燥。含有前体的无水乙腈溶液，以缓慢的单通道或往复流动的方式通过加热的树脂柱，然后将含有放射性标记中间体的溶液转移到水解容器中除去乙腈。在酸水解后，以与上述原始方法类似的方式纯化^{18}F-FDG[25]。正是这种方法形成了一个商用合成装置（PETtrace FDG MicroLab，GE Medical Systems，Uppsala，Sweden）的基础。该装置反应柱使用一次性卡式系统，以及便于装置设置的转移和添加管线。

固相支持的碱性水解步骤[26] 的替代物已在 Coincidence Technologies，Inc（现为 GE Healthcare 的一部分）销售的 FDG 合成器中得到应用。与标准酸性水解条件相比，这个基本水解条件（室温下 2 分钟）允许更快的反应时间，无表观化现象。利用该系统，在一次生产运行中可以生产出 7 Ci 以上的 FDG。

生产^{18}F-FDG 不仅需要产生放射性核素（^{18}F-氟化物）和放射合成程序，还需要质量控制，确保最终产品配方适合人类使用。放射性药物必须满足多种标准才能被确认为适合人类使用。PET 放射性药物的常规质量控制和放行标准包括放射性化学纯度、化学纯度、立体化学纯度、放射性鉴别、残留有机溶剂污染、pH 值、无菌性和最终配方的无热原性试验。《美国药典》（USP）第 823 章，关于正电子发射断层扫描放射性药物构成研究和使用的研究，对这些问题有更详细的介绍[27]。此外，目前还有许多针对个别 PET 放射性示踪剂的 USP 专著，包括^{18}F-FDG。

尽管上述大多数质量控制问题在应用于 ^{18}F-FDG 的常规质量控制方面相对简单，但仍有一些问题值得详细阐述。其中之一是残留挥发性有机溶剂的测定。这里讨论的两种主要有机溶剂是乙腈和乙醇，释放限值分别为体积的 0.04 和 0.5%。应注意，这些值是基于各自溶剂的允许每日暴露值和体积百分比限制，假定在最大允许限值内，一天内示踪剂的注射量不得超过 10ml。此外，关于采用酸性水解工艺的"标准"亲核放射合成方法，还存在两个化学纯度问题。首先要确定 ^{18}F-FDG 最终产品制备过程中残留的穴醚 [2.2.2]。文献中报道了一种色斑检测方法，该杂质的检测限度为 USP（50 μg/ml）[28]。应注意，该试验可能出现假阳性，需要执行确认性薄层色谱试验（USP 方法）确认可疑杂质的成分。此外，最终产品中的 2- 氯 -2- 脱氧 -D- 葡萄糖的量也要确定（USP 限值为每最终产品总体积生成 2- 氯 -2- 脱氧 -D- 葡萄糖 1mg）。美国药典第 823 章和 ^{18}F-FDG 注射专著是当前的监管框架协议。根据该框架协议，如果 ^{18}F-FDG 的预期用途是用于研究或研究应用，则将在该框架下进行生产。（在美国）用于临床诊断用途的 ^{18}F-FDG 的生产现在由食品和药品监督管理局根据 21 CFR 部 212（现行药物生产质量管理规范，PET 药物 -CGMP）进行管理。

2.4 基本模型 / 生物学

^{18}F-FDG 在无创体内成像中的应用，还基于 ^{18}F-FDG 可以相对容易（目前）地向终端用户生产和交付，同样即基于示踪剂的药代动力学。^{18}F-FDG 的一般模型是双组织间隔模型，这是基于 Sokoloff 等 [29] ^{14}C-DG 的研究工作，后来被用于 ^{18}F-FDG。该模型更为详细的介绍可在其他一些出版物 [30,31] 中找到，简要描述如下。该模型由三个部分组成：$C_p(t)$：动脉血浆浓度；$C_f(t)$：未代谢或游离 FDG；$C_m(t)$：FDG 被代谢为 FDG-6- 磷酸（图 2.4）。

k_1 代表从动脉血浆到组织腔的速率常数。速率常数 k_2 定义为从自由组织腔到动脉血浆的速率常数。速率常数 k_3 代表磷酸化速率，可度量已糖激酶活性。速率常数 k_4 代表去磷酸化速率，k_5 代表进一步代谢的速率常数。一般来说，对于 ^{18}F-FDG，k_4 和 k_5 都可以忽略，因为与磷酸化相比，脱磷率非常低，而且由于 C-2 处没有羟基，葡萄糖 -6- 磷酸脱氢酶不能进一步代谢。

根据定义，葡萄糖的代谢率是葡萄糖转化为葡萄糖 -6- 磷酸的净速率。然而，在一项 PET 研究中，我们测量的不是葡萄糖的速率常数，而是 ^{18}F-FDG 的速率常数，并通过使用表示 FDG 和葡萄糖代谢率之比的"集总常数"，然后计算葡萄糖的绝对代谢率（μmol/min/100g）。

基于 Sokoloff 等 [29] 使用 ^{14}C-DG 的放射自显影研究工作和 FDG 的药代动力学特点，FDG 测定可以使用更简单的方法。该方法基于的假设是，^{18}F-FDG 在磷酸化后被滞积在组织中。在整个研究中，滞积的部分放射性继续增加，而剩余部分组织的清除速度相对较快。因此，注射后 40 ～ 60 分钟的单一静态图像反映了非常接近的葡萄糖的相对代谢率。

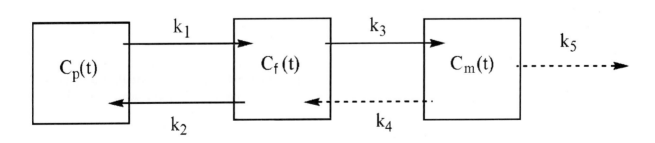

图 2.4 ^{18}F-FDG 两个组织间模型的示意图。有关 C_p、C_f、C_m 和 $k_{1\sim5}$ 的更详细描述，请参阅文中描述

与速率常数 k_3 相对应的己糖激酶磷酸化是 FDG 代谢速率的限速步骤，己糖激酶的过度表达在很大程度上可以理解为某些病变信号强度增加。然而，在 FDG PET 图像上看到病变信号的原因是多因素的。在灌注减少的情况下，病灶内 FDG 活性可能主要与血流有关。病变处的细胞密度也会影响所见信号。一旦 FDG 到达病变处，就必须通过细胞膜转运。促进哺乳动物葡萄糖转运的葡萄糖转运蛋白（GLUT）有多种，其中 GLUT1 是最重要的 FDG 葡萄糖转运蛋白，它几乎在所有细胞类型中都有表达。GLUT1 转运体的过度表达会导致许多病变中 FDG 信号的增加，这可能与己糖激酶活性无关。另一个在 FDG PET 成像中具有重要意义的葡萄糖转运蛋白是 GLUT4 转运蛋白，它对胰岛素敏感，并存在于心肌和骨骼肌中。因此，胰岛素会增加心肌和骨骼肌中 FDG 的摄取，这对 FDG PET 研究和用 FDG 进行心脏成像（见第 4 章）患者的准备工作具有重要意义。一般来说，临床 FDG PET 扫描中出现的病变信号增强是多种因素复杂相互作用的结果，将摄取归因于一种特定的生理或分子机制的解释时该慎重。

2.5　小结

用于生产 ^{18}F – 氟化物的高产富 ^{18}O 水靶的研制、当前回旋加速器在相对高的靶电流下进行双靶辐照的能力及用于生产 ^{18}F-FDG 自动合成模块的应用，使现在一次生产运行过程中生产大量 ^{18}F-FDG 成为可能。这极大地提高了 ^{18}F-FDG 的利用率，并使原来只有成像能力的终端用户引进专门用于合成和分配 FDG 的生产设施成为可能。

（孙涛　王骏　盛会雪　徐明　王艳玲　徐莹）

参考文献

[1] Antonini A, Kazumata K, Feigin A, et al. Differential diagnosis of parkinsonism with [18F] fluorodeoxyglucose and PET. Mov Disord. 1998; 13(2):268–274

[2] Bar-Shalom R, Valdivia AY, Blaufox MD. PET imaging in oncology. Semin Nucl Med. 2000; 30(3):150–185

[3] Saab G, Dekemp RA, Ukkonen H, Ruddy TD, Germano G, Beanlands RS. Gated fluorine 18 fluorodeoxyglucose positron emission tomography: determination of global and regional left ventricular function and myocardial tissue characterization. J Nucl Cardiol. 2003; 10(3):297–303

[4] Fazekas F, Payer F. F-18 fluorodeoxyglucose positron emission tomography in neurology [in German]. Wien Med Wochenschr. 2002; 152(11)(–)(12):293–297

[5] Fowler JS, Ido T. Initial and subsequent approach for the synthesis of 18FDG. Semin Nucl Med. 2002; 32(1):6–12

[6] Beuthien-Baumann B, Hamacher K, Oberdorfer F, Steinbach J. Preparation of fluorine-18 labelled sugars and derivatives and their application as tracer for positron-emission-tomography. Carbohydr Res. 2000; 327(1)(–)(2):107–118

[7] Bessell EM, Courtenay VD, Foster AB, Jones M, Westwood JH. Some in vivo and in vitro antitumour effects of the deoxyfluoro-D-glucopyranoses. Eur J Cancer. 1973; 9(7):463–470

[8] Machado de Domenech EE, Sols A. Specificity of hexokinases towards some uncommon substrates and inhibitors. FEBS Lett. 1980; 119(1):174–176

[9] Ido T, Wan C-N, Fowler JS, et al. Fluorination with F2. A convenient synthesis of 2-deoxy-2-fluoro-D-glucose. J Org Chem. 1977; 42:2341–2342

[10] Adam MJ. A rapid, stereoselective, high yielding synthesis of 2-deoxy-2-fluoro-D-hexopyranoses: Reaction of glycols with acetyl hypofluorite. J Chem Soc Chem Comm. 1982:730–732

[11] Ehrenkaufer RE, Potocki JF, Jewett DM. Simple synthesis of F-18-labeled 2-fluoro-2-deoxy-D-glucose: concise communication. J Nucl Med. 1984; 25(3):333–337

[12] Sood S, Firnau G, Garnett ES. Radiofluorination with xenon difluoride: A new high yield synthesis of [18F]2-fluoro-2-deoxy-D-glucose. J Nucl Med. 1983; 24:718–721

[13] Bida GT, Satyamurthy N, Barrio JR. The synthesis of 2-[F-18] fluoro-2-deoxy-D-glucose using glycals: a reexamination. J Nucl Med. 1984; 25(12):1327–1334

[14] Ruth T, Wolf AP. Absolute cross sections for the production of 18F via the 18O(p,n)18F reaction. Radiochim Acta. 1979; 26:21–24

[15] Kilbourn MR, Hood JT, Welch MJ. A simple 18O water target for 18F production. Int J Appl Radiat

Isot. 1984; 35(7):599–602

[16] Wieland B, Hendry G, Schmidt D, Bida G, Ruth T. Efficient small-volume 18O-water targets for producing 18F-fluoride with low energy protons. J Labelled Comp Radiopharm. 1986; 23:1205–1207

[17] Schlyer D, Bastos M, Wolf A. A quantitative separation of fluorine-18 fluoride from oxygen-18 water. J Nucl Med. 1987; 28:764

[18] Schlyer DJ, Bastos MA, Alexoff D, Wolf AP. Separation of [18F] fluoride from [18O]water using anion exchange resin. Int J Rad Appl Instrum [A]. 1990; 41(6):531–533

[19] Jewett DM, Toorongian SA, Mulholland GK, Watkins GL, Kilbourn MR. Multiphase extraction: rapid phase-transfer of [18F]fluoride ion for nucleophilic radiolabeling reactions. Int J Rad Appl Instrum [A]. 1988; 39(11):1109–1111

[20] Hamacher K, Coenen HH, Stöcklin G. Efficient stereospecific synthesis of no-carrier-added 2-[18F]-fluoro-2-deoxy-D-glucose using aminopolyether supported nucleophilic substitution. J Nucl Med. 1986; 27(2):235–238

[21] Alexoff DL, Casati R, Fowler JS, et al. Ion chromatographic analysis of high specific activity 18FDG preparations and detection of the chemical impurity 2-deoxy-2-chloro-D-glucose. Int J Rad Appl Instrum [A]. 1992; 43(11):1313–1322

[22] Padgett HC, Schmidt DG, Luxen A, Bida GT, Satyamurthy N, Barrio JR. Computer-controlled radiochemical synthesis: a chemistry process control unit for the automated production of radiochemicals. Int J Rad Appl Instrum [A]. 1989; 40(5):433–445

[23] Mock BH, Vavrek MT, Mulholland GK. Back-to-back "onepot" [18F]FDG syntheses in a single Siemens-CTI chemistry process control unit. Nucl Med Biol. 1996; 23(4):497–501

[24] Padgett H, Wilson D, Clanton J, Zigler S. Two for the price of one: single-vessel FDG syntheses using the CPCU- the PETNet Experience, RDS Users' Meeting, San Francisco, California, April 2-4; 1998

[25] Toorongian SA, Mulholland GK, Jewett DM, Bachelor MA, Kilbourn MR. Routine production of 2-deoxy-2-[18F]fluoro-Dglucose by direct nucleophilic exchange on a quaternary 4-aminopyridinium resin. Int J Rad Appl Instrum B. 1990; 17 (3):273–279

[26] Lemaire C, Damhaut Ph, Lauricella B, et al. Fast [18F]FDG synthesis by alkaline hydrolysis on a low polarity solid phase support. J Labelled Comp Radiopharm. 2002; 45(5):435–447

[27] United States Pharmacopeial Convention, Inc. Chapter < 823 > Radiopharmaceuticals for Positron Emission Tomography-Compounding, Investigational, and Research Uses in United States Pharmacopeia 35/ National Formulary 30. Rockville, MD: The United States Pharmacopeial Convention, Inc.; 2012

[28] Mock BH, Winkle W, Vavrek MT. A color spot test for the detection of Kryptofix 2.2.2 in [18F]FDG preparations. Nucl Med Biol. 1997; 24(2):193–195

[29] Sokoloff L, Reivich M, Kennedy C, et al. The [14C] deoxyglucose method for the measurement of local cerebral glucose utilization: theory, procedure, and normal values in the conscious and anesthetized albino rat. J Neurochem. 1977; 28(5):897–916

[30] Reivich M, Kuhl D, Wolf A, et al. The [18F] fluorodeoxyglucose method for the measurement of local cerebral glucose utilization in man. Circ Res. 1979; 44(1):127–137

[31] Phelps ME, Huang SC, Hoffman EJ, Selin C, Sokoloff L, Kuhl DE. Tomographic measurement of local cerebral glucose metabolic rate in humans with (F-18)2-fluoro-2-deoxy-D-glucose: validation of method. Ann Neurol. 1979; 6(5):371–388

第3章 葡萄糖和 FDG 代谢在 PET 检查中的作用

3.1 引言

让大多数医生回忆一下葡萄糖代谢的酶促途径，你可能会想起医学院生物化学课上常吐槽的问题："葡萄糖代谢？我为什么要知道这些东西？我以后根本没有可能会用到！"

幸运的是，一些科学和医学专业的学生已敏锐地意识到，即使是最平凡和看似最普通的东西总有一天也会派上用场。这就是葡萄糖代谢的故事及其与 ^{18}F-FDG PET 成像的关系。1924 年，著名的德国生物化学家 Otto Warburg 提出一个重要的观点，这将永远改变我们对葡萄糖代谢在癌症生物学中作用的理解。在生物化学杂志 *Biochemische Zeitschirift*[1] 上发表的一篇文章中，他和他的同事指出癌细胞比正常（静息）细胞能消耗更多的葡萄糖和产生更多的乳酸。这一明确的观点，后来以他的名义称之为 Warburg 效应，Warburg 效应即使在有氧条件下也很明显。由于他的开拓性工作，Warburg 获得了诺贝尔医学奖，被认为是 PET 成像的重要贡献者之一。

一个葡萄糖分子在氧气充足的代谢条件下可以产生 36 个三磷酸腺苷（ATP）分子，副产物为 CO_2 和 H_2O（所谓三羧酸循环或 TCA 循环）。然而，在低氧条件下和许多类型的癌细胞中，只有两个 ATP 是由葡萄糖代谢产生的，其副产品是乳酸（糖酵解）。这些观察结果表明，癌细胞即使是在最恶劣的条件下也能顽强生存[2-8]。在过去的几十年里，正是基于对葡萄糖代谢途径中糖酵解过程的简化理解，促生了 FDG PET 成像的开展。

尽管详细了解在正常细胞转化为恶性细胞的关键变化中葡萄糖代谢的作用超出了本章的范围，但我们将在临床医生日常 FDG PET 研究所需的知识点范围内，简要介绍 FDG 成像的生物学原理。我们将从对分子水平发生的变化的基本理解入手，来解释癌细胞和其他良性炎症条件糖代谢增加的原因。希望本章能作为读者进一步深入理解葡萄糖代谢和 FDG 代谢的复杂生物学过程的起点，并认识到葡萄糖代谢作为肿瘤影像学中分子探针的核心作用。此外，本章内容几乎完全集中于 FDG 肿瘤成像的生物学，并未涉及在心脏或神经疾病中发生的生物学变化。最后，我们希望这一章将有助于回答一个古老的问题："为什么你需要了解这些看似没用的东西？"

3.2 葡萄糖 /FDG 从注射到进入细胞的分解

理解糖代谢在恶性肿瘤中的重要性是为了了解癌症生物学提供了理论基础。FDG 在肿瘤成像中的一个决定性优势是它在许多方面表现得非常像葡萄糖。例如，大多数器官（如大脑、心脏和内脏组织）的葡萄糖代谢与血流密切相关。在一些恶性肿瘤，如乳腺癌[9]，其血流代谢循环及随后的葡萄糖代谢比周围正常组织更高，这种糖代谢率的增高似乎是一种重要的机制，以为宿主细胞转化成恶性细胞的各种生物变化提供养分。

Sanjiv Gambhir 在他关于 PET 定量分析研究的章节中[10]，指导他的读者假设是一个 FDG 分子，然后要求读者思考一旦他们被注射到体内，他们可以走的所有不同方向。如果我们配合他的想象实验，我们将开始从注射器进入血液（血浆）的旅程。一旦进入血液，我们要么离开血浆进入细胞间隙，要么通过血液进入肾脏，在那里我们将被排泄掉，因为我们的 ^{18}F 原子位于脱氧葡萄糖分子的 C-2 位置。如果不通过肾脏排出，我们将被运送到细胞中，然后我们将沿着我们旅程中的化学反应路径前进。一旦进入细胞，我们中的大多数会被糖酵解途径化学捕获进行磷酸化，最终导致我们的 ^{18}F 部分衰落；我们中还有一些人会被踢出细胞，进入间质，最终回到血液和肾脏。如果我们带上一台 PET 扫描仪来拍摄我们的旅程，我们会不可避免地发现，由于 FDG 可以从血流和身体中快速清除掉，我们中的大多数人会聚集在肿瘤细胞中，而正常细胞中则很少。

当这样思考时，我们可以开始将我们的旅程分成至少四个不同的阶段或空间：（1）血管内；（2）细胞间隙；（3）细胞内；（4）FDG-6-磷酸（FDG-6-P）或葡萄糖-6-磷酸（G-6-P）空间。通过对详细的定量 PET 成像进行动力学分析，可通过 PET 扫描仪精确测量每个空间内的 FDG 的浓度（或更精确地说，质量），这是这种成像方式独有的一个特点。由于动力学分析在常规临床实践中比较繁琐，因此也存在以标准化摄取值的形式对 FDG 浓度进行半定量估计的现象，对此课题感兴趣的读者可以参考许多优秀的综述文章[11-14]。

3.2.1 葡萄糖与 FDG 的相似性

FDG 在旅程的前三个阶段或空间内与葡萄糖的表现非常相似。FDG 像血糖一样在血液（血管内）中循环。它类似于葡萄糖从血浆空间迁移到间质（细胞间隙）。葡萄糖转运体（GLUT）通过促进转运（无论是否恶性）将其转运到细胞（细胞内）。尽管有约 13 种 GLUT[15]，但 GLUT1 还是最重要的，它存在于大多数非心脏组织中，包括肿瘤中。这一点需要记住，因为肿瘤中 GLUT1 从胞质溶液转移到细胞膜是一个非胰岛素依赖的过程，而 GLUT4（其在心肌细胞中的细胞膜上占主导地位）需要胰岛素才能在细胞膜上转运。这一现象有助于解释为什么需要给患者注射胰岛素以进行 FDG 心肌活性的 PET 研究，或给予外源性葡萄糖负荷（启动内源性胰岛素产生的峰值）以驱动示踪剂进入心肌细胞；然而，这对于肿瘤或神经学 PET 成像是不需要的。

一旦葡萄糖或 FDG 被内化到细胞中，它会被己糖激酶Ⅱ（HKⅡ）以类似于葡萄糖的方式进行代谢。HKⅡ分别将葡萄糖和 FDG 磷酸化为 G-6-P 和 FDG-6-P。一旦转化为 G-6-P 形式，该部分可通过糖酵解或 TCA 循环进一步降解，以产生用于细胞能量和代谢的 ATP。然而，FDG-6-P 不能被进一步代谢。此外，FDG-6-P 上磷酸基的负电荷使其会被细胞捕获。因为癌细胞比正常细胞要代

谢更多的葡萄糖，它们会累积更多的 FDG，从而为检测 PET 铺平道路（图 3.1）。

正常细胞和癌细胞之间葡萄糖代谢的差异并不是恶性细胞中 FDG-6-P 活性升高的唯一解释。有些一些细胞，比如肝细胞葡萄糖-6-磷酸酶活性（G-6-Pase）也比较高。FDG-6-Pase 负责将 G-6-P 和 FDG-6-P 脱磷成为各自的天然形式，然后让它们从细胞中扩散出来。事实上，一些肿瘤，如低级别肝细胞癌，G-6-Pase 已经增加了，这可能解释了它们的低代谢潜能状态（相对缺乏 FDG 累积；见下一节）[16]。

3.3 不同细胞、组织、器官和全身的 FDG 活性

FDG 在特定的细胞、组织或器官，甚至在整个人体中的存在，取决于多种因素，不能简化为单一的机制。然而，FDG 摄取的大部分依赖于局部因素与器官和全身水平代谢行为的平衡。

3.3.1 细胞水平

在细胞水平上，与正常细胞相比，以下因素与恶性细胞中 FDG 摄取升高有关。

1. 肿瘤血管流量增加——更多的示踪剂被摄取。
2. 细胞膜上的 GLUT1 增加——更多 FDG 进入细胞。
3. 更多的 HKⅡ——产生更多的 FDG-6-P，导致 FDG 滞积于癌细胞中。
4. G-6-Pase 减少——FDG-6-P 的细胞内去磷酸化减少，FDG 从恶性细胞中排出减少。

所有这些机制都有助于肿瘤中 FDG 的摄取，使 PET 对许多肿瘤类型非常灵敏；然而，这些过程也会发生在非恶性组织中。例如，炎性细胞也表现出 GLUT1 增加，当 FDG 摄取强烈时，看起来就会像恶性肿瘤[17]。炎性摄取在巨噬细胞、中性粒细胞、组织细胞和淋巴细胞中尤其显著。如前所述，某些肿瘤的 G-6-Pase 高于其他肿瘤的平均值，FDG 活性向细胞外转移，从而会降低病变 PET 扫描的显著性。简言之，对于不同的细胞，

19

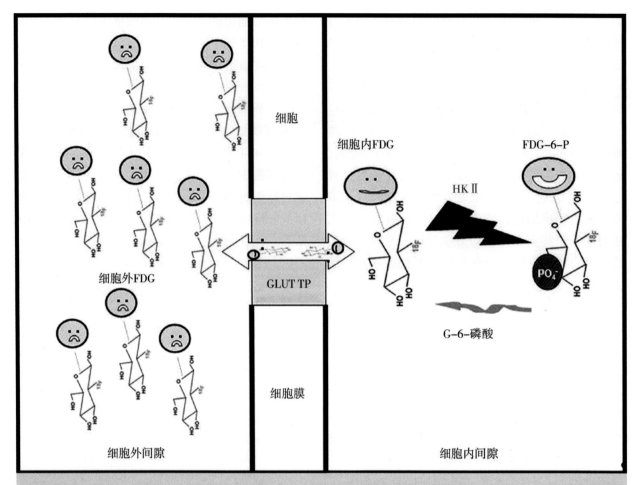

图3.1 ^{18}F–FDG 的代谢卡通图描绘了 FDG 在基础水平的新陈代谢。细胞外间隙中的 FDG（卡通图中的棒状图蓝色头部和 FDG 骨架体）通过葡萄糖转运蛋白（GLUT）的促进转运被细胞吸收。GLUT 至少有13种不同类型。GLUT1 是一种重要的蛋白质，在恶性细胞和许多炎性细胞中负责大多数 FDG 的摄取。一旦进入胞质溶液，FDG 被 HK II 磷酸化形成 FDG–6–P。FDG–6–P 基本上被滞积在细胞的胞质溶液中，由于磷酸基带负电荷，不能进一步参与新陈代谢或扩散出细胞。在葡萄糖 –6– 磷酸酶的作用下，细胞内的一小部分 FDG–6–P 可以去磷酸化转化为 FDG。FDG 的"游离"部分可以通过 GLUT 扩散回细胞。这些过程的相对平衡决定了细胞 FDG 的整体活性

葡萄糖代谢增加的机制可能不同。因此，FDG 摄取可依赖于血流（心脏组织）、HK II 活性（大多数肿瘤）和 G–6–Pase 活性（脑组织和肝细胞）[18,19]。

3.3.2 组织水平

在组织水平上，FDG 摄取与活细胞数量、增殖活性、组织灌注（或新生血管）、缺氧和炎症细胞存在密切相关性[20-22]。这些因素的平衡可以控制组织中 FDG 的整体活性甚至是异质性。例如，一些早期研究表明，非小细胞肺癌患者的巨噬细胞和肿瘤细胞上的肉芽组织中有明显的 FDG 积聚[23]。这些初步证据表明，肿瘤血管中的内皮细胞可以增强 FDG 的代谢，并解释了在 PET 扫描中观察到的部分 FDG 活性[24]。

3.3.3 器官水平

在器官水平上，FDG 的摄取量与器官灌注、肿瘤体积、内在葡萄糖代谢和炎症反应（如同时进行化疗和放射治疗时）或使用药物（如集落刺激因子）刺激后的葡萄糖代谢活性密切相关（图3.2）。此外，一些肿瘤，如分化良好的甲状腺

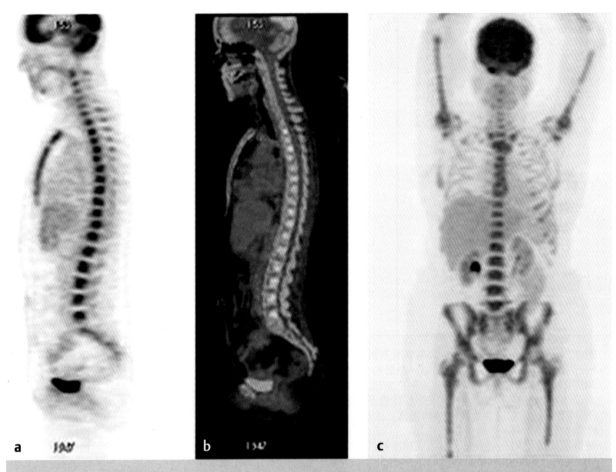

图 3.2 由于集落刺激因子治疗的刺激，骨髓出现明显的 ^{18}F-FDG。该图说明了器官水平中 FDG 代谢受多种因素的影响，包括医源性诱导因素。（a）显示骨髓中 FDG 活性强烈摄取的矢状位图像。（b）PET/CT 融合图像。（c）全身扫描的最大密度投影（MIP）。MIP 是一种计算机后处理技术，允许以三维方式判读 PET 图像

癌和前列腺癌，会根据其内分泌反应需要摄取 FDG。当这些肿瘤出现低分化时，其激素反应性降低，FDG 摄取增加，是预后不良的标志[25,26]。

3.3.4 全身水平

在系统或全身水平上，内源性血糖的量可以影响 FDG 的摄取。例如，在高血糖（血糖水平 > 11.1mmol/L）环境中的循环葡萄糖可以在细胞水平有效竞争 FDG 摄取，从而降低 FDG 的整体摄取[27]。扫描前 24 小时内进行运动、短期内进食或饮用热量饮料，或是那些极度兴奋的病人，FDG 摄取会优先进入骨骼肌而不是肿瘤组织，从而降低了 FDG PET 的灵敏度。此外，在注射 FDG 前

3 ~ 4 小时内使用短效胰岛素的糖尿病患者，由于 GLUT4 的刺激，他们的肌肉会产生优先摄取（图 3.3）。一般来说，FDG 给药应在注射胰岛素 3 ~ 4 小时后，以减少肿瘤 PET 扫描中骨骼肌占主导地位的摄取模式。心脏活动也会因饮食和禁食状态及胰岛素水平而改变。尤其在检查前一天晚上摄入高蛋白和高脂肪的饮食，可以通过促进心肌细胞中的脂肪酸代谢而不是葡萄糖代谢来降低心脏活动。最后，患者的精神状态或寒冷天气会促使 FDG 沉积在颈部和胸部的棕色脂肪，以及脊柱沿线的神经活性组织中[28]。即使在亚利桑那州这样炎热的环境中，当患者从停车场步行经过 49℃的热环境进入空调温度在 22℃的影像中心时，棕色脂肪的摄取也会明显增加（图 3.4）。了解所有这

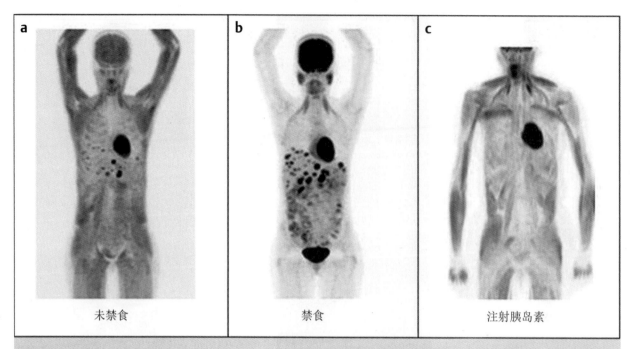

图3.3 葡萄糖、胰岛素和适当的患者准备对PET扫描质量的影响。显示不同患者的最大密度投影（MIP）图像。PET扫描（a）和（b）显示了同一患者在间隔1周进行的两次检查结果。一位37岁的患者患有四期胃肠道间质瘤，该患者称在 ^{18}F–FDG 注射之前禁食4小时（a）。在进一步询问时，患者回忆起在到达 PET/CT 中心前1小时吃过东西。（b）PET扫描显示二次检查中的 MIP 图，患者经历了真正的4小时禁食。两种情况下，FDG注射前患者血糖水平均正常。注意，图（a）MIP图示在骨骼肌和心脏中具有广泛的FDG摄取（可能是由于 GLUT4 转运蛋白的增加），与（b）相比，大脑、肝转移灶和尿路系统的摄取相对较少。本病例强调需要适当的患者准备，以保证精准判读，说明饮食中内源性胰岛素释放会快速改变FDG的摄取和代谢。（c）另一名患者的MIP图像，该患者未告知技师，他在注射FDG前1小时自行注射了5单位胰岛素（Eli Lilly & Co, Indianapolis, IN）。注意（a）中的MIP图像与（c）很相似。在这种情况下，肿瘤代谢吸收降低，使呈现的检查显像无诊断价值。目前的推荐方案建议在速效胰岛素使用和FDG注射之间至少间隔3~4小时再进行肿瘤成像

些变化可以帮助临床医生优化PET扫描采集参数和判读。

细胞和肿瘤微环境中促进葡萄糖代谢和FDG摄取的分子间相互作用

癌症的"分子喜食甜食"[6]可以追溯到宿主细胞恶性转化过程中细胞水平发生的各种生物学变化。除了激活 Warburg 效应外，这些细胞的改变还可能导致肿瘤细胞生物学上的一系列改变，这有助于肿瘤在相对恶劣的宿主环境中生存，导致多药耐药性和转移，并抑制程序性细胞死亡（凋亡）。在本节中，我们只简单介绍环境改变后的生物代谢途径，这将有助于解释为什么FDG是肿瘤成像的理想示踪剂。读者可以通过查阅有关这一主题的优秀论著，了解更多详细信息[29]。

3.3.5 缺氧环境

许多肿瘤可以在灌注障碍、低 pH 值和缺氧的相对不利的环境中生存[2]。它们对这种环境的适应对于生存和转移至关重要。肿瘤存活的核心可能是一种叫做缺氧诱导因子1（HIF–1）的蛋白质。HIF–1 是由两个蛋白亚基 α 和 β 组成的异二聚体，在缺氧条件下，HIF–1α 稳定，HIF–1 异二聚体结合牢固。这种稳定的 HIF–1 蛋白可以直接产生 GLUT1 和 HK Ⅱ。此外，HIF–1 可以刺激血管内皮生长因子的产生，促进肿瘤血管新生。通过形成血管新生，底物输送增多，葡萄糖代谢增加，GLUT1 反式激活导致葡萄糖（或 FDG）向肿瘤细

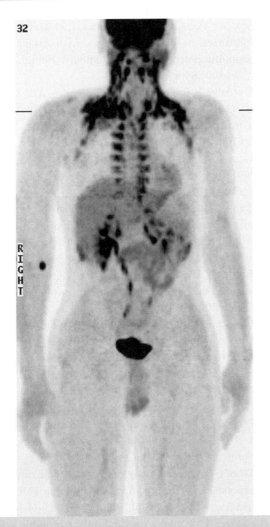

图 3.4 显示棕色脂肪 FDG 摄取的最大密度投影图像。注意颈部和椎旁区域的广泛摄取是由这些部位沉积的棕色脂肪和神经元激活引起的。这项研究是在 7 月份获得的，当时亚利桑那州斯科茨代尔的室外温度为 46.6℃，但注射间的环境温度为 21.6℃。这种气温变化可以改变 FDG 的摄取和代谢。注射前保持患者温暖舒适可减少这种情况发生

胞的转运量增加，最终由于葡萄糖到 G-6-P（或 FDG-6-P）的 HK Ⅱ 依赖性转化增加，代谢活性增加[30]。虽然这个过程听起来有趣，但它显然不是整个故事，也不能完全解释 Warburg 效应。

3.3.6 有氧糖酵解

氧气充足的情况下，为了有氧糖酵解发生，线粒体中的氧化磷酸化必须减少，并且需要增强葡萄糖到丙酮酸和乳酸的代谢。转化细胞生物学中的许多变化通过增加 HIF-1 促进有氧糖酵解。例如，一些癌基因和 / 或肿瘤抑制基因产物有助于稳定 HIF-1，防止其降解或增加其产量。其中包括 *Src* 癌基因、*H-Ras*、磷脂酰肌醇 3- 激酶、*WHL*、*SDH* 和 *FH* 突变。但并非癌细胞中发生的所有变化都有利于 HIF-1 蛋白的增强。例如，丝氨酸 - 苏氨酸激酶 AKT 的激活可通过直接影响葡萄糖转运和 HK Ⅱ 活性（不依赖于 HIF-1）而导致有氧糖酵解增加。

那么，如何解释有氧糖酵解的 Warburg 效应呢？实际上，最终葡萄糖代谢都需要从三羧酸循环（TCA 循环）切换到糖酵解。虽然还没有完全理解，但似乎 *MYC* 癌基因是许多肿瘤发生这种变化的关键：它促进线粒体产生能量，最终产生更多活性氧或自由基。因此，这些氧自由基可引起局部线粒体 DNA 损伤，导致线粒体功能障碍。这一过程是由在大多数肿瘤细胞中发现的 p53 蛋白和参与 TCA 循环的几种其他酶的作用复合而成，有利于从氧化磷酸化转变为糖酵解，从而导致线粒体功能下降。而致癌基因激活（*AKT*、*MYC*、*H-Ras* 等）和 HIF-1 稳定可导致癌细胞的永生化，并激活了一系列 Warburg 在八十多年前就观察到的那些变化[6,7]。

3.4 基于糖酵解代谢的新疗法

细胞代谢改变是癌症的主要特征之一。肿瘤可以利用多种分解代谢来满足能量和氧化还原（redox）的需求，并产生生物能。根据 Warbrug 最初推测的肿瘤发生从线粒体功能障碍开始，和目前的致癌基因和肿瘤抑制因子介导的多种代谢途径激活的观点，许多研究正在重新将注意力集中在把代谢失效作为设计癌症治疗的策略上。药物靶点的细节超出了本章的范围，但读者可以参考一篇关于癌症代谢的非常好的综述，见参考文

献[31]。然而，葡萄糖代谢并不是唯一的靶点。目前正在试验中或正在研究中的有趣方法之一是使用生物制剂，以糖酵解、乳酸分泌和摄取、氢离子排泄、TCA循环、氧化磷酸化、谷氨酰胺代谢、脂肪酸氧化、脂质合成、甲戊酸途径、戊糖磷酸、核酸和氨基酸代谢为靶点。由于这是一种分子驱动的抑制能量供应的方法，使用FDG的PET扫描将继续在评估这些新疗法的治疗反应中发挥关键作用。

3.5 小结

正如Otto Warburg在20世纪30年代所观察到的，有氧糖酵解是一个完整的循环。由于可以检测出FDG在这一循环中的特殊作用，使其成为一种几乎完美的PET肿瘤检测示踪剂。尽管一些良性及炎症性疾病和肿瘤细胞一样也存在高葡萄糖代谢，但FDG仍然是癌症成像的最佳选择之一。本章探讨了肿瘤细胞中FDG代谢的机制，以使临床医生了解癌细胞分子喜食甜食，并对FDG PET扫描中"热点"概念有了基本的了解。虽然有氧糖酵解可能不会直接引起细胞恶变，但很明显对促进癌变状态是非常必要的。肿瘤对宿主细胞的这种适应性反应可促进肿瘤存活、多药耐药和抑制程序性细胞死亡。因此，在开发能够针对这些癌细胞生存机制的治疗药物时，破坏Warburg效应的策略是最应优先考虑的。

（孙涛　王骏　盛会雪　徐明　蔡树华　徐莹）

参考文献

[1] Warburg O, Posener K, Negelein E. VIII. The metabolism of cancer cells. Biochem Z. 1924; 152:129–169

[2] Gatenby RA, Gillies RJ. Why do cancers have high aerobic glycolysis? Nat Rev Cancer. 2004; 4(11):891–899

[3] Izuishi K, Kato K, Ogura T, Kinoshita T, Esumi H. Remarkable tolerance of tumor cells to nutrient deprivation: possible new biochemical target for cancer therapy. Cancer Res. 2000; 60(21):6201–6207

[4] Graeber TG, Osmanian C, Jacks T, et al. Hypoxia-mediated selection of cells with diminished apoptotic potential in solid tumours. Nature. 1996; 379(6560):88–91

[5] Gatenby RA, Gawlinski ET, Gmitro AF, Kaylor B, Gillies RJ. Acid-mediated tumor invasion: a multidisciplinary study. Cancer Res. 2006; 66(10):5216–5223

[6] Kim JW, Dang CV. Cancer's molecular sweet tooth and the Warburg effect. Cancer Res. 2006; 66(18):8927–8930

[7] Dang CV. Role of MYC and HIF in the Warburg effect and tumorigenesis. Paper presented at: American Association for Cancer Research Annual Meeting; April 14, 2007

[8] Bomanji JB, Costa DC, Ell PJ. Clinical role of positron emission tomography in oncology. Lancet Oncol. 2001; 2(3):157–164

[9] Tseng J, Dunnwald LK, Schubert EK, et al. 18F-FDG kinetics in locally advanced breast cancer: correlation with tumor blood flow and changes in response to neoadjuvant chemotherapy. J Nucl Med. 2004; 45(11):1829–1837

[10] Gambhir SS. Quantitative assay development for PET. In: Phelps ME, ed. PET: Molecular Imaging and Its Biological Applications. New York, NY: Springer-Verlag; 2004:125–216

[11] Weber WA, Schwaiger M, Avril N. Quantitative assessment of tumor metabolism using FDG PET imaging. Nucl Med Biol. 2000; 27(7):683–687

[12] Keyes JW, Jr. SUV: standard uptake or silly useless value? J Nucl Med. 1995; 36(10):1836–1839

[13] Huang SC. Anatomy of SUV. Standardized uptake value. Nucl Med Biol. 2000; 27(7):643–646

[14] Mankoff DA, Muzi M, Krohn KA. Quantitative positron emission tomography imaging to measure tumor response to therapy: what is the best method? Mol Imaging Biol. 2003; 5 (5):281–285

[15] Wood IS, Trayhurn P. Glucose transporters (GLUT and SGLT): expanded families of sugar transport proteins. Br J Nutr. 2003; 89(1):3–9

[16] Torizuka T, Tamaki N, Inokuma T, et al. In vivo assessment of glucose metabolism in hepatocellular carcinoma with FDG PET. J Nucl Med. 1995; 36(10):1811–1817

[17] Chung JH, Cho KJ, Lee SS, et al. Overexpression of Glut1 in lymphoid follicles correlates with false-positive (18)F-FDG PET results in lung cancer staging. J Nucl Med. 2004; 45(6): 999–1003

[18] Phelps ME, Huang SC, Hoffman EJ, Selin C, Sokoloff L, Kuhl DE. Tomographic measurement of local cerebral glucose metabolic rate in humans with (F-18)2-fluoro-2-deoxy-Dglucose: validation of method. Ann Neurol. 1979; 6(5): 371–388

[19] Reivich M, Kuhl D, Wolf A, et al. The [18F] fluorodeoxyglucose method for the measurement of local cerebral glucose utilization in man. Circ Res. 1979; 44(1):127–137

[20] Brown RS, Leung JY, Fisher SJ, Frey KA, Ethier SP, Wahl RL. Intratumoral distribution of tritiated-FDG in breast carcinoma: correlation between Glut-1 expression and FDG uptake. J Nucl Med. 1996; 37(6):1042–1047

[21] Higashi K, Clavo AC, Wahl RL. Does FDG uptake measure proliferative activity of human cancer cells? In vitro comparison with DNA flow cytometry and tritiated thymidine uptake. J Nucl Med. 1993; 34(3):414–419

[22] Brown RS, Leung JY, Fisher SJ, Frey KA, Ethier SP, Wahl RL. Intratumoral distribution of tritiated fluorodeoxyglucose in breast carcinoma: I. Are inflammatory cells important? J Nucl Med. 1995; 36(10):1854–1861

[23] Kubota R, Yamada S, Kubota K, Ishiwata K, Tamahashi N, Ido T. Intratumoral distribution of fluorine-18-fluorodeoxyglucose in vivo: high accumulation in macrophages and granulation tissues studied by microautoradiography. J Nucl Med. 1992; 33(11):1972–1980

[24] Maschauer S, Prante O, Hoffmann M, Deichen JT, Kuwert T. Characterization of 18F-FDG uptake in human endothelial cells in vitro. J Nucl Med. 2004; 45(3):455–460

[25] Morris MJ, Akhurst T, Osman I, et al. Fluorinated deoxyglucose positron emission tomography imaging in progressive metastatic prostate cancer. Urology. 2002; 59(6):913–918

[26] Wang W, Larson SM, Tuttle RM, et al. Resistance of [18f]-fluorodeoxyglucose-avid metastatic thyroid cancer lesions to treatment with high-dose radioactive iodine. Thyroid. 2001; 11(12):1169–1175

[27] Lindholm P, Minn H, Leskinen-Kallio S, Bergman J, Ruotsalainen U, Joensuu H. Influence of the blood glucose concentration on FDG uptake in cancer–a PET study. J Nucl Med. 1993; 34(1):1–6

[28] Hany TF, Gharehpapagh E, Kamel EM, Buck A, Himms-Hagen J, von Schulthess GK. Brown adipose tissue: a factor to consider in symmetrical tracer uptake in the neck and upper chest region. Eur J Nucl Med Mol Imaging. 2002; 29(10):1393–1398

[29] Mankoff DA, Eary JF, Link JM, et al. Tumor-specific positron emission tomography imaging in patients: [18F] fluorodeoxyglucose and beyond. Clin Cancer Res. 2007; 13(12):3460–3469

[30] Bos R, van Der Hoeven JJ, van Der Wall E, et al. Biologic correlates of (18)fluorodeoxyglucose uptake in human breast cancer measured by positron emission tomography. J Clin Oncol. 2002; 20(2):379–387

[31] Martinez-Outschoorn UE, Peiris-Pagés M, Pestell RG, Sotgia F, Lisanti MP. Cancer metabolism: a therapeutic perspective. Nat Rev Clin Oncol. 2017; 14(1):11–31

第二部分
临床基础知识

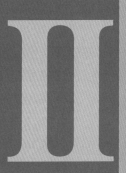

第4章 患者准备

4.1 引言

在 PET 检查之前和检查中，正确的患者准备对于确保较高的诊断率尤为重要。其中较为重要的因素是血糖水平、生理活动以及检查的时机。

4.2 肿瘤 PET 患者准备

4.2.1 饮食和血糖水平

1. **血糖水平升高的影响**。升高的血糖水平可能会降低恶性肿瘤中 FDG 的摄取，这是由于未标记的葡萄糖对葡萄糖转运体的竞争性饱和作用。此外，由于血糖升高而升高的胰岛素水平导致 GLUT4 葡萄糖转运蛋白（如骨骼肌和心脏）组织中 FDG 的摄取增加，导致 FDG 的生物分布发生改变，图像质量不理想。

2. **可接受的葡萄糖水平**。在 FDG PET/CT 之前，没有可接受的血糖水平的循证标准。

   在调查中[1,2]，大多数机构在患者血糖水平高于 11.1mmol/L 时不进行 PET/CT 检查。

   欧洲核医学协会（EANM）指南[3]建议，在血糖水平高于 11.1mmol/L 时，不应进行 PET/CT 检查。

   国家癌症研究所（NCI）指南[4]建议非糖尿病患者的血糖值 < 6.7mmol/L，糖尿病患者的血糖值为 8.3 ~ 11.1mmol/L。

3. **急性高血糖与慢性高血糖**。值得注意的是，血糖水平升高对 FDG 摄取的影响主要表现在非糖尿病患者的急性高血糖病例中。糖尿病患者的慢性高血糖可能对肿瘤 FDG 摄取的影响较小。几项研究[5,6,7,8]表明，大多数情况下，慢性高血糖和糖尿病对肿瘤 FDG 摄取的影响很小或没有影响。鉴于这些发现，与非糖尿病患者相比，接受 FDG PET/CT 检查的糖尿病患者的血糖水平可以更高。

   a）在治疗后的研究中发现[6]，慢性高血糖可

能对较小的病变[7]影响更大。

   b）胰腺癌。糖尿病确实会降低胰腺癌患者的 FDG 摄取，即使是血糖正常的糖尿病患者[9]。

   c）颅脑摄取。总的来说，慢性高血糖会降低颅脑 FDG 摄取量，增加肌肉 FDG 摄取量，而其他器官内 FDG 摄取量则无显著影响[5,10]。颅脑中 FDG 的摄取与血糖水平呈负相关，即使在血糖正常范围内也是如此[11]。

4. **饮食**。空腹的目的是确保低血糖和低胰岛素水平。患者应在检查前至少禁食 4 小时（除清水外），尽管许多机构建议至少禁食 6 小时[2]。

   a）如果有已知或可疑的胸部病变，空腹至少 12 小时，以尽量减少心脏摄取。

   b）许多地方要求患者在检查前遵循低碳水化合物 / 高蛋白饮食。这种饮食应在检查前至少坚持 24 小时。然而，目前还不知道这种饮食对提高 PET/CT 检查的质量或重复性是否有效[2]。

   c）注射 FDG 前，应停止肠外营养和含有葡萄糖的静脉输液至少 4 小时。

   d）许多地方建议在检查前 12 ~ 24 小时内避免咖啡因、尼古丁和酒精。

   • 咖啡因对心脏摄取有不同的影响：它可以增加摄取，也可以刺激心肌脂肪酸代谢，降低 FDG 摄取[12]。

5. **水化作用**。水化作用，以及频繁地排尿，可减少膀胱放射性浓聚，并可能减少尿道伪影改善图像质量。此外，有效的水化作用可以降低软组织中的本底 FDG 活性[13]。

   a）建议在扫描前 2 小时口服水化（如扫描前 2 小时内饮用 1L 水）并在扫描后继续水化[3]。

   b）静脉水化可能更有用，但使用频率较低。如果使用静脉水化，液体中不应含有葡萄

糖或乳糖。

6. **糖尿病患者**。如果需要，应咨询管理患者的医生，咨询如何降低血糖水平。

　　a）1 型糖尿病和胰岛素依赖型 2 型糖尿病。EANM 指南[3] 提出了三种选择：

　　• 患者早餐正常，注射正常量的胰岛素，之后只能喝水，并且应该在接近中午或中午进行 PET 扫描。FDG 注射应在皮下注射速效胰岛素后至少 4 小时或短效胰岛素后 6 小时进行。但此方案不适用于中效或长效胰岛素。

　　• 晚上服用中效或长效胰岛素的患者，可在一夜禁食后的清晨进行成像，扫描后进食正常早餐并注射胰岛素。理想情况下，该方案应采用中效胰岛素，因为长效胰岛素仍有可能干扰 PET/CT 扫描。

　　• 持续胰岛素输注的患者应在 FDG 给药前至少 4 小时关闭泵，安排在清晨，并在 PET 检查后吃早餐，此时重新开启胰岛素泵。

　　b）口服药物控制 2 型糖尿病。患者应继续口服药物并遵守正常的禁食指南，如有可能，应在近中午时进行 PET 检查。

7. **胰岛素**。胰岛素会增加心脏、骨骼肌和肝脏中 FDG 的摄取（如果患者在 FDG 给药前进食会产生相同的作用）。这将降低图像质量，从而降低病变的检测能力（图 4.1）。可以在 PET/CT 前给胰岛素以降低血糖水平（如糖尿病患者或正在用糖皮质激素的患者），但是，胰岛素给药和 FDG 注射之间要有足够的时间间隔。

　　a）静脉注射胰岛素。短效静脉注射用胰岛素可在 PET/CT 检查前给药，以降低血糖水平，其间隔为 FDG 注射前 30 ~ 90 分钟[14]。

　　b）皮下注射胰岛素。EANM 指南[3] 建议，如果需要注射胰岛素，应皮下注射一种速效胰岛素，胰岛素注射和 FDG 注射之间的间隔至少为 4 小时。

8. **二甲双胍**。二甲双胍治疗可增加肠道 FDG 摄取（图 4.2），主要在结肠，对小肠的影响较小。这种摄取可为弥漫性、多灶性或结节性[15]，

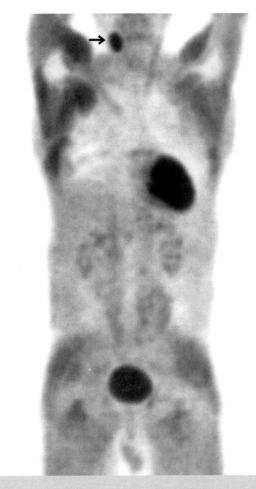

图 4.1 胰岛素释放对 FDG 摄取的影响。一位淋巴瘤患者没有按照医嘱，在检查前 1 小时进食。骨骼肌和心脏的摄取增加，其他部位的活性最少。颈部出现异常结节状摄取增加（箭头所示），但应重复检查，因为可能会有其他部位病变的漏诊

并可能掩盖恶性病变，或导致假阳性。

　　a）检查前 2 天停用二甲双胍可有效降低肠道的高摄取量[15]。检查前停用二甲双胍有可能会干扰血糖的控制，然而，在一项研究中[15]，在 PET 检查前 2 天停止使用二甲双胍并未导致血糖水平的显著变化。

　　b）肠道灌洗不能有效降低二甲双胍引起的 FDG 摄取增加[16]。

9. **其他抗糖尿病药物**

　　a）磺酰脲类药物主要通过刺激胰岛素分泌降低血糖，不应在 FDG PET/CT 检查的当日早晨服用。另一个应避免在 PET/CT 检查

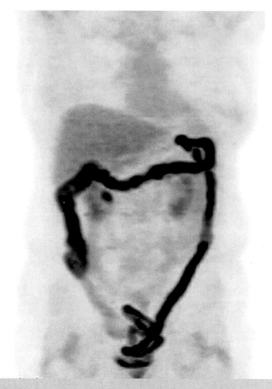

图 4.2　二甲双胍诱导的肠道摄取。最大密度 PET 扫描显示服用二甲双胍的患者结肠 FDG 摄取增强

的当日早晨使用磺酰脲类药物的原因是，它们可能导致空腹糖尿病患者出现低血糖。

　　b）胰岛素增敏剂，如罗格列酮和吡格列酮，不会影响 FDG 的摄取，因为它们的作用机制主要是激活过氧化物酶体增殖物激活受体；因此在进行 PET/CT 检查之前，不需要停用它们[14]。

4.2.2　最小化生理摄取

　　肌肉、棕色脂肪、泌尿道和肠道的生理摄取可以掩盖或模拟疾病。

1. 肌肉摄取

　　a）在进行 PET 扫描前，患者应避免剧烈运动至少 6 小时（最好是 24 小时）。

　　b）肌肉松弛，如安定（苯二氮䓬），有助于减少肌肉对 FDG 的吸收。此外，安定也可能有助于减少棕色脂肪的摄入。

- 对于怀疑有颈部淋巴结和锁骨上淋巴结疾病的患者，可考虑使用安定进行预处理，因为在这些部位摄取 FDG 最常见。

　　c）嘱咐患者在注射前 5 分钟和注射后 20 分钟不要说话，可减少喉部肌肉的摄取。

2. 棕色脂肪摄取（见第 7 章）。减少肾上腺素刺激可以限制棕色脂肪的摄取。这可以通过药物干预和 / 或不让患者暴露于低温环境下来实现。

　　a）药物干预。

- 安定。安定（例如，在 FDG 注射前 10 分钟静脉注射 5 mg 安定）可能会降低棕色脂肪的摄取（棕色脂肪有苯二氮䓬受体，另外安定可能会降低交感神经活性）。

　　○ 口服安定。然而，一些报告，包括一项随机对照试验[17]，未发现口服安定作用有益，静脉注射安定[18] 可能更有效。

- 其他药物。普萘洛尔（FDG 注射前 1 ～ 2 小时口服 20 ～ 80 mg 普萘洛尔）[14] 可降低棕色脂肪的摄取。利血平也能降低棕色脂肪的摄取。

　　○ 利血平和普萘洛尔也能降低心脏活动。

- 应避免的药物：刺激交感神经系统的药物（如尼古丁和麻黄碱）可能会增加棕色脂肪的摄取，如有可能，在检查前应避免使用。

　　b）尽量减少在低温下暴露。在冬季，棕色脂肪中 FDG 的摄取更为常见，即使是短时间低温下暴露后（扫描前 1 ～ 2 天至数小时），PET 扫描也能观察到 FDG 的摄取[19]。患者在扫描前应穿暖和的衣服，并避免低温 48 小时。此外，患者在注射和成像期间应持续保暖[20]。即使药物干预不成功，温度控制也可能有帮助。

3. 尿液的摄取。降低尿液中 FDG 摄取也是有帮助的。干预减少尿液伪影的作用取决于要评估的疾病。集合管系统的摄取可以酷似或掩盖肾肿瘤（见图 24.3）。降低输尿管的摄取有助于观察腹膜后淋巴结（见图 23.2）。膀胱摄取的降低对于评估盆腔病变和淋巴结很重要（见图 24.9）。然而，在大多数情况下，通常不需要额外的干预，特别是当被评估的肿瘤不具有盆腔或腹膜后转移倾向时。

使膀胱摄取最小化的最简单方法是要求患者在成像前排尿，并从尾骨侧获取图像。这对于大多数肿瘤 PET 检查来说已足够用了。在特殊情况下（例如，对宫颈癌患者的盆腔淋巴结进行评估），具体的干预可能会有所帮助。两种常用的方法是，无论是否进行膀胱冲洗，以及结合利尿药和水化作用，均放置膀胱导管。

a）膀胱插管。放置膀胱引流管可减少膀胱摄取，并降低膀胱的辐射剂量。然而，即使少量残余尿液也具有大量的摄取，可能导致膀胱附近难以判读。如果使用双腔 Foley 导管，可以将温热的生理盐水注入膀胱以稀释尿液的放射活性。然而，膀胱冲洗会增加工作人员的辐射，并有患者感染的风险[21]。导管置入的缺点是在无创检查中增加了一种侵入性操作。

b）水化 / 利尿。水化和利尿会稀释尿液活性，也会导致更频繁的排尿。使用利尿剂比单纯的水化有一个潜在的额外优势：水化和利尿都能增加尿量，但水化也能增加 FDG 向膀胱的排泄（可能抵消排尿增加的价值）[22]。最有效的方案是静脉水化和呋塞米联合用药[13]。然而，口服水化和呋塞米联合用药也有效[23]。

- 呋塞米的剂量从 10 ～ 40 mg 不等，最常用的是 10 ～ 20 mg[13,23]。
- 如果提前（FDG 注射后 15 分钟）服用呋塞米，患者耐受性可能会提高[24]。

4. **肠道摄取**。肠道摄取主要见于盲肠、右半结肠和乙状结肠，而在其余结肠和小肠中则摄取较少。肠道摄取主要表现为肠壁和肠腔的摄取增加。弥漫性肠道摄取通常不会造成诊断困难，因为如果相应的 CT 图像正常，它通常是也显示为正常的改变。然而，生理性肠道摄取的局部区域可能会掩盖病变。有几种方法可能会减少肠道的摄取。然而，其中

许多方法的有效性值得怀疑，有些方法在实践中可能难以实施。

a）肠道准备（灌肠）可能刺激结肠，导致 FDG 摄取增加[25,26]。

b）空腹不会降低肠道摄取[26]。

c）关于减少肠道摄取的有效性仍然存在争论[27,28]。

d）使用胰高血糖素或口服解痉药（如美贝维林）来减少蠕动通常没有帮助[29]。

4.2.3 PET 扫描时间

1. **活检后**：至少 1 周（图 4.3）。
2. **术后**：6 周（EANM 指南）[3]。
   应根据手术操作的侵袭性进行调整。
3. **射频消融后**：4 周[30]。
4. **化疗后**：10 天（EANM 指南）[3] 至 2 周（NCI 指南）[4]。
5. **放射治疗后**：2 ～ 3 个月（EANM 指南）[3]。

   a）化疗和放射治疗都可能导致假阳性结果（炎症）和假阴性结果（肿瘤短暂的"休眠"）。皮质类固醇可降低化疗后的炎症反应[31]。

   b）尽管上述指南可用于一般实践，但应注意的是，在已发表的文献中提示，化疗后 3 个月[32] 和放射治疗后 5 个月[33] 都有假阳性 / 假阴性报道。一项研究[34]表明，PET 可在头颈部肿瘤放射治疗后第 1 个月内准确完成。基线检查应在化疗开始前进行，因为即使在化疗开始后 1 天，FDG 摄取也会降低[35]。

6. **停用粒细胞集落刺激因子（G-CSF）后**：至少 2 周（EANM 指南）[3]。

   避免因刺激而增加摄取。已报道的停止必要 G-CSF 治疗后的时间间隔是可变的，从 5 天至 1 个月不等（见第 7 章）[36,37]。

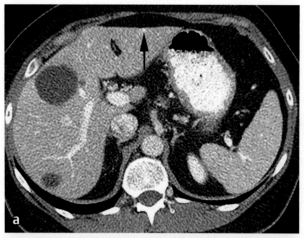

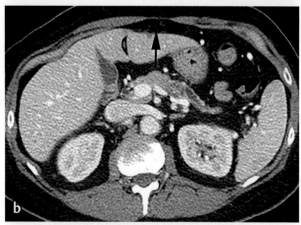

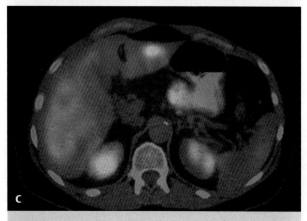

图 4.3 活检后 FDG 摄取。（a）胰腺癌患者轴位增强 CT 显示肝左叶表面有一个小的富血管病变（箭头所示）。手术活检发现是一个小血管瘤。（b）术后 15 天轴位增强 CT 显示，活检区域有一小块低密度区域（箭头所示）。（c）术后 15 天进行的 PET/CT 轴位显示活检区域 FDG 摄取增加

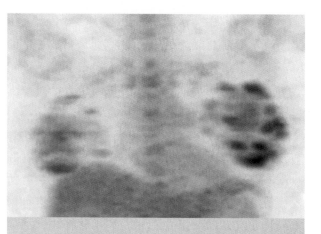

图 4.4 哺乳期乳腺 FDG 摄取情况。MIP PET 显示两个乳腺 FDG 摄取增加，这与哺乳有关，但很少有 FDG 分泌到母乳中

4.2.4 母乳喂养

1. 哺乳期的乳腺高摄取与哺乳有关（图 4.4）。然而，母乳喂养对婴儿造成的辐射大部分是因为婴儿和母亲靠得很近，但很少有 FDG 排泄到母乳中 [38]。

2. 注射 FDG 后，母婴之间的接触应限制在 12 小时以后。应在注射后 12 小时内停止母乳喂养，以减少母体摄取引起的体外辐射剂量。在此期间，母乳可以用奶瓶收集喂养婴儿 [3]。

4.2.5 FDG 给药途径

如果不能静脉注射，可以口服 FDG（图 4.5）。口服给药与静脉注射成像前的延迟时间应该相同。

4.3 心脏 PET 的患者准备 [39]

4.3.1 心肌摄取

在空腹状态下心肌用游离脂肪酸代谢供能。为了对心肌进行特异性成像，必须将营养底物转化为葡萄糖。这可以通过口服葡萄糖负荷或高胰岛素正常血糖钳夹技术来实现。另一种方法是减少心肌的脂肪酸代谢。

1. **口服葡萄糖负荷法**：FDG 注射前可给予 25 ～

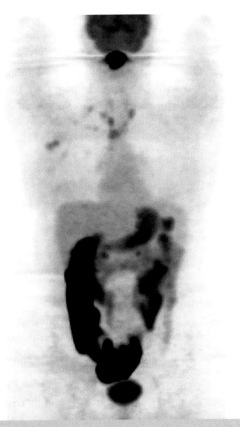

图 4.5 口服 FDG。口服 FDG 后进行的 PET 扫描冠状面显示，有明显的口腔和肠道摄取（此图片由华盛顿州西雅图市医学博士 Bruce Higginbotham 提供）

100g 葡萄糖口服。

a）优点。与高胰岛素 – 正常血糖钳夹法相比，葡萄糖负荷很容易进行。

b）缺点。图像质量可能欠佳，尤其是糖尿病患者。

c）糖尿病患者。口服葡萄糖后补充短效胰岛素可能对糖尿病患者和血糖 > 6.1mmol/L 的患者有帮助。

d）葡萄糖水平。注射 FDG 时血糖水平应控制在 5.6 ~ 7.2mmol/L 范围内。

2. **高胰岛素 – 正常血糖钳夹法：**检查期间注射胰岛素，同时注射葡萄糖以维持血糖在正常水平（基于多次血糖测定）。

  a）**优点。**使用钳夹技术可使心肌摄取更多、更均匀，尤其是糖尿病患者。

b）缺点：

  · 耗费时间和人力。

  · 易出现低钾血症，常须补充钾。

3. **游离脂肪酸代谢降低：**烟酸和阿西莫司（烟酸衍生物）可降低血浆游离脂肪酸水平，从而增加心肌葡萄糖摄取。

4. **一般方案：**多学科指南[40]建议心脏 PET 检查的准备方案如下。

  a）患者应禁食 6 ~ 12 小时。检查血糖。如果空腹血糖 < 6.1mmol/L 且无已知糖尿病，则给予口服葡萄糖 25 ~ 100 g，并监测血糖。

  b）如果空腹血糖 > 6.1 ~ 7.2mmol/L，有已知糖尿病，或口服葡萄糖后 45 ~ 90 分钟血糖水平 ≥ 7.2mmol/L，则静脉注射胰岛素（根据血糖的不同，从 1 ~ 5 U 不等）。

  c）也可考虑静脉注射葡萄糖或口服阿西莫司 250 mg。

4.3.2 结节病

为了准确评估心肌是否存在结节病，必须抑制正常心肌中 FDG 的摄取。这可以通过降低胰岛素水平来抑制心肌葡萄糖消耗，和 / 或增加血清游离脂肪酸，可以通过加速心肌游离脂肪酸代谢来实现。一些方法已被用于患者准备，包括高脂肪、低碳水化合物饮食或低碳水化合物饮食后禁食 4 ~ 12 小时，在有或没有饮食限制的情况下延长禁食（> 18 小时），增加血清游离脂肪酸（例如，通过给予低分子量肝素）。然而，一项研究发现[41]，使用肝素并不能显著降低生理性 FDG 摄取。另一份报告认为[42]，使用肝素条件下 18 小时的禁食比 12 小时的禁食对抑制心肌摄取更有效。

日本核医学心脏病学学会指南[43]推荐，在检查前一天晚上给予低碳水化合物饮食（少于 5 g），并且禁食至少 12 小时。美国多学会指南[44]推荐，检查前 24 小时开始避免碳水化合物，至少吃两顿高脂肪、高蛋白餐，禁食一夜。尽管较低剂量的静脉注射肝素（15 IU/kg）可能有效，但要与静脉注射普通剂量肝素（10 IU/kg，30 分钟前 +5 IU/

kg，15分钟前或50 IU/kg，放射性示踪剂给药前15分钟）结合。一系统性综述[45]提倡至少两顿高脂肪、无碳水化合物，餐后至少禁食4小时。静脉注射肝素后，至少一顿高脂肪、无碳水化合物餐和禁食一夜可能有效。不建议单独禁食，但如果不能遵循饮食原则，建议至少禁食18小时。不建议使用维拉帕米和扫描后1小时内添加高脂肪饮品等策略。

（孙涛　王骏　盛会雪　徐明　李建军　徐莹）

参考文献

[1] Beyer T, Czernin J, Freudenberg LS. Variations in clinical PET/CT operations: results of an international survey of active PET/CT users. J Nucl Med. 2011; 52(2):303–310

[2] Graham MM, Badawi RD, Wahl RL. Variations in PET/CT methodology for oncologic imaging at U.S. academic medical centers: an imaging response assessment team survey. J Nucl Med. 2011; 52(2):311–317

[3] Boellaard R, Delgado-Bolton R, Oyen WJ, et al. European Association of Nuclear Medicine (EANM). FDG PET/CT: EANM procedure guidelines for tumour imaging: version 2.0. Eur J Nucl Med Mol Imaging. 2015; 42(2):328–354

[4] Shankar LK, Hoffman JM, Bacharach S, et al. National Cancer Institute. Consensus recommendations for the use of 18F–FDG PET as an indicator of therapeutic response in patients in National Cancer Institute Trials. J Nucl Med. 2006; 47(6): 1059–1066

[5] Büsing KA, Schönberg SO, Brade J, Wasser K. Impact of blood glucose, diabetes, insulin, and obesity on standardized uptake values in tumors and healthy organs on 18F-FDG PET/CT. Nucl Med Biol. 2013; 40(2):206–213

[6] Haley M, Konski A, Li T, et al. Influence of diabetes on the interpretation of PET scans in patients with esophageal cancer. Gastrointest Cancer Res. 2009; 3(4):149–152

[7] Hara T, Higashi T, Nakamoto Y, et al. Significance of chronic marked hyperglycemia on FDG PET: is it really problematic for clinical oncologic imaging? Ann Nucl Med. 2009; 23(7): 657–669

[8] Oh DY, Kim JW, Koh SJ, et al. Does diabetes mellitus influence standardized uptake values of fluorodeoxyglucose positron emission tomography in colorectal cancer? Intest Res. 2014; 12(2):146–152

[9] Chung KH, Park JK, Lee SH, et al. Lower maximum standardized uptake value of fluorine-18 fluorodeoxyglucose positron emission tomography coupled with computed tomography imaging in pancreatic ductal adenocarcinoma patients with diabetes. Am J Surg. 2015; 209(4):709–716

[10] Lindholm H, Brolin F, Jonsson C, Jacobsson H. The relation between the blood glucose level and the FDG uptake of tissues at normal PET examinations. EJNMMI Res. 2013; 3(1):50–53

[11] Claeys J, Mertens K, D'Asseler Y, Goethals I. Normoglycemic plasma glucose levels affect F-18 FDG uptake in the brain. Ann Nucl Med. 2010; 24(6):501–505

[12] Cook GJ, Wegner EA, Fogelman I. Pitfalls and artifacts in 18FDG PET and PET/CT oncologic imaging. Semin Nucl Med. 2004; 34(2):122–133

[13] Ceriani L, Suriano S, Ruberto T, Giovanella L. Could different hydration protocols affect the quality of 18F-FDG PET/CT images? J Nucl Med Technol. 2011; 39(2):77–82

[14] Surasi DS, Bhambhvani P, Baldwin JA, Almodovar SE, O'Malley JP. 18F-FDG PET and PET/CT patient preparation: a review of the literature. J Nucl Med Technol. 2014; 42(1):5–13

[15] Oh JR, Song HC, Chong A, et al. Impact of medication discontinuation on increased intestinal FDG accumulation in diabetic patients treated with metformin. AJR Am J Roentgenol. 2010; 195(6):1404–1410

[16] Massollo M, Marini C, Brignone M, et al. Metformin temporal and localized effects on gut glucose metabolism assessed using 18F-FDG PET in mice. J Nucl Med. 2013; 54(2):259–266

[17] Sturkenboom MG, Hoekstra OS, Postema EJ, Zijlstra JM, Berkhof J, Franssen EJ. A randomised controlled trial assessing the effect of oral diazepam on 18F-FDG uptake in the neck and upper chest region. Mol Imaging Biol. 2009; 11(5):364–368

[18] Rakheja R, Ciarallo A, Alabed YZ, Hickeson M. Intravenous administration of diazepam significantly reduces brown fat activity on 18F-FDG PET/CT. Am J Nucl Med Mol Imaging. 2011; 1(1):29–35

[19] Skillen A, Currie GM, Wheat JM. Thermal control of brown adipose tissue in 18F-FDG PET. J Nucl Med Technol. 2012; 40 (2):99–103

[20] Cohade C, Mourtzikos KA, Wahl RL. "USA-Fat": prevalence is related to ambient outdoor temperature-evaluation with 18F-FDG PET/CT. J Nucl Med. 2003; 44(8):1267–1270

[21] Agarwal KK, Roy SG, Kumar R. Diuretic 18F-fluorodeoxyglucose PET/computed tomography in evaluation of genitourinary malignancies. PET Clin. 2016; 11(1):39–46

[22] Moran JK, Lee HB, Blaufox MD. Optimization of urinary FDG excretion during PET imaging. J Nucl Med. 1999; 40(8):1352–1357

[23] Nayak B, Dogra PN, Naswa N, Kumar R. Diuretic 18F-FDG PET/CT imaging for detection and locoregional staging of urinary bladder cancer: prospective evaluation of a novel technique. Eur J Nucl Med Mol Imaging. 2013; 40(3):386–393

[24] Nijjar S, Patterson J, Ducharme J, Leslie WD, Demeter SJ. The effect of furosemide dose timing on bladder activity in oncology imaging with 18F-fluorodeoxyglucose PET/CT. Nucl Med Commun. 2010; 31(2):167–172

[25] Soyka JD, Strobel K, Veit-Haibach P, et al. Influence of bowel preparation before 18F-FDG PET/CT on physiologic 18F-FDG activity in the intestine. J Nucl Med. 2010; 51(4):507–510

[26] Tu DG, Chen CR, Wang YW, Tu CW, Huang YC. Bowel-cleansing methods affecting PET-CT image interpretation. Nucl Med Commun. 2011; 32(7):570–574

[27] Emmott J, Sanghera B, Chambers J, Wong WL. The effects of N-butylscopolamine on bowel uptake: an 18F-FDG PET study. Nucl Med Commun. 2008; 29(1):11–16

[28] Murphy R, Doerger KM, Nathan MA, Lowe VJ. Pretreatment with diphenoxylate hydrochloride/atropine sulfate (Lomotil) does not decrease physiologic bowel FDG activity on PET/CT scans of the abdomen and pelvis. Mol Imaging Biol. 2009; 11 (2):114–117

[29] De Barsy C, Daenen F, Benard F, Ishimori T. Is FDG bowel uptake modified by oral spasmolytic premedication? J Nucl Med. 2002; 43(5):203

[30] Okuma T, Matsuoka T, Okamura T, et al. 18F-FDG small-animal PET for monitoring the therapeutic effect of CT-guided radiofrequency ablation on implanted VX2 lung tumors in rabbits. J Nucl Med. 2006; 47(8):1351–1358

[31] Brepoels L, Stroobants S, Vandenberghe P, et al. Effect of corticosteroids on 18F-FDG uptake in tumor lesions after chemotherapy. J Nucl Med. 2007; 48(3):390–397

[32] Akhurst T, Kates TJ, Mazumdar M, et al. Recent chemotherapy reduces the sensitivity of [18F] fluorodeoxyglucose positron emission tomography in the detection of colorectal metastases. J Clin Oncol. 2005; 23(34):8713–8716

[33] Peng N, Yen S, Liu W, Tsay D, Liu R. Evaluation of the effect of radiation therapy to nasopharyngeal carcinoma by positron emission tomography with 2-. Clin Positron Imaging. 2000; 3(2):51–56

[34] Kim SY, Lee SW, Nam SY, et al. The feasibility of 18F-FDG PET scans 1 month after completing radiotherapy of squamous cell carcinoma of the head and neck. J Nucl Med. 2007; 48(3): 373–378

[35] Yamane T, Daimaru O, Ito S, et al. Decreased 18F-FDG uptake 1 day after initiation of chemotherapy for malignant lymphomas. J Nucl Med. 2004; 45(11):1838–1842

[36] Hollinger EF, Alibazoglu H, Ali A, Green A, Lamonica G. Hematopoietic cytokine-mediated FDG uptake simulates the appearance of diffuse metastatic disease on whole-body PET imaging. Clin Nucl Med. 1998; 23(2):93–98

[37] Kazama T, Swanston N, Podoloff DA, Macapinlac HA. Effect of colony-stimulating factor and conventional- or high-dose chemotherapy on FDG uptake in bone marrow. Eur J Nucl Med Mol Imaging. 2005; 32(12):1406–1411

[38] Hicks RJ, Binns D, Stabin MG. Pattern of uptake and excretion of (18)F-FDG in the lactating breast. J Nucl Med. 2001; 42(8):1238–1242

[39] Takalkar A, Mavi A, Alavi A, Araujo L. PET in cardiology. Radiol Clin North Am. 2005; 43(1):107–119, xi

[40] Dorbala S, Di Carli MF, Delbeke D, et al. SNMMI/ASNC/SCCT guideline for cardiac SPECT/CT and PET/CT 1.0. J Nucl Med. 2013; 54(8):1485–1507

[41] Manabe O, Yoshinaga K, Ohira H, et al. The effects of 18-h fasting with low-carbohydrate diet preparation on suppressed physiological myocardial (18) F-fluorodeoxyglucose (FDG) uptake and possible minimal effects of unfractionated heparin use in patients with suspected cardiac involvement sarcoidosis. J Nucl Cardiol. 2016; 23(2):244–252

[42] Morooka M, Moroi M, Uno K, et al. Long fasting is effective in inhibiting physiological myocardial 18F-FDG uptake and for evaluating active lesions of cardiac sarcoidosis. EJNMMI Res. 2014; 4(1):1–4

[43] Ishida Y, Yoshinaga K, Miyagawa M, et al. Recommendations for (18)F-fluorodeoxyglucose positron emission tomography imaging for cardiac sarcoidosis: Japanese Society of Nuclear Cardiology recommendations. Ann Nucl Med. 2014; 28(4): 393–403

[44] Dilsizian V, Bacharach SL, Beanlands RS, et al. ASNC imaging guidelines/SNMMI procedure standard for positron emission tomography (PET) nuclear cardiology procedures. J Nucl Cardiol. 2016; 23(5):1187–1226

[45] Osborne MT, Hulten EA, Murthy VL, et al. Patient preparation for cardiac fluorine-18 fluorodeoxyglucose positron emission tomography imaging of inflammation. J Nucl Cardiol. 2017; 24(1):86–99

第 5 章 标准化摄取值

5.1 引言

通过 PET 成像识别的 FDG 活性有三种形式：细胞内磷酸化 FDG、细胞内非磷酸化 FDG 和血管内非磷酸化 FDG。只有磷酸化 FDG 与肿瘤细胞的代谢活性直接相关。然而，FDG 摄取的静态测量不能区分这三种成分，可能与葡萄糖代谢率无关。

标准化摄取值（SUV）的基本概念，是指局部组织摄取的显像剂的放射性活度与全身平均注射活度的比值（当血浆活度相对于组织活度较低时）。如果对注射剂量和分布量进行标准化，则与净 FDG 磷酸化呈线性相关[1]。在临床研究中 SUV 是肿瘤诊断中常用的半定量指标，因为其他技术如非线性回归分析和简化的示踪剂动力学方法（如 Patlak–Gjedde 分析）在临床环境中的价值非常有限，因为这两种方法都需要在一次检查中进行动态成像，非线性回归分析还需要动脉血采样。

5.2 缩略语

1. SUR（标准化摄取率）
2. DUR（差异摄取值，剂量摄取率）
3. DAR（差分吸收比，剂量吸收比）

5.3 SUV 计算

1. SUV 是测量体积分布标准化的放射活度和注射剂量。作为一个参考，如果剂量均匀分布在全身，那么每个部位的值都是 SUV 0 ~ 1.0。因此，SUV 是一种相对摄取值测量[2]。
2. **公式**。感兴趣区（ROI）的活度（mCi/ml）× 体重（g）/ 注射剂量（mCi）。
   a）尽管根据上述公式可以得出 SUV 的单位为 g/ml，但 SUV 是没有单位的，因为它通常基于质量约为 1g/ml 的软组织得出的标准值。
   b）可用去脂体重或体表面积来代替体重。这对于肥胖患者更为准确（参见误区部分）。

5.4 误区

SUV 是一种半定量指标，许多因素会导致结果的错误判读[3]。

1. **患者体型**。SUV 与体重有较强的正相关。
   a）体重重的患者正常组织中的 SUV 值可高于体重轻的患者 2 倍以上。这是由于脂肪中 FDG 摄取相对较低。体重 136kg 的肥胖患者的葡萄糖代谢量不会是体重 68kg 的患者的 2 倍，因为体重更多的来自脂肪。因此，在 SUV 公式中对肥胖患者使用 136kg 是不准确的，因为该患者的葡萄糖代谢量远远低于 136kg。
   b）如果肥胖患者的测量活度乘以体重，SUV 将被高估。
   c）肥胖患者 SUV 的高估可通过在计算中使用去脂体重或体表面积（而不是体重）来避免。
   d）在治疗期间体重发生显著变化的患者中，使用去脂体重或体表面积计算 SUV 尤为重要。
   e）使用去脂体重计算的 SUV 通常低于用原体重计算，但相对接近，特别是在摄取量低的区域。用体表面积计算的 SUV 值通常比用体重计算的 SUV 值低得多[4]。
   f）实体瘤 PET 评价标准（PERCIST）推荐使用针对去脂体重（称为 SUL）校正后的 SUV[5]。
   g）去脂体重计算。去脂体重（LBM）的计算公式有多种。欧洲核医学协会指南[6] 推荐采用以下公式，因为上述公式不适用于体重超过 120 kg 的患者。

- LBM（男）=9270× 体重 /（6680+216×BMI）
- LBM（女）=9270× 体重 /（8780+244×BMI）

2. **测量时间**。FDG 给药后 2 小时内，大多数病变组织的 FDG 摄取迅速增加，之后则缓慢增加[7]。
   a）早期成像测得的 SUV 低。
   b）相反，晚期成像测得的 SUV 高。
   c）早期扫描时通常会出现较大的测量误差，因为病变中的 SUV 尚未稳定。
   d）治疗干预后的早期 SUV 稳定。
   e）评估治疗反应时，注射和成像检查之间的时间差应小于 10 分钟，因为如果超过 10 分钟后，基线摄取和治疗反应的摄取量会有很大差异，可导致 SUV 结果显著不同[8]。

3. **血糖水平**。高血糖可能会降低恶性肿瘤中 FDG 的摄取，这是由于未标记葡萄糖对葡萄糖转运体的竞争性结合。通过将血糖测量水平作为 SUV 公式中的倍增因子（如 SUV × 葡萄糖浓度 /100 mg/dl）引入血糖值 SUV 方法，来校正 SUV，这是基于 FDG 摄取与血糖水平成反比的假设。然而，如果血糖水平接近正常，这可能是有效的，但在血糖水平非常高时，这一校正是否准确尚不清楚[8]。此外，血糖值 SUV 是否对恶性肿瘤有效尚不清楚，特别是对于血糖代谢率不规律的恶性肿瘤。目前还没有明确的证据表明，与未校正的 SUV 相比，血糖值 SUV 对治疗反应的监测或对结果的预测更为准确。血糖值 SUV 主要用于同一治疗机构的同一患者的连续监测，因为可能会改善几次检测之间的差异性[8]，但如果用于组内研究时，正常组织的检查中 SUV 变异性将增加。PERCIST 标准[5] 不建议采用血糖值 SUV。

4. **部分容积效应**。小的病变可能由于部分容积效应而人为地产生低 SUV。
   a）当病变小于 2 ~ 3 个扫描仪最大分辨率的半高全宽时（大多数 PET 扫描仪实际为 5 ~ 10 mm），会发生部分容积效应。
   b）如果使用标准 PET 扫描仪成像，2cm 以下病变肯定会发生部分容积效应。而且，任何 < 3 cm 的病变都可能表现出部分容积效应。
   c）部分容积效应对较小的肿瘤更为显著。"致密"是指给定容积的表面积（球形肿瘤是最致密的）。因此，球形肿瘤受部分容积效应影响最小[9]。
   d）部分容积效应校正。部分容积效应校正完成后，平均 SUV_{max} 可提高 50% 以上[10]。但部分容积效应校正的临床值存在矛盾。在一些研究发现，部分容积效应校正并不能提高肺癌[11]、食管癌[10]患者 FDG PET 基线值的预测或预后效果，但另一些研究报道，部分容积效应校正可使头颈部鳞状细胞癌的淋巴结分期[12]和乳腺癌患者的改良治疗后的反应分类更精确[13]。
   e）由于小病变的 CT 测量并不精准，PERCIST 标准[5] 不推荐进行部分容积校正。

5. **本底活度**。另一部分容积效应是本底活性"渗入"引起的。肺肿瘤与肝肿瘤具有相同的代谢活性，但由于肺肿瘤本底活性的"渗入"较少，其 SUV 可能较低。

6. **剂量外渗**。剂量外渗会导致 SUV 低估。
   如果已知发生了剂量外渗，通常最好使用肿瘤与本底比值，因为它不受剂量外渗的影响。

7. **重建参数**。重建参数和衰减校正都会影响 SUV 值[14]。
   a）滤波重建与迭代重建。滤波反投影图像重建的 SUVs 可能与迭代重建的图像 SUV 不同。
   • 迭代次数。"热点"的 SUV 会随着迭代次数的增加而增加。平均 SUV 的大部分增加发生在前五个迭代中，随着迭代次数增加的越多，增加的程度越小。SUV 最大值将随着迭代次数的增加而稳步增加。因此，迭代次数对 SUV 最大值的影响将大于 SUV 平均值[15]。
   b）衰减校正方法比重建方法对 SUV 的影响更大，尤其是在衰减校正引入伪影（如由于患者运动）的情况下。

8. **计算机断层扫描（基于 CT 的衰减校正）**。CT 衰减校正时测得的 SUV 可能与放射性核素源产生的 SUV 不同。此外，PEC/CT 设定的 SUV 值可能因配准错误或截断伪影而出错。
   据报道，早期 PET/CT 扫描仪上的 CT 衰减校正 SUV 比锗 68 源校正计算的 SUV 高

4%～15%[16]。然而，在随后的研究中发现，PET 和 PET/CT 之间的 SUV 没有差异[17]。

- 骨结构差异最大。这可能与将 CT 衰减值转换为 511 keV 正电子湮灭值相关的误差有关。在比较 PET/CT 和 PET 检查 SUV 时应小心。

9. 在不同的呼吸时相进行 CT 和 PET 检查，测量的 SUV 可能存在误差（见第 8 章）。

　　经 CT 衰减校正的 SUV 在显著的呼吸运动区域（如肺底）的变化范围可达 30%[18]。

10. 截断伪影是由于 PET 和 CT 的视野差异而产生的。肥胖患者的部分解剖结构可能超出了 CT 扫描的视野。这个被截断的部分不能提供衰减校正的数据，从而导致 SUV 的人为降低。

11. **判读**。PET 成像的判读标准众多，其中包括视觉评估、与摄取相关的病变大小、摄取模式和临床病史，SUV 只是用于判读的众多标准之一。几乎没有证据表明，单独使用 SUV 值比视觉判读更适合临床诊断。在临床实践中使用已发表文献中的 SUV 临界值时必须慎重判读。

   a）用于确定这些 SUV 临界值的数据采集和分析的细节在已出版的文献中并未提及。如前所述，数据采集和分析的变化可能对测量的 SUV 产生重大影响。此外，各中心的 SUV 临界值设定也会因患者人数不同而有差异。

   b）一般来说，机构间 SUV 测量的重复性较差。在多中心试验中，一系列检查中 FDG 摄取的 SUV 值差异在 30%～40% 之间[19,20]。

   c）考虑到这些因素，通常建议谨慎使用已发表的 SUV 临界值。明显高于和低于临界值在诊断上都有参考价值，但接近临界点的 SUV 值在用于确定诊断时就应慎重考虑。如果临界值是从判读机构的数据中得出的，那么 SUV 值在初诊中最有用。

5.5 感兴趣区 SUV[21]

　　如果二维 ROI 可能会导致观察者间出现显著

差异（＞25%），那么应进行容积 ROI[22]。SUV 最大值是 PET 扫描时整个肿瘤的最大摄取值，而 SUV 峰值用于固定大小病变区域的评估。固定大小的 ROI 对于评估肿瘤的大小变化很有用，可避免与大小变化相关的部分容积效应。其他的 ROI 设定方法包括手动勾画肿瘤边界与半自动勾画的二维和三维外扩边界，均可用于测定最大摄取的固定阈值或相对阈值。一般来说，半自动化方法会降低差异性。半自动生成的三维等边型 ROI 占最大像素值的百分比用于确定噪声数据最为精确，并生成肿瘤代谢活跃容积的信息。这些 ROI 通常用于计算代谢肿瘤容积和总的病变的糖酵解情况[6,8]。

5.6 SUV 测量方法

　　SUV 测量最常用的方法是最大值、平均值和 SUV 峰值。

1. **最大 SUV**。最大 SUV（SUV_{max}）的主要优点是易于测量。因此，它是 SUV 计算中最常用的方法。SUV_{max} 是 ROI 中最高的单个体素值。只要包含最高的病变体素值，并且 ROI 中没有较高的非病变体素，SUV_{max} 就应该独立于 ROI 定义。SUV_{max} 的计算不存在观察者间的变异[23]。SUV_{max} 的另一个潜在优点是不受部分容积效应的影响[9]。SUV_{max} 的主要缺点是，与其他 SUV 计算方法相比，单个体素值受图像噪声的影响更大。图像噪声在 SUV_{max} 测量中引入了一个正偏离，导致对代谢活动的高估，这一点随着图像噪声的增大而更加突出，病变越大，噪声对测量的影响越大。当为肿瘤检测优化重建方法和设置［例如，小体素、飞行时间（TOF）成像和点扩散函数（PSF）重建］时，这种正偏差会增加[8,24]。在一项研究中发现[24]，与标准有序子集期望值最大化重建相比，在评估淋巴结转移成像时使用 PSF 和 TOF 可使 SUV_{max} 增加 43%，平均 SUV（SUV_{mean}）增加 32%。因此，优化病变检测的图像质量可能与最佳量化相冲突。SUV_{max} 的正偏离随着扫描时间的减少而增加[25]。呼吸运动后可导致出现负偏离，特别是在膈肌附近的肺和肝的病变。可以通过模糊靶区，从而降低呼吸运动时的最高单体素值[26]。在 meta 分析中[27]，SUV_{mean} 比 SUV_{max} 具有更好的测试重复性，尽管这两种方法对低 FDG 摄取病变的重复性较差。

2. SUV 平均值。SUV 平均值（SUV_{mean}）是 ROI 中所有体素的平均值。SUV_{mean} 的主要优点是其受图像噪声影响较小，从而可获得更好的检测重复性[27]。然而，如果手动绘制 ROI，SUV_{mean} 计算会更耗时，而且对于小病变来说尤其困难。由于在勾画 ROI 时存在差异，观察者之间测得的 SUV_{mean} 的差异性大于 SUV_{max}[23]。此外，病变内的坏死区域可影响 SUV_{mean} 测量。在一项研究中，与自动测定的 SUV_{max} 和 SUV 峰值（SUV_{peak}）相比，手动测定的 SUV_{mean} 评估肿瘤反应的差异约是前者的 2 倍[28]。

3. SUV 峰值。SUV 峰值（SUV_{peak}）是通过在 ROI 放置一个直径约 1.2 cm 的球体（体积 1cm³），以肿瘤中最明显的摄取区域的 SUV 值作为 SUV_{peak}，并根据该容积计算平均 SUV。SUV_{peak} 的位置可能与 SUV_{max} 的位置（但不是值）相对应，但并不总是这样的。这是 PERCIST 评估标准推荐的方法[5]。SUV_{peak} 比 SUV_{mean} 对最佳病变边界依赖性小。此外，使用肿瘤最高摄取区域而不是整个病变可避免包括坏死区域的影响（如果使用 SUV_{mean}，可能使测量到的活性的准确性降低）。SUV_{peak} 受图像噪声的影响比 SUV_{max} 小，因为它是一个较大病变区域的平均值。使用自动方法计算的 SUV_{peak} 提高了可重复性。尽管 SUV 测量显示也存在不同重建方法之间的变异性，但在比较不同重建方法时，SUV_{peak} 在 SUV 量化中具有最高的重复性，尤其是在小病变中[29]。

5.7 可重复性和再现性

SUV 测量的可重复性与肿瘤反应的评估尤为相关，其中正确区分测量误差与肿瘤代谢的真实变化尤为重要。可重复性通常通过在短时间间隔内用相同的方案在同一台扫描仪上对同一患者重复扫描来确定。有综述[30]表明，肿瘤受试者的 SUV 内变异系数约为 10%，相当于 28.5% 的重复性系数。该值接近 PERCIST[5] 中 30% 和欧洲癌症研究与治疗组织（EORTC）[31]指南中 25% 的建议值。然而，与摄入减少相比，摄入增加时需要更大的百分比变化来表明真正的代谢变化。例如，SUV 从 5 减少到 4 是 20% 的变化，从 4 增加到 5 是 25% 的变化，但这两种情况的变异性是相同的。有综述[30]表明，SUV 减少超过 25% 和增加超过 33% 不太可能是由于测量变异性差异所致。

SUV 测量的再现性（针对在不同环境下进行的研究）更为多变。在多中心试验中[19,20]，一系列研究中 FDG 摄取的变化为 30% ~ 40%。

5.8 两个时间点成像 [32,33,34]

分别在两个时间点成像和评估在早期和延迟成像之间 SUV 的变化可以提高准确度。其缺点是患者通量降低，但如果在全身扫描完成后再进行局部扫描，则可将这一点降至最低。双时间点（DTP）PET/CT 的理论基础是延迟成像时肿瘤 FDG 的摄取和本底清除率会增加。糖酵解高的组织可继续积累细胞内 FDG-6- 磷酸，而葡萄糖 -6- 磷酸酶高的组织，如肝脏，其活性会有早期峰值，随后逐渐降低。此外，随着时间的推移，血浆和尿液活度清除率也会增加。

不建议在临床中常规使用 DTP PET/CT，但在特定情况下会有帮助。DTP PET/CT 已被用于提高鉴别良恶性病变的准确度，结果好坏参半。在非小细胞肺癌患者纵隔淋巴结转移检测的 meta 分析中[35]，DTP PET/CT 比单个时间点（STP）PET/CT 检测对每个患者的灵敏度更高。在另一项淋巴结转移的 meta 分析中[36]，DTP PET/CT 灵敏度较高，但特异性较低。在 DTP PET/CT 肺结节鉴别诊断的 meta 分析中[37]，DTP 和 STP PET/CT 的准确度相当，但 DTP PET/CT 特异性更高。

另一种技术是延迟时间点成像（在较长的时间间隔后进行单次采集）。DTP 和延迟时间点成像在病变与本底比可能降低的情况下可能有用，如肥胖患者或肾衰竭患者或血糖控制不良的糖尿病患者[38]。

5.9 要点／误区

1. 活动性感染和炎症性病变在延迟成像时具有较高的FDG活性，尽管慢性炎症性病变在延迟成像时可能没有明显变化或活性下降[38]。
2. 早期和延迟成像之间病变形态的改变可能表明其病变是良性的。
3. 早期成像和延迟成像之间的延迟时间应为30分钟或更长。

（孙涛　王骏　盛会雪　徐明　王艳玲　董从松）

参考文献

[1] Allen-Auerbach M, Weber WA. Measuring response with FDG PET: methodological aspects. Oncologist. 2009; 14(4): 369–377

[2] Thie JA. Understanding the standardized uptake value, its methods, and implications for usage. J Nucl Med. 2004; 45 (9):1431–1434

[3] Keyes JW, Jr. SUV: standard uptake or silly useless value? J Nucl Med. 1995; 36(10):1836–1839

[4] Maffione AM, Ferretti A, Vinjamuri S, Rubello D. The PERCIST criteria: an insightful appraisal. Nucl Med Commun. 2013; 34 (7):619–620

[5] Wahl RL, Jacene H, Kasamon Y, Lodge MA. From RECIST to PERCIST: evolving considerations for PET response criteria in solid tumors. J Nucl Med. 2009; 50 Suppl 1:122S–150S

[6] Boellaard R, Delgado-Bolton R, Oyen WJ, et al. European Association of Nuclear Medicine (EANM). FDG PET/CT: EANM procedure guidelines for tumour imaging: version 2.0. Eur J Nucl Med Mol Imaging. 2015; 42(2):328–354

[7] Hamberg LM, Hunter GJ, Alpert NM, Choi NC, Babich JW, Fischman AJ. The dose uptake ratio as an index of glucose metabolism: useful parameter or oversimplification? J Nucl Med. 1994; 35(8):1308–1312

[8] Boellaard R. Need for standardization of 18F-FDG PET/CT for treatment response assessments. J Nucl Med. 2011; 52 Suppl 2:93S–100S

[9] Soret M, Bacharach SL, Buvat I. Partial-volume effect in PET tumor imaging. J Nucl Med. 2007; 48(6):932–945

[10] Hatt M, Le Pogam A, Visvikis D, Pradier O, Cheze Le Rest C. Impact of partial-volume effect correction on the predictive and prognostic value of baseline 18F-FDG PET images in esophageal cancer. J Nucl Med. 2012; 53(1):12–20

[11] Ohtaka K, Hida Y, Kaga K, et al. Outcome analysis of (18)F-fluorodeoxyglucose positron-emission tomography in patients with lung cancer after partial volume correction. Anticancer Res. 2013; 33(11):5193–5198

[12] Fayad H, Le Pogam A, Lamare F, et al. Influence of partial volume correction in staging of head and neck squamous cell carcinoma using PET/CT. Q J Nucl Med Mol Imaging. 2014; 58 (3):319–328

[13] Stefano A, Gallivanone F, Messa C, Gilardi MC, Gastiglioni I. Metabolic impact of partial volume correction of [18F]FDG PET-CT oncological studies on the assessment of tumor response to treatment. Q J Nucl Med Mol Imaging. 2014; 58(4): 413–423

[14] Schöder H, Erdi YE, Chao K, Gonen M, Larson SM, Yeung HW. Clinical implications of different image reconstruction parameters for interpretation of whole-body PET studies in cancer patients. J Nucl Med. 2004; 45(4):559–566

[15] Jaskowiak CJ, Bianco JA, Perlman SB, Fine JP. Influence of reconstruction iterations on 18F-FDG PET/CT standardized uptake values. J Nucl Med. 2005; 46(3):424–428

[16] Nakamoto Y, Osman M, Cohade C, et al. PET/CT: comparison of quantitative tracer uptake between germanium and CT transmission attenuation-corrected images. J Nucl Med. 2002; 43(9):1137–1143

[17] Souvatzoglou M, Ziegler SI, Martinez MJ, et al. Standardised uptake values from PET/CT images: comparison with conventional attenuation-corrected PET. Eur J Nucl Med Mol Imaging. 2007; 34(3):405–412

[18] Erdi YE, Nehmeh SA, Pan T, et al. The CT motion quantitation of lung lesions and its impact on PET-measured SUVs. J Nucl Med. 2004; 45(8):1287–1292

[19] Frings V, van Velden FH, Velasquez LM, et al. Repeatability of metabolically active tumor volume measurements with FDG PET/CT in advanced gastrointestinal malignancies: a multicenter study. Radiology. 2014; 273(2):539–548

[20] Weber WA, Gatsonis CA, Mozley PD, et al. ACRIN 6678 Research team, MK-0646–008 Research team. Repeatability of 18F-FDG PET/CT in advanced non-

small cell lung cancer: prospective assessment in 2 multicenter trials. J Nucl Med. 2015; 56(8):1137–1143

[21] Boellaard R, Krak NC, Hoekstra OS, Lammertsma AA. Effects of noise, image resolution, and ROI definition on the accuracy of standard uptake values: a simulation study. J Nucl Med. 2004; 45(9):1519–1527

[22] Marom EM, Munden RF, Truong MT, et al. Interobserver and intraobserver variability of standardized uptake value measurements in non-small-cell lung cancer. J Thorac Imaging. 2006; 21(3):205–212

[23] Huang YE, Chen CF, Huang YJ, Konda SD, Appelbaum DE, Pu Y. Interobserver variability among measurements of the maximum and mean standardized uptake values on (18)F-FDG PET/CT and measurements of tumor size on diagnostic CT in patients with pulmonary tumors. Acta Radiol. 2010; 51(7):782–788

[24] Akamatsu G, Mitsumoto K, Taniguchi T, Tsutsui Y, Baba S, Sasaki M. Influences of point-spread function and time-of-flight reconstructions on standardized uptake value of lymph node metastases in FDG PET. Eur J Radiol. 2014; 83(1):226–230

[25] Akamatsu G, Ikari Y, Nishida H, et al. Influence of statistical fluctuation on reproducibility and accuracy of SUV_{max} and SUV_{peak}: a phantom study. J Nucl Med Technol. 2015; 43(3): 222–226

[26] Ziai P, Hayeri MR, Salei A, et al. Role of optimal quantification of FDG PET imaging in the clinical practice of radiology. Radiographics. 2016; 36(2):481–496

[27] de Langen AJ, Vincent A, Velasquez LM, et al. Repeatability of 18F-FDG uptake measurements in tumors: a metaanalysis. J Nucl Med. 2012; 53(5):701–708

[28] Vanderhoek M, Perlman SB, Jeraj R. Impact of different standardized uptake value measures on PET-based quantification of treatment response. J Nucl Med. 2013; 54(8):1188–1194

[29] Brendle C, Kupferschläger J, Nikolaou K, la Fougère C, Gatidis S, Pfannenberg C. Is the standard uptake value (SUV) appropriate for quantification in clinical PET imaging? - Variability induced by different SUV measurements and varying reconstruction methods. Eur J Radiol. 2015; 84(1):158–162

[30] Lodge MA. Repeatability of SUV in Oncologic 18F-FDG PET. J Nucl Med. 2017; 58(4):523–532

[31] Young H, Baum R, Cremerius U, et al. European Organization for Research and Treatment of Cancer (EORTC) PET Study Group. Measurement of clinical and subclinical tumour response using [18F]-fluorodeoxyglucose and positron emission tomography: review and 1999 EORTC recommendations. Eur J Cancer. 1999; 35(13):1773–1782

[32] Döbert N, Hamscho N, Menzel C, Neuss L, Kovács AF, Grünwald F. Limitations of dual time point FDG PET imaging in the evaluation of focal abdominal lesions. Nucl Med (Stuttg). 2004; 43(5):143–149

[33] Conrad GR, Sinha P. Narrow time-window dual-point 18F-FDG PET for the diagnosis of thoracic malignancy. Nucl Med Commun. 2003; 24(11):1129–1137

[34] Hustinx R, Smith RJ, Benard F, et al. Dual time point fluorine-18 fluorodeoxyglucose positron emission tomography: a potential method to differentiate malignancy from inflammation and normal tissue in the head and neck. Eur J Nucl Med. 1999; 26(10):1345–1348

[35] Shen G, Hu S, Deng H, Jia Z. Diagnostic value of dual timepoint 18 F-FDG PET/CT versus single time-point imaging for detection of mediastinal nodal metastasis in non-small cell lung cancer patients: a meta-analysis. Acta Radiol. 2015; 56(6):681–687

[36] Shen G, Deng H, Hu S, Jia Z. Potential performance of dualtime-point 18F-FDG PET/CT compared with single-timepoint imaging for differential diagnosis of metastatic lymph nodes: a meta-analysis. Nucl Med Commun. 2014; 35(10): 1003–1010

[37] Zhang L, Wang Y, Lei J, Tian J, Zhai Y. Dual time point 18FDGPET/CT versus single time point 18FDG PET/CT for the differential diagnosis of pulmonary nodules: a meta-analysis. Acta Radiol. 2013; 54(7):770–777

[38] Cheng G, Torigian DA, Zhuang H, Alavi A. When should we recommend use of dual time-point and delayed time-point imaging techniques in FDG PET? Eur J Nucl Med Mol Imaging. 2013; 40(5):779–787

第 6 章 全身定量 PET/CT 成像

6.1 引言

PET/CT 和 PET/MRI 是全世界在科研和临床领域中发展迅速和广泛使用的成像方式。定性、半定量和绝对定量方法是评价 PET 图像的三类主要方法。阅片专家的定性测量是最主观的方法。半定量参数，包括 SUV、病灶／本底比值（也称为靶区／本底比值）和 SUV 的一些变量，在临床上被广泛使用。用于精确定量 PET 成像的绝对定量技术涉及各种数学模型、Patlak–Gjedde 图形分析和非线性回归模型。绝对定量技术最精确也最复杂，而定性和半定量技术由于其简单易行，是最常用的方法。然而，定性和半定量技术易受不同的阅片者之间和阅片者自身差异的影响。

视觉评估定性仍然是临床使用的主流技术。视觉评估定性依赖于 PET 图像的高摄取区和低摄取区之间的对比。视觉评估定性的缺点是缺乏一个明确的阈值来区分病变与正常摄取，也很难区别阅片者和阅片者之间的一致性欠佳[1]。

在世界范围内，大量的研究集中在优化技术的开发和这些方法的标准化上，以实现从一个中心到另一个中心和从一台机器到另一台机器的可比性[2]。然而，次优的量化方法阻碍了对疾病严重程度和治疗反应的准确评估及其广泛应用，成为文献中争论的话题[3,4]。

自将特定靶向分子成像探针作为验证方法在临床应用以来，高级的定量 PET 成像研究有所增长，1990 年以来已有 8441 篇文献条目出现在 PubMed（公共医学图书馆数据库）中，其中仅自 2017 年起就已超过 709 篇，预计将来还会继续增加（图 6.1）。

本章重点介绍新的临床技术，以及为临床量身定制的 PET 成像的不同量化方法及其优化方法。

6.2 简化与复杂 PET 量化：半定量计算和动态成像

通过基于 SUV 的研究使得简化 PET 的量化成为可能。第 5 章详细讨论了这种量化方法及其变化量。这里，我们将讨论全身动态成像、示踪动力学建模和全身参数成像（图 6.2）。

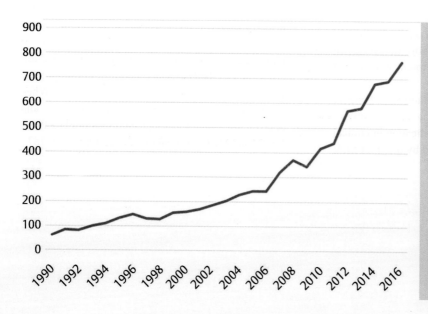

图 6.1 关于 PET 定量这一主题，在同行评议出版物中的数量每年都在增加，这表明人们对这一主题的兴趣越来越大。本图通过使用关键词（"PET"或"正电子发射断层扫描"）和（"量化"或"定量"或"定量的"）利用 PubMed 从 1990 年到 2016 年检索的结果

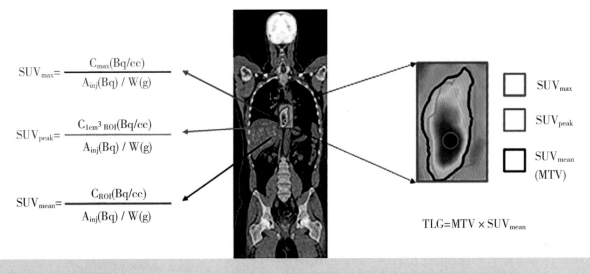

$$SUV_{max} = \frac{C_{max}(Bq/cc)}{A_{inj}(Bq) / W(g)}$$

$$SUV_{peak} = \frac{C_{1cm^3 ROI}(Bq/cc)}{A_{inj}(Bq) / W(g)}$$

$$SUV_{mean} = \frac{C_{ROI}(Bq/cc)}{A_{inj}(Bq) / W(g)}$$

SUV_{max}

SUV_{peak}

SUV_{mean} (MTV)

$$TLG = MTV \times SUV_{mean}$$

图 6.2 PET 量化的基础和临床肿瘤学中用于计算一阶和二阶图像衍生 PET 指标的因素的基本说明

6.2.1 静态与动态全身 PET 成像

静态全身 PET 是临床使用的主要成像技术，由于 SUV 计算相对简单，因此，SUV 是分析静态全身 PET/CT 检查的常规方法。

由于 SUV 没有考虑血流动力学因素，因此，SUV 不能区分放射性示踪剂的代谢和非代谢浓聚，所以，仅用作半定量测量[5,6,7]。

为了解决这一局限性，开发了动态参数化的全身 PET 成像[8]。在动态 PET 成像过程中，记录放射性示踪剂摄取的时间序列，然后用于示踪剂动力学建模来估算感兴趣区的生理参数值。可用于使用动态 PET 数据的方法包括基于感兴趣区域 (ROI) 的动力学建模和基于体素的动力学建模（参数成像），前者使用定义的 ROI 的时间－活度曲线，后者计算每个体素的动力学参数。由于动态参数成像需要耗费更多的资源，对噪声更敏感[8,9,10]，其复杂性限制了该技术在临床中的使用[8]。

示踪剂动力学分析是另一种类型的动态 PET，它可确定细胞中底物和葡萄糖代谢产物的绝对浓度（只要给出关于细胞中葡萄糖代谢速率的更详细的信息）。这种成像技术使用动态数据，因此其较少依赖于成像时间（如用于 SUV 计算）。但由于需要动脉血液取样，所以，示踪剂动力学建模耗时且麻烦。

6.3 PET 图像分割

计算一些成像的辅助指标（如 SUV_{mean}）需要对 PET 图像进行预分割，以推导出肿瘤代谢容积 (MTV)。放射图像的分割涉及利用图像空间技术，将体素分为不同组织类别的集合。这种分割技术目前正被用于正常组织/器官的识别和肿瘤的勾画、衰减图的推导以及不同仿生器官的模型开发，以及其他一些应用。然而，考虑到多种因素，包括高噪声特性和 PET 扫描仪有限的空间分辨率，在 PET 成像中区分组织的良、恶性可能很有挑战性。因此，手工勾画 ROI 仍然是临床上最常用的选择。考虑到手工勾画的缺陷，包括人为误差和观察者之间/观察者本身的差异性，对复杂和可靠的自动化技术的需求显得至关重要。

关于开发用于 PET 图像分割的半自动和自动化技术，已经做了大量的研究[11]。最近，美国医学物理学家协会（AAPM）工作组第 211 号报告发布最新的自动分割技术的综述，并发布了 PET 分割的建议和指南[12]。该综述详细描述了不同类别技术，包括阈值处理、区域增长、分类、聚类算法、边缘检测、Markov 随机场模型、人工神经网络、可变形模型和图像引导，这些是用于自动分割 PET 图像的众多技术中的少数代表性例子[12]。

当前的趋势是倾向于选择完全自动化或交互程度最低但仍然是自动化的分割算法。同一个工作组报告了用于评估和比较PET分割算法的标准基准工具，以便为模拟和实验性体模研究以及病理学验证的临床数据集提供框架[13]。这一努力和类似的努力将有望加速高级分割方法在临床和研究领域中的转化与使用。

6.4 纹理分析和辐射学

前面所介绍的普遍使用的PET计算标准过于简单化，而多年来涉及高级统计方法的更具创新性的概念一直在研究。许多革命性的研究证实，可以从分子PET图像中提取与肿瘤分子和遗传特征谱相关的明确和特定的标记[14]。放射基因组学[15]或放射组学[16]和纹理分析[13]是比较有前景的概念，可通过检测多项肿瘤指标来提供更有价值的预测信息，从而规避了简化方法的缺点。

纹理分析是一个新概念，通过处理恶性病变的代谢异质性，使临床医生能够分析肿瘤内FDG摄取的异质性，这种异质性可能与肿瘤的侵袭程度相关[17,18]。从PET图像得到的这些纹理结构特征已被证明对某些肿瘤具有预后预测的作用[17]。在过去的几年里，这种技术也存在一些问题，需要进一步的研究以阐明这种新方法在临床中的作用[13]。

一项评估子宫颈癌和头颈部癌症治疗结果与纹理分析得出的指标之间相关性的研究表明，肿瘤的形态特征（密度、大小、Euler数）和纹理特征（能量、局部异质性、无序状态）的高预测值优于常用的基于SUV的参数对照组[19]。一种将空间异质性作为肿瘤分期和患者生存的关键特征的肉瘤统计模型已经显示了良好的结果[20]。

放射组学是一个新的研究领域，它将成像技术与系统生物学相结合，从诊断图像中提取信息，并将其与肿瘤生物学和患者临床特征相关联，从而提高了医学成像的预测能力[19,21,22,23,24]。放射组学依赖于"将分子水平上的组织特征反映在医学图像的宏观特征中"的基本假说，因此，先进的定量分析可以推断基因组学和蛋白质组学模型，可能包含预后信息[25]。

尽管这些先进的概念有一定的理论基础和强大的数学框架，但仍有许多不足之处需要注意。总之，由于缺乏标准化，检查结果难以比较，纹理特征计算的工作流程复杂，特征分析结果取决于各种因素，如采集、图像重建、预处理、功能性容积分割，以及建立和量化对感兴趣的基因组和临床指标关联的方法等[13]。虽然这些技术尚未进入临床领域，但有望在未来发挥重要作用。

6.4.1 全身成像参数

随着单一床位视野（FOV）动态数据采集和适当的动力学模型在神经和心血管成像方面的成功实现，在临床肿瘤学的背景下研究参数成像也成为研究热点，以获得代表感兴趣区的生理参数的定量图。由于现代PET扫描仪的轴向FOV有限，该方法仅限于单一床位FOV成像。利用这一技术和判别分析相结合的开创性研究表明，对良性和恶性肿瘤代谢异常的鉴别有所提高[26]。这种方法的主要缺点是，要预先知道可疑代谢异常的区域，从而限制了其检测远离原发肿瘤的远处疾病（如淋巴结、全身转移）的能力。新的动态全身成像弥补了这一不足，使之能够生成代表相关生理参数的定量图，并使其应用于临床成为可能[27]。参数成像可能为全身恶性病变的多参数评估和提高再现性以及治疗反应监测提供额外信息。上述参考文献中所述的协议包括获取心脏上方24帧的初始6分钟动态研究，以提取输入功能，随后是一定数量的全身PET扫描序列，每个扫描序列由6~7个床位（每个床位45秒）组成（图6.3）[28]。采集的4D PET数据用于生成全身参数化的PET图像，表示每个体素的示踪剂摄取率、斜率（Ki）和血容量（BV）（截距）的动力学宏观参数。这是通过在Patlak线性图形分析建模框架内使用普通最小二乘回归实现的。图形化Patlak分析血液输入函数的时间积分和注射后采集的动态PET帧数，来直接估计FDG净摄取率，实现对Ki参数图像的稳态估计。动态全身成像的这一特征允许在示踪剂注入后单一床位连续时间采集，从而在早期得到快速时变输入函数的精细时间采

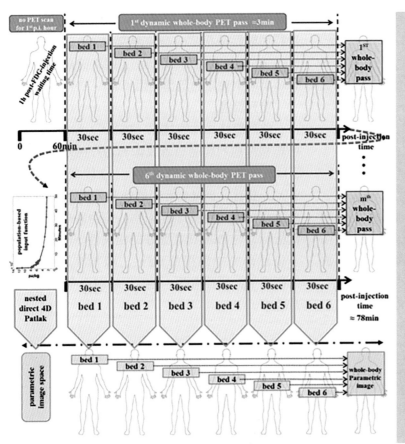

图 6.3 流程图显示了在 ^{18}F–FDG 注射后 60 分钟，在标准流程采集窗口执行的临床动态全身（WB）^{18}F–FDG PET 采集方案，生成 Ki 和噪声等效 SUV WB PET 图像。包括 6 个 WB 通道，每个通道由 6 个床位组成，每个床位采集 30 秒，由西门子 Biograph mCT TOF PET/CT 系 统 优 化（ 经 Zaidi 和 Karakatsanis 许可转载）[32]

样速率。随后是多个连续的全身扫描，除了提供全身体素方向的 FDG 动力学之外，还对输入函数的后期部分进行充分采样。此后，动态帧被拟合到线性 Patlak 模型，从而导出全身参数化的 Ki 图像。这可以通过间接拟合动态 PET 帧数的重建后分析来实现 [29]，或通过在动态 PET 数据的每个断层摄影更新步骤中嵌套 sPatlak 模型以从动态投影数据直接实现 [30]。动态 PET 成像中的动力学参数估计、估计的准确性和精确性的潜在改进在过去十年中一直是广泛研究的课题，由此，开发了一系列利用时空图像重建直接参数估计的算法 [31]。

6.5 全身疾病评估的概念和疾病评估中的容积测量

6.5.1 全身疾病负荷：全身代谢活度评估

20 世纪 90 年代早期，在老年痴呆症（阿尔茨海默病）评估中引入了全身（global）代谢活度的概念，采用 MRI 分割脑体积乘以从 PET 获得的平均脑葡萄糖代谢率 [33]；并与年龄匹配的对照组进行比较。研究结果显示，健康志愿者与老年痴呆患者有显著差异。这一概念导致引入了一个独特的参数，即疾病总负荷或病变糖酵解总量（TLG）。TLG 越来越多地被用作评价全身癌变代谢反应的参数 [34,35,36]。

TLG 对非小细胞肺癌（NSCLC）等癌症患者

的总生存期(OS)评估具有可重复性和强预测性[36]，为传统 SUV 及其变量提供了补充信息。近年来，图像分割技术可对不同组织进行勾画，使全身疾病进行量化成为可能。

利用自动化软件包可为临床医生提供集合了单一患者多处病灶的全身疾病活性的单一数字，可用于疾病监测和治疗反应评估。

6.5.2 全身疾病评估的临床应用示例

在恶性间皮瘤[37,38,39]、肾上腺恶性肿瘤[40]、乳腺癌[41]、卵巢癌[42]、胃癌[43]、直肠癌[44]、前列腺癌[45]、肾细胞癌[46]、肝细胞癌[47]、淋巴瘤[48]（图6.4），甚至炎症，如结节病[49]、克罗恩病[50]、放射性肺炎[51]和动脉粥样硬化[52,53,54]等各种情况下，PET/CT 均有其评估价值。以下我们将逐项讨论。

6.5.2.1 癌症

肺癌

在 196 例不能行手术治疗的 Ⅱ B／Ⅲ 期非小细胞肺癌（NSCLC）患者中，治疗前的整体和原发肿瘤容积 FDG PET 参数可独立预测 OS。此外，在时间依赖型受试者操作特性曲线分析中，MTV 和 TLG 在特性曲线分析中的曲线（t）下的面积［AUC（t）］均高于 SUV[36]。

对包括 1581 例 TNM Ⅰ／Ⅱ 期和 Ⅲ／Ⅳ 期 NSCLC 患者在内的 13 项研究的系统回顾和 meta 分析表明，MTV 和 TLG 具有重要的预测价值[56]。根据 TNM 分期进行亚组分析后，本研究的发现仍具有重要意义。

在一项包括 5807 例患者的 36 项研究，系统回顾和 meta 分析中，采用容积 PET 指标与 SUV 指标对 NSCLC 手术患者的无进展生存期（PFS）和 OS 进行了评估，这些研究显示 SUV$_{max}$、肿瘤代谢体积（MTV）和 TLG 在该患者群中具有类似的预后价值，表明 SUV$_{max}$、MTV 和 TLG 值较高的患者复发或死亡的风险较高[57]。

恶性间皮瘤

对 131 例恶性胸膜间皮瘤（MPM）患者进行基线和中期 PET 评估，结果显示基线 SUV$_{max}$ 和 TLG 与 PFS 和 OS 相关；△ SUV$_{max}$ 和 △ TLG 与疾病控制相关[39]。

201 例 MPM 患者平均随访时间为 15 个月，治疗前对基于体积的定量 FDG PET/CT 的预后价值进行回顾性分析[38]。研究结果显示，高 SUV$_{max}$、MTV 和 TLG 者的 OS 较短。在多变量分析中，TLG 是一个独立的负预测因子。

前列腺癌

前列腺特异性膜抗原（PSMA）配体是一种新的转移性前列腺癌患者成像和治疗的示踪剂[58]。Schmuck 等[45]的研究表明，与传统 SUV$_{mean}$ 和 SUV$_{max}$ 相比，PSMA 衍生的容积参数可作为更好的治疗监测的生物学标志物，作为肿瘤负荷的替代指标，与 PSA 具有更好的相关性。此外，不同于以往研究中采用的 SUV$_{mean}$ 和 SUV$_{max}$，在他们的研究中，治疗有效／失败反映在全身的 MTV 和 TLG 中。

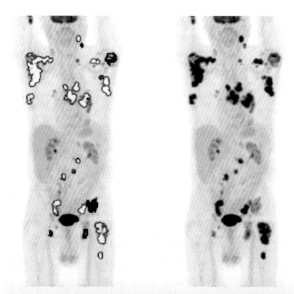

MTV (cm³)	SUV$_{max}$	SUV$_{mean}$	pvc	TLG	pvc TLG
265.9	21.1	8.4	12.86	2239.5	3541.2

图 6.4 淋巴瘤的全身评估示例。对 FDG PET/CT 图像进行分割，显示非霍奇金淋巴瘤患者的淋巴结 FDG 摄取显著。定量指标包括 MTV、SUV$_{mean}$、SUV$_{max}$ 和 TLG，进行／不进行容积校正（经 Houshmand 等许可转载）[55]

头、颈部恶性肿瘤

Pak 等对 13 项研究（1180 名患者）进行了系统回顾和 meta 分析，评估了容积 PET 参数在头颈部癌中的预后价值[59]。主要研究终点是无事件生存期（EFS），次要终点是 OS。采用危险比（HR）评价 MTV 和 TLG 对生存率的影响。MTV 和 TLG 分别为 3.06（2.33 ~ 4.01，$P < 0.001$）和 3.10（2.27 ~ 4.24，$P < 0.001$）。这些发现表明，较高的容积参数值与肿瘤进展或复发有关。OS 的合并 HRs 的 MTV 和 TLG 分别为 3.51（2.62 ~ 4.72，$P < 0.001$）及 3.14（2.24 ~ 4.40，$P < 0.001$），表明 MTV 和 TLG 较高者的总生存率较差。这些指标的 I^2 异质性没有统计学意义。本研究得出结论，无论在研究中使用何种技术来测量 MTV 和 TLG 这些参数，它们都是不良事件和死亡的良好预测因子。

胃肠道恶性肿瘤

对胃肠道恶性肿瘤也使用容积 PET 参数进行了研究。Park 等评估了容积 PET 参数在人硬膜外生长因子受体 2（HER2）基因状态胃癌中的预后价值[43]。在回顾性研究中，124 例癌症晚期或转移性胃癌患者在化疗前接受基线 FDG PET/CT 评估，测量包括 MTV 和 TLG 在内的各种 PET 参数，参数阈值 ≥ 2.5，与患者组的生存结果相关。他们发现 HER2 阳性患者的 SUV_{max}（中位数 12.1；范围 3.4 ~ 34.6）高于 HER2 阴性患者（7.4，1.6 ~ 39.1；$P < 0.001$）。无论 HER2 阳性还是阴性患者，FDG PET/CT 容积参数都具有预测价值。在所有患者中，全身 TLG > 600，表明转移负荷水平高，与全身 TLG ≤ 600 者相比，PFS（HR，2；范围，1.3 ~ 3.09；$P < 0.001$）和 OS（HR，3；范围，1.95 ~ 4.6；$P < 0.001$）更差。在接受曲妥珠单抗治疗的 HER2 阳性患者中，较高的肿瘤代谢负荷仅与较差的 OS 相关。结直肠癌[44]和肝细胞癌[35]在容积测量的应用方面也显示出相似的有利结果。例如，在转移性直肠癌中使用瑞戈非尼（regorafenib）治疗前后测量 TLG，能够预测治疗结果[44]。在肝细胞癌根治性切除术后的患者中，容积 PET 参数能够预测切除术后早期肝内无复发生存期[35]。此外，另一项研究[47]使用容积 PET 参数作为早期和超早期肝细胞癌患者手术前的评估，并报告了术前较高的 MTV 和 TLG 可作为

无肝外转移生存的独立预后因素，但对无肝内复发生存无预测价值。开始治疗前检测 MTV 和 TLG 值对评估肝外转移有良好的预测价值。

骨转移

有学者报道，对 117 例患者进行 NaF PET/CT 骨转移检测，采用容积 NaF PET 参数评估骨肿瘤负荷[60]。剔除 10 例正常高摄取的骨后，计算其全身 NaF 值，结果显示亚组 61 例乳腺癌患者治疗后的骨肿瘤负荷与肿瘤标志物的变化呈中度相关（$r=0.67$，$P < 0.04$）。

6.5.2.2 炎症性疾病的全身评估

动脉粥样硬化

在引入半定量和定量技术（全身炎症负荷）之前，是通过定性和视觉评分系统对血管壁炎症和动脉粥样硬化进行评估[61]。在定量技术中，为了测量血管壁的 FDG 摄取量，在 PET/CT 图像的横断面上围绕血管的外边界勾画 ROI，并记录该特定层面区域的 FDG 摄取量和表面积[61]。通过对血管沿线所有层面区域的记录数据进行汇总，计算出特定血管的总 FDG 摄取量，也称为全身炎症负荷、动脉粥样硬化负荷或全身代谢活度，是一种早期、准确和可靠的评估动脉粥样硬化负荷的生物标志物[61]。

肺炎

与放射性肺炎有关的肺部炎症是放射治疗的副作用之一。肺癌患者肺部炎症的全身评估方法之一是使用 PET/CT 中的 CT 对肺实质进行显像，然后使用肺的分割图像与放射治疗前后 FDG 摄取的程度进行比对[51]。这项初步研究显示，放疗后肺实质 FDG 摄取增加，可能是继发于肺部炎症过程[51]。如果此项结论被证实，那么这项技术可以作为在出现临床表现之前，早期预测放射性肺炎的可靠生物标志物，或用于比较质子治疗和光子治疗等不同的放射治疗方法的副作用[62]。

克罗恩病

一项对 22 例克罗恩病患者进行的研究提出了一种新的克罗恩病全身评估技术，并与疾病活动性的替代标志物相关[50]。克罗恩病全身活性评分，也就是肠道内 FDG 总活性和其他 PET 参数，与临床克罗恩病活动度评分和克罗恩病内镜严重程

度指数呈显著相关[50]。

6.6 结语和未来展望

PET/CT 和 PET/MRI 一体化成像技术，使解剖学、形态与功能学和分子过程相结合。

本章所述的新的定量技术对于提高现代融合成像方式的性能和准确性具有重要意义，有利于改善疾病的管理和预后。

（徐明　王骏　盛会雪　孙涛　蔡树华　董从松）

参考文献

[1] Basu S, Zaidi H, Houseni M, et al. Novel quantitative techniques for assessing regional and global function and structure based on modern imaging modalities: implications for normal variation, aging and diseased states. Semin Nucl Med. 2007; 37(3):223–239

[2] Boellaard R. Optimisation and harmonisation: two sides of the same coin? Eur J Nucl Med Mol Imaging. 2013; 40(7): 982–984

[3] Basu S, Kwee TC, Torigian D, Saboury B, Alavi A. Suboptimal and inadequate quantification: an alarming crisis in medical applications of PET. Eur J Nucl Med Mol Imaging. 2011; 38 (7):1381–1382

[4] Lammertsma AA. Forward to the past: the case for quantitative PET imaging. J Nucl Med. 2017; 58(7):1019–1024

[5] Kim CK, Gupta NC. Dependency of standardized uptake values of fluorine-18 fluorodeoxyglucose on body size: comparison of body surface area correction and lean body mass correction. Nucl Med Commun. 1996; 17(10):890–894

[6] Sadato N, Tsuchida T, Nakaumra S, et al. Non-invasive estimation of the net influx constant using the standardized uptake value for quantification of FDG uptake of tumours. Eur J Nucl Med. 1998; 25(6):559–564

[7] Zasadny KR, Wahl RL. Standardized uptake values of normal tissues at PET with 2-[fluorine-18]-fluoro-2-deoxy-D-glucose: variations with body weight and a method for correction. Radiology. 1993; 189(3):847–850

[8] Kotasidis FA, Tsoumpas C, Rahmim A. Advanced kinetic modelling strategies: towards adoption in clinical PET imaging. Clin Transl Imaging. 2014; 2(3):219–237

[9] Salavati A, Saboury B, Alavi A. Comment on: "Tumor aggressiveness and patient outcome in cancer of the pancreas assessed by dynamic 18F-FDG PET/CT". J Nucl Med. 2014; 55 (2):350–351

[10] Wang G, Qi J. Direct estimation of kinetic parametric images for dynamic PET. Theranostics. 2013; 3(10):802–815

[11] Zaidi H, El Naqa I. PET-guided delineation of radiation therapy treatment volumes: a survey of image segmentation techniques. Eur J Nucl Med Mol Imaging. 2010; 37(11):2165–2187

[12] Hatt M, Lee JA, Schmidtlein CR, et al. Classification and evaluation strategies of auto-segmentation approaches for PET: Report of AAPM task group No. 211. Med Phys. 2017; 44(6): e1–e42

[13] Berthon B, Spezi E, Galavis P, et al. Toward a standard for the evaluation of PET auto-segmentation methods following recommendations of AAPM task group No. 211: Requirements and implementation. Med Phys. 2017; 44(8):4098–4111

[14] O'Connor JP, Aboagye EO, Adams JE, et al. Imaging biomarker roadmap for cancer studies. Nat Rev Clin Oncol. 2017; 14(3): 169–186

[15] El Naqa I, Kerns SL, Coates J, et al. Radiogenomics and radiotherapy response modeling. Phys Med Biol. 2017; 62(16): R179–R206

[16] Yip SS, Aerts HJ. Applications and limitations of radiomics. Phys Med Biol. 2016; 61(13):R150–R166

[17] Cheng G, Alavi A, Lim E, Werner TJ, Del Bello CV, Akers SR. Dynamic changes of FDG uptake and clearance in normal tissues. Mol Imaging Biol. 2013; 15(3):345–352

[18] Orlhac F, Soussan M, Maisonobe JA, Garcia CA, Vanderlinden B, Buvat I. Tumor texture analysis in 18F-FDG PET: relationships between texture parameters, histogram indices, standardized uptake values, metabolic volumes, and total lesion glycolysis. J Nucl Med. 2014; 55(3):414–422

[19] El Naqa I, Grigsby P, Apte A, et al. Exploring feature-based approaches in PET images for predicting cancer treatment outcomes. Pattern Recognit. 2009; 42(6):1162–1171

[20] O'Sullivan F, Wolsztynski E, O'Sullivan J, Richards T, Conrad EU, Eary JF. A statistical modeling approach to the analysis of spatial patterns of FDG PET uptake in human sarcoma. IEEE Trans Med Imaging. 2011; 30(12):2059–2071

[21] Aerts HJWL, Velazquez ER, Leijenaar RTH, et al. Decoding tumour phenotype by noninvasive imaging using a quantitative radiomics approach. Nat Commun. 2014; 5:4006

[22] Cook GJR, Siddique M, Taylor BP, et al. Radiomics in PET: principles and applications. Clin Transl Imaging. 2014; 2(3):269–276

[23] Kumar V, Gu Y, Basu S, et al. Radiomics: the process and the challenges. Magn Reson Imaging. 2012; 30(9):1234–1248

[24] Lambin P, Rios-Velazquez E, Leijenaar R, et al. Radiomics: extracting more information from medical images using advanced feature analysis. Eur J Cancer. 2012; 48(4):441–446

[25] Schaefer-Prokop C, Prokop M. New imaging techniques in the treatment guidelines for lung cancer. Eur Respir J Suppl. 2002; 35:71s–83s

[26] Dimitrakopoulou-Strauss A, Strauss LG, Heichel T, et al. The role of quantitative (18)F-FDG PET studies for the differentiation of malignant and benign bone lesions. J Nucl Med. 2002; 43(4):510–518

[27] Karakatsanis NA, Lodge MA, Tahari AK, Zhou Y, Wahl RL, Rahmim A. Dynamic whole-body PET parametric imaging: I. Concept, acquisition protocol optimization and clinical application. Phys Med Biol. 2013; 58(20):7391–7418

[28] Karakatsanis NA, Lodge MA, Yun Z, et al. Dynamic multi-bed FDG PET imaging: Feasibility and optimization. In: IEEE Nuclear Science Symposium and Medical Imaging Conference (NSS/MIC); 2011:3863–3870

[29] Karakatsanis NA, Lodge MA, Zhou Y, Wahl RL, Rahmim A. Dynamic whole-body PET parametric imaging: II. Task-oriented statistical estimation. Phys Med Biol. 2013; 58(20):7419–7445

[30] Karakatsanis NA, Casey ME, Lodge MA, Rahmim A, Zaidi H. Whole-body direct 4D parametric PET imaging employing nested generalized Patlak expectation-maximization reconstruction. Phys Med Biol. 2016; 61(15):5456–5485

[31] Rahmim A, Tang J, Zaidi H. Four-dimensional (4D) image reconstruction strategies in dynamic PET: beyond conventional independent frame reconstruction. Med Phys. 2009; 36(8): 3654–3670

[32] Zaidi H, Karakatsanis N. Towards enhanced PET quantification in clinical oncology. Br J Radiol. 2017

[33] Alavi A, Newberg AB, Souder E, Berlin JA. Quantitative analysis of PET and MRI data in normal aging and Alzheimer's disease: atrophy weighted total brain metabolism and absolute whole brain metabolism as reliable discriminators. J Nucl Med. 1993; 34(10):1681–1687

[34] Larson SM, Erdi Y, Akhurst T, et al. Tumor treatment response based on visual and quantitative changes in global tumor glycolysis using PET-FDG imaging. The visual response score and the change in total lesion glycolysis. Clin Positron Imaging. 1999; 2(3):159–171

[35] Lee JW, Hwang SH, Kim HJ, Kim D, Cho A, Yun M. Volumetric parameters on FDG PET can predict early intrahepatic recurrence-free survival in patients with hepatocellular carcinoma after curative surgical resection. Eur J Nucl Med Mol Imaging. 2017; 44(12):1984–1994

[36] Salavati A, Duan F, Snyder BS, et al. Optimal FDG PET/CT volumetric parameters for risk stratification in patients with locally advanced non-small cell lung cancer: results from the ACRIN 6668/RTOG 0235 trial. Eur J Nucl Med Mol Imaging. 2017; 44(12):1969–1983

[37] Basu S, Saboury B, Werner T, Alavi A. Clinical utility of FDG PET and PET/CT in non-malignant thoracic disorders. Mol Imaging Biol. 2011; 13(6):1051–1060

[38] Kitajima K, Doi H, Kuribayashi K, et al. Prognostic value of pretreatment volume-based quantitative 18F-FDG PET/CT parameters in patients with malignant pleural mesothelioma. Eur J Radiol. 2017; 86:176–183

[39] Lopci E, Zucali PA, Ceresoli GL, et al. Quantitative analyses at baseline and interim PET evaluation for response assessment and outcome definition in patients with malignant pleural mesothelioma. Eur J Nucl Med Mol Imaging. 2015; 42(5): 667–675

[40] Ciftci E, Turgut B, Cakmakcilar A, Erturk SA. Diagnostic importance of 18F-FDG PET/CT parameters and total lesion glycolysis in differentiating between benign and malignant adrenal lesions. Nucl Med Commun. 2017; 38(9):788–794

[41] Jena A, Taneja S, Singh A, et al. Reliability of 18F-FDG PET metabolic parameters derived using simultaneous PET/MRI and correlation with prognostic factors of invasive ductal carcinoma: a feasibility study. AJR Am J Roentgenol. 2017; 209 (3):662–670

[42] Gallicchio R, Nardelli A, Venetucci A, et al. F-18 FDG PET/CT metabolic tumor volume predicts overall survival in patients with disseminated epithelial ovarian cancer. Eur J Radiol. 2017; 93:107–113

[43] Park JS, Lee N, Beom SH, et al. The prognostic value of volumebased parameters using 18F-FDG PET/CT in gastric cancer according to HER2 status. Gastric Cancer. 2018; 21:213–224

[44] Lim Y, Bang JI, Han SW, et al. Total lesion glycolysis (TLG) as an imaging biomarker in metastatic colorectal cancer patients treated with regorafenib. Eur J Nucl Med Mol Imaging. 2017; 44(5):757–764

[45] Schmuck S, von Klot CA, Henkenberens C, et al. Initial experience with volumetric 68Ga-PSMA I&T PET/CT for assessment of whole-body tumor burden as a quantitative imaging biomarker in patients with prostate cancer. J Nucl Med. 2017; 58 (12):1962–1968

[46] Hwang SH, Cho A, Yun M, Choi YD, Rha SY, Kang WJ. Prognostic value of pretreatment metabolic

tumor volume and total lesion glycolysis using 18F-FDG PET/CT in patients with metastatic renal cell carcinoma treated with anti-vascular endothelial growth factor-targeted agents. Clin Nucl Med. 2017; 42(5):e235–e241

[47] Hwang SH, Lee JW, Cho HJ, Kim KS, Choi GH, Yun M. Prognostic value of metabolic tumor volume and total lesion glycolysis on preoperative 18F-FDG PET/CT in patients with very early and early hepatocellular carcinoma. Clin Nucl Med. 2017; 42(1):34–39

[48] Mikhaeel NG, Smith D, Dunn JT, et al. Combination of baseline metabolic tumour volume and early response on PET/CT improves progression-free survival prediction in DLBCL. Eur J Nucl Med Mol Imaging. 2016; 43(7):1209–1219

[49] Lee PI, Cheng G, Alavi A. The role of serial FDG PET for assessing therapeutic response in patients with cardiac sarcoidosis. J Nucl Cardiol. 2017; 24(1):19–28

[50] Saboury B, Salavati A, Brothers A, et al. FDG PET/CT in Crohn's disease: correlation of quantitative FDG PET/CT parameters with clinical and endoscopic surrogate markers of disease activity. Eur J Nucl Med Mol Imaging. 2014; 41(4):605–614

[51] Abdulla S, Salavati A, Saboury B, Basu S, Torigian DA, Alavi A. Quantitative assessment of global lung inflammation following radiation therapy using FDG PET/CT: a pilot study. Eur J Nucl Med Mol Imaging. 2014; 41(2):350–356

[52] Blomberg BA, de Jong PA, Thomassen A, et al. Thoracic aorta calcification but not inflammation is associated with increased cardiovascular disease risk: results of the CAMONA study. Eur J Nucl Med Mol Imaging. 2017; 44(2):249–258

[53] Bural GG, Torigian DA, Chamroonrat W, et al. Quantitative assessment of the atherosclerotic burden of the aorta by combined FDG PET and CT image analysis: a new concept. Nucl Med Biol. 2006; 33(8):1037–1043

[54] Mehta NN, Torigian DA, Gelfand JM, Saboury B, Alavi A. Quantification of atherosclerotic plaque activity and vascular inflammation using [18-F] fluorodeoxyglucose positron emission tomography/ computed tomography (FDG PET/CT). J Vis Exp. 2012(63):e3777

[55] Houshmand S, Salavati A, Hess S, Werner TJ, Alavi A, Zaidi H. An update on novel quantitative techniques in the context of evolving whole-body PET imaging. PET Clin. 2015; 10(1):45–58

[56] Im HJ, Pak K, Cheon GJ, et al. Prognostic value of volumetric parameters of (18)F-FDG PET in non-small-cell lung cancer: a meta-analysis. Eur J Nucl Med Mol Imaging. 2015; 42(2): 241–251

[57] Liu J, Dong M, Sun X, Li W, Xing L, Yu J. Prognostic value of 18F-FDG PET/CT in surgical non-small cell lung cancer: a meta-analysis. PLoS One. 2016; 11(1):e0146195

[58] Herrmann K, Bluemel C, Weineisen M, et al. Biodistribution and radiation dosimetry for a probe targeting prostate-specific membrane antigen for imaging and therapy. J Nucl Med. 2015; 56:855–861

[59] Pak K, Cheon GJ, Nam HY, et al. Prognostic value of metabolic tumor volume and total lesion glycolysis in head and neck cancer: a systematic review and meta-analysis. J Nucl Med. 2014; 55(6):884–890

[60] Lapa P, Marques M, Costa G, Iagaru A, Pedroso de Lima J. Assessment of skeletal tumour burden on 18F-NaF PET/CT using a new quantitative method. Nucl Med Commun. 2017; 38(4): 325–332

[61] Gholami S, Salavati A, Houshmand S, Werner TJ, Alavi A. Assessment of atherosclerosis in large vessel walls: A comprehensive review of FDG PET/CT image acquisition protocols and methods for uptake quantification. J Nucl Cardiol. 2015; 22(3):468–479

[62] Jahangiri P, Pournazari K, Torigian DA, et al. A prospective study of the feasibility of FDG PET/CT imaging to quantify radiation-induced lung inflammation in locally advanced nonsmall cell lung cancer patients receiving proton or photon radiotherapy. Eur J Nucl Med Mol Imaging. 2018 [Epub ahead of print]. DOI: 10.1007/s00259-018-4154-5

第 7 章 正常变异和良性病变

7.1 概述

一般来说，大多数炎症或感染过程都可以用 PET 来观察，因为白细胞的激活增加了糖酵解。因此，虽然本章不可能详尽列出所有潜在非肿瘤病变 FDG 摄取的原因，但在许多情况下，结合临床数据和其他成像检查，能提醒判读者在这种情况下可能出现的假阳性结果。本章将重点论述正常部位的 FDG 摄取分布，以及摄取增加的常见非感染性 / 炎症性原因。PET/CT 特有的伪影将在第 9 章中讨论。

7.2 颅脑

在神经 / 精神类疾病患者的检查诊断之前，判读 PET 颅脑扫描图像的医生应审阅大量的正常图像，这一点尤为重要[1]。

1. **正常摄取模式**
   a) 正常颅脑灰质的 FDG 摄取率很高，灰质与白质的活性比率为 2：5 ~ 4：1。
   b) 基底节的摄取量通常略高于皮质。
   c) 内侧颞叶皮质通常比其他皮质区摄取的少[2]。
   d) 轻度摄取增加的局部区域通常可见于[3]：
   • 额叶视区。
   • 扣带后回皮质。
   • Wernicke 区（后上颞叶）。
     视皮层（图 32.2）。

2. **与年龄相关的变化**。皮质代谢随着年龄的增长而减少，尤其是额叶。随着年龄的增长，其他摄取减弱的区域包括岛叶、颞叶（侧）、顶叶、前扣带皮质和中扣带皮质。衰老过程中变化最小的区域是初级运动皮质、枕叶皮质、内侧顶叶、中颞叶、基底节和小脑。[2]

3. **肾功能**。与肾功能正常的患者相比，肾功能衰竭患者的皮质和白质 FDG 摄取降低[4]。

4. **对称性摄取**。在左、右半球之间，不对称性摄取可能性通常很小。对于不对称性摄取应谨慎对待，应排除以下情况。
   a) 与临床结果相关的两侧半球存在显著差异。例如，癫痫患者任何程度颞叶的不对称性摄取都应被视为癫痫活动性的潜在病灶数量。定量地讲，10% ~ 15% 的差异通常被认为是显著的，但临床相关性是最重要的。
   b) 不对称性范围较广，多个层面可见。

5. **与 SPECT 的比较**
   a) FDG 的摄取通常与 SPECT 灌注示踪剂的摄取相关，除非代谢和灌注不相称（如过度灌注后梗死）。
   b) PET 的代谢减低通常比 SPECT 的低灌注量更明显。
   c) 小脑 FDG 的摄取是可变的，但一般来说比 SPECT 上看到的要少。与脑 SPECT 图像不同，小脑始终比其他脑组织更活跃。

6. **交叉性小脑失联**。在疾病的急性期，小脑半球因幕上异常（肿瘤、梗死或创伤），葡萄糖代谢降低（图 7.1），并可能随着时间的改变而改变。这并不代表小脑病理性改变。
   a) 失联被认为与皮质桥小脑通路的中断有关。
   b) 有报道称，同侧桥脑代谢降低，对侧齿状核的代谢保持正常[5]。

7.3 脊髓

脊髓的摄取变化较大。轻度的脊髓摄取属于正常。

7.4 心脏

1. 心室摄取
   a) **禁食状态摄取**。对空腹时进行的非心脏 PET 检查表明，心肌代谢在空腹状态下由

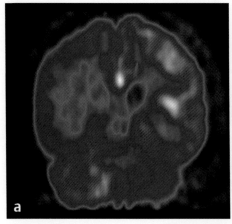
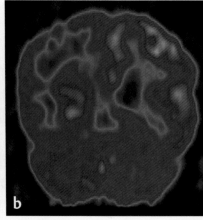

图7.1 交叉性小脑失联。不同患者的冠状位 PET 扫描显示，左侧小脑半球活性降低，右侧脑梗死（a），右侧多形性胶质瘤（b）

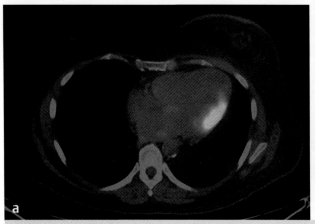
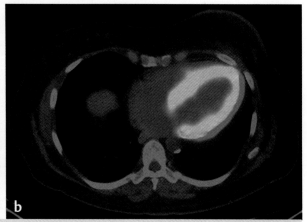

图7.2 心脏摄取的变化模式。（a）轴位 PET/CT 图像显示室间隔、前壁和心尖无 FDG 的摄取，在没有支持性临床病史的情况下，不能解释为梗死。（b）同一名患者在晚些时候进行的轴位 PET/CT 显示心肌摄取均匀

利用葡萄糖转为利用脂肪酸。因此，理论上讲，禁食 PET 检查中的心肌摄取量应该是最小的。然而，在许多病例中，禁食 PET 检查时也会出现大量的心肌 FDG 摄取。在禁食条件下，不同的正常心肌的摄取模式都被阐述过。尤其是后外侧壁[6]和基底壁的摄取增加[7]。然而，研究并没有发现任何可供鉴别的心肌 FDG 的摄取模式[8]。在空腹患者中，室间隔摄取减少是常见的正常变异（图7.2）。然而，左束支传导阻滞也可导致室间隔的摄取减少[9]。

b）门诊男性年轻患者、心力衰竭患者和接受苯二氮䓬类药物治疗的患者心肌的摄取量会增大[10,11]。然而，另一项研究发现，与性别或年龄有关的心肌摄取无任何差异。

c）糖尿病患者和接受苯扎贝特或左旋甲状腺素治疗的患者心肌的摄取量较低[10,12]。

d）在一系列研究中，心肌的摄取模式表现出较大空间和时间的差异性，无心脏病的患者可以表现出明显不同模式的心肌 FDG 的摄取（图7.3）[13]。

e）不均匀的心肌摄取更有可能是异常，据报道与结节病有关[14]。

f）胰岛素效应。在最近一餐之后，胰岛素给药或胰岛素释放以后，心肌活性增加（心肌葡萄糖受体对胰岛素敏感），这与骨骼肌的强烈摄取有关（图4.1）。

g）右心室摄取。左心室的摄取量通常大于右

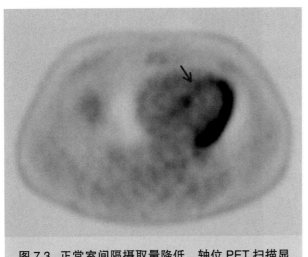

图 7.3 正常室间隔摄取量降低。轴位 PET 扫描显示室间隔摄取减少（箭头所示），这是该患者的正常变化。在大多数病例中，这是正常变化，但梗死或左束支传导阻滞也可能导致这一现象，并且不能与没有临床病史的情况下摄取减少的这种正常变化相鉴别

心室，除非继发于肺动脉高压或瓣膜病右心室压力超负荷，否则右心室摄取量最小[15]。

h）乳头肌摄取。乳头肌摄取常与左心室壁摄取同时出现。偶尔可以看到乳头肌的孤立摄取（图 7.4）[16]。在这些病例中，摄取很像心室内肿瘤或血栓。注意，室间隔无乳头肌，室间隔的摄取不代表乳头肌(图7.4)。

2.心房摄取

a）心房摄取可能是不规则的和局灶性的。局灶性心房 FDG 的摄取与纵隔淋巴结相似（图 7.5）。在隆突下区的轴位图像上尤其如此。因此，在诊断轴位影像上的隆突下淋巴结的摄取之前，必须把矢状位和冠状位的 PET 影像与 CT 影像相互关联。

b）环状心房壁的摄取与大面积坏死的隆突下淋巴结相类似（图 7.6）。可通过所有成像平面和 CT 图像相关联来进行鉴别。

c）由于生理负荷过重或血栓，可以看到心耳的摄取。此外，在心耳和心房静脉之间的界嵴可以看到摄取[17]。

d）右心房壁的摄取增加与心房颤动相关[18,19,20]。左心房壁的摄取不太常见，可能与生理超负荷有关[15]，通常右心房的摄取更突出（图 7.7）[19]。

3. 灌注成像：如用氮 –13 氨灌注成像，则侧壁活性通常比间隔减少[21]，病因不明。

7.5 头颈部

1. **正常摄取（矢状位）**。在矢状位图像上，通常有一个倒"C"形，由舌骨肌、舌下腺、软腭和扁桃体组成（图 7.8）。这些是正常摄取最常见的区域。

2. **舌骨肌和舌下腺（轴位）**。在轴位图像上，舌骨肌和 / 或舌下腺的摄取可以在下颌骨内侧形成一个倒"V"形。由于它们很接近，很难区分摄取是否在舌下腺、舌骨肌，或两者兼而有之。舌下腺摄取更高、更集中（图 7.9），而舌骨肌的摄取更低、更线性（图 7.8）。

3. **软腭（轴位）**。软腭在轴位图像上表现为一个明显的灶状摄取（图 7.10）。男性软腭摄取更明显[22]。

4. **扁桃体（冠状位）**。腭扁桃体和舌扁桃体的正常摄取（图 7.8，图 7.11）在冠状位图像上形成两条纵向的摄取带（图 7.11）。这主要出现在寒冷 / 温带气候生活的人群和儿童。

   a）扁桃体非对称的生理性摄取很难与扁桃体癌区分。在一项研究中[23]，两者的扁桃体间的 SUV_{max} 比率（临界值为 1.48）是区分扁桃体癌与非对称生理性摄取的有效方法。

   b）随着年龄的增长，腭扁桃体的摄取量减少[22]。

5. **唾液腺**。唾液腺的摄取比扁桃体的摄取变化更大[22]。如果能看到唾液腺的摄取，通常低于扁桃体的摄取（图 7.11）。

   a）随着年龄的增长，舌下腺的摄取量减少[22]。

   b）颌下腺与颌下腺淋巴结非常接近，用 PET/CT 很难将颌下腺淋巴结的摄取与正常的颌下腺的摄取区分开来（图 7.12）。

6. **鼻咽的摄取**。鼻咽摄取有时是一种正常的变化（图 7.8），而明显的摄取可能继发于炎症

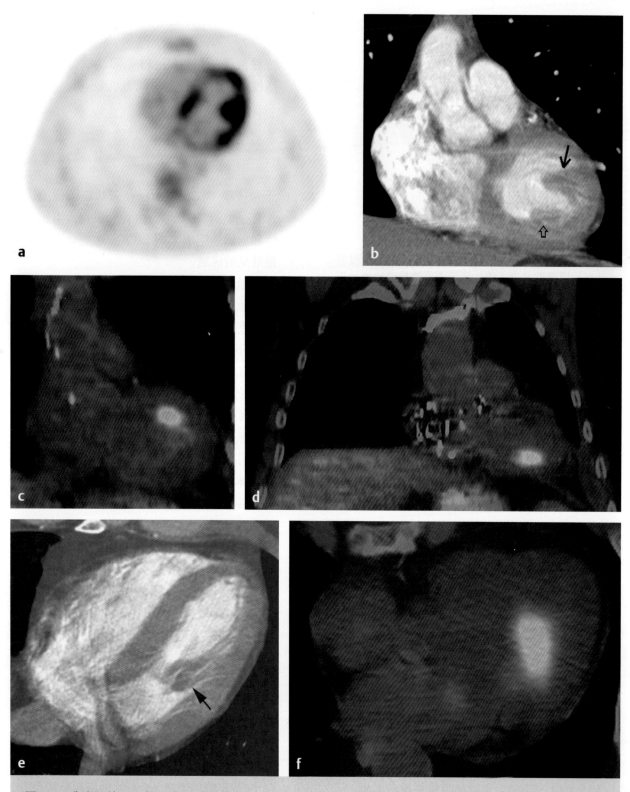

图7.4 乳头肌的孤立摄取与心脏转移瘤。（a）轴位 PET 扫描显示左心室心肌和乳头肌的摄取。而有时乳头肌的摄取同时不伴有心肌的摄取。（b）冠状位 CT 扫描显示前外侧（箭头所示）和后内侧（空心箭头所示）乳头肌。（c）冠状位 PET/CT 扫描显示前外侧乳头肌的孤立摄取。（d）冠状位 PET/CT 扫描显示后内侧乳头肌的孤立摄取。（e）轴位 CT 扫描显示前外侧乳头肌（箭头所示）。（f）轴位 PET/CT 扫描显示前外侧乳头肌的孤立摄取

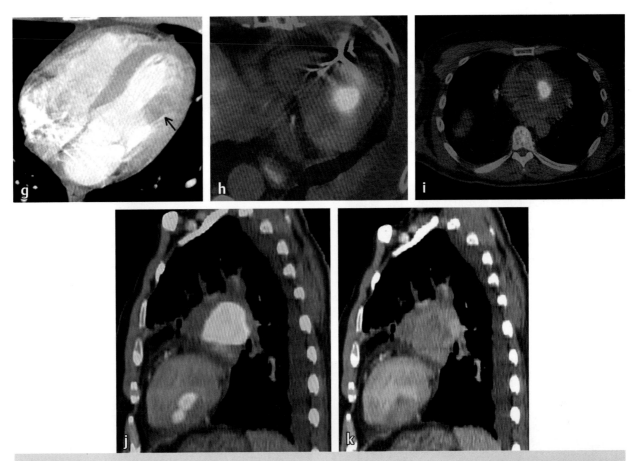

图7.4（续） （g）轴位 CT 扫描显示后内侧乳头肌（箭头所示）。（h）轴位 PET/CT 显示后内侧乳头肌的孤立摄取。（i）左心室转移的局灶性摄取。注意，此处不代表乳头肌，因为它位于纵隔，这里没有室间隔乳头肌。（j）肺癌患者的矢状位 PET/CT 扫描显示左肺门旁肿块和心脏转移瘤摄取。虽然这是在乳头肌区域，但是摄取的"双分叶"模式与乳头肌摄取不一致。（k）矢状位 CT 显示与 FDG 摄取相对应的心室内肿块［经 Lin 许可转载，图像（j）和（k）由 Walnut Creek，CA. 的 Evan Sirc 博士提供］

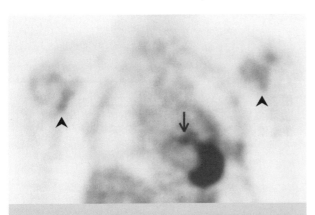

图7.5 类似淋巴结的局灶性左心房摄取和肩关节摄取。冠状位 PET 扫描显示左心房局灶性摄取增加（箭头所示）。这很像轴位片上异常的气管隆突下淋巴结的摄取。在冠状位图像上，可以看到摄取与左心房相邻。应注意肩关节摄取增加（无尾箭所示）。这虽然像淋巴结病，但可通过其线性外观和肱骨头部内侧的位置来鉴别

或肿瘤。咽隐窝的摄取可以是对称或不对称的。

a）非对称性摄取。咽隐窝摄取不对称（图 7.11），颈淋巴结摄取也不对称，CT 显示咽隐窝壁增厚，可能提示为鼻咽癌[24]。

- 然而，在鼻咽癌发病率较低的患者群体中，咽隐窝的不对称性摄取往往是炎症。

b）SUV 临界值 < 3.9，咽隐窝与腭扁桃体的摄取率 < 1.5 有助于区分咽隐窝摄取的良、恶性[24]。

c）鼻咽在中线顶部的摄取可能是继发于腺样体组织或鼻咽癌的摄取。在一项研究中[25]，SUV 值 < 4.61，中线顶部的扁桃体与腭扁桃体之比 < 1.14 有助于鉴别诊断肿瘤和非肿瘤的摄取，尽管仍有重叠。

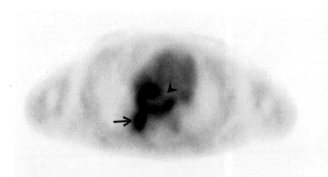

图7.6 弥漫性左心房摄取类似坏死淋巴结。肺癌患者轴位 PET 扫描（箭头所示）显示纵隔有一个圆形的摄取区，提示有坏死的纵隔淋巴结。这种形式的左心房的摄取，可以考虑为瓣膜平面区域（无尾箭所示）的摄取缺乏

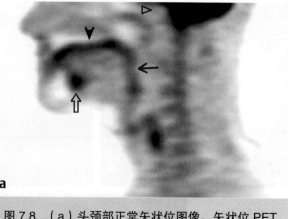

a

图7.8 （a）头颈部正常矢状位图像。矢状位 PET 扫描显示扁桃体（实心箭头）、软腭（无尾箭头）、舌骨肌和舌下腺（空心箭头）呈典型的倒"U"形摄取模式。同时可见鼻咽部的摄取（空心无尾箭）

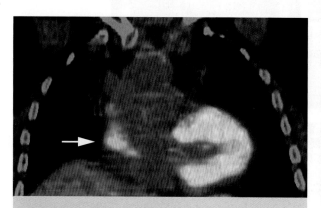

图7.7 右心房摄取。冠状位 PET/CT 扫描显示右心房摄取（箭头所示）

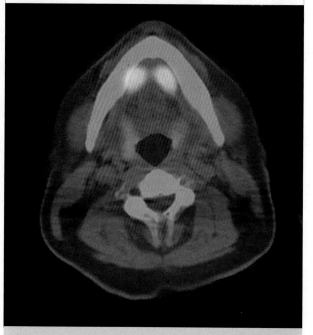

图7.9 舌下腺的摄取。轴位 PET/CT 扫描显示舌下腺呈倒"V"形摄取。舌骨肌的摄取与其外观相似，但略低，呈线性

为了提高 PET 的准确度，还需要进一步的研究。例如，相关增加的 FDG 摄取中，发生在咽淋巴环（Waldeyer 环）和唾液腺的属于良性病变。咽侧区的对称性摄取与良性病变有关。

7. 舌。偶尔可以看到舌的摄取，尤其患者在注射 FDG 后说话。在儿童中，腺样体组织通常可见于舌根部。

8. **喉部摄取**。喉部肌肉的摄取是一种正常的变化，尤其患者在 FDG 给药后短时间内说话时会非常的明显。在声带和环杓肌中都有摄取，具有马蹄形外观，也可以表现为后方环杓肌

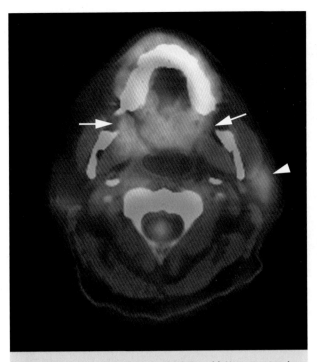

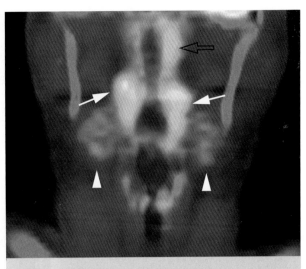

图 7.10 软腭、腮腺及脊髓摄取。轴位 PET/CT 扫描显示软腭正常摄取（箭头所示），这在轴位像上非常明显。左腮腺（无尾箭头所示）正常摄取。患者在这一横断面上有更多的左腮腺组织，因此比右腮腺摄取更明显。脊髓摄取也正常

图 7.11 扁桃体、颌下腺摄取与鼻咽癌的相关性。冠状位 PET/CT 扫描显示典型的扁桃体纵行摄取带（箭头所示）。可见轻度的颌下腺摄取（无尾箭所示）。扁桃体的摄取通常高于唾液腺的摄取量。左鼻咽（空心箭头所示）继发于鼻咽癌的不对称性摄取。然而。在非鼻咽癌高发人群中，不对称性摄取通常是炎症。如果摄取是对称的，它可能是正常的改变或继发于炎症

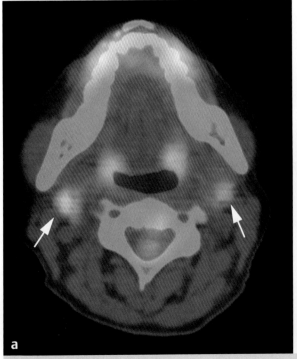

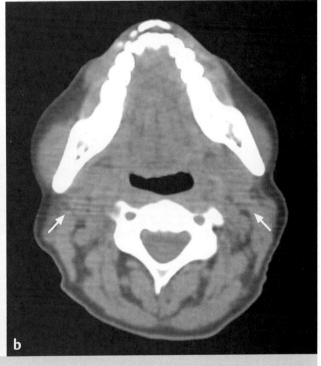

图 7.12 淋巴结或颌下腺摄取？（a）轴位 PET/CT 显示双侧颌下腺的摄取（箭头所示）。很难确定这种摄取是在淋巴结还是在颌下腺，特别是在双侧摄取的情况下。如摄取相对较晚，表明它不在颌下腺。（b）相应的轴位 CT 显示与 FDG 的摄取相对应的双侧淋巴结（箭头所示），较低密度的颌下腺位于淋巴结前

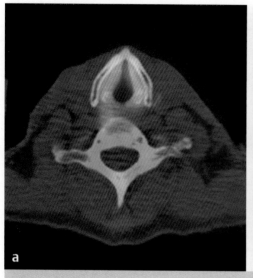 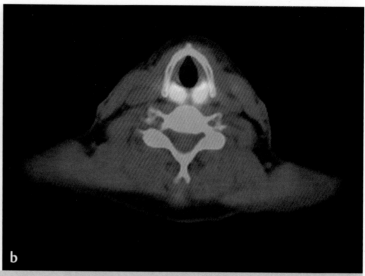

图 7.13　喉部摄取。（a）轴位 PET/CT 扫描显示喉部声带和环杓肌的摄取继发于喉的摄取呈倒 "V" 形。（b）轴位 PET/CT 扫描显示后方的两个灶状摄取。注意这位患者没有前索的摄取，是正常的改变。如果前索摄取大于后索摄取，其病理情况会更令人担忧

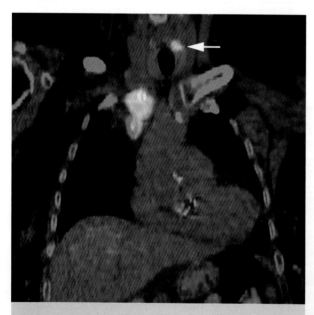

图 7.14　冠状位 PET/CT 显示左声带（箭头所示）单侧摄取，继发于右肺尖处肺癌导致的右声带麻痹

上两个灶状摄取（图 7.13）。这种正常的摄取一般在后方。

a）作为异常的标准，最好是不对称性摄取，而不是喉部的完全摄取。

b）然而，由于术后改变或声带麻痹，喉的摄取可能是不对称的（图 7.14）。

c）前方摄取比后方摄取更为重要。

d）注射特氟隆或羟基磷灰石钙微球可导致 FDG 的摄取增加[26]。

9. **肌肉的摄取**。肌肉摄取很常见，尤其是胸锁乳突肌。颈长肌偶见摄取，不对称性摄取需要与肿瘤相鉴别（图 7.15）[27]。然而，在将摄取归因于非对称颈长肌活性之前，应排除咽后腺病（图 7.16），因为它们在轴位图像上具有相似的外观。

7.6　甲状腺

1. **弥漫性摄取**。轻度弥漫性甲状腺摄取可能是正常改变。在 Graves 病和慢性甲状腺炎中可以看到更明显的弥漫性摄取（图 7.17）[28,29]。其中，弥漫性甲状腺的摄取通常与慢性淋巴细胞性（桥本氏）甲状腺炎有关，不受甲状腺激素治疗的影响。SUV 与甲状腺功能减退的程度无关[30]。约 30% 的 Graves 病患者甲状腺摄取量会增加[31]。然而，Graves 病通常表现为甲状腺摄取减少、骨骼肌和胸腺摄取增加。

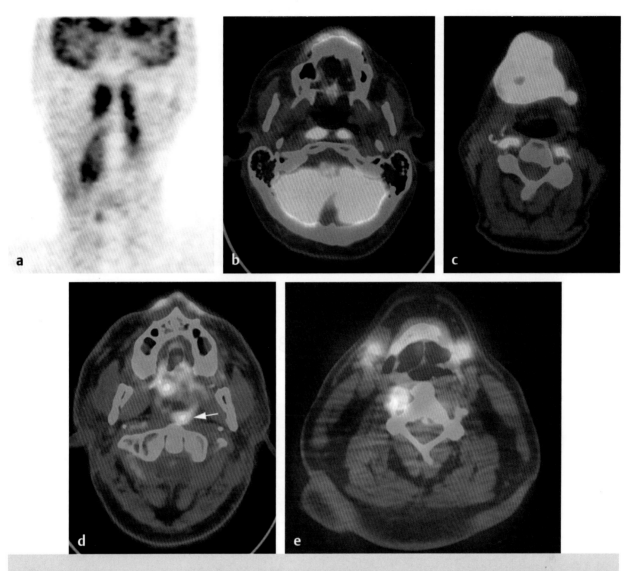

图 7.15　非对称颈长肌摄取。（a）冠状位 PET 扫描显示双侧颈长肌摄取。颈长肌位于脊柱前方，起源于 T1 ~ T3 的椎体前方和 C3 ~ C7 横突的前结节。它们终止于 C1 和 C2 ~ C4 椎体的前弓上。轴位 PET/CT 图像显示颈长肌的摄取上面观（b）和下面观（c）。有时可以看到不对称性摄取，需要与疾病相鉴别。轴位 PET/CT 图像显示颈长肌的摄取不对称（箭头所示）上面观（d）和下面观（e）（经 Lin 许可转载）[27]

a）SUV。正常甲状腺的 SUV_{mean} 为 1.25 ± 0.24（年龄 56 岁以上）[32]，SUV_{max} 为 1.5 ± 0.2 [30,33]。

b）Graves 病。该病甲状腺的摄取增加相对罕见；实际上，骨骼肌和胸腺摄取增加更常见[34]。

2. **局灶性摄取**。局灶性摄取是非特异性的，在良、恶性结节中均可见到（见第 15 章）。

3. **疑似甲状腺结节**。在 PET 上诊断甲状腺周围结节之前，必须对应解剖影像。

a）淋巴结。邻近甲状腺的内侧淋巴结与甲状腺结节相似（见图 15.3）。

b）甲状旁腺异常。甲状旁腺腺瘤和增生都能引起局灶性摄取增加，类似于甲状腺结节。在 FDG PET 上看不到正常的甲状旁腺。

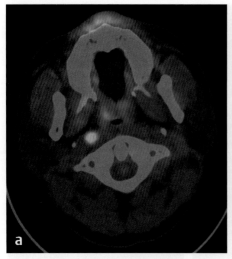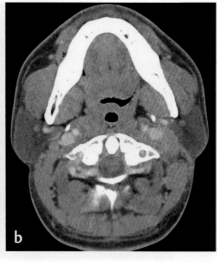

图 7.16 咽后淋巴结与颈长肌摄取的比较。（a）轴位 PET/CT 显示右颈长肌区域局灶性摄取，这与正常改变的非对称性颈长肌摄取相似，但与增强 CT（b）比较，表明该区域的软组织不对称。摄取位于咽后淋巴结

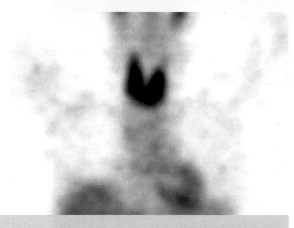

图 7.17 甲状腺炎。弥漫性甲状腺的摄取增加继发于甲状腺炎。较低程度的弥漫性摄取可能是正常的改变

7.7 腋窝

1. **盂肱关节**。盂肱关节摄取在轴位和冠状位图像上与腋窝腺病类似（图 7.18）。可以通过它的线性外观和紧靠肱骨头内侧的位置来区分。这种摄取方式可能并不总是正常的，因为它通常与关节痛有关。

2. **剂量外渗**。由于引流淋巴结处的胞吞和吞噬作用，注射部位的外渗可导致同侧腋窝淋巴结的摄取（图 7.19）。

7.8 乳腺

1. **绝经前**。在绝经前妇女的乳腺组织中可见弥漫性低摄取（图 7.20）。致密型乳腺中的 SUV 比非致密型乳腺中的 SUV 高，致密型乳腺中的 SUV 摄取量一般很低（SUV 约为 1）[35]。

2. **绝经后**。绝经后接受激素替代治疗的妇女也可能有腺体的摄取。未接受激素治疗的绝经后妇女的乳腺摄取量低于肝脏[36]。

3. **泌乳期**。泌乳期有明显的弥漫性摄取。

4. **乳头**。乳头摄取常见。

5. **乳腺植入物**。在乳腺植入物周围可看到轻微的摄取增加。

6. **局灶性摄取**。局灶性摄取也可见于很多良性病变，但一般主要见于恶性肿瘤（见第 17 章）。

7.9 胸腺

1. **儿童**。儿童胸腺的摄取是正常改变。

2. **成人**。成人的胸腺摄取（图 7.20，图 7.21）在胸腺增生或青春期后仍有大量正常胸腺组织的情况下可观察到。胸腺以其特有的倒 "V" 形可与前纵隔腺病区别开来。此外，放射性分布稀疏的裂隙可见于胸腺组织。

a）年龄。虽然胸腺摄取通常见于年轻人，但

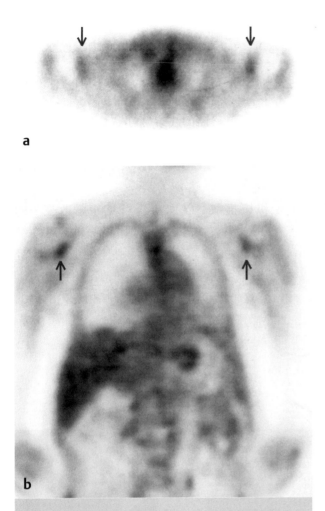

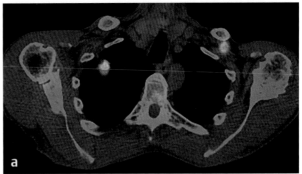

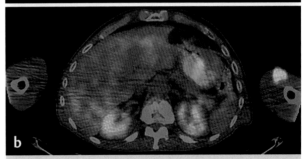

图 7.19 注射外渗继发的淋巴结摄取。（a）患者的轴位 PET/CT 显示右肺恶性结节 FDG 的摄取增加，左腋窝结节摄取。这种摄取是继发于左侧注射外渗（b）

图 7.18 与腋窝淋巴结摄取相似的肩关节摄取。（a）上胸部的轴位 PET 扫描显示双侧肩关节摄取（箭头所示）。（b）同一患者的冠状位 PET 扫描显示双侧肩关节摄取（箭头所示）。而这种摄取可能与腋窝淋巴结摄取相混淆，可通过其线性外观和位于肱骨头内侧的位置来区分

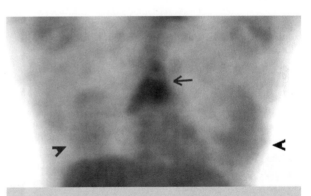

图 7.20 胸腺增生和正常乳腺的摄取。冠状位 FDG 扫描显示一名 35 岁女性胸腺增生患者的摄取情况。这不应与纵隔淋巴结病相混淆，因其具有倒 "V" 形和胸腺特有的横行放射性分布稀疏的裂隙（箭头所示）。有时可以在垂直方向上看到此裂隙。绝经前乳腺组织的正常摄取（无尾箭头所示）

在 54 岁以上的患者中，已证实也存在胸腺摄取[37]。

b）临床病情。胸腺摄取偶尔在化疗后不久即可出现，在甲状腺癌的放射性碘治疗后很常见。

c）恶性肿瘤。如果摄取集中或强烈（大于小脑或膀胱或高 SUV），或胸腺形状扭曲，应考虑恶性肿瘤的可能性。

d）SUV[38]

• 胸腺增生的 SUV 平均为 1.9[39]，然而，据

报道胸腺增生的 SUV 值可高达 3.8。

• 胸腺瘤通常比胸腺增生具有更高的 SUV[39]。然而，胸腺增生的 SUV 可能与胸

腺瘤的 SUV 有重叠。

- 侵袭性胸腺瘤的 SUV 并不高于非侵袭性胸腺瘤。
- 胸腺癌通常比胸腺瘤具有更高的 SUV。

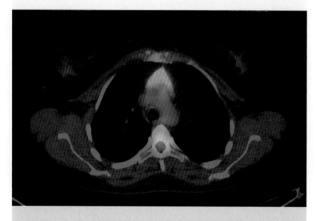

图 7.21 胸腺摄取。轴位 PET/CT 扫描显示胸腺摄取

- 鉴别胸腺癌和胸腺瘤的 SUV 临界值是可变的，范围为 5 ～ 10 [40]。
- 胸腺癌的摄取往往是均匀的，而胸腺瘤的摄取往往是不均匀的 [40]。

  e）Graves 病。胸腺摄取增加在 Graves 病中很常见。诊断的线索是骨骼肌和甲状腺摄取增加与胸腺摄取有关 [34]。

  f）密度。腺体密度与 FDG 的摄取程度呈正相关 [41]。

3. **上纵隔摄取**。胸腺上缘可见正常改变（图 7.22）[42]。左头臂静脉前内侧有一个软组织结节，FDG 的摄取增加，特别是在儿童和年轻人化疗后的胸腺增生，这种情况更为常见。虽然这个结节可能没有与胸腺相连，但它的 SUV 与胸腺摄取类似。

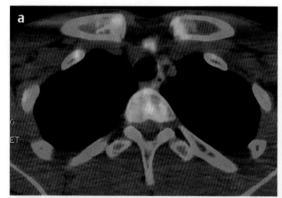
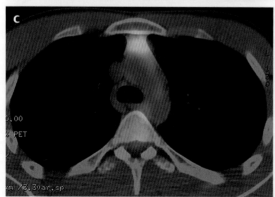
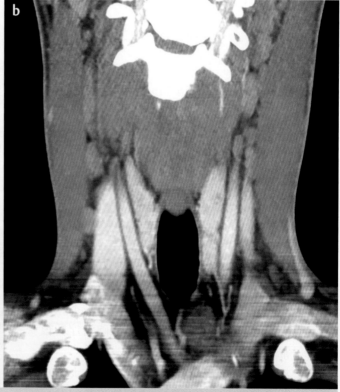

图 7.22 胸腺的上缘。（a）轴位 PET/CT 显示上纵隔内 FDG 摄取，与淋巴结摄取相似。（b）冠状位增强 CT 显示对应区域左头臂静脉前内侧软组织影，这是胸腺组织颈部延伸的典型位置。（c）较低位置的轴位 PET/CT 显示胸腺 FDG 的摄取。尽管与胸腺组织上部可能不相连，但摄取程度相同

7.10 肺部

1. **摄取活性的正常梯度**。肺通常在衰减校正（AC）图像上的摄取活性很少或没有。肺活性从前到后、从上到下增加，尤其是肺未完全充气时。在非衰减校正图像上更为明显。

2. 广泛的感染 / 炎症过程可导致弥漫性或局灶性的摄取增加。一些不常见的摄取原因有以下几个方面。

    a）弥漫性摄取。见于癌症患者的药物毒性（图7.23）、放射性肺炎、急性呼吸窘迫综合征[43]。

    • 肿瘤的弥漫性摄取见于淋巴管癌（图7.24）[44]。

    b）结节性摄取[45,46,47]。见于闭塞性支气管肺炎、肺梗死、淀粉样变。

3. **无 CT 相关性的局灶性摄取**。在 CT 上，肺部局灶性 FDG 摄取几乎总是有相关的发现。如有大量运动伪影，较小的肺部结节可能无法识别。在没有运动伪影的情况下 CT 上无结节，那么局灶性 FDG 摄取可能代表在 FDG 给药期间注射形成的浓聚（图 7.25）。

4. **放射性肺炎**。如果发生放射性肺炎，在影像学改变出现之前，肺部也会出现非常强烈的摄取。如果摄取有线性边缘，在相应的临床情况下应加以考虑（图 7.26）。然而，肺是对辐射反应相对较慢的组织，辐射诱导的 FDG 摄取的升高通常要到放射治疗完成后几个月才会发生[48]。照射后，对侧屏蔽的未受照射的肺摄取 (通常是胸膜) 也很常见[49]。

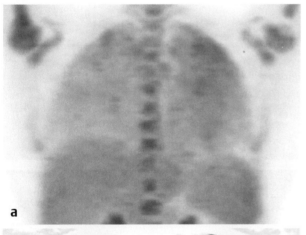

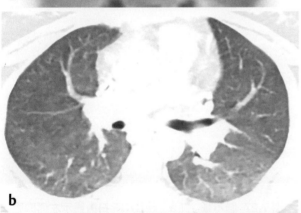

图 7.23 博来霉素肺毒性。（a）霍奇金病患者的最大密度投影（MIP）PET 表现为继发于博来霉素毒性的双肺弥漫性摄取。（b）相应的轴位 CT 显示弥漫的磨玻璃样影

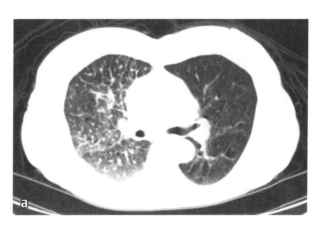

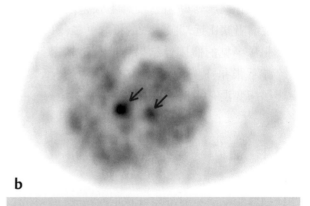

图 7.24 淋巴管扩散。（a）轴位 CT 扫描显示右肺间质增厚，怀疑淋巴管扩散。（b）相应的轴位 PET 扫描显示淋巴管扩散继发的弥漫性右肺摄取。此外，灶状摄取（箭头所示）代表右肺门和隆突下淋巴结转移

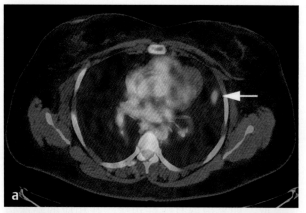

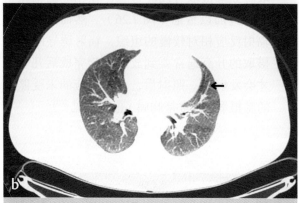

图 7.25 注射浓聚。（a）轴位 PET/CT 扫描显示舌段有局灶性摄取（箭头所示）。（b）相应的轴位 CT 扫描未显示该区域有结节；然而，该摄取似乎位于血管内（箭头所示）。这种摄取可能继发于注射 FDG 的浓聚

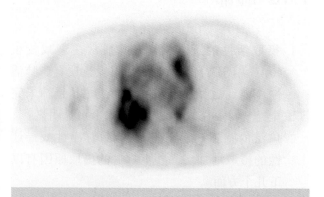

图 7.26 放射性肺炎。轴位 PET 扫描显示纵隔周围的摄取增加，与放射区域相对应，具有线性边缘。这是放射性肺炎的典型表现

5. **肺不张**。肺不张时摄取活性增加（图 7.27）。肺不张密度与 FDG 活性呈正相关[50]。然而，PET 有助于诊断阻塞性肺不张，因为中央型肿瘤阻塞比远端肺不张的摄取更多（图 7.28）。

6. 非常罕见的假阳性结果可能是错构瘤、圆形肺不张和胸膜纤维化。在大多数情况下，这些病变没有明显的摄取[51]。

7.11 肺门

1. 轻度双侧肺门淋巴结摄取非常常见（图 7.29）。这种表现与恶性肿瘤无关。

2. 中央型肺栓塞的摄取与肺门腺病相似。

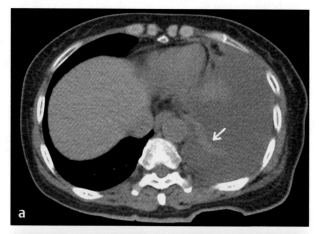

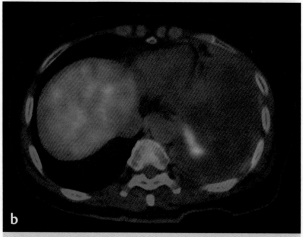

图 7.27 肺不张。（a）轴位 CT 扫描显示左侧胸腔大量积液中有一条状肺不张（箭头所示）。（b）相应的 PET/CT 扫描显示肺不张的灶状摄取。这在肺不张严重时很常见

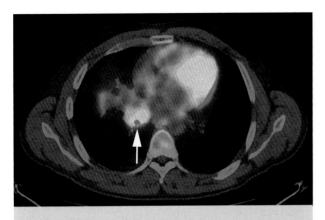

图 7.28　继发于肿瘤阻塞的肺不张。轴位 PET/CT 扫描显示继发于右肺门肿块的肺不张（箭头所示）。鉴别肺不张区域内的阻塞性肿块是 PET/CT 的一个特殊优势，因为通过 CT 无法分辨肿块与肺不张

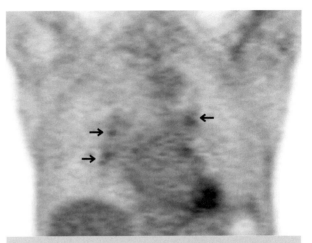

图 7.29　双侧肺门摄取。冠状位 PET 扫描显示双侧肺门轻度摄取（箭头所示）。这是 PET 上常见的表现，可能与肉芽肿性疾病或吸烟有关。这种摄取的程度和模式几乎不会见于恶性肿瘤

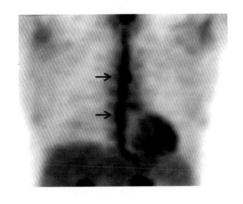
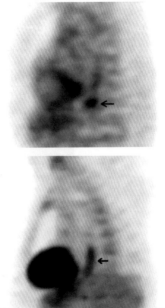
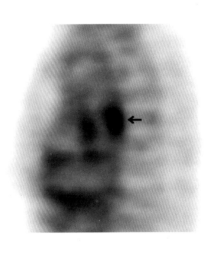

图 7.30　正常和异常食管摄取模式。（a）正常食管。矢状位 PET/CT 扫描显示的食管摄取（箭头所示）是该患者的正常改变，尽管食管炎也可能导致这种现象。（b）胃食管交界处正常摄取。矢状位 PET/CT 扫描显示胃食管交界处小灶性的正常摄取（箭头所示）。（c）食管癌。矢状位 PET 扫描显示食管远端摄取增加（箭头所示）是继发于食管癌。范围更广，比食管的正常摄取更明显（在 b 图中）。（d）食管癌。矢状位 PET/CT 扫描显示食管中远段的病灶摄取继发于食管癌。食管局灶性摄取如不发生在胃食管交界处，几乎都是不正常的（由 Baltimore，MD 的 Wengen Chen 博士提供）

7.12　食管

1. 食管摄取模式（图 7.30）

　　a）轻度弥漫性食管摄取通常是正常的改变。

　　b）继发于食管炎可见强烈的弥漫性摄取。胸部放射治疗可在放射部位造成有限区域的弥漫性食管摄取增加。

　　c）胃食管交界处的小灶性摄取通常被视为正

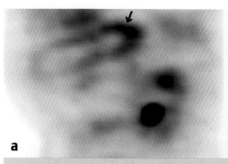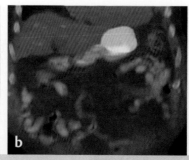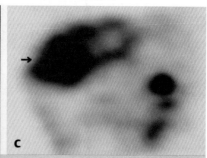

图7.31 正常和异常的胃摄取。(a)矢状位PET扫描显示正常胃摄取,近端(箭头所示)强于远端,无局灶性摄取。(b)冠状位PET/CT扫描显示继发于胃癌的胃底灶状摄取。尽管这是近端,但它是异常的,因为是局灶性的,强度比远端的胃大得多。(c)胃癌患者的矢状位PET扫描显示远端胃的局灶性摄取增加(箭头所示),大于近端胃的正常摄取。远端摄取异常因为摄取范围局限,也强于近端摄取

常改变。然而,胃食管交界处更大程度的摄取可能需要内镜检查进一步评估。在两项研究中,SUV 临界值3.5 或 4,可将胃食管交界处的病理性和非病理性FDG 的摄取区分开来[52]。不在胃食管交界处的局灶性食管摄取可怀疑为肿瘤。

2. 食管摄取可见于食管痉挛、反流和 Barrett 食管。

3. **棕色脂肪**。奇静脉食管隐窝棕色脂肪的摄取类似于食管局灶性摄取[53]。

7.13 胃

1. **正常摄取模式**

    a) 中度弥漫性胃摄取是正常的改变。

    b) 生理性胃摄取在近端较明显(图 7.31)。

2. **异常摄取**。以下摄取模式是异常的,应怀疑有炎症或肿瘤(图 7.31,图 7.32)。

    a) 局灶性摄取［良性溃疡(图 7.32)和恶性肿瘤可引起局灶性摄取］[54]。

    b) 弥漫性浓聚。

    c) 如果远端摄取比近端摄取更明显,则应怀疑是恶性肿瘤[55]。

3. **食管裂孔疝**。食管裂孔疝可在胃食管交界处有较大范围的摄取,类似于食管远端肿瘤或淋巴结。

4. SUV[56]

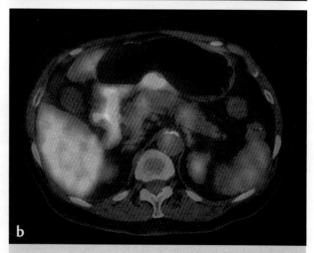

图7.32 胃溃疡。(a)轴位 CT 扫描显示胃溃疡(箭头所示)。(b)相应的轴位 PET/CT 扫描显示溃疡的摄取强烈。PET 不能区分良性和恶性溃疡。此图溃疡是良性的(经 Lin 许可转载)[54]

a）无反流性疾病。在两项研究中，SUV 临界值为 3.5 或 4，可鉴别出胃食管交界处的病理性与非病理性 FDG 摄取[52]。

b）反流性疾病。反流性疾病患者在胃食管交界处的 SUV 值可能略高于 4。然而，反流不会导致 SUV 值远大于 4，而且反流和摄取量非常高的患者仍须进行进一步的检查。

7.14 小肠和大肠

1. 肠道摄取是正常改变；肠道摄取的因素包括肠壁平滑肌运动、淋巴组织、黏膜活性和管腔中脱落的细胞。便秘与肠道摄取增加有关[57]。药物治疗，尤其是二甲双胍等，可以导致肠道摄取增加。此外，肠道蠕动伪影或高密度对比剂的伪影衰减校正会使肠道摄影增加。

2. **小肠摄取**。小肠摄取通常小于大肠摄取。

3. **大肠摄取**。大肠摄取在右结肠最为突出，尤其是盲肠（图 7.33）、直肠和乙状结肠。然而，这种模式是不可预测的，有时整个结肠可见摄取。儿童大肠摄取量通常很少。

   a）结节型摄取更常见于升结肠，为正常改变[58]。

   b）节段型摄取最常见于直肠和乙状结肠（图 7.35）[58]。

4. **口服对比剂**。口服对比剂可引起结肠局灶性或弥漫性 FDG 摄取的增加。这不仅是因为 CT 口服对比剂密度高（见第 9 章），也是生理反应加速的结果[58]。

5. **局灶性和节段性摄取**。局灶性或节段性摄取增加，通常是病理性的。结肠节段性摄取提示有炎症；局灶性结肠摄取可能继发于息肉（图 25.1）或结肠癌（图 25.2）（第 25 章）。

   a）然而，升结肠的局灶性摄取通常是正常改变。其中盲肠局灶性摄取（图 7.34）通常是正常的。便秘患者可以看到降结肠的局灶性摄取。直肠乙状结肠的节段性摄取通常是正常改变（图 7.35）[58]。

   b）如果对结肠局灶性摄取或节段性区域是否

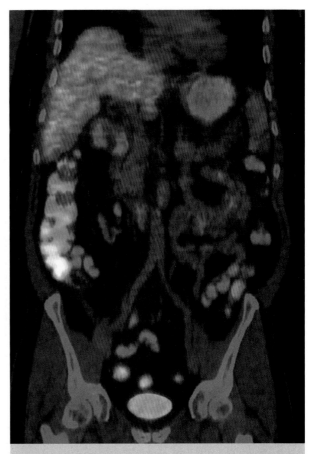

图 7.33 盲肠摄取。冠状位 PET/CT 扫描显示盲肠局灶性摄取是该患者的正常改变。但在盲肠和升结肠处的局灶性摄取应引起高度警惕

异常有疑问，应在同一位置进行相应的 CT 扫描（如有），观察是否有相关异常。如果确定了"蠕动段征"（摄取区域之前或之后的任何因空气扩张的短段），更可能为良性[59]。FDG 的摄取增加与 CT 异常相吻合，高度提示有癌症或癌前病变[60]。

   c）在约 70% 的病例中，PET/CT 上发现的肠道局灶性摄取与胃肠道病变有关[61,62]。如仅使用 PET，则假阳性结果的发生率较高。

   d）SUV。虽然 SUV 阳性结果往往高于假阳性结果，但 SUV 不能用于区分生理性和病理性胃肠道摄取[61,62]。

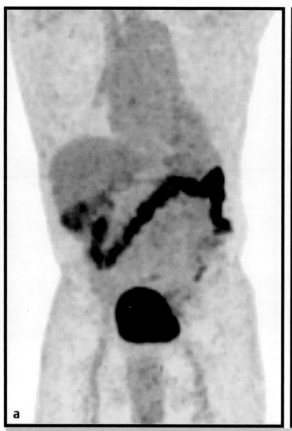
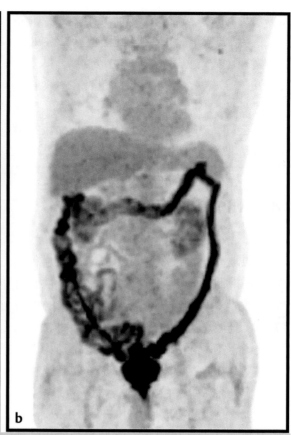

图 7.34　结肠生理性摄取。两个不同患者的冠状位 PET 图像显示横结肠（a）和整个结肠（b）的 FDG 摄取（图片由 Philadelphia，PA 的 Gang Chen 博士提供）

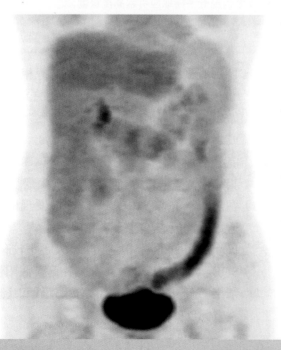

图 7.35　节段性摄取。冠状位 PET 扫描显示节段性降结肠和乙状结肠的摄取。这个部位出现这种模式，通常是一种正常改变

7.15　肝脏

1. SUV。正常肝脏 SUV_{mean} 为 2.18 ± 0.44（年龄 56 岁以上）[32]，SUV_{max} 为 3.2 ± 0.8 [33]。

2. **噪声伪影**。在衰减校正图像上，肝脏可能会因图像噪声而出现明显的不均匀摄取（比任何其他内脏器官都多）。因此，与 AC 图像相关的噪声与肝脏病变类似或可能掩盖肝脏病变（图 11.5）。

3. **胰岛素**。胰岛素给药增加肝脏的 FDG 摄取[63]。

4. 胆汁淤积和胆道炎性摄取（图 7.36）可导致肝脏病变的假阳性。

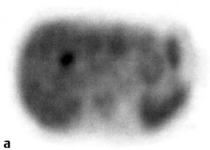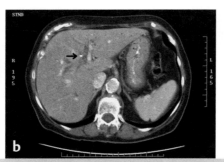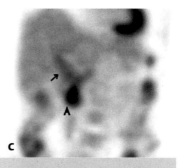

图 7.36 支架置入后胆道的摄取。（a）胰腺癌患者的轴位 PET 扫描显示局灶性肝脏的摄取疑似转移。（b）CT 扫描显示，该摄取与胆道支架(箭头所示)相对应。(c)冠状位 PET 扫描显示整个胆道摄取增加(箭头所示)。胰头癌（无尾箭所示）也有摄取（引自：Lin EC，Studley M. Billiary tract FDG uptake secondary to stent placement. Clin Nucl Med. 2003; 28:318–319）

7.16 胆囊 / 胆道树

1. 正常胆囊壁或管腔没有摄取。
2. **胆囊壁摄取**。在急性或慢性胆囊炎等炎性疾病中可见胆囊壁摄取（图 8.8）。
3. **局灶性摄取**。良性息肉、腺瘤[64]和胆囊癌可见胆囊局灶性摄取。在大小介于 1 ~ 2cm 之间的息肉中，FDG 摄取是一个很强的恶性危险因素，可用于确定手术干预的必要性[65]。
4. 在近期支架置入后可以看到胆道的摄取（图 7.36）。

7.17 脾脏

1. SUV。正常的 SUV_{mean} 为 1.81 ± 0.32（年龄 56 岁以上）[32]，SUV_{max} 为 2.4 ± 0.6[33]。
2. 摄取量通常等于或小于肝脏的摄取量，并且不会随年龄增长而变化。脾脏的 FDG 摄取量大于肝脏通常是不正常的。
3. 脾脏 FDG 摄取的弥漫性增加与恶性肿瘤相关，尤其是淋巴瘤，但更常见于良性疾病，如广泛的感染和炎症过程[66]、充血性脾肿大和贫血[67]。粒细胞集落刺激因子 (G-CSF) 和干扰素辅助治疗[68]是弥漫性摄取增加的另一原因。
4. G-CSF。53% 的患者在接受 G-CSF 治疗期间或之后立即出现脾脏的摄取（图 7.37）[69]。

摄取增加的程度不如在骨髓中的强烈。像骨髓摄取一样，脾脏摄取在 G-CSF 治疗停止后下降，通常至少持续 10 天。

7.18 胰腺

1. SUV。胰腺的摄取量最小，低于肝脏和脾脏。正常情况下，摄取很难显示。正常的 SUV_{mean} 为 1.28 ± 0.36（年龄 56 岁以上）[32]，SUV_{max} 为 2.0 ± 0.5[33]。
2. **弥漫性摄取**。急、慢性胰腺炎中可见弥漫性摄取（见图 22.1）。
3. **局灶性摄取**。局灶性摄取见于良、恶性病变（见第 22 章）。

7.19 肾上腺

1. 在常规 PET 扫描中，通常看不到肾上腺。但在 PET/CT 检查中可观察到肾上腺少量摄取。
2. **局灶性摄取**。局灶性肾上腺的摄取是异常的。除了转移性疾病，其他引起局灶性肾上腺摄取的原因包括以下几方面。
   a）良性和恶性肾上腺嗜铬细胞瘤（更可能是恶性）[70]。
   b）巨大肾上腺髓质瘤[70,71]（多数髓质瘤没有摄取）。

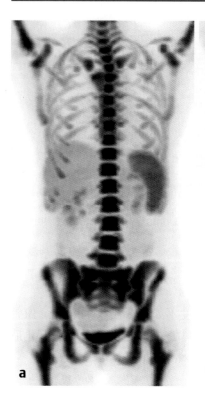
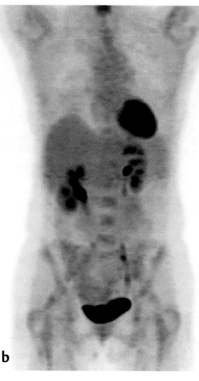

图 7.37 G-CSF 的作用。（a）采用 G-CSF 治疗弥漫大 B 细胞淋巴瘤患者的 PET 最大密度投影（MIP）显示弥漫性骨髓摄取增加，而脾脏摄取增加的比较少。（b）约 2 个月后进行 MIP PET 随访检查显示骨髓和脾脏摄取的变化

c）肾上腺癌。

d）肾上腺出血和肾上腺组织胞浆菌病。

3. **双侧摄取**。虽然双侧肾上腺的摄取应怀疑为转移引起，但这也可能是继发于肾上腺增生（图 7.38）。

7.20 泌尿生殖道

1. 与葡萄糖不同，肾脏会排出任何滤过的氟代脱氧葡萄糖。肾集合系统和膀胱内通常都有大量的摄取，输尿管内也有不同的摄取。

2. **肾脏的假阳性**

a）肾集合系统聚集的摄取与肾脏的病变相类似（见图 24.3）。

b）据报道，虽然嗜酸细胞瘤和血管平滑肌脂肪瘤为良性，但其摄取量仍增加（见第 24 章）。

3. **输尿管的假阳性**

a）输尿管的局灶性摄取与腹膜后淋巴结的摄取相类似（图 7.39，图 7.40）。这在 PET/

CT 上很容易区分，但在 PET 上则很难区分。三个成像平面之间的相关性往往能将其定位到输尿管。

b）输尿管局灶性摄取通常是线性的。此外，输尿管局灶性摄取最常见的部位是输尿管跨过髂血管的骨盆上部。这些有助于确定摄取增强的聚集点是否来源于输尿管（图 7.39，图 7.40）。

7.21 子宫

1. PET 通常观察不到子宫。

2. **子宫平滑肌瘤**。子宫平滑肌瘤是子宫局灶性摄取的常见原因。通常很难单独通过 PET 识别平滑肌瘤，因为它与其他骨盆肿块相类似。女性膀胱上方有大量摄取病灶，很可能是子宫平滑肌瘤（图 7.41，图 7.42）。通过 PET 不能区分平滑肌肉瘤与平滑肌瘤。

a）多数子宫平滑肌瘤显示 FDG 的摄取量很小，小于或等于肝脏，但在少数子宫平滑

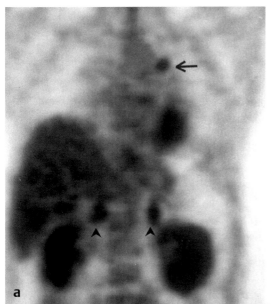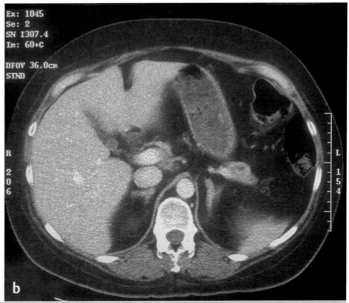

图 7.38 肾上腺增生。（a）冠状位 PET 扫描显示纵隔的摄取（箭头所示）和两侧肾上腺的摄取（无尾箭所示）。原发性肺癌合并双侧肾上腺转移是首要考虑因素，但肾上腺摄取是对称的，不常见于转移。（b）CT 扫描显示双侧肾上腺增生，患者有 Cushing 综合征和继发于纵隔副神经节瘤的肾上腺增生 [引自：Lin Ec, Helgans R. Adrenal hyperplasia in Cushing's syndrome demonstrated by FDG positron emission tomographic imaging. Clin Nucl Med. 2002; 27(7):516–517]

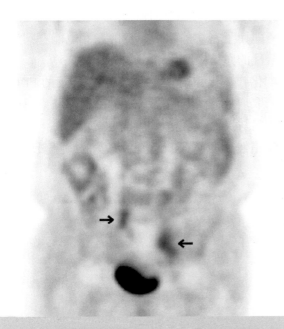

图 7.39 输尿管摄取或淋巴结？淋巴瘤患者冠状位 PET 扫描显示输尿管中有两个摄取病灶（箭头所示）。除非这些病灶与输尿管有明确的联系，否则在没有与 CT 成像相关联的情况下，就不能与淋巴结的摄取相鉴别。然而，右侧摄取的线性特征表明它是输尿管，左侧更多的摄取是淋巴结摄取。此外，骨盆上部右侧摄取的位置（输尿管穿过髂骨的位置）也表明是输尿管摄取。在此病例中，右侧的摄取是输尿管，左侧的摄取是淋巴结

肌瘤中发现 FDG 的摄取量较大，且在绝经前妇女中更常见。在一项研究中发现[72]，绝经前和绝经后妇女中分别有 10.4% 和 1.2% 的子宫平滑肌瘤出现 FDG 摄取。

b）尚不明确子宫平滑肌瘤对 FDG 的摄取是否取决于月经周期。一份报告称[73]，摄取强度与月经周期之间没有相关性。但另一份报告[72]系列研究表明，FDG 摄取的变化有时与月经周期有关。

c）一系列研究表明，子宫平滑肌瘤中的 FDG 摄取不等，新近研究表明 FDG 的摄取不一定意味着恶性转化[72]。

d）MRI 中的子宫平滑肌瘤 T2 信号强度高，表明细胞丰富，更有可能摄取 FDG[72]。子宫平滑肌瘤对 FDG 的摄取也与血管和肿瘤大小有关[73]。

e）子宫平滑肌肉瘤通常有中度至高度的 FDG 摄取。虽然子宫平滑肌肉瘤通常比子宫平滑肌瘤摄取更多[74]，但部分重叠，PET 不能根据 FDG 的摄取程度准确区分子宫平滑肌肉瘤和子宫平滑肌瘤。

3. **子宫内膜摄取**。子宫内膜的摄取（图7.43）通常是绝经前妇女的正常改变，最常见于月经期间[51]。

   a）最常见于月经期，其次是排卵期。

   b）绝经后妇女的子宫内膜摄取非常轻微。在一份报告中[75]，平均SUV_{max}为1.7。激素治疗不影响子宫内膜摄取。绝经后妇女子宫内膜的FDG摄取显著增加具有典型的临床意义，可进行进一步评估。

   c）宫内节育器也会引起子宫内膜的摄取。

   d）在月经周期前一周或后几天进行PET扫描，可最大限度地减少子宫内膜和卵巢的生理性摄取[52]。

4. **产后**。产后子宫表现出强烈的弥漫性摄取（图7.44）[53]。

7.22 卵巢

1. 通常情况下，卵巢在PET上是看不到的。

2. 卵巢的摄取在恶性肿瘤和各种良性疾病中都可以看到（见第23章）（图7.42）。最常见的原因是月经周期第10～25天正常发育的卵泡和黄体[76]。偶尔，卵巢可能会与盆腔淋巴结混淆（图11.15）。

3. **绝经前的摄取**。在绝经前妇女中，生理性卵巢摄取在排卵前后和月经周期的早期黄体最为常见[54]。在月经周期前一周或后几天进行PET检查，可将生理性摄取最小化[52]。然而，即使子宫切除术后，育龄妇女也能看到生理性的卵巢摄取[55]。

4. **化疗**。化疗与35岁以下女性卵巢的FDG摄取增加有关，通常为双侧。化疗结束后的时间与摄取呈负相关[77]。

5. **绝经后的摄取**。绝经后妇女的卵巢摄取比绝

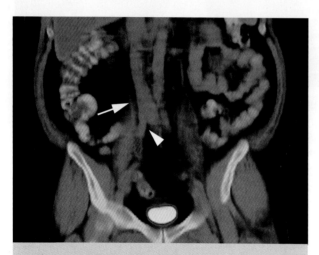

图7.40 输尿管局灶性摄取。冠状位PET/CT扫描显示右侧输尿管局灶性线性摄取。注意输尿管跨过右侧髂静脉（三角箭头所示）的骨盆上部的特征位置。无摄取的输尿管（箭头所示）与有摄取的输尿管相连

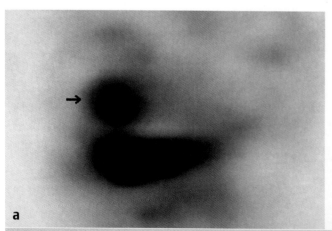
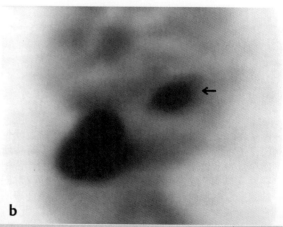

图7.41 子宫平滑肌瘤。矢状位PET扫描显示子宫前倾位（a）和子宫后倾位（b）。在子宫底平滑肌瘤局灶性明显摄取（箭头所示），当膀胱上方见到较大的灶状摄取，应怀疑子宫平滑肌瘤，但必须与解剖成像相结合

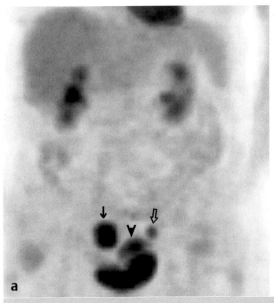
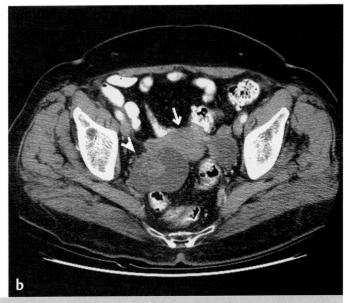

图7.42 盆腔摄取。（a）绝经前妇女冠状位 PET 扫描显示右侧卵巢癌（箭头所示）、类纤维瘤（无尾箭所示）以及左侧卵巢滤泡囊肿（空心箭头所示）。右侧卵巢摄取的大小和程度令人担忧是恶性病变。在绝经前的妇女中，左侧卵巢的摄取在没有影像学相关性表现的情况下，不能用于提示恶性诊断。在绝经后的妇女中，出现左侧卵巢摄取应怀疑有恶性肿瘤。（b）同一患者的轴位 CT 扫描显示右卵巢癌和左卵巢滤泡囊肿。大多数纤维瘤低于此水平，但纤维瘤顶部被视为最低密度区域（箭头所示）。右卵巢癌（无尾箭所示）可见一个实性成分

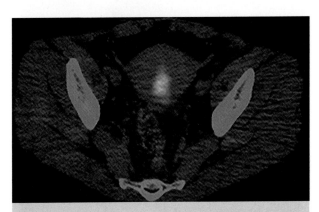

图7.43 子宫内膜生理性摄取。轴位 PET/CT 显示绝经前妇女的子宫内膜生理性摄取

经前妇女更令人担忧，应考虑为恶性肿瘤[51]。

7.23 睾丸

1. 睾丸的对称性摄取是正常改变，随着年龄的增长而下降（图8.1）。
2. SUV。正常睾丸的 SUV 值可高达 5.7（平均值为 2.2）[56]。

7.24 骨和骨髓

1. **正常摄取**。由于代谢活性低，正常骨（没有红骨髓）的 FDG 摄取非常少。红骨髓摄取是中轴骨中 FDG 摄取相对增加的原因。
2. **良性骨折**。良性骨折可以有摄取（图7.45、图7.46）。

   a）摄取量。骨折的摄取是可变的，可能取决于骨折的部位和严重程度。一些急性骨折可能没有明显的摄取。

   b）持续时间。骨折摄取的持续时间是可变的，据报道，骨折后的摄取时间可长达 6 个月[57]。大多数骨折在 2 ~ 3 个月后基本上没有摄取[11,37]。

   c）不全性骨折。骶骨不全性骨折与骨盆骨转移类似[58]，通常，它们没有骨扫描中看到的典型的"H"形摄取模式。摄取通常是线性的，而不是结节状的，可提示诊断。椎体不全性骨折在急性期也有摄取，与椎体转移类似。像骶骨不全性骨折一样，线性征象可提示诊断（图7.47）。

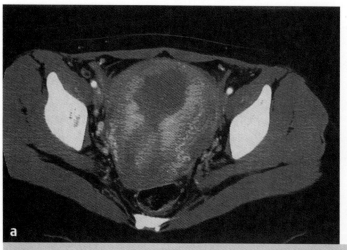

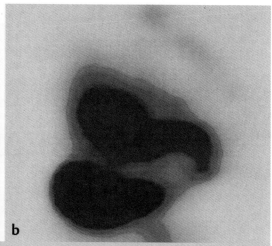

图 7.44 产后子宫。(a) 骨盆的 CT 显示一个不均匀的产后子宫，子宫内膜腔突出。(b) 矢状位 PET 扫描显示子宫内弥漫性的 FDG 摄取增加（引自：Lin E. FDG PET appearance of a postpartum uterus. Clin Nucl Med.2006; 31:159–160）

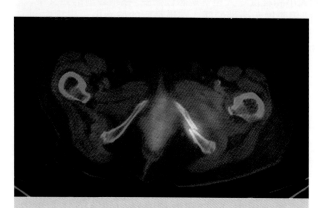

图 7.45 急性骨折 FDG 的摄取：轴位 PET/CT 扫描显示急性骨盆骨折的摄取

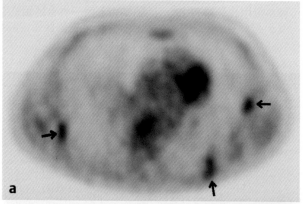

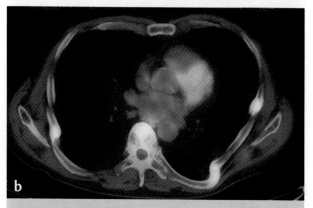

3. G-CSF。在 G-CSF 治疗期间和之后，87% 的患者可见弥漫性的骨髓摄取（图 7.37）[59]。治疗结束后摄取量下降。为避免摄取增加，应延长治疗后检查的时间间隔，检查时间为治疗后 5 天至 1 个月不等 [60]。然而，进行移植和 G-CSF 治疗的患者接受大剂量化疗后通常骨髓摄取不会增加，可能继发于骨髓储备的严重减少。如果 G-CSF 治疗后出现骨髓摄取广泛增加，对于骨转移瘤（图 7.48）来说，可能是由于 G-CSF 治疗后脊髓正常恢复增生引起的。良性骨病变如椎体血管瘤（图 7.49）

图 7.46 慢性骨折 FDG 的摄取。（a）轴位 PET 扫描显示胸部外周有多个摄取病灶（箭头所示）。PET 扫描很难定位诸如这样的病变：无法确定这些病灶是在肺部、胸膜还是在肋骨。注意，这些病灶在外观上类似于图 16.1 中的肺部周围型肿瘤。（b）轴位 PET 扫描显示这些出现摄取的病灶对应于陈旧性肋骨骨折。这种程度的摄取在陈旧性骨折中是不常见到的

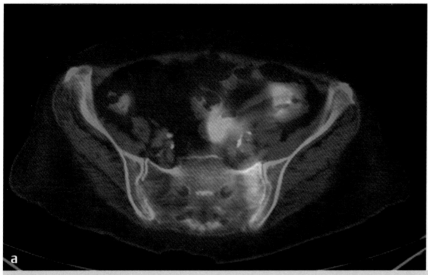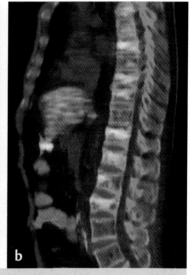

图 7.47　骶骨和椎骨不全性骨折。（a）轴位 PET/CT 扫描显示左骶骨不全性骨折，呈线性摄取。（b）矢状位 PET/CT 扫描显示脊柱压缩性骨折继发的多个水平线性摄取区域。摄取的位置与 MRI 上椎骨不全性骨折中看到的骨折线的位置相当

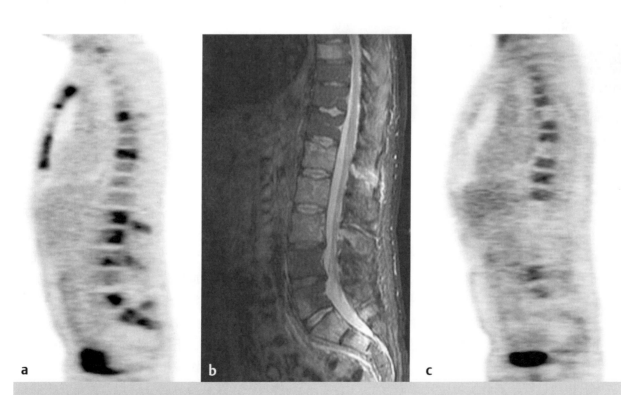

图 7.48　骨髓疾病治疗的翻转现象。（a）矢状位 PET 扫描显示淋巴瘤的骨髓浸润，累及胸骨、脊柱和骶骨。（b）矢状位 MRI 短时反转恢复（STIR）序列成像显示 FDG 摄取区域异常高信号。（c）治疗后扫描显示先前提到的摄取区域呈现放射性稀疏。然而，相对于治疗区域，正常骨髓的摄取量现在似乎增加了（这种增加现象可能因 G–CSF 或化疗后的恢复而引起）。如果不与治疗前进行比较，这些正常骨髓的摄取区域可能易与恶性疾病相混淆（引自：Lin EC. FDG PET/CT flip flop phenomenon in treated lymphoma of bone. Clin Nucl Med. 2006; 31:803–805）

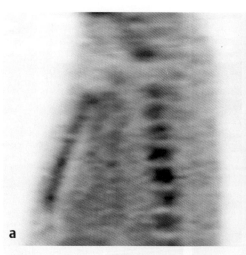

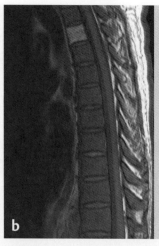

图7.49　椎体血管瘤。（a）骨髓增生患者的矢状位 PET 扫描显示上胸椎中有一个椎体相对放射性稀疏。（b）矢状位 T1 加权 MR 显示在放射性分布稀疏的椎体中有一个高信号的血管瘤。剩余的骨髓是低信号的，与骨髓增生一致。骨髓增生时，含有少量或不含红骨髓的骨病变可能表现为 FDG 摄取减少的区域

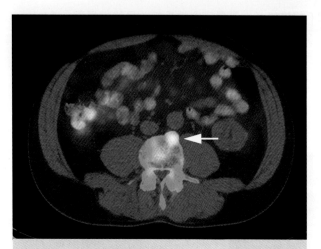

图7.50　退行性骨刺。轴位 PET/CT 扫描显示脊柱前方骨刺有强烈的摄取（箭头所示）

可表现为放射性稀疏分布 [61,62]。

a）化疗。多周期化疗可能导致骨髓的摄取减少 [60]。化疗后骨髓恢复可能会导致骨髓摄取轻度增加。可能由于骨髓摄取量少，在某些情况下未必能观察到这种情况。

b）促红细胞生成素。促红细胞生成素可以导致广泛的弥漫性摄取增加。

c）病理过程，如骨髓增生异常综合征、β-地中海贫血和慢性髓系白血病，可导致骨髓弥漫性摄取 [63,64,65]。

4. 关节炎。除非真正存在炎症成分，否则关节炎患者的关节通常很少或没有摄取（因此，FDG PET 扫描比骨扫描更具有特异性）。在脊柱中，

可以看到对应于椎间盘退变和小关节疾病的摄取。摄取程度与 CT 扫描显示的严重程并不相称 [66]。如果存在发炎的情况，根据炎症的程度不同，关节发炎处可有大量的摄取。

a）脊柱退行性骨刺有时可以显示大量的 FDG 摄取（图 7.50）。

b）软骨下囊肿可以有 FDG 摄取（图 7.51）。

c）与骨关节炎患者相比，类风湿关节炎患者的关节摄取更高。在类风湿关节炎中，如果临床有炎症，通常会出现摄取 [67]。

5. 特殊关节。以下这些关节的摄取更为常见 [18,19]。

a）肩关节（见图 7.18）。

b）胸锁关节。

c）肋椎关节。

6. 辐射效应。放射治疗后可导致与照射野相对应的摄取减少（图 7.52）。

7. 局灶性摄取。骨骼结构中的病灶摄取可能继发于骨髓转移或原发性骨骼病变。骨骼病变中的摄取不一定代表恶性，因为许多的良性原发性骨病也会出现 FDG 摄取（见第 26 章）。

8. 棘突内囊摄取。下腰椎后棘突区域的摄取很常见。在轴位图像上，这种摄取通常出现在棘突中，并且与骨病变类似，但是在矢状位图像上，可以看到它位于棘突之间。这种摄取通常是继发于 Baastrup 病（吻状棘突）。在 Baastrup 病中，因为棘突内囊有炎症，在紧密接触的相邻棘突之间会出现摄取（图7.53）[68,69]。

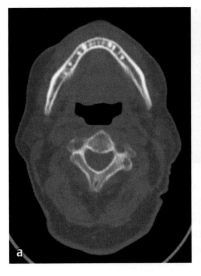
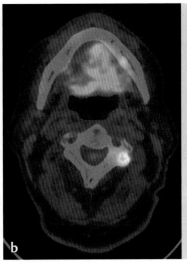

图 7.51 软骨下囊肿。（a）CT 扫描显示邻近颈椎小关节软骨下囊肿。（b）轴位 PET/CT 显示该软骨下囊肿有 FDG 摄取

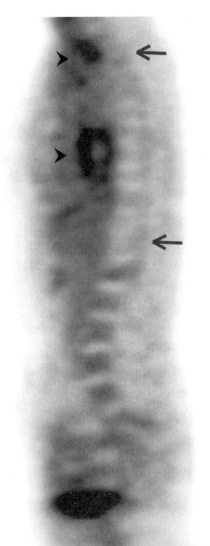

图 7.52 放射治疗对骨骼摄取的影响。矢状面 PET 扫描显示胸椎（箭头所示）在胸椎肿瘤放射治疗（无尾箭所示）后继发性大范围摄取减少

7.25 骨骼肌

1. 骨骼肌摄取增加的原因有以下几方面。

   a）胰岛素。在注射胰岛素治疗后或近期摄取食物导致胰岛素释放后（骨骼肌葡萄糖受体对胰岛素敏感），骨骼肌摄取呈弥漫性增加（见图 4.1）。心肌摄取增加也与此有关。

   b）运动。近期运动后骨骼肌摄取增加。

   c）焦虑。焦虑会增加骨骼肌的摄取。在颈部、锁骨上区域和胸椎旁肌肉最为突出。

   d）Graves 病。Graves 病患者的骨骼肌摄取量通常是增加的。

   • 腰大肌和腹直肌摄取增加最常见。

   • 通常还与胸腺摄取增加有关，甲状腺摄取较为少见。

2. **相似性**。骨骼肌摄取很难与淋巴结和棕色脂肪的摄取区分开来。

   a）淋巴结摄取。骨骼肌摄取通常可以通过其线性外观和对称性与淋巴结摄取区分开来。

   • 骨骼肌摄取偶尔会呈结节状，与淋巴结的外观相似。然而，在这些情况下，对称的外观将表明肌肉为摄取部位。

   • 由于淋巴结疾病可能与骨骼肌摄取同时存在于同一部位，因此有必要对可疑病变处所有不对称区域做进一步评估。对于这些病例，将 PET/CT 成像与解剖成像相结合进行诊断非常有用（图 7.54）。

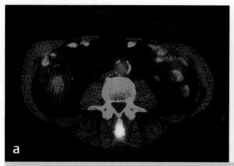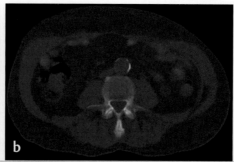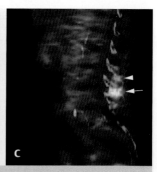

图7.53 棘突间骨关节病（Baastrup 病）。（a）轴位 PET/CT 显示腰椎棘突有明显的摄取。（b）相应的轴位 CT 显示棘突的硬化、肥大和扁平。（c）矢状位 PET/CT 显示摄取（箭头所示）位于棘突之间，其上的棘突之间也有少量摄取（无尾箭所示）。棘突内囊摄取常表现为在轴位图像的棘突摄取。由于棘突转移罕见，因此结合矢状面图像进行阅片是非常必要的。CT 表现提示本例为 Baastrup 病，PET 显示棘突囊内摄取，与棘突正常 CT 结合表现一致［引自：Lin E. Baastrup's disease (kissing spine) demonstrated by FDG PET/CT. Skeletal Radiol 2008; 37:173–175］

b）棕色脂肪摄取。棕色脂肪（见棕色脂肪章节）和肌肉摄取通常是对称的。线性外观表明为肌肉摄取。若没有 PET/CT（图7.54），脂肪和肌肉摄取往往无法鉴别，但这通常也没有临床意义。

3. 特殊的肌肉

a）肩袖小圆肌可有轻微摄取，通常是单侧性的[18]。

b）由于眼球运动，可观察到眼外肌摄取。

c）随着呼吸运动的增加，可以看到膈脚的摄取（图7.55）。膈脚摄取可通过其线性外观进行诊断。在冠状位图像上，它表现为连续的垂直线。右膈脚比左膈脚大，且伸得更下（图7.56）。有时，很难将膈脚后淋巴结与正常膈肌脚摄取区分开来（图7.57）。

d）膈肌运动也可以使摄取增加。

e）肋间肌摄取在吸烟者和慢性阻塞性肺病患者中更为常见[30]。

f）颈部的颈长肌经常出现不对称摄取（见图7.15）[10]。

7.26 血管

1. 血管壁

a）动脉粥样硬化。动脉粥样硬化时可见血管壁摄取（图7.58）。这种情况常见于胸主动脉、髂动脉和股动脉。摄取通常与对应钙化区域不相称，可能是由于动脉粥样硬化斑块中代谢活跃的巨噬细胞引起的[70]。

b）血管炎。存在血管炎（图7.59）是血管壁出现摄取的另一个原因。

2. 血栓形成。 急性和慢性良性血栓形成均能显示出明显摄取（图7.60）。PET/CT 也可检测肿瘤血栓形成（图7.61）。

中央肺栓塞的摄取几乎酷似肺门淋巴结（图7.62）。

3. 血管移植。 沿移植血管的轻微线性摄取通常不表示感染；局部摄取怀疑感染（图7.63）[71]。

4. 血管周围肿瘤浸润。 沿着血管的肿瘤浸润可以呈现线性摄取（图7.64）。虽然线性摄取通常提示良性异常或正常改变，但血管周围肿瘤浸润是一个例外。

7.27 软组织

摄取常见于介入手术部位，如导管插入处、造口处和手术瘢痕处。

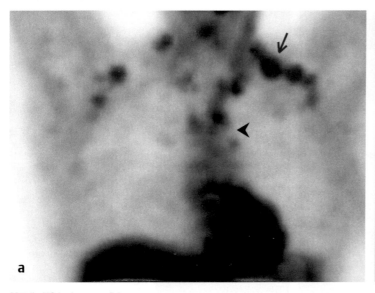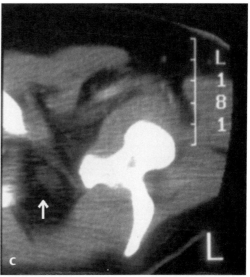

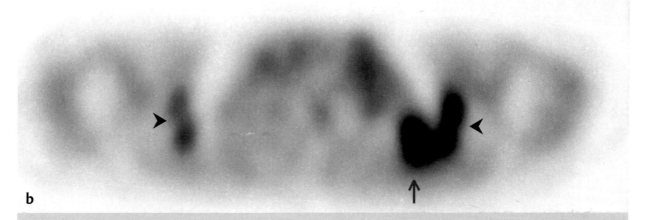

图 7.54 肌肉 / 棕色脂肪摄取, 酷似淋巴结。(a) 淋巴瘤患者的冠状面 PET 扫描显示上纵隔和双侧锁骨上区域有多个摄取病灶。尽管可用 CT 进行对比, 但这不是 PET/CT 检查的优势所在, 使得评估更困难。上纵隔摄取与棕色脂肪最为一致, 因为 CT 上该区域未发现淋巴结, 上纵隔不应有肌肉摄取。另外, 纵隔摄取没有延伸到主动脉弓 (无尾箭所示) 以下, 这表明是棕色脂肪摄取而不是淋巴结病变。锁骨上摄取可以是棕色脂肪或肌肉; 没有 CT 配合无法鉴别。然而, 左锁骨上区 (箭头所示) 摄取增加的浓聚是不对称的。即使已知存在棕色脂肪 / 肌肉摄取, 也应仔细观察图像是否存在不对称活性。(b) 轴位 PET 扫描显示不对称浓聚 (箭头所示) 对应于 CT 上的左锁骨上淋巴结 (箭头所示)。(c) 双侧摄取 (无尾箭所示) 可能为肩胛下肌或肌肉内侧的脂肪 (PET/CT 结合对于精确定位摄取是必要的, 因为任何单一的检查方式都不足以诊断)。这一案例说明了 PET 和 CT 的协同作用。锁骨上淋巴结在先前的 CT 检查时没有发现异常。PET 检测到一处潜在的但模棱两可的异常, 因此有必要与 CT 进行回顾性关联检查, 以确定是否确实存在淋巴结

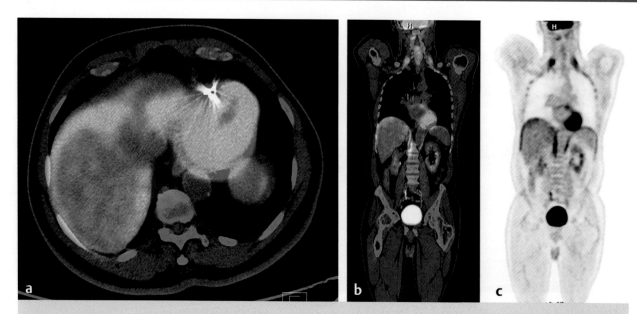

图 7.55 膈肌摄取。71 岁慢性阻塞性肺疾病（COPD）呼吸急促患者的膈肌摄取。横膈 FDG 摄取显著增加，重叠于肝脏穹窿处，或酷似胸膜病变（a ~ c）。应避免将膈肌脚摄取误认为是腹膜后淋巴结摄取。同时还要注意到颈部肌肉（b 和 c）和肋间肌（c）的摄取增加（经 Gang Cheng 博士同意转载，Philadelphia，PA）

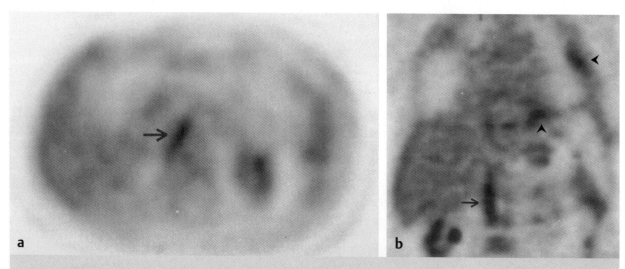

图 7.56 膈肌脚摄取。(a) 轴位 PET 扫描显示右侧后腹膜呈线性摄取（箭头所示）。(b) 冠状位 PET 扫描显示右膈脚（箭头所示）的线性摄取。一般来说，膈脚摄取是双侧的，常继发于过度通气。在这种情况下，单侧摄取可能继发于左半膈肌运动减少，与左侧胸膜转移有关（无尾箭所示）［引自：Lin EC, Bhola R. Unilateral diaphragmatic crus uptake on FDG positron emission tomographic imaging. Clin Nucl Med. 2001;26(5):479 ］

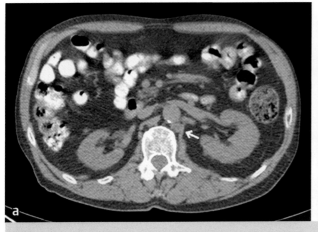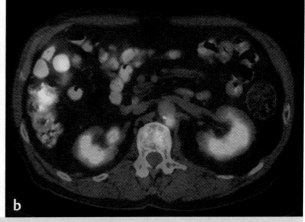

图 7.57　膈肌脚后淋巴结。（a）轴位 CT 扫描显示左膈脚部有轻微增大的淋巴结（箭头所示）。如果没有对比剂，很难与正常膈脚区分开。（b）相应的轴位 PET/CT 扫描显示左膈脚后淋巴结有局灶性摄取

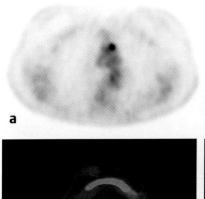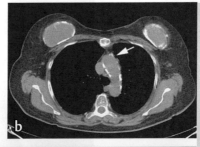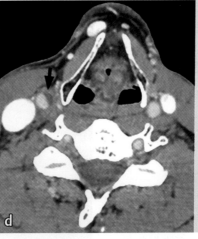

图 7.58　局部斑块状摄取。（a）轴位 PET 扫描上发现明显的局部摄取。（b）CT 上对应的动脉粥样硬化性主动脉斑块（箭头所示）。主动脉斑块的摄取有时可能类似淋巴结。（c）轴位 PET/CT 显示右颈内动脉摄取增加。（d）轴位增强 CT 显示这种摄取在非钙化斑块区域（箭头所示）

7.28　棕色脂肪 [72-74]

人体内有两种类型的脂肪：白色脂肪和棕色脂肪。白色脂肪储存能量，棕色脂肪在寒冷的环境下产生热量。棕色脂肪可以引起局部的 FDG 摄取增加，类似肌肉活动或恶性肿瘤。

1. 位置
 a）颈部
 b）锁骨上区
 c）腋窝
 d）纵隔大血管周围
 e）房间隔（图 7.65）
 f）奇静脉食管隐窝
 g）脊椎旁（图 7.66）
 h）肋间隙

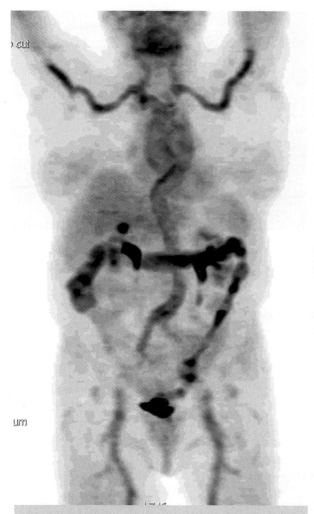

图 7.59 血管炎。冠状位 PET 扫描显示继发于血管炎的广泛的动脉 FDG 摄取

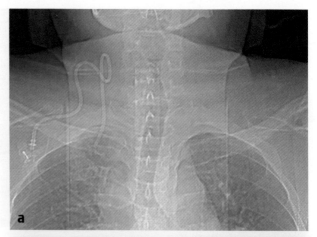

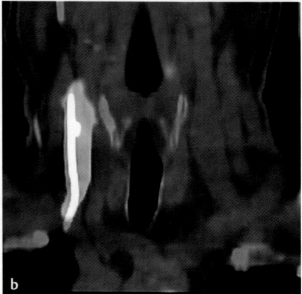

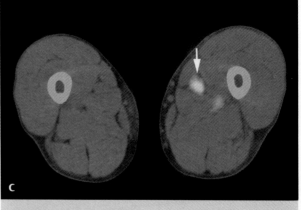

图 7.60 良性血栓摄取。（a）X 线摄片显示右颈内静脉导管。（b）冠状位 PET/CT 显示导管周围血栓FDG 摄取明显。（c）轴位 PET/CT 扫描显示在左股浅静脉中的深静脉血栓（箭头所示）摄取

i）肾周间隙

j）结肠周围和肝旁间隙

2. 要点

　a）SUV 不能用于区分棕色脂肪摄取还是恶性肿瘤摄取，因为棕色脂肪的 SUV 可能非常高。

　b）颈部 / 锁骨上摄取最常见。当在其他棕色脂肪区域有摄取时，通常在颈部 / 锁骨上区域也有摄取。

　c）颈部 / 锁骨上区域的棕色脂肪摄取通常是对称的。

　d）摄取在女性和年轻患者中更为常见。

　• 据报道，在某些研究中，低体重指数可使摄取量增加，但有研究报道并未发现这一现象 [38]。

　e）在较低的温度下更容易出现摄取。

3. 鉴别诊断

　a）棕色脂肪摄取通常需要 PET/CT 来诊断。

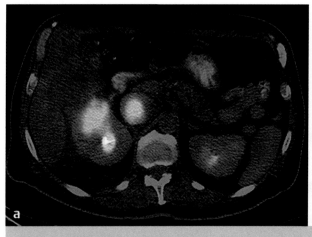
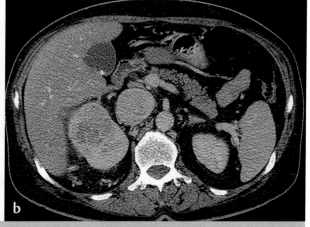

图 7.61 肿瘤血栓。轴位 PET/CT（a）和相应的增强 CT。（b）继发于右肾细胞癌显示扩张的下腔静脉内瘤栓 FDG 的摄取

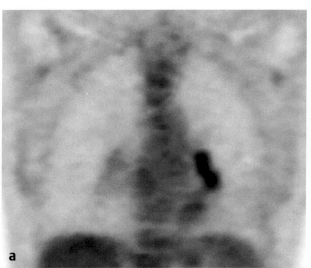
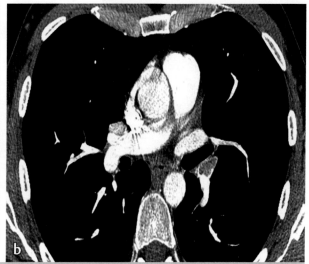

图 7.62 肺栓塞摄取。（a）冠状位 PET 显示左肺门 FDG 摄取增加，与肺动脉 CTA 显示的节段性左下叶肺栓塞相对应（b）

如果没有做 PET/CT，在许多情况下应建议行 PET/CT 明确诊断。其他应进行鉴别诊断的实体摄取是肌肉摄取和淋巴结摄取。这些实体（棕色脂肪、肌肉和淋巴结）中通常由两个或三个结合在一起，这可能使诊断更加困难（图 7.54，图 7.67）。

b）颈部 / 锁骨上摄取。如果没有 PET/CT，颈部 / 锁骨上区域的棕色脂肪摄取通常无法与肌肉摄取区分开，但这并无临床意义。通常对称的外观表明摄取出现在脂肪或肌肉中，而不是在淋巴结中。任何不对称区域都应怀疑是否为淋巴结病变（图 7.54，图 7.67）。如果 CT 图像上未见相关病变，且 FDG 摄取不对称，后续 CT 检查有助于证实淋巴结病变（见图 8.9）。

c）其他部位。颈部 / 锁骨上区域以外的摄取很少单独出现。胸廓摄取通常伴随颈部 / 锁骨上摄取。膈下摄取通常与膈上摄取同时出现（尤其是肾上摄取通常与椎旁摄取同时出现）[75,76]。

d）临床实践经验。实际上，在没有 PET/CT 的情况下，最难与淋巴结疾病区分的是纵

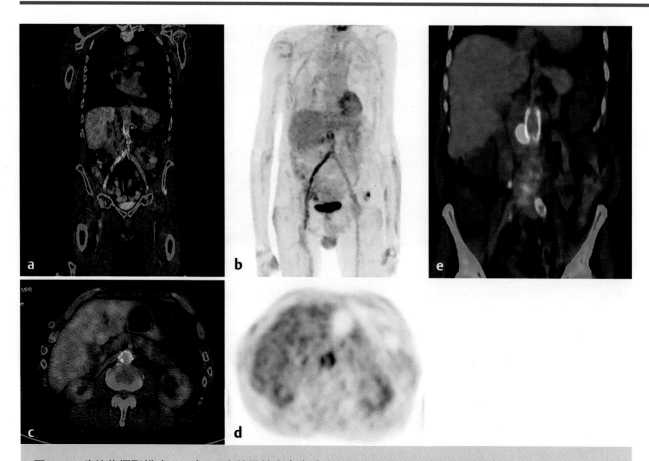

图7.63 移植物摄取模式。一名65岁的男性患者主动脉双侧股动脉分流术后的摄取情况，该患者处于淋巴瘤缓解期。（a）和（b）是冠状位图像，显示肾下腹主动脉和右髂动脉FDG摄取增加。（c）和（d）是轴位图像，显示腹主动脉FDG摄取增加。这种摄取是继发于无菌炎症。不同患者的冠状位PET/CT（e）显示主动脉移植物附近的局灶性摄取，与感染一致（图片a～d由Philadelphia，PA的Gang Cheng提供；图片e由Baltimore，MD的Wengen Chen提供）

隔脂肪摄取。通常，在纵隔脂肪摄取同时，颈部/锁骨上也有摄取，很少会出现孤立的纵隔棕色脂肪摄取。

- 即使在没有PET/CT的情况下，相关的CT检查也是有用的。如果CT上没有发现淋巴结，很可能是纵隔脂肪摄取。
- 诊断纵隔棕色脂肪的一个特有方式是摄取仅累及上纵隔。对于棕色脂肪，摄取通常不会延伸到主动脉弓以下（图7.54，图7.68），这对于淋巴结病变来说并不常见。

e) 如果无法与病变区分，在复查之前，可以预先用药（如安定）和/或使患者处于温暖环境并保持48小时。

7.29 金属假体

在金属假体周围的AC图像可以看到假体导致的摄取增加。这可能易与假体感染相混淆。在头颈部，牙科金属置入物附近会出现摄取增加区域（见图9.1），有可能导致肿瘤定位假阳性。

1. 在CT和基于放射性核素AC上都能看到这种伪影[77]。然而，当应用基于CT的AC时，尤其是在牙科金属置入物中，这种伪影更为突出。
2. 患者的运动增强了这些伪影。

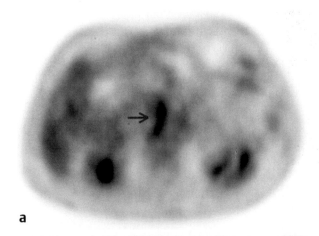

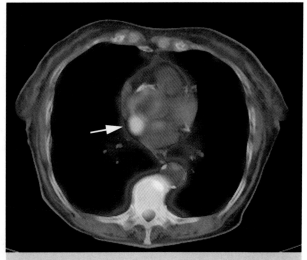

图 7.65 房间隔棕色脂肪摄取。轴位 PET/CT 扫描显示房间隔脂肪的摄取（箭头所示）

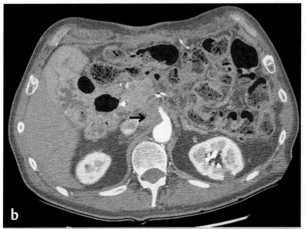

图 7.64 血管周围肿瘤摄取。（a）轴位 PET 扫描显示腹膜后线性摄取区域（箭头所示）。虽然线性摄取通常提示良性或生理性改变，但在本例中，摄取是继发于胰腺癌血管周围的肿瘤浸润。应注意到这种摄取与膈脚摄取外观上的相似性（见图 7.56）。（b）在轴位 CT 相同的层面显示腹腔干周围肿瘤浸润（箭头所示）

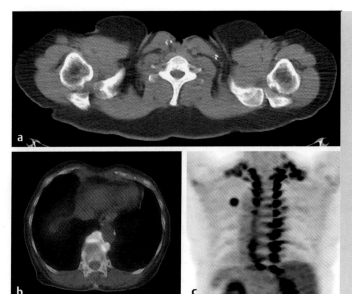

图 7.66 椎旁棕色脂肪摄取。轴位 CT（a）和 PET/CT（b）显示椎旁脂肪摄取。（c）另一位肺癌患者的 PET 最大密度投影（MIP）显示特征性的椎旁和锁骨上棕色脂肪摄取

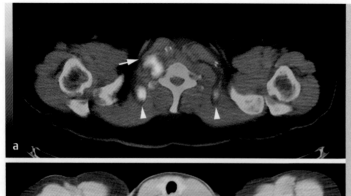

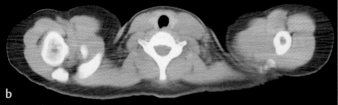

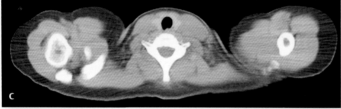

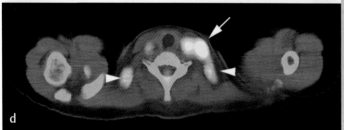

图 7.67 棕色脂肪、肌肉和淋巴结摄取。棕色脂肪、肌肉和淋巴结的摄取可能有相似的位置和外观，并同时发生。CT（b）和 PET/CT（a）检查显示棕色脂肪（无尾箭所示）和肌肉（箭头所示）均有摄取。由于肌肉摄取仅在单侧出现，属于异常表现，仅凭 PET 判断可能是一个令人担忧的发现；然而，经 PET/CT 定位确认为肌肉摄取。另一名患者，CT（c）和 PET/CT（d）显示棕色脂肪（无尾箭所示）和淋巴结（箭头所示）摄取

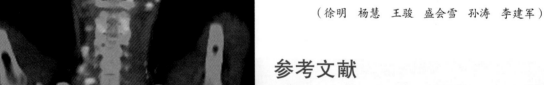

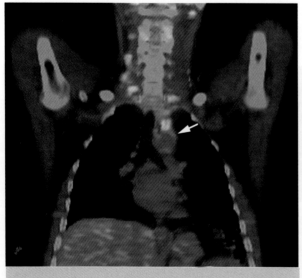

图 7.68 颈部和纵隔棕色脂肪摄取。冠状位 PET/CT 扫描显示颈部和纵隔棕色脂肪摄取。纵隔棕色脂肪摄取不会延伸到主动脉弓以下（箭头所示）

（徐明　杨慧　王骏　盛会雪　孙涛　李建军）

参考文献

[1] Bohnen N. Neurological applications. In: Wahl RL, ed. Principles and Practice of Positron Emission Tomography. Philadelphia, PA: Lippincott Williams & Wilkins; 2002:276–297

[2] Berti V, Mosconi L, Pupi A. Brain: normal variations and benign findings in fluorodeoxyglucose-PET/computed tomography imaging. PET Clin. 2014; 9(2):129–140

[3] Locssner A, Alavi A, Lewandrowski KU, Mozley D, Souder E, Gur RE. Regional cerebral function determined by FDG PET in healthy volunteers: normal patterns and changes with age. J Nucl Med. 1995; 36(7):1141–1149

[4] Minamimoto R, Takahashi N, Inoue T. FDG PET of patients with suspected renal failure: standardized

uptake values in normal tissues. Ann Nucl Med. 2007; 21(4):217–222

[5] Fulham MJ, Brooks RA, Hallett M, Di Chiro G. Cerebellar diaschisis revisited: pontine hypometabolism and dentate sparing. Neurology. 1992; 42(12):2267–2273

[6] Gropler RJ, Siegel BA, Lee KJ, et al. Nonuniformity in myocardial accumulation of fluorine-18-fluorodeoxyglucose in normal fasted humans. J Nucl Med. 1990; 31(11):1749–1756

[7] Maurer AH, Burshteyn M, Adler LP, Gaughan JP, Steiner RM. Variable cardiac 18FDG patterns seen in oncologic positron emission tomography computed tomography: importance for differentiating normal physiology from cardiac and paracardiac disease. J Thorac Imaging. 2012; 27(4):263–268

[8] Thut DP, Ahmed R, Kane M, Djekidel M. Variability in myocardial metabolism on serial tumor (18)F-FDG PET/CT scans. Am J Nucl Med Mol Imaging. 2014; 4(4):346–353

[9] Zanco P, Desideri A, Mobilia G, et al. Effects of left bundle branch block on myocardial FDG PET in patients without significant coronary artery stenoses. J Nucl Med. 2000; 41(6): 973–977

[10] Israel O, Weiler-Sagie M, Rispler S, et al. PET/CT quantitation of the effect of patient-related factors on cardiac 18F-FDG uptake. J Nucl Med. 2007; 48(2):234–239

[11] Kaneta T, Hakamatsuka T, Takanami K, et al. Evaluation of the relationship between physiological FDG uptake in the heart and age, blood glucose level, fasting period, and hospitalization. Ann Nucl Med. 2006; 20(3):203–208

[12] Khandani AH, Isasi CR, Donald Blaufox M. Intra-individual variability of cardiac uptake on serial whole-body 18F-FDG PET. Nucl Med Commun. 2005; 26(9):787–791

[13] Inglese E, Leva L, Matheoud R, et al. Spatial and temporal heterogeneity of regional myocardial uptake in patients without heart disease under fasting conditions on repeated wholebody 18F-FDG PET/CT. J Nucl Med. 2007; 48(10):1662–1669

[14] Tahara N, Tahara A, Nitta Y, et al. Heterogeneous myocardial FDG uptake and the disease activity in cardiac sarcoidosis. JACC Cardiovasc Imaging. 2010; 3(12):1219–1228

[15] Lobert P, Brown RK, Dvorak RA, Corbett JR, Kazerooni EA, Wong KK. Spectrum of physiological and pathological cardiac and pericardial uptake of FDG in oncology PET-CT. Clin Radiol. 2013; 68(1):e59–e71

[16] Lin EC. Isolated papillary muscle uptake on FDG PET/CT. Clin Nucl Med. 2007; 32(1):76–78

[17] Maurer AH, Burshteyn M, Adler LP, Steiner RM. How to differentiate benign versus malignant cardiac and paracardiac 18F FDG uptake at oncologic PET/CT. Radiographics. 2011; 31(5): 1287–1305

[18] Cook GJ, Wegner EA, Fogelman I. Pitfalls and artifacts in 18FDG PET and PET/CT oncologic imaging. Semin Nucl Med. 2004; 34(2):122–133

[19] Fujii H, Ide M, Yasuda S, Takahashi W, Shohtsu A, Kubo A. Increased FDG uptake in the wall of the right atrium in people who participated in a cancer screening program with wholebody PET. Ann Nucl Med. 1999; 13(1):55–59

[20] Nguyen BD. PET demonstration of left atrial appendage in chronic atrial fibrillation. Clin Nucl Med. 2005; 30(3):177–179

[21] Beanlands RS, Muzik O, Hutchins GD, Wolfe ER, Jr, Schwaiger M. Heterogeneity of regional nitrogen 13-labeled ammonia tracer distribution in the normal human heart: comparison with rubidium 82 and copper 62-labeled PTSM. J Nucl Cardiol. 1994; 1(3):225–235

[22] Nakamoto Y, Tatsumi M, Hammoud D, Cohade C, Osman MM, Wahl RL. Normal FDG distribution patterns in the head and neck: PET/CT evaluation. Radiology. 2005; 234(3):879–885

[23] Davison JM, Ozonoff A, Imsande HM, Grillone GA, Subramaniam RM. Squamous cell carcinoma of the palatine tonsils: FDG standardized uptake value ratio as a biomarker to differentiate tonsillar carcinoma from physiologic uptake. Radiology. 2010; 255(2):578–585

[24] Chen YK, Su CT, Chi KH, Cheng RH, Wang SC, Hsu CH. Utility of 18F-FDG PET/CT uptake patterns in Waldeyer's ring for differentiating benign from malignant lesions in lateral pharyngeal recess of nasopharynx. J Nucl Med. 2007; 48(1):8–14

[25] Chen YK, Wang SC, Cheng RH, Yeh CL, Tsui CC, Chia-Hung K. Utility of 18F-FDG uptake in various regions of Waldeyer's ring to differentiate benign from malignant lesions in the midline roof of the nasopharynx. Nucl Med Commun. 2014; 35(9):922–931

[26] Halpern BS, Britz-Cunningham SH, Kim CK. Intense focal F-18 FDG uptake in vocal cord associated with injection of calcium hydroxylapatite microspheres. Clin Nucl Med. 2011; 36(11): e175–e177

[27] Lin EC. Focal asymmetric longus colli uptake on FDG PET/CT. Clin Nucl Med. 2007; 32(1):67–69

[28] Shreve PD, Anzai Y, Wahl RL. Pitfalls in oncologic diagnosis with FDG PET imaging: physiologic and benign variants. Radiographics. 1999; 19(1):61–77, quiz 150–151

[29] Shreve PD, Wahl RL. Normal variants in FDG PET imaging. In: Wahl RL, ed. Principles and Practice of Positron Emission Tomography. Philadelphia, PA: Lippincott Williams & Wilkins; 2002:111–136

[30] Karantanis D, Bogsrud TV, Wiseman GA, et al. Clinical

87

significance of diffusely increased 18F-FDG uptake in the thyroid gland. J Nucl Med. 2007; 48(6):896–901

[31] Agrawal K, Weaver J, Ngu R, Krishnamurthy Mohan H. Clinical significance of patterns of incidental thyroid uptake at (18)F-FDG PET/CT. Clin Radiol. 2015; 70(5):536–543

[32] Wang Y, Chiu E, Rosenberg J, Gambhir SS. Standardized uptake value atlas: characterization of physiological 2-deoxy-2-[18F]fluoro-D-glucose uptake in normal tissues. Mol Imaging Biol. 2007; 9(2):83–90

[33] Zincirkeser S, Sahin E, Halac M, Sager S. Standardized uptake values of normal organs on 18F-fluorodeoxyglucose positron emission tomography and computed tomography imaging. J Int Med Res. 2007; 35(2):231–236

[34] Chen YK, Chen YL, Liao AC, Shen YY, Kao CH. Elevated 18FFDG uptake in skeletal muscles and thymus: a clue for the diagnosis of Graves' disease. Nucl Med Commun. 2004; 25(2):115–121

[35] Kumar R, Chauhan A, Zhuang H, Chandra P, Schnall M, Alavi A. Standardized uptake values of normal breast tissue with 2-deoxy-2-[F-18]fluoro-D: -glucose positron emission tomography: variations with age, breast density, and menopausal status. Mol Imaging Biol. 2006; 8(6):355–362

[36] Lin CY, Ding HJ, Liu CS, Chen YK, Lin CC, Kao CH. Correlation between the intensity of breast FDG uptake and menstrual cycle. Acad Radiol. 2007; 14(8):940–944

[37] Alibazoglu H, Alibazoglu B, Hollinger EF, et al. Normal thymic uptake of 2-deoxy-2[F-18]fluoro-D-glucose. Clin Nucl Med. 1999; 24(8):597–600

[38] Ferdinand B, Gupta P, Kramer EL. Spectrum of thymic uptake at 18F-FDG PET. Radiographics. 2004; 24(6):1611–1616

[39] El-Bawab H, Al-Sugair AA, Rafay M, Hajjar W, Mahdy M, AlKattan K. Role of flourine-18 fluorodeoxyglucose positron emission tomography in thymic pathology. Eur J Cardiothorac Surg. 2007; 31(4):731–736

[40] Sung YM, Lee KS, Kim BT, Choi JY, Shim YM, Yi CA. 18F-FDG PET/CT of thymic epithelial tumors: usefulness for distinguishing and staging tumor subgroups. J Nucl Med. 2006; 47(10):1628–1634

[41] Nakahara T, Fujii H, Ide M, et al. FDG uptake in the morphologically normal thymus: comparison of FDG positron emission tomography and CT. Br J Radiol. 2001; 74(885):821–824

[42] Smith CS, Schöder H, Yeung HW. Thymic extension in the superior mediastinum in patients with thymic hyperplasia: potential cause of false-positive findings on 18F-FDG PET/CT. AJR Am J Roentgenol. 2007; 188(6):1716–1721

[43] Jacene HA, Cohade C, Wahl RL. F-18 FDG PET/CT in acute respiratory distress syndrome: a case report.

Clin Nucl Med. 2004; 29(12):786–788

[44] Digumarthy SR, Fischman AJ, Kwek BH, Aquino SL. Fluorodeoxyglucose positron emission tomography pattern of pulmonary lymphangitic carcinomatosis. J Comput Assist Tomogr. 2005; 29(3):346–349

[45] Kamel EM, McKee TA, Calcagni ML, et al. Occult lung infarction may induce false interpretation of 18F-FDG PET in primary staging of pulmonary malignancies. Eur J Nucl Med Mol Imaging. 2005; 32(6):641–646

[46] Lyburn ID, Lowe JE, Wong WL. Idiopathic pulmonary fibrosis on F-18 FDG positron emission tomography. Clin Nucl Med. 2005; 30(1):27

[47] Ollenberger GP, Knight S, Tauro AJ. False-positive FDG positron emission tomography in pulmonary amyloidosis. Clin Nucl Med. 2004; 29(10):657–658

[48] Kong FM, Frey KA, Quint LE, et al. A pilot study of [18F]fluorodeoxyglucose positron emission tomography scans during and after radiation-based therapy in patients with non small-cell lung cancer. J Clin Oncol. 2007; 25(21):3116–3123

[49] Hassaballa HA, Cohen ES, Khan AJ, Ali A, Bonomi P, Rubin DB. Positron emission tomography demonstrates radiation-induced changes to nonirradiated lungs in lung cancer patients treated with radiation and chemotherapy. Chest. 2005; 128 (3):1448–1452

[50] Gerbaudo VH, Julius B. Anatomo-metabolic characteristics of atelectasis in F-18 FDG PET/CT imaging. Eur J Radiol. 2007; 64(3):401–405

[51] Asad S, Aquino SL, Piyavisetpat N, Fischman AJ. False-positive FDG positron emission tomography uptake in nonmalignant chest abnormalities. AJR Am J Roentgenol. 2004; 182(4):983–989

[52] Stagg J, Farukhi I, Lazaga F, et al. Significance of 18F-fluorodeoxyglucose uptake at the gastroesophageal junction: comparison of PET to esophagogastroduodenoscopy. Dig Dis Sci. 2015; 60(5):1335–1342

[53] Truong MT, Erasmus JJ, Munden RF, et al. Focal FDG uptake in mediastinal brown fat mimicking malignancy: a potential pitfall resolved on PET/CT. AJR Am J Roentgenol. 2004; 183 (4):1127–1132

[54] Lin E. F-18 fluorodeoxyglucose uptake in a benign gastric ulcer. Clin Nucl Med. 2007; 32(6):462–463

[55] Koga H, Sasaki M, Kuwabara Y, et al. An analysis of the physiological FDG uptake pattern in the stomach. Ann Nucl Med. 2003; 17(8):733–738

[56] Salaun PY, Grewal RK, Dodamane I, Yeung HW, Larson SM, Strauss HW. An analysis of the 18F-FDG uptake pattern in the stomach. J Nucl Med. 2005; 46(1):48–51

[57] Kim S, Chung JK, Kim BT, et al. Relationship between gastrointestinal F-18-fluorodeoxyglucose accumulation and gastrointestinal symptoms in whole-body PET. Clin

Positron Imaging. 1999; 2(5):273–279

[58] Otsuka H, Graham MM, Kubo A, Nishitani H. The effect of oral contrast on large bowel activity in FDG PET/CT. Ann Nucl Med. 2005; 19(2):101–108

[59] Yildirim D, Tamam MO, Sahin M, Ekci B, Gurses B. Differentiation of incidental intestinal activities at PET/CT examinations with a new sign: peristaltic segment sign. Rev Esp Med Nucl Imagen Mol. 2013; 32(2):86–91

[60] Kamel EM, Thumshirn M, Truninger K, et al. Significance of incidental 18F-FDG accumulations in the gastrointestinal tract in PET/CT: correlation with endoscopic and histopathologic results. J Nucl Med. 2004; 45(11):1804–1810

[61] Gutman F, Alberini JL, Wartski M, et al. Incidental colonic focal lesions detected by FDG PET/CT. AJR Am J Roentgenol. 2005; 185(2):495–500

[62] Israel O, Yefremov N, Bar-Shalom R, et al. PET/CT detection of unexpected gastrointestinal foci of 18F-FDG uptake: incidence, localization patterns, and clinical significance. J Nucl Med. 2005; 46(5):758–762

[63] Iozzo P, Geisler F, Oikonen V, et al. 18F-FDG PET Study. Insulin stimulates liver glucose uptake in humans: an 18F-FDG PET Study. J Nucl Med. 2003; 44(5):682–689

[64] Maldjian PD, Ghesani N, Ahmed S, Liu Y. Adenomyomatosis of the gallbladder: another cause for a "hot" gallbladder on 18F-FDG PET. AJR Am J Roentgenol. 2007; 189(1):W36–8

[65] Lee J, Yun M, Kim KS, Lee JD, Kim CK. Risk stratification of gallbladder polyps (1–2 cm) for surgical intervention with 18F-FDG PET/CT. J Nucl Med. 2012; 53(3):353–358

[66] Liu Y. Clinical significance of diffusely increased splenic uptake on FDG PET. Nucl Med Commun. 2009; 30(10):763–769

[67] Nam HY, Kim SJ, Kim IJ, Kim BS, Pak K, Kim K. The clinical implication and prediction of diffuse splenic FDG uptake during cancer surveillance. Clin Nucl Med. 2010; 35(10):759–763

[68] Ridolfi L, Cangini D, Galassi R, et al. Reversible, PET-positive, generalized lymphadenopathy and splenomegaly during high-dose interferon-alpha-2b adjuvant therapy for melanoma. J Immunother. 2008; 31(7):675–678

[69] Sugawara Y, Zasadny KR, Kison PV, Baker LH, Wahl RL. Splenic fluorodeoxyglucose uptake increased by granulocyte colony-stimulating factor therapy: PET imaging results. J Nucl Med. 1999; 40(9):1456–1462

[70] Shulkin BL, Thompson NW, Shapiro B, Francis IR, Sisson JC. Pheochromocytomas: imaging with 2-[fluorine-18]fluoro-2-deoxy-D-glucose PET. Radiology. 1999; 212(1):35–41

[71] Ludwig V, Rice MH, Martin WH, Kelley MC, Delbeke D. 2-Deoxy-2-[18F]fluoro-D-glucose positron emission tomography uptake in a giant adrenal myelolipoma. Mol Imaging Biol. 2002; 4(5):355–358

[72] Nishizawa S, Inubushi M, Kido A, et al. Incidence and characteristics of uterine leiomyomas with FDG uptake. Ann Nucl Med. 2008; 22(9):803–810

[73] Lin CY, Ding HJ, Chen YK, Liu CS, Lin CC, Kao CH. F-18 FDG PET in detecting uterine leiomyoma. Clin Imaging. 2008; 32 (1):38–41

[74] Tsujikawa T, Yoshida Y, Mori T, et al. Uterine tumors: pathophysiologic imaging with 16alpha-[18F]fluoro-17beta-estradiol and 18F fluorodeoxyglucose PET–initial experience. Radiology. 2008; 248(2):599–605

[75] Lerman H, Metser U, Grisaru D, Fishman A, Lievshitz G, EvenSapir E. Normal and abnormal 18F-FDG endometrial and ovarian uptake in pre- and postmenopausal patients: assessment by PET/CT. J Nucl Med. 2004; 45(2):266–271

[76] Liu Y. Benign ovarian and endometrial uptake on FDG PETCT: patterns and pitfalls. Ann Nucl Med. 2009; 23(2):107–112

[77] Navve D, Kaidar-Person O, Keidar Z. Physiological (18)F-FDG uptake patterns in female reproductive organs before and after chemotherapy treatments: assessment by PET/CT. Med Oncol. 2013; 30(2):598–0598

第 8 章 FDG PET 检查结果的判读

8.1 引言

优质的 FDG PET 的判读需要注意检查前后的许多细节。

8.2 适应证

PET 具有广泛的潜在应用价值，每种具体的应用都有其科学证据。掌握 PET 不太常见的检查请求的具体判读过程非常重要。不同的检查技师对 PET 相关知识所掌握的程度会有所不同，因此，在接到 PET 相关检查的需求后，有时 PET 却无法提供预期的检查结果，这种情况很常见。检查技师在检查前首先应该意识到，如果 PET 的检查结果为临界值，此结果对于确诊有很大的局限性。还应避免在检查需求中设定各种对于诊断而言过于泛化的信息，这一点非常重要。重视筛查中不常见的需求，可以避免检查技师认为 PET 可以提供一切特殊的信息，而不再依赖于已掌握的知识。PET 可能的局限性包括以下几方面。

1. **证据有限 / 不充分**
   a）准确度有限。在某些疾病诊断过程中，PET 要么灵敏度差，要么特异性差，要么两者兼有之（例如，FDG PET 用于检测前列腺癌转移时）。
   b）有限的成本 / 获益比。无论检查结果如何，PET 可能不会改变某些疾病的后期治疗方案，或相对于其他选择，PET 的成本 / 获益比有限（例如，在区分良性和恶性甲状腺结节方面，PET 成本 / 获益比有限，并且不会改变其治疗方案，因为它不能精确到可以不经活检就确定诊断）。
   c）证据有限。目前关于 PET 的许多潜在的应用的文献资料有限。在这种情况下，PET 可能有潜在的用途，但与传统的成像技术相比，PET 的附加获益仍未确定。

2. **技术限制**。PET 在评估小病灶方面作用有限。

在某些情况下，对于 1 cm 以下的病变，PET 很难检测到，这时只用作阈值，但不是确定的临界值。< 1 cm 的病变可以检测到，但灵敏度较低。临床研究报道，PET 适用于检测 5 ～ 7mm 范围内病变。根据我们的经验，如果病变代谢明显，并且位于运动和本底摄取有限的部位，则可以检测到 < 5 mm 的病变。

a）病变的可检测性在很大程度上取决于位置。在运动幅度最小（如腹膜后、颈部和四肢）和本底生理活性最小（如肺和腹膜后）的部位，病变可检测性增加。对于某些部位的病变，PET 通常可以很容易地检测到小于 1 cm 的病变摄取。有大量生理摄取的部位（如肝脏）会降低小病变的检出率。在肺部，虽然本底摄取较低，但呼吸运动降低了病变检出率，尤其是肺基底部。PET/CT 检查特有的呼吸失调伪影进一步限制了肺基底部的病变检测。

b）PET 有时会因病灶太小而不能诊断模棱两可的病变。PET 评估较大的病变效果是最理想的，但对于 < 1 cm 的病变可以根据病变所处位置进行评估。在这种情况下，检查技师应该意识到假阴性结果的可能性，只有阳性结果才是可靠的。PET 检查如果呈阳性，可能非常有帮助，因为这对于小病灶的恶性肿瘤是非常特异的。由于部分容积效应，SUV 的价值可能有限。

3. **患者因素**。如患者最近行化疗或放射治疗或无法躺下，最好暂时不要行 PET 检查。在大多数情况下，这些情况可以通过与医生的进一步沟通和制定诸如延迟检查或采用镇静等措施来解决。

8.3 判读

一般来说，FDG PET 非常灵敏但特异性低（尽管 PET 在特定情况下很可能具有特异性）。因此，采用最优解释方法可以最大限度提高特异性。特异性可以通过以下方式实现最大化：

- 与临床资料的相关联。
- 分析所有 PET 数据之间的相关性。
- 与解剖影像的相关联。

8.3.1 临床数据

在判读 PET 之前，必须收集相关病史和相关辅助检查信息，还应考虑到许多其他潜在的缺陷，在 PET 与其他成像方式比对时尤应如此。尽管医生可能会选择在不考虑患者病史的情况下对图像进行初步查看，但最终的诊断应考虑到与疾病过程相关的所有可用和相关数据。临床发病率通常有助于 PET 检查结果的判读。

1. 如果疾病的发病率很低（如周围型肺癌纵隔转移或早期 Hodgkin 病治疗后的病灶残留），那么 PET 阴性结果对疾病具有很高的预测性，PET 阳性结果更可能是假阳性。
2. 如果疾病的发病率很高（如一个明显的肺结节），PET 阴性结果更可能是假阴性，而阳性结果对疾病具有很高的预测性。

8.3.2 所有 PET 数据之间的相关性

典型的 PET 扫描可以提供三组数据：最大密度投影（MIP）、非衰减校正（NAC）和衰减校正（AC）。

NAC 和 AC 图像通常在轴位、矢状面和冠状位重建图像。所有数据集的结果应密切相关。

1. MIP 图像。MIP 图像可通过旋转方式进行查看，并能查看不同投影中的整个容积图像。一般来说，MIP 图像比断层图像敏感性低，但通过它们可以全面了解疾病的程度，并有助于定义病变之间和解剖部位之间的关系。
2. NAC 图像的。NAC 图像与 AC 图像的区别（图 8.1）有以下几方面。
   a）皮肤摄取高。
   b）肺部摄取高。
   c）中央摄取降低（例如，纵隔和腹部深层结构的摄取低）。
3. NAC 的优点

   总的来说，对于 NAC 和 AC PET [1]，在准确度和病变检测方面相似。但是，AC 和 NAC 图像是互补的，对于浅表病变和肺部小病变来说，NAC 图像占优；对于深部病变来说，AC 图像占优 [2,3]。
   a）低噪声。AC 增加了噪声，这可能会导致假阳性结果。此外，如果 CT 用于 AC（见第 9 章），高密度区域会在 AC 图像上产生伪影。NAC 图像的查看可能对鉴别这些假阳性结果至关重要。
   b）如果 AC 图像上有潜在病变，但 NAC 图像上没有，则应考虑伪影（噪声或致密结构）继发假阳性的可能性。如果是周围性病变，这一点更需要考虑（因为在衰减后的

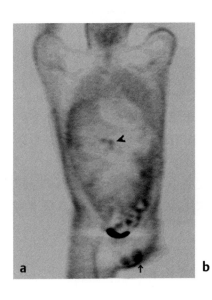
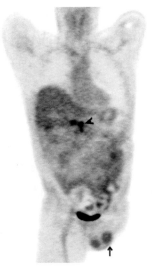

图 8.1 非衰减校正图像和衰减校正图像的差异。（a）冠状位非衰减校正图像显示皮肤摄取增加，肺摄取增加，中央区域摄取减少，包括光敏区纵隔。值得注意的是，浅表睾丸（箭头所示）比腹部中央淋巴结（无尾箭所示）更明显。（b）同一水平的冠状位衰减校正图像表明，中央淋巴结（无尾箭所示）实际上比睾丸（箭头所示）摄取更明显

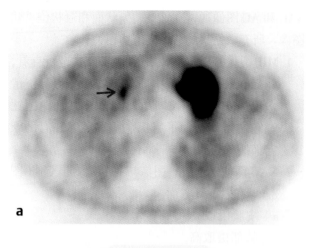

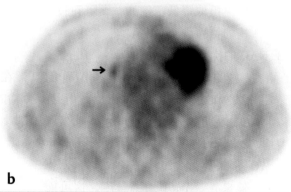

图8.2　肺结节检测：衰减校正与非衰减校正。右肺结节（箭头所示），在非衰减校正的轴位 PET 扫描（a）上比衰减校正扫描（b）显示更佳

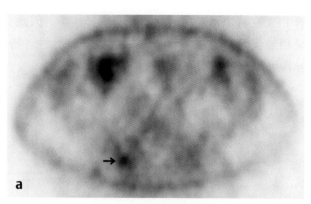

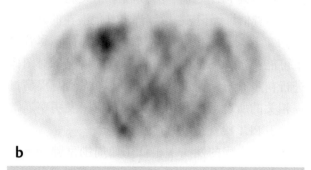

图8.3　骨病变检测：衰减校正与非衰减校正。骶骨骨转移（箭头所示）在非衰减校正轴位 PET 扫描（a）上可见，但在衰减校正扫描（b）上不能识别

NAC 图像上可能看不到中央病变）。

c）可检测性。有些病变只能在 NAC 图像上检测到。根据作者的经验，NAC 图像检测肺（图 8.2）、骨（图 8.3）或浅表病变可能更好。

- 一项临床研究表明，NAC 可能更适用肺部病变的检测[4]。但一项体模研究表明，NAC 可能更适合腹部病变的检测，而不适用于肺部病变[5]。一项临床 PET/CT 研究[6]未显示 AC 和 NAC 图像在肺转移瘤的检测方面存在差异。

- 均匀衰减区域（如腹部）的病变在 NAC 图像上对比更强，但非均匀衰减区域（如胸部）的病变在 AC 图像上对比更强[5]。

- 由于周围结构的摄取增加，在 NAC 图像上可以更好地显示浅表病变。然而，如果

这些病变接近于 NAC 图像上的皮肤摄取浓聚，它们可能会被掩盖。

4. AC 图像。AC 图像是 PET 检查的标准阅片格式，但在没有 NAC 数据的情况下，不应单独对 AC 图像进行审阅。

a）AC 的优点[7]

- 解剖定位。没有 AC，通常很难准确定位病变。AC 尤其对 CT 的并行关联非常有帮助。

- SUV 测量。如果测量 SUV，则必须完成 AC（否则测量的 SUV 将取决于衰减量）。

- 病变检测。虽然没有公开的证据表明 AC 图像在大多数临床情况下可检测到更多的病变，但 NAC 图像可能会漏掉会发生衰减的深部病变。

- 精确的病变大小／形状。而 NAC 图像会扭曲病变的大小和形状（病变沿衰减最小的方向拉长）（图 8.4）。

b）AC 的缺点

- 图像噪声。AC 图像比 NAC 图像噪声大。

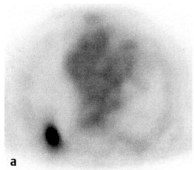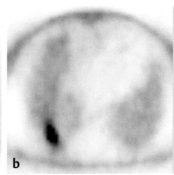

图 8.4 非衰减校正图像上病变形状的发生变形。（a）轴位衰减校正图像显示右肺结节。（b）同一结节的轴位非衰减校正图像显示，由于该方向衰减组织较多，结节在水平方向上显得较小。结节的整体形状更细长

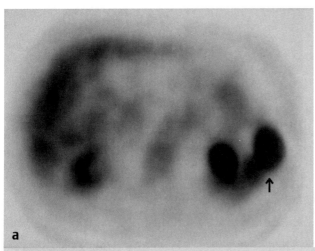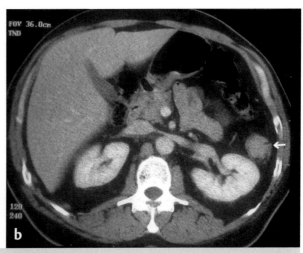

图 8.5 偶然发现的结肠癌。（a）轴位 PET 扫描显示左侧肾脏外侧有强烈的摄取浓聚灶（箭头所示）。这最初被认为是肾脏肿物。（b）CT 扫描同一层面显示结肠腔内有软组织影（箭头所示）。由于没有相关的结肠壁增厚或结肠周围异常，CT 无法确诊。PET 和 CT 均为本次诊断的必要条件：PET 上病变明显，但 CT 未显示；然而，PET 的初始解剖定位不准确，需要与 CT 进行对照，以正确定位摄取

- 额外时间。AC 生成衰减图像需要额外的时间。这对于基于 CT 的 AC 来说不是什么问题。
- 伪影。通常，这些伪影是在高密度区域（钡、碘、金属）产生的，并以假阳性高强度出现；它们在基于 CT 的 AC 中最为明显（见第 7 章和第 9 章）。使用 CT 进行 AC 时会出现错误的配准伪影（见第 9 章）。

8.3.3 与解剖图像的相关性

结合对比 CT 和 MRI 等横断面形态学的相关性，对提高 PET 的特异性帮助较大。这可以通过视觉、图像融合或专用的 PET/CT 扫描仪来完成。

1. 重要的是不要依赖报告，而是要在实际操作中结合实际查看解剖图像，即使解剖检查被判读为阴性。与其他成像方式相比，PET 显示的病变和本底之间的对比度通常要高得多。因此，只有在 PET 扫描呈现阳性，将注意力集中到特定区域后，才能回顾性地看到解剖图像上的许多异常情况（图 8.5）。

2. 解剖相关性主要有助于：
   a）定位病变。在许多情况下，PET 的特定区域进行正确定位，关联解剖是必要的（图 8.5）。这一点尤其适用于周围病变的定位（图 7.46，图 16.1）
   b）识别假阳性。许多假阳性的摄取来源可以在解剖图像相关联后确定。

c）确认模棱两可的 PET 结果／增加判读信心。判读人员对 PET 异常发现的诊断信心通过在解剖成像上识别出相应的异常情况而大大提高（这通常只能是回顾性）。虽然单独的 PET 和 CT 的结果合并后仍有可能是模棱两可的，但它们完全可以被判读为阳性结果（图 8.6）。

8.3.4 要点

1. **病变大小**。解剖图像上的病变大小可影响 PET 结果的判读。

   a）小病变。PET 降低了灵敏度，但增加了小病变诊断的特异性。

   - 摄取量增加的小病变（如 < 1 cm）更可能是恶性的。任何明确的摄取都应该被认为是恶性肿瘤的危险因素，因为在小病变处可见的摄取增加表明有高代谢性病变存在（图 25.3）。

   - 对于小病变的 SUV 应谨慎判读，因为即使是恶性肿瘤，由于部分容积效应，SUV 通常较低。同样，根据视觉标准判断的摄取程度在小的恶性病变中可能相对最小且价值有限。

   - 没有摄取的小病变可能呈假阴性。由于运动和部分容积效应等混杂因素，轻度到中度摄取的恶性小病变可能无法被发现。

   b）大病变。PET 增加了灵敏度，但可能降低了大病变诊断的特异性。

   - PET 检查阴性的大病变更可能是良性的。如果恶性病变大到足以导致实质性结构异常并具有代谢活性，PET 应该能检测到。注意，这可能不适用于轻度肿大的病变（如 1.5 cm 的淋巴结）；在有些情况下，轻度增大的肿瘤负荷可能导致阴性结果，因此对假阴性结果仍应引起重视。PET 检查呈阳性的大病变可能是假阳性。若感染性或炎性过程严重到足以引起实质性的解剖肿大，可能有实质性的 FDG 摄取。

2. **病变位置**。CT 相关值往往取决于病变部位。一个真正的阳性的 PET 发现可能在某些部位

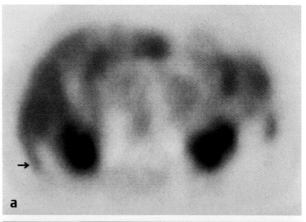

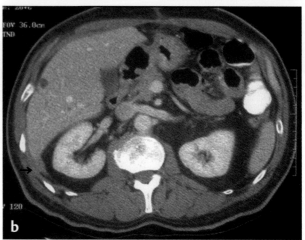

图 8.6　结肠癌腹膜转移。（a）轴位 FDG PET 扫描显示右侧肝后垂直线状摄取区域（箭头所示）。这是在行 PET 初步检查时检测到的，但很难确定为异常，因为其强度与肝脏没有区别（可能为肝脏的异常形态）。（b）同一层面的 CT 扫描显示异常软组织，具有与 PET 相同的线性结构（箭头所示）。之前在 CT 上并未检测到，但结合 PET 检查结果，这肯定是异常的，因为在这个部位不应该有正常的软组织。本病例的 CT 关联极大地增强了判读人员对 PET 发现的信心

没有解剖学上的关联，但在其他部位有关联。需要考虑的两个问题是：

a）PET 阳性发现的潜在病因是什么？

b）CT 是否能检测到这些潜在的病因？

- 在某些解剖部位，真正的阳性 PET 发现不太可能与 CT 没有关联。纵隔摄取的局部区域应具有 CT 关联（如 CT 上正常大小的淋巴结）。如果相关性是准确的，那么 CT 应该检测到一个足以引起 PET 摄取的大淋巴结，除非它是位于可能难以显示的部位（如肺门部）的小淋巴结。例如，在

纵隔内没有相应淋巴结的部位摄取增加，而摄取定位于纵隔脂肪，可以判读为纵隔棕色脂肪摄取。

- 在其他解剖部位，CT 可能与 PET 阳性结果无相关性。例如，不明原因的腹部 PET 摄取病灶往往是结肠腺瘤或可能性较小的腹膜转移。结肠腺瘤在 CT 上通常看不到，CT 对腹膜转移的检测是有限的。在这种情况下，通常需要行进一步的检查[8]。

8.3.5 要点

将 PET 和解剖图像相关联，有几个需注意的问题：

1. **运动**。由于 PET 是在自由呼吸时进行检查的，而 CT 可能是在屏气时获得的，因此可能导致病变的定位不准确。其他结构，如头部和乳腺，也可能在 CT 和 PET 检查时发生位置变化。这是 PET/CT 检查中的一个主要因素，但可能影响 PET 和 CT 的判读。

2. **与近期检查相关联的重要性**。与先前检查的关联性可能导致判读错误，特别是在治疗后的状态（图 8.7）。

3. **PET 的延迟显像**。在解剖图像上，炎症过程在消退数周或数月后，FDG 摄取增加较为常见。这可能导致 PET 和最近的解剖成像之间存在明显的差异。因此，如果当前的解剖学检查不能证实相应的结论，那么回顾之前的解剖学检查非常重要（图 8.8）。

4. **关联困难**。在头颈部和骨盆，由于缺乏解剖标志或生理摄取（如膀胱），PET 和 CT 的视觉关联可能很困难。在这些病例中，通常需要 PET/CT 或融合成像。腹部和骨盆的准确关联往往需要同时阅读 PET 和 CT 成像。

8.4 报告

1. **SUV**。对于肿瘤患者的病变，报告病变的 SUV 指数是很重要的，即使这些测量值并不用于判读当前的检查。如果患者在晚些时候再接受检查，将有必要使用 SUV 来评估疾病的进展和对治疗的反应。此外，报告 SUV 的计算方法和注射后的成像时间可能会有所帮助，因为如果患者今后在其他机构进行评估，这些因素可能有助于比较 SUV。

2. 报告应该标明 PET 对特定疾病过程中有疑问

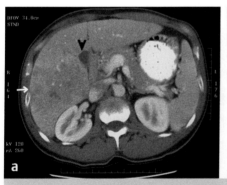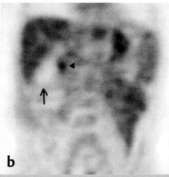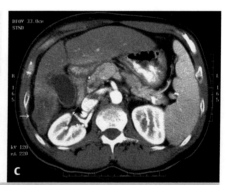

图 8.7　与之前检查关联的假阳性：射频消融（RF）治疗后肝细胞癌的变化情况。（a）CT 扫描显示肝脏右叶有大肿块（箭头所示）。胆囊（无尾箭所示）很小。患者在 CT 扫描后接受肿块的射频消融治疗。（b）消融后 3 个月进行的冠状位 PET 扫描显示有一个大的光敏区（箭头所示），其内侧（无尾箭所示）为摄取灶。由于最近未行 CT 检查，与 CT（a）中进行了相关性分析。最初认为光敏区代表切除的肿块，中间摄取的肿块代表残余肿瘤。（c）然而，在 PET 扫描后一天进行的 CT 显示消融后肝右叶大大减小（箭头所示）。胆囊比以前的 CT 检测的大很多。PET 上的光敏区实际上是胆囊，被认为代表残余肿瘤的内侧摄取位于十二指肠（无尾箭所示）

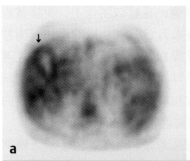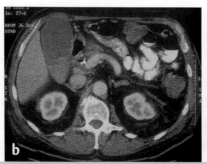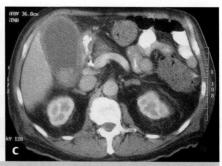

图 8.8 胆囊壁炎症。（a）轴位 FDG PET 扫描显示胆囊壁摄取增加（箭头所示）。（b）在 PET 检查前 1 天进行的相同层面的 CT 扫描显示胆囊内有淤血，但胆囊壁正常。（c）1 个月前进行的 CT 扫描显示胆囊壁增厚。在 PET 成像前，解剖成像上炎症过程往往已经消失

的任何潜在限制。例如，如果在 CT 上发现一个小的病变，但由于其太小，在 PET 上可能会被忽略，则报告应指出，由于这种设备的分辨率有限，PET 阴性检查并不排除活性疾病。

3. 应明确说明 PET 发现的相关性。例如，如果患者最近做了 CT 检查，发现肝脏有 1.5 cm 的非特异性低密度病变，与其报告"没有发现肝脏摄取异常"，不如报告"CT 上可见 1.5 cm 低密度肝脏病变，在 PET 上没有显示摄取增加，提示很可能是良性病变。然而，低级别肝细胞癌在 PET 成像上可能出现低代谢"。

4. PET 不能很好地评估病变的大小，因为其外观大小在很大程度上取决于摄取的浓度（见图 25.3）。除非存在明显的变化，否则应避免仅由 PET 评估病变大小变化。

8.5 随访

随访 PET 异常的第一步应包括关联近期或当前进行的（PET/CT）的解剖成像检查。通常，PET 的高对比分辨率发现的病变可以在其他成像检查中回顾性地观察到。如果最近没有可用的解剖成像检查，则应要求进行这些检查。

1. **意外发现**。检查结果和已知疾病无明确关联，要求行 PET 检查，这种情况并不少见。这些发现往往代表临床未诊断出的恶性或癌前病变，在大多数情况下应进一步随访 [9]。

2. **没有成像关联的 PET 发现**。根据作者的经验，大多数真正的阳性 PET 发现都有相应的结构异常，这在回顾中经常见到。如果没有发现相应的异常，进一步的检查可能取决于异常的位置和临床病史（见要点部分）。没有成像关联的 PET 发现可能是假阳性，或者代表一种通常在解剖学上看不到的病变的早期阶段。在一份报告中 [10]，无 CT 关联的 FDG 摄取浓聚的病变在 41% 的病例中是恶性的，淋巴结部位和骨骼部位的病变恶性率最高。在某些情况下，短时间间隔的随访 CT 可能有帮助，因为在 PET 上看到的某些过程在初始 CT 上没有显示出来，可以在随访 CT 上显示出来（图 8.9）。

   • **示例**。在胸部 CT 上没有相应发现的局灶性肺摄取不太可能是肺肿瘤，最有可能是放射性标记物的假阳性摄取 [11]。另一方面，弥漫性摄取模式可能代表放射性肺炎，甚至是 CT 阴性的早期肺炎。对于前一种情况，无须行进一步成像或随访；而对于后一种情况，短时间间隔的随访 CT 检查可能会有所帮助。

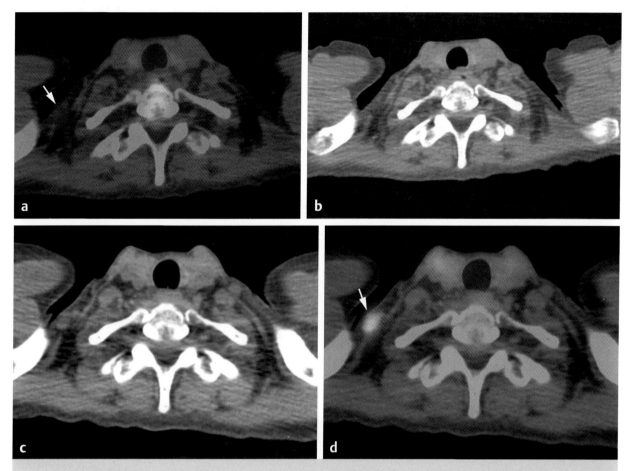

图8.9 棕色脂肪的误读：CT 随访的价值。（a）轴位 PET/CT 扫描显示右锁骨上有轻微摄取（箭头所示）。（b）相应的轴位 CT 扫描未显示此部位病变。这初步认为是棕色脂肪摄取。然而，没有见到其他棕色脂肪摄取。（c）后期轴位 PET/CT 扫描显示右锁骨上先前淋巴结摄取的部位摄取更加浓聚。（d）相应的轴位 CT 扫描显示该部位的淋巴结间隔性进展（箭头所示）。最初，该患者确定为诊断困难的病例，因为锁骨上棕色脂肪出现摄取的单个病灶非常罕见，但最初相应的 CT 没有异常发现。对于此类病例，短间隔的 CT 随访检查非常有帮助，因为 PET 阳性异常在最初的 CT 上不可见，有可能在随访的 CT 检查中显示。

（杨慧 王骏 盛会雪 徐明 孙涛 王艳玲）

参考文献

[1] Joshi U, Raijmakers PG, Riphagen II, Teule GJ, van Lingen A, Hoekstra OS. Attenuation-corrected vs. nonattenuation-corrected 2-deoxy-2-[F-18]fluoro-D-glucose-positron emission tomography in oncology: a systematic review. Mol Imaging Biol. 2007; 9(3):99–105

[2] Houseni M, Chamroonrat W, Basu S, et al. Usefulness of non attenuation corrected 18F-FDG PET images for optimal assessment of disease activity in patients with lymphoma. Hell J Nucl Med. 2009; 12(1):5–9

[3] Huang YE, Pu YL, Huang YJ, et al. The utility of the nonattenuation corrected 18F-FDG PET images in the characterization of solitary pulmonary lesions. Nucl Med Commun. 2010; 31 (11):945–951

[4] Bleckmann C, Dose J, Bohuslavizki KH, et al. Effect of attenuation correction on lesion detectability in FDG PET of breast cancer. J Nucl Med. 1999; 40(12):2021–2024

[5] Bai C, Kinahan PE, Brasse D, et al. An analytic study of the effects of attenuation on tumor detection in whole-body PET oncology imaging. J Nucl Med. 2003; 44(11):1855–1861

[6] Reinhardt MJ, Wiethoelter N, Matthies A, et al. PET recognition of pulmonary metastases on PET/CT imaging: impact of attenuation-corrected and non-attenuation-corrected PET images. Eur J Nucl Med

Mol Imaging. 2006; 33 (2):134–139

[7] Wahl RL. To AC or not to AC: that is the question. J Nucl Med. 1999; 40(12):2025–2028

[8] Pandit-Taskar N, Schöder H, Gonen M, Larson SM, Yeung HW. Clinical significance of unexplained abnormal focal FDG uptake in the abdomen during whole-body PET. AJR Am J Roentgenol. 2004; 183(4):1143–1147

[9] Agress H, Jr, Cooper BZ. Detection of clinically unexpected malignant and premalignant tumors with whole-body FDG PET: histopathologic comparison.

Radiology. 2004; 230(2): 417–422

[10] Kumar R, Hawkins RA, Yeh BM, Wang ZJ. Focal fluorine-18 fluorodeoxyglucose-avid lesions without computed tomography correlate at whole-body positron emission tomographycomputed tomography in oncology patients: how often are they malignant? Nucl Med Commun. 2011; 32(9):802–807

[11] Ha JM, Jeong SY, Seo YS, et al. Incidental focal F-18 FDG accumulation in lung parenchyma without abnormal CT findings. Ann Nucl Med. 2009; 23(6):599–603

第 9 章　PET/CT

9.1　引言

PET/CT 具有巨大的应用潜力，因为它可将最灵敏的成像方式（PET）与最高分辨率的横断面成像方式（CT）相结合。在 meta 分析中[1]，PET/CT 比单独 PET（85%）或单独 CT（80%）具有更高的灵敏度（95%），具有相似的特异性。在 PET 图像中加入融合 CT 比单独使用 PET 有许多优点，但是判读者应该意识到 CT 融合和 PET 衰减校正过程中引入的潜在误区。

9.2　优点

1. **准确性提高**。与单独使用 PET 相比，PET/CT 增加了实质性的获益，但与 PET 和 CT 的并行阅片相比，获益增幅较小。一项研究显示[2]，只有 52% 的病理改变可被 PET 单独精准地描述（邻近结构的定位和浸润），剩下的 48% 需要并行 CT 阅片或 PET/CT 联合阅片。然而，许多可能需要 CT 关联的病例可以通过 PET 和 CT 的并行阅片来准确判读。在 6% ~ 12% 的 PET 病例中[2,3]，并行阅片不足以精确定位病变或进行定性，因此可能需要结合 PET/CT。在肿瘤分期方面，与 PET 和并行 CT 判读相比，PET/CT 的准确性增加了 8%，与仅 PET 的判读相比，其准确性增加了 20%[4]。

2. **特异性优势**。PET/CT 具有关联任何类型的功能和结构成像技术的相同优势（第 9 章）。通过提供最精确的关联，PET/CT 最大限度地发挥了这些优势。准确性的提高主要表现在以下几方面。
   a）定位病变（图 9.1）。
   b）识别假阳性结果（图 9.2）。
   c）确定细微或模棱两可的 PET 检查结果的性质，从而提高结果确定性（图 9.3）。与单独使用 PET 相比，PET/CT 通常能增强特异性而非灵敏度。许多假阳性的来源很

容易被 PET/CT 识别出来。而且，使用 PET/CT 也可以提高灵敏度。例如，在融合 CT 扫描中，PET 上可能被认为是明确或可疑的代表摄取活性的部位，在融合 CT 上可以显示定位的病理部位。用于判读 PET/CT 的彩色图像也可以使一些病变更加明显。

3. **同期相关**。虽然 CT 的并行关联往往可以提供充分的诊断图像，但 CT 检查往往不是同时进行的。这可能会导致在获取 CT 和 PET 扫描之间的时间间隔内发生的变化产生错误（见图 8.7）。通过 PET/CT 可以解决这个问题。

4. **基于 CT 的 PET 衰减校正**。CT 扫描可用于 PET 数据的衰减校正[5]，允许缩短扫描时间，因为 CT 比放射性核素源扫描完成得更快。此外，由于关联放射性核素源扫描的 CT 噪声降低，并且传输图像后没有污染，因此降低了 PET 图像噪声。

9.3　缺点

组合使用 PET/CT 相对于单独 PET 的唯一缺点是 PET/CT 特有的伪影。这些伪影主要与三方面因素有关[6]：
a）由于 PET 和 CT 之间结构位置的差异而导致的错位。
b）由于 PET 和 CT 之间的结构衰减差异造成的伪影。
c）CT FOV 直径（通常为 50 cm）与较大的 PET FOV 直径（通常为 70 cm）不同，导致了相关的截断伪影，所有制造商都在通过扩展 CT FOV 重建来解决这个问题。

9.3.1　配准不良

在呼吸运动明显的区域——肺基底部和横膈部，配准不良伪影最为突出。配准不良会导致两种基本的伪影：

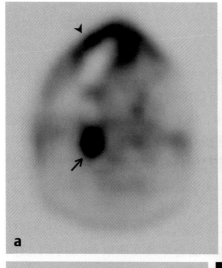
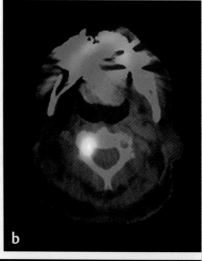
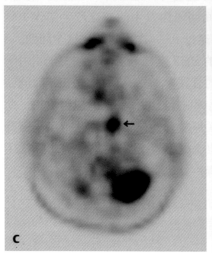
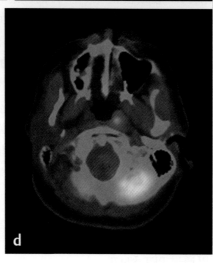

图 9.1 头颈部 PET/CT 定位。因为 PET 在头颈部缺乏解剖标志物，FDG 摄取的定位通常在该区域最难。（a）轴位 PET 扫描显示右侧颅底部有局灶性摄取（箭头所示）。PET 定位不清。注意牙齿金属的伪影（无尾箭所示）。（b）轴位 PET/CT 将此摄取定位在颈椎（骨转移）。（c）不同患者的轴位 PET 扫描显示左颅底部有局灶性摄取（箭头所示）。PET 亦定位不清。（d）轴位 PET/CT 将这种摄取定位于鼻咽（鼻咽癌）

a）摄入不准确。由于 CT 上用于衰减校正的区域与 PET 上的区域不完全对应，因此 PET 和 CT 之间的运动会导致衰减校正不准确。这可能导致人为降低或增加摄取的视觉判断，以及使 SUV 的计算不准确。

b）错误定位。在融合的 PET/CT 图像上，病变可能定位到错误的位置。

1. 呼吸类型。在一体化 PET/CT 检查中，CT 扫描可以在自由（浅）呼吸、最大吸气和正常呼气期间获得。PET 由于扫描时间过长，必须在自由呼吸期间进行扫描。CT 扫描期间的呼吸类型会影响伪影的发生率[7]。呼吸所致的定位错误通常发生在上下两个方向。

　　a）正常呼气相。此期间的融合通常最精确，因为大部分的呼吸周期是在呼气相完成的。这可能是快速 CT 扫描的首选方案。

最好是在正常呼气时相进行扫描，但这并不容易做到，因为在 CT 检查时某些患者可能在正常呼气时不能屏气。

　　b）吸气。吸气训练，无论是浅呼吸还是常规吸气，通常都会导致横膈和心脏的 PET 和 CT 最明显的错位[8]。吸气可导致肺－横膈界面的透光曲线伪影（图 9.4）。这是因为在这个部位测量到的衰减太低（在 CT 上最大吸气部位只有肺，而在 PET 上同一个区域还有膈下结构），导致该区域检测到的摄取校正不足。在心脏和肺的交界处也可以看到透光伪影（图 9.5）。

　　c）自由呼吸。如果在吸气过程中扫描横膈周围部位，自由呼吸也可能导致肺－横膈界面处的透光曲线伪影。然而，浅呼吸时图像配准通常优于吸气图像配准[8]。

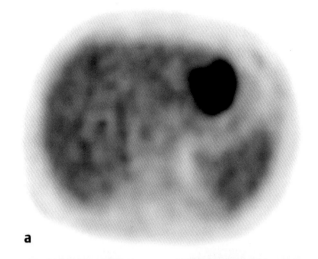

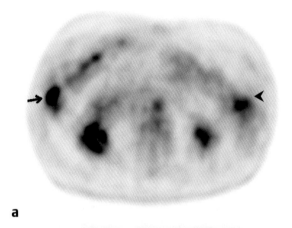

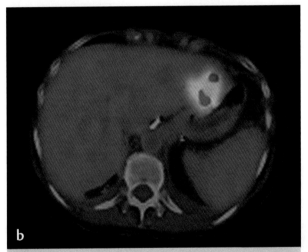

图 9.2 类似胃癌的脓肿。（a）轴位 PET 扫描显示胃部区域摄取浓聚，怀疑是胃癌。（b）同一层面的轴位 PET/CT 扫描显示摄取位于胃内侧的脓肿

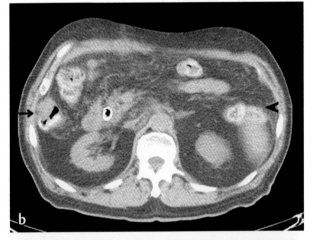

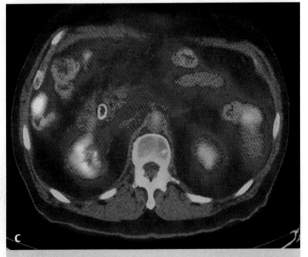

图 9.3 肠道与腹膜疾病。（a）胆管癌患者的轴位 PET 显示右侧（箭头所示）和左腹部（无尾箭所示）局部摄取增加。仅在 PET 上不能确定这些是正常的肠道摄取还是腹膜病变。与 CT（b）和 PET/CT（c）关联表明，右侧摄取是腹膜病变（箭头所示），左侧浓聚是肠道摄取（无尾箭所示）

2. 呼吸失调校正

    a）呼吸平均低剂量 CT 扫描。对于某些 PET/CT 扫描仪，该方法使用电影 CT 采集来形成基于 CT 呼吸模糊的衰减校正图像。这可能会潜在地减少与呼吸模糊的 PET 图像的不匹配[9]。低剂量呼吸模糊的 CT 图像不考虑，必须尽可能使用低剂量 CT 技术，以避免对患者的过度辐射剂量。

    b）呼吸门控。带有呼吸门控的四维 PET/CT 方案可以改善 PET 和 CT 之间的空间匹配，但通常需要较长的采集和后处理时间。已有其他方案[10]用来解决这个问题，可以以最少的采集和后处理时间及精力改进配准。

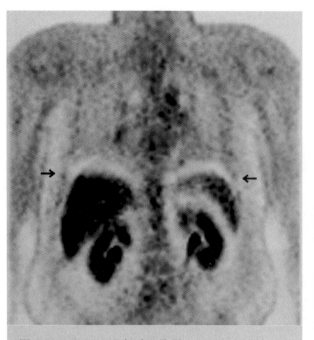

图 9.4　PET/CT 透光呼吸伪影。经 CT 衰减校正后的冠状位 PET 扫描显示双侧肺横膈界面存在曲线形透光伪影（箭头所示）。如果 CT 在吸气（吸气屏气或自由呼吸）期间扫描该部位，导致与主要处于呼吸周期呼气阶段的 PET 扫描不匹配，则通常会出现这种伪影

3. **非呼吸运动**。这最常见于头颈部，CT 和 PET 扫描之间的运动导致由内侧到外侧错位（图 9.6，图 9.7）。另一个常见的部位是乳腺（图 9.8）。在某些系统上，这可以通过重新校准工具（在扫描仪控制台上）纠正。

4. **SUV**。肺底和肠道运动会因人为地增加或减少面积而导致摄取不同，因此 SUV 测量不准

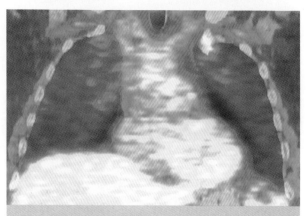

图 9.5　心脏配准不良伪影。冠状位 PET/CT 扫描显示心脏周围有透光伪影

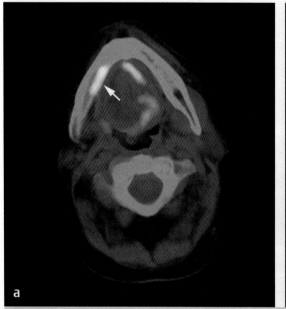
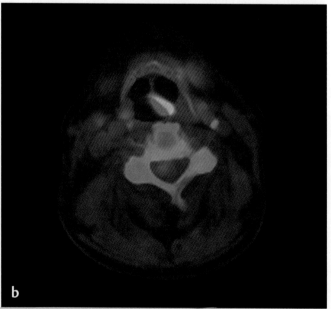

图 9.6　头颈部错位。头颈部的错位通常是由于在 CT 和 PET 检查之间头部的运动所致。错位通常是在内外方向。（a）轴位 PET/CT 扫描显示右侧下颌舌骨肌摄取错位，右侧下颌舌骨肌摄取（箭头所示）与下颌骨重叠。（b）来自同一检查的轴位 PET/CT 下个层面扫描显示，左会厌肿瘤的摄取似乎集中在会厌的内侧，而正常的颈髓摄取在椎管右侧。下颌下腺摄取位于下颌下腺右侧。然而，在这种情况下，错位不会导致诊断错误

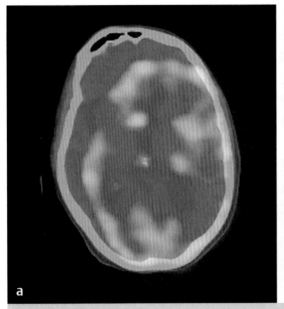
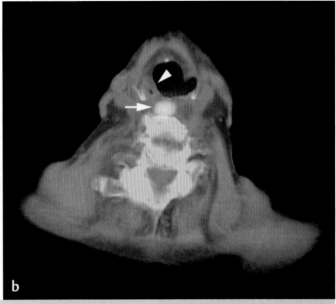

图 9.7 头颈部错位。有时错位会导致诊断错误。（a）轴位 PET/CT 检查表明，在颅脑层面存在严重的错位。对这幅图像的回顾分析表明，错位将摄取定位于实际位置的左后方。（b）轴位 PET/CT 扫描显示摄取浓聚位于食管（箭头所示）。然而，根据图像 a，错位于左后方，摄取聚集实际上是右侧梨状窝（无尾箭所示），在 CT 上显示为异常的软组织增厚

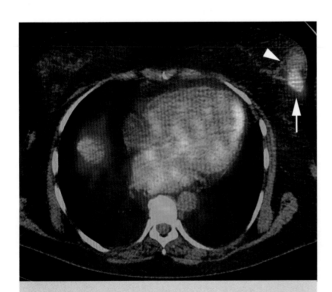

图 9.8 乳腺病变配准不良。轴位 PET/CT 扫描显示左侧乳腺病变（无尾箭所示）。PET 和 CT 检查之间配准不良导致 FDG 摄取（箭头所示）出现在病变后方

确。这可能导致对结果图像的假阳性和假阴性判读。

a）肺底。SUV 最多可改变 30% 以上。

b）肠道。PET 和 CT 间的肠蠕动和呼吸方面的运动差异可能导致 CT 衰减校正图像中摄取和 SUV 假性增加或减少。这可能导致检测邻近的恶性腹膜转移和淋巴结的灵敏度降低，或出现假阳性结果（图 9.9）。人为因素导致的摄取区域减少比摄取区域增加更常见[11]。

5. 错位。肺底部和肝穹窿（如定位于肺的肝病变）可能出现明显的错位（图 9.10）[12]。

a）胸部。肺结节位置的误差平均 7 ~ 10 mm，在肺底部和左肺更为明显[13]。

b）腹部。通常有 < 1 cm 的差异，但在肝上缘和脾下缘差异可以 > 2 cm。

6. PET 和 CT 之间的差异。由于正常的生理运动，与 CT 相比，PET 显示的内脏器官可能处于不同的位置，大小也可能不同[14]。

a）肝脏。与 CT 相比，在 PET 上肝脏略大，位于上部外侧。

b）脾脏。与 CT 相比，在 PET 上脾脏稍小，位于上后部。

c）肾脏。与 CT 相比，在 PET 上肾脏稍小，位于右上后部。

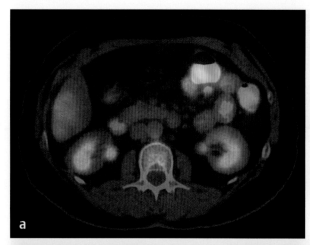

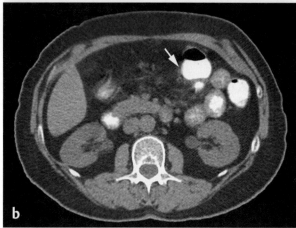

图9.9 （a，b）配准不良。轴位 PET/CT 扫描显示 PET 和 CT 数据之间的配准不良，最常见于肝脏和肾脏的下缘。注意，肠道摄取（箭头所示）似乎定位于肠系膜

9.3.2 继发于致密材料的衰减伪影

由于用于 PET 衰减校正的 CT 图像的缩放方法，致密或高原子序数的材料可导致 PET 图像上的摄取人为地增加。在正电子发射能量为 511 keV 的情况下，钡和碘溶剂对伽马射线的衰减与软组织的衰减差别不大。然而，在 CT 上，钡／碘溶液与软组织在衰减方面存在显著差异。因此，当用于 CT 时，511keV 光子衰减在含有致密材料的区域被高估。在这些区域，由于 CT 提供的衰减值不正确（太高），可视化摄取和 SUV 将被人为提升。为了校正不存在的衰减，PET 图像上的摄取被错误地增加。大致上，SUV 误差约为 0.1%/HU。换

言之，100 HU 的对比度增强导致 PET SUV 产生 10% 的误差[6]。在某些 PET/CT 扫描仪上，可以通过假设 CT 图像上高 HU 值的部位对应于对比剂而不是骨骼，进而处理衰减校正的 PET 图像。这样，即使 CT 图像中存在显著的对比度增强，PET 图像在软组织中仍有正确的 SUV。然而，应该注意的是，由于进行了这种处理，任何在骨骼中出现的 FDG 摄取都可能是不正确的，应该使用原始的 PET 图像作为骨骼摄取值。

1. **口服对比剂**。人为增加的摄取取决于所用对比剂的密度。高密度钡可导致大量人为摄取值增加（图9.11）。关于口服低密度对比剂的影响，有相互矛盾的证据[15,16]，但大部分证据表明，CT 中使用的低密度钡剂造成的伪影增加程度很小，而且一般不具有临床意义[17]，浓度不会因为水的吸收而增加[18]。

   a）SUV 的平均误差小于 5%，且最大略大于 10%。

   b）已报道的口服对比剂包括低密度钡和含 2.5% 甘露醇与 0.2% 豆角胶的水。可通过使用阴性口服对比剂（如含 2.5% 甘露醇和 0.2% 豆角胶的水）来避免伪影[19]。如果人为摄取增强，则可出现在含有对比剂的部位或对比剂周围摄取增强的环。较大面积的对比剂会产生环形伪影[15]。

2. **静脉对比剂**。静脉对比剂的浓度不会影响 FDG 的摄取程度[20]。然而，FDG 摄取在不同的增强阶段是不同的（例如，肝脏动脉期图像的摄取较低）[21]。静脉对比剂也可导致人为摄取增加。与口服对比剂相比，静脉注射对比剂密度越高，人为增加的摄取越大[22]。

   a）胸静脉。注射后胸静脉伪影最为明显，因其含有未稀释的对比剂（图 9.12）[23]。

   b）泌尿道。泌尿道对比剂排泄的伪影在肾脏、输尿管和膀胱也很明显，其误差百分比可能大于 25%。

   c）动脉期成像。与门静脉期相比，CT 动脉期成像中致密血管的伪影更为明显。

   d）正常组织。正常组织的增加量很小，增加最显著的是肝脏、脾脏和主动脉，其中最大 SUV 增加 5% ～ 7%[24]。

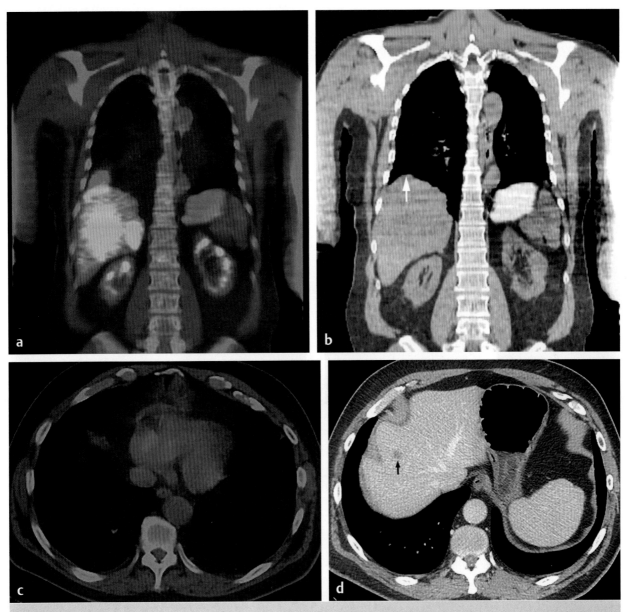

图 9.10 肝脏病变错误定位。（a）冠状位 PET/CT 扫描显示右肺底部有明显病变。（b）同一层面的冠状位 CT 扫描该部位未显示有肺部病变。明显的肺部摄取继发于肝穹窿病变的错误定位。肝穹窿轮廓（箭头所示）的隆起继发于此病变（在本次平扫检查中未发现）。（c）轴位 PET/CT 显示直肠腺癌患者右肺下叶摄取明显增加。（d）轴位对比增强 CT 显示摄取与肝转移（箭头所示）相对应，后者在 PET/CT 上配准不良

e）病理组织。病理组织通常由于新生血管和 / 或灌注增加而增强。最大 SUV 的增加是可变的，但通常较小（平均增加 4%）[24]。

f）肝脏和纵隔摄取。如果将肝脏和纵隔摄取作为比较肿瘤摄取的参考点，可能会导致错误，因为肝脏和纵隔的 FDG 摄取可能被高估 10% ～ 15%[25]。

g）CT 扫描方案。通过双相对比剂注射尾头位扫描，可使胸静脉对比剂的伪影最小化[26]。

3. **钙化病变**。钙化病变的密度通常不足以导致人为摄取增加。但是，如果在钙化病变中发现摄取，则应始终查看非衰减校正（NAC）图像（图 26.7），以确定摄取不是人为造成的。

4. **金属 / 致密材料伪影**。金属和致密植入物可导致人为的摄取增加或降低。暗条纹伪影区

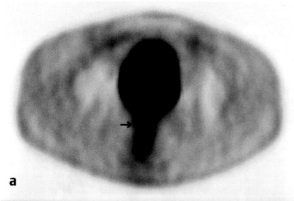

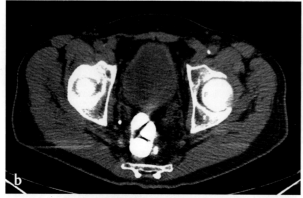

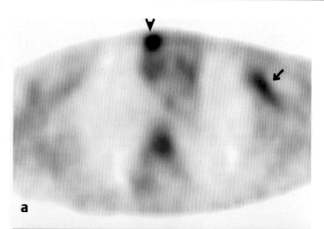

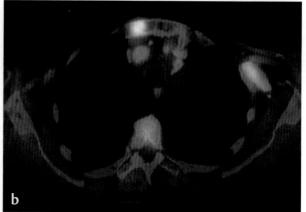

图9.12 静脉对比剂伪影。（a）经CT衰减校正的轴位PET显示左侧腋窝（箭头所示）和右胸骨旁（无尾箭所示）的摄取增加。在PET上右胸骨旁摄取可代表胸骨或胸骨内淋巴结的摄取。（b）轴位PET/CT显示左侧腋窝PET的摄取是由于静脉对比剂浓度高造成的伪影，胸骨旁摄取位于骨内

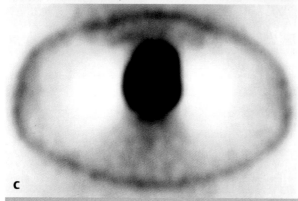

图9.11 钡剂伪影。（a）经衰减校正的轴位PET扫描显示直肠内摄取浓聚（箭头所示）。（b）相应的轴位CT扫描显示该部位钡密度高。（c）非衰减校正的轴位PET扫描未显示该部位的摄取增加

联通常不会造成明显伪影[30]。

9.3.3 截断伪影

截断伪影是由于PET和CT在FOV上的差异而产生的。肥胖患者的部分解剖结构可能超出了CT扫描的视野。这个被截断的部分不能提供衰减校正的数据，从而导致SUV的人为降低。一些PET/CT扫描仪提供了估计CT图像截断区域的方法。虽然这些放大的FOV CT图像可能并不总是适用于CT诊断，但它们为PET图像提供了精确的衰减校正。

域会导致摄取低估[27]。高密度金属植入物（如髋关节假体）也会衰减PET 511 keV光子，导致植入区域没有摄取数据——冷区[28]。如：

a）金属牙科假体，矫形外科植入物，骨水泥。

b）心脏导管和中心静脉导管[29]。

• 在心脏PET/CT中，植入式心脏复律除颤器导联经常出现明显的伪影，但起搏器导

9.4 判读

对 PET/CT 的判读与 PET 结合 CT 的判读类似（第 9 章），但判读者必须认识与 PET/CT 成像相关的潜在伪影。PET/CT 判读时需注意的一些具体问题有以下几方面。

1. **配准**。在判读融合的 PET/CT 图像之前，应首先确定融合图像是否准确配准。
2. **非衰减校正（NAC）图像**。回顾 NAC 图像对于 PET/CT 判读比单独 PET 更重要。大多数 PET/CT 特定的伪影与基于 CT 衰减校正的使用有关。因此，如果 NAC 图像上没有 PET/CT 异常，提示存在 PET/CT 伪影的可能性。
3. **肺**
   a）肺结节。如果在浅呼吸状态下进行 PET/CT 检查，通常不会发现小的肺部结节[31]。因此，在癌症分期中，浅呼吸状态下进行的 PET/CT 不能完全替代屏气胸部 CT 检查。在 PET/CT 检查中增加一个额外的低剂量胸部 CT 可能会有所帮助[32]。
   b）肺底部。该部位的 PET/CT 配准不良伪影发生率很高，在判读肺底部的潜在异常时必须谨慎。特别是，若存在配准不良伪影，可人为降低食管远端和肺底部病变的摄取程度。
4. SUV
   a）运动可人为地减少或增加 SUV，如"缺点"部分所述。
   b）一项研究表明，在 CT 衰减校正后的 PET 上，SUV 可能比锗校正后的 PET 生成的 SUV 略高（见第 5 章）[33]，但另一项研究表明两者没有区别[34]。在比较 PET/CT 和 PET SUV 值时应谨慎。

9.5 患者准备

患者行 PET/CT 检查的准备大多与 PET 相同。PET/CT 检查时特殊的患者准备包括以下几方面。

1. **患者位置**。在进行标准的 PET 扫描时，患者可以将手臂置于身体两侧进行扫描，以获得舒适感。对于 PET/CT，如果可以的话，最好是将手臂举起高过头部进行扫描，以避免射线硬化伪影，从而降低上腹部的图像质量。头颈部检查应该放下手臂。随着 PET/CT 扫描速度的提高，大多数患者都能接受手臂上举的扫描。

2. **口服对比剂**。是否使用口服对比剂可取决于适应证。对于不太可能有腹膜/肠系膜转移的肿瘤（如肺癌），口服对比剂帮助不大。口服对比剂可能对有腹膜和/或肠系膜淋巴结转移倾向的肿瘤非常有帮助。然而，虽然口服对比剂可以区分肠道和邻近的腹膜疾病，但对比剂密度的增大会加重由于肠道运动而引起的人为摄取增加和减少的部位（见"缺点"部分）。关键是要尽量减少所用对比剂的密度。此外，可通过提高口服对比剂的生理代谢来增加肠道摄取，使其不受密度增加的影响最小。

3. **静脉对比剂**。静脉造影可以提高 CT 的诊断质量，但可能会导致伪影（见"缺点"部分）。虽然一些研究表明对比增强 PET/CT 并没有比 PET/CT 平扫更精确[35-37]，但大多数报告表明，在进行对比增强 PET/CT 时，有额外的价值。在晚期非小细胞肺癌的分期和三维适形放射治疗计划[38]、直肠癌区域淋巴结良恶性确定[39]、结肠直肠癌肝脏病变的检测和定性[40]、胰腺癌的分期[41]、评估结肠直肠癌复发[42]、胰腺癌复发[43]、子宫癌复发[44]、卵巢癌复发[45]、头颈部癌局部复发[46]方面，都有额外的价值。

决定是否使用静脉对比剂时应考虑的因素：
a）内脏器官的对比增强会轻微增加测量的生理性摄取。这可能会降低这些器官病理病变的显示。
b）病理病变的增强可能会人为增加 SUV 值。
c）未稀释或浓缩的对比剂引起的胸静脉和泌尿道摄取浓聚可能掩盖邻近的病理病变。
- 可以通过肾脏对比剂排泄前的扫描和尾头方向扫描以使胸静脉摄取最小化。
d）患者可在 PET 检查之前或之后进行对比增

强 CT 检查。在许多情况下，PET/ CT 平扫及单独的对比增强 CT 的联合检查可能没有伪影，可以作为对 PET/ 对比增强 CT 检查的回顾检查。

4. **呼吸**。CT 扫描期间的呼吸时相可能会影响伪影的类型和发生率（见"缺点"部分）。这往往取决于患者的配合程度。

9.6 "真正"的全身 PET/CT

"真正"的全身 PET/CT 是指除标准的"从眼睛到大腿"的 PET/CT 检查外，另外包括下肢和头颅。关于"真正"全身 PET/CT 的价值，存在着相互矛盾的证据。虽然一些报告[47,48]支持采用该方案，但大多数研究表明，该方案价值低，不太可能改变临床治疗方案[47,49-54]。对于黑色素瘤患者，有人建议只有当黑色素瘤发生在下肢时，才应进行"真正"的全身 PET/CT 检查[53]。一份报告显示[54]，黑色素瘤、淋巴瘤、多发性骨髓瘤、肉瘤和Ⅳ期肺癌、乳腺癌、前列腺癌、膀胱癌、睾丸癌和肾癌患者最有可能在标准的检查范围之外发现肿瘤。

（杨慧　王骏　盛会雪　徐明　孙涛　刘小艳）

参考文献

[1] Gao G, Gong B, Shen W. Meta-analysis of the additional value of integrated 18FDG PET-CT for tumor distant metastasis staging: comparison with 18FDG PET alone and CT alone. Surg Oncol. 2013; 22(3):195–200

[2] Reinartz P, Wieres FJ, Schneider W, Schur A, Buell U. Side-byside reading of PET and CT scans in oncology: which patients might profit from integrated PET/CT? Eur J Nucl Med Mol Imaging. 2004; 31(11):1456–1461

[3] Pelosi E, Messa C, Sironi S, et al. Value of integrated PET/CT for lesion localisation in cancer patients: a comparative study. Eur J Nucl Med Mol Imaging. 2004; 31(7):932–939

[4] Antoch G, Saoudi N, Kuehl H, et al. Accuracy of whole-body dual-modality fluorine-18-2-fluoro-2-deoxy-D-glucose positron emission tomography and computed tomography (FDG PET/CT) for tumor staging in solid tumors: comparison with CT and PET. J Clin Oncol. 2004; 22(21):4357–4368

[5] Kinahan PE, Townsend DW, Beyer T, Sashin D. Attenuation correction for a combined 3D PET/CT scanner. Med Phys. 1998; 25(10):2046–2053

[6] Kinahan PE, Hasegawa BH, Beyer T. X-ray-based attenuation correction for positron emission tomography/computed tomography scanners. Semin Nucl Med. 2003; 33(3):166–179

[7] Goerres GW, Burger C, Kamel E, et al. Respiration-induced attenuation artifact at PET/CT: technical considerations. Radiology. 2003; 226(3):906–910

[8] Gilman MD, Fischman AJ, Krishnasetty V, Halpern EF, Aquino SL. Optimal CT breathing protocol for combined thoracic PET/CT. AJR Am J Roentgenol. 2006; 187(5):1357–1360

[9] Pan T, Mawlawi O, Nehmeh SA, et al. Attenuation correction of PET images with respiration-averaged CT images in PET/CT. J Nucl Med. 2005; 46(9):1481–1487

[10] Nehmeh SA, Erdi YE, Meirelles GS, et al. Deep-inspiration breathhold PET/CT of the thorax. J Nucl Med. 2007; 48(1):22–26

[11] Nakamoto Y, Chin BB, Cohade C, Osman M, Tatsumi M, Wahl RL. PET/CT: artifacts caused by bowel motion. Nucl Med Commun. 2004; 25(3):221–225

[12] Osman MM, Cohade C, Nakamoto Y, Marshall LT, Leal JP, Wahl RL. Clinically significant inaccurate localization of lesions with PET/CT: frequency in 300 patients. J Nucl Med. 2003; 44(2):240–243

[13] Cohade C, Osman M, Marshall LN, Wahl RN. PET-CT: accuracy of PET and CT spatial registration of lung lesions. Eur J Nucl Med Mol Imaging. 2003; 30(5):721–726

[14] Nakamoto Y, Tatsumi M, Cohade C, Osman M, Marshall LT, Wahl RL. Accuracy of image fusion of normal upper abdominal organs visualized with PET/CT. Eur J Nucl Med Mol Imaging. 2003; 30(4):597–602

[15] McKeown C, Dempsey MF, Gillen G, Paterson C. Quantitative analysis shows that contrast medium in positron emission tomography/computed tomography may cause significant artefacts. Nucl Med Commun. 2012; 33(8):864–871

[16] Otero HJ, Yap JT, Patak MA, et al. Evaluation of low-density neutral oral contrast material in PET/CT for tumor imaging: results of a randomized clinical trial. AJR Am J Roentgenol. 2009; 193(2):326–332

[17] Cronin CG, Prakash P, Blake MA. Oral and IV contrast agents for the CT portion of PET/CT. AJR Am J Roentgenol. 2010; 195(1):W5–W13

[18] Dizendorf E, Hany TF, Buck A, von Schulthess GK,

Burger C. Cause and magnitude of the error induced by oral CT contrast agent in CT-based attenuation correction of PET emission studies. J Nucl Med. 2003; 44(5):732–738

[19] Antoch G, Kuehl H, Kanja J, et al. Dual-modality PET/CT scanning with negative oral contrast agent to avoid artifacts: introduction and evaluation. Radiology. 2004; 230(3):879–885

[20] Prechtel HW, Verburg FA, Palmowski M, et al. Different intravenous contrast media concentrations do not affect clinical assessment of 18F-fluorodeoxyglucose positron emission tomography/computed tomography scans in an intraindividual comparison. Invest Radiol. 2012; 47(9):497–502

[21] Rebière M, Verburg FA, Palmowski M, et al. Multiphase CT scanning and different intravenous contrast media concentrations in combined F-18-FDG PET/CT: Effect on quantitative and clinical assessment. Eur J Radiol. 2012; 81(8):e862–e869

[22] Nakamoto Y, Chin BB, Kraitchman DL, Lawler LP, Marshall LT, Wahl RL. Effects of nonionic intravenous contrast agents at PET/CT imaging: phantom and canine studies. Radiology. 2003; 227(3):817–824

[23] Antoch G, Freudenberg LS, Egelhof T, et al. Focal tracer uptake: a potential artifact in contrast-enhanced dual-modality PET/CT scans. J Nucl Med. 2002; 43(10):1339–1342

[24] Yau YY, Chan WS, Tam YM, et al. Application of intravenous contrast in PET/CT: does it really introduce significant attenuation correction error? J Nucl Med. 2005; 46(2):283–291

[25] Barrington SF, Mikhaeel NG, Kostakoglu L, et al. Role of imaging in the staging and response assessment of lymphoma: consensus of the International Conference on Malignant Lymphomas Imaging Working Group. J Clin Oncol. 2014; 32(27):3048–3058

[26] Beyer T, Antoch G, Bockisch A, Stattaus J. Optimized intravenous contrast administration for diagnostic whole-body 18FFDG PET/CT. J Nucl Med. 2005; 46(3):429–435

[27] Shimamoto H, Kakimoto N, Fujino K, et al. Metallic artifacts caused by dental metal prostheses on PET images: a PET/CT phantom study using different PET/CT scanners. Ann Nucl Med. 2009; 23(5):443–449

[28] Sureshbabu W, Mawlawi O. PET/CT imaging artifacts. J Nucl Med Technol. 2005; 33(3):156–161, quiz 163–164

[29] Halpern BS, Dahlbom M, Waldherr C, et al. Cardiac pacemakers and central venous lines can induce focal artifacts on CT-corrected PET images. J Nucl Med. 2004; 45(2):290–293

[30] DiFilippo FP, Brunken RC. Do implanted pacemaker leads and ICD leads cause metal-related artifact in cardiac PET/CT? J Nucl Med. 2005; 46(3):436–443

[31] Allen-Auerbach M, Yeom K, Park J, Phelps M, Czernin J. Standard PET/CT of the chest during shallow breathing is inadequate for comprehensive staging of lung cancer. J Nucl Med. 2006; 47(2):298–301

[32] Juergens KU, Weckesser M, Stegger L, et al. Tumor staging using whole-body high-resolution 16-channel PET-CT: does additional low-dose chest CT in inspiration improve the detection of solitary pulmonary nodules? Eur Radiol. 2006; 16(5):1131–1137

[33] Nakamoto Y, Osman M, Cohade C, et al. PET/CT: comparison of quantitative tracer uptake between germanium and CT transmission attenuation-corrected images. J Nucl Med. 2002; 43(9):1137–1143

[34] Souvatzoglou M, Ziegler SI, Martinez MJ, et al. Standardised uptake values from PET/CT images: comparison with conventional attenuation-corrected PET. Eur J Nucl Med Mol Imaging. 2007; 34(3):405–412

[35] Kitajima K, Suzuki K, Senda M, et al. Preoperative nodal staging of uterine cancer: is contrast-enhanced PET/CT more accurate than non-enhanced PET/CT or enhanced CT alone? Ann Nucl Med. 2011; 25(7):511–519

[36] Pfluger T, Melzer HI, Schneider V, et al. PET/CT in malignant melanoma: contrast-enhanced CT versus plain low-dose CT. Eur J Nucl Med Mol Imaging. 2011; 38(5):822–831

[37] Chiaravalloti A, Danieli R, Caracciolo CR, et al. Initial staging of Hodgkin's disease: role of contrast-enhanced 18F FDG PET/CT. Medicine (Baltimore). 2014; 93(8):e50

[38] Pfannenberg AC, Aschoff P, Brechtel K, et al. Low dose non-enhanced CT versus standard dose contrast-enhanced CT in combined PET/CT protocols for staging and therapy planning in non-small cell lung cancer. Eur J Nucl Med Mol Imaging. 2007; 34(1):36–44

[39] Tateishi U, Maeda T, Morimoto T, Miyake M, Arai Y, Kim EE. Non-enhanced CT versus contrast-enhanced CT in integrated PET/CT studies for nodal staging of rectal cancer. Eur J Nucl Med Mol Imaging. 2007; 34(10):1627–1634

[40] Cantwell CP, Setty BN, Holalkere N, Sahani DV, Fischman AJ, Blake MA. Liver lesion detection and characterization in patients with colorectal cancer: a comparison of low radiation dose non-enhanced PET/CT, contrast-enhanced PET/CT, and liver MRI. J Comput Assist Tomogr. 2008; 32(5):738–744

[41] Yoneyama T, Tateishi U, Endo I, Inoue T. Staging accuracy of pancreatic cancer: comparison between non-contrast-enhanced and contrast-enhanced PET/

CT. Eur J Radiol. 2014; 83(10):1734–1739

[42] Kitajima K, Murakami K, Yamasaki E, et al. Performance of integrated FDG PET/contrast-enhanced CT in the diagnosis of recurrent colorectal cancer: Comparison with integrated FDG PET/non-contrast-enhanced CT and enhanced CT. Eur J Nucl Med Mol Imaging. 2009; 36(9):1388–1396

[43] Kitajima K, Murakami K, Yamasaki E, et al. Performance of integrated FDG PET/contrast-enhanced CT in the diagnosis of recurrent pancreatic cancer: comparison with integrated FDG PET/ non-contrast-enhanced CT and enhanced CT. Mol Imaging Biol. 2010; 12(4):452–459

[44] Kitajima K, Suzuki K, Nakamoto Y, et al. Low-dose non-enhanced CT versus full-dose contrast-enhanced CT in integrated PET/CT studies for the diagnosis of uterine cancer recurrence. Eur J Nucl Med Mol Imaging. 2010; 37(8):1490–1498

[45] Kitajima K, Ueno Y, Suzuki K, et al. Low-dose non-enhanced CT versus full-dose contrast-enhanced CT in integrated PET/CT scans for diagnosing ovarian cancer recurrence. Eur J Radiol. 2012; 81(11):3557–3562

[46] Suenaga Y, Kitajima K, Ishihara T, et al. FDG PET/ contrast-enhanced CT as a post-treatment tool in head and neck squamous cell carcinoma: comparison with FDG PET/noncontrast-enhanced CT and contrast-enhanced CT. Eur Radiol. 2016; 26(4):1018–1030

[47] Osman MM, Chaar BT, Muzaffar R, et al. 18F-FDG PET/CT of patients with cancer: comparison of whole-body and limited wholebody technique. AJR Am J Roentgenol. 2010; 195(6):1397–1403

[48] Nguyen NC, Chaar BT, Osman MM. Prevalence and patterns of soft tissue metastasis: detection with true whole-body F-18 FDG PET/CT. BMC Med Imaging. 2007; 7:8

[49] Niederkohr RD, Rosenberg J, Shabo G, Quon A. Clinical value of including the head and lower extremities in 18F-FDG PET/CT imaging for patients with malignant melanoma. Nucl Med Commun. 2007; 28(9):688–695

[50] Kawata S, Imaizumi M, Kako Y, Oku N. Clinical impact of "true whole-body" (18)F-FDG PET/CT: lesion frequency and added benefit in distal lower extremities. Ann Nucl Med. 2014; 28 (4):322–328

[51] Tan JC, Chatterton BE. Is there an added clinical value of "true"whole body(18)F-FDG PET/CT imaging in patients with malignant melanoma? Hell J Nucl Med. 2012; 15(3):202–205

[52] Querellou S, Keromnes N, Abgral R, et al. Clinical and therapeutic impact of 18F-FDG PET/CT whole-body acquisition including lower limbs in patients with malignant melanoma. Nucl Med Commun. 2010; 31(9):766–772

[53] Lazaga FJ, Oz OK, Adams-Huet B, Anderson J, Mathews D. Comparison of whole-body versus limited whole-body 18FFDG PET/CT scan in malignant cutaneous melanoma. Clin Nucl Med. 2013; 38(11):882–884

[54] Sebro R, Mari-Aparici C, Hernandez-Pampaloni M. Value of true whole-body FDG PET/CT scanning protocol in oncology: optimization of its use based on primary diagnosis. Acta Radiol. 2013; 54(5):534–539

第 10 章 PET/MRI：临床应用简介

10.1 引言

从 MRI 中连续获取数据并与 PET 中获得的分子信息相结合，长期以来一直是通过对图像的并行分析或基于软件的图像配准来实现的。然而，在成功地整合了 PET/CT 扫描仪之后，几位研究者开发了一种临床实用新技术，即 PET/MRI 一体化扫描仪[1]。2007 年，报道了同时进行人脑 PET/MRI 的可行性[2]。2010 年，第一个临床序列全身 PET/MRI 扫描仪应用于瑞士日内瓦大学医院和美国西奈山医疗中心。2011 年，第一台完全集成的全身同步 PET/MRI 扫描仪获得美国食品药品监督管理局（FDA）的批准，并市场化，可供临床使用[3,4]。此后，临床 PET/MRI 系统受到越来越多的关注，全球已有 80 多家机构开始应用临床 PET/MRI 扫描仪。目前，有两家公司提供临床同步（并行）PET/MRI 系统：Biograph mMR（Siemens Healthcare GmbH，Erlangen，Germany）和 Signa PET/MRI（GE Healthcare，Waukesha，WI）。

10.2 PET/MRI 的优点和缺点（相对于 PET/CT）

10.2.1 优点

a）改善软组织对比度。使用 MRI 代替 CT 对改善颅脑和脊髓[5]、心脏[6]、腹部和盆腔器官[7]、乳腺和肌肉骨骼结构（包括肌肉、肌腱、韧带、软骨和骨髓）的评估特别有用[8,9]。与 CT 相比，MRI 提高了许多器官疾病检测和诊断的灵敏度、特异性和准确性，并改善了器官和组织内部结构的显示[1]。

b）功能成像能力。除了结构成像外，MRI 还提供功能成像，可以进一步提高 PET/MRI 相对于 PET/CT 的诊断性能[5,10]。MRI 可提供的功能成像方法包括弥散加权成像（DWI）、弥散张量成像、功能磁共振成像（fMRI）、磁共振弹性成像[11]、磁共振波谱和灌注加权成像[1]。

c）减少辐射暴露。使用 PET/MRI 可以减少辐射暴露，因此对于儿童[12]、育龄妇女以及经历多次序列诊断成像检查的患者来说，考虑使用 PET/MRI 非常必要[13]。

10.2.2 缺点

a）降低了显示肺部病变的灵敏度。MRI 检测实性肺结节（尤其是 < 5 mm 的肺结节）和亚实性肺结节的灵敏度小于 CT 的灵敏度[14-19]。这是由于肺内气体造成的易感伪影，充满气体的肺部信号 / 本底比低，以及呼吸运动伪影[20]。

b）检查时间较长。一般来说，PET/MRI 采集时间比 PET/CT 长，一般从 30 ~ 120 分钟不等，具体取决于要解决的具体临床问题、覆盖的解剖部位以及采集的 MRI 序列的数量和类型。

c）对成像中心基础设施的需求更多。PET/MRI 扫描仪具有较高的仪器成本和较高的操作成本，以及更高的后勤和空间需求。此外，医生和使用 PET/MRI 的工作人员需要接受与使用放射性和强磁场有关的安全培训。

d）其他禁忌证。一般来说，体内某些金属或电子植入物，如一些脑动脉瘤夹、眶内金属异物、经静脉起搏器、植入式心脏复律除颤器、神经刺激器和耳蜗植入物，由于存在装置故障、移动或发热致组织损伤的风险，是 MRI 的禁忌证。然而，一些植入 MRI 兼容的新型金属或电子设备的患者能够接受 PET/MRI 检查。

10.3 患者准备

对 PET/MRI 的 PET 部分的患者准备与 PET/CT 相同，第 4 章对此进行了详细讨论。但是，在具体的 PET/MRI 扫描中，应考虑特定的 MRI 相关因素：

a）患者筛查。如上所述，有几种情况可能不允许患者进行 MRI 检查，或需要对 MRI 扫描方案进行特殊修改。这些可能包括（但不限于）幽闭恐惧症、静脉注射钆对比剂过敏史、弹片或子弹伤史、从事金属作业（如焊接）、可能导致眼框内金属碎片的金属植入史，以及各种装置的存在，如心脏起搏器或除颤器、植入的药物输注装置（即胰岛素泵）、金属植入物和假体、神经刺激器（即经皮电神经刺激）、人工心脏瓣膜、脑动脉瘤夹、耳蜗植入物、脊柱刺激器、程控脑室 – 腹腔分流术、血管支架或支架移植。因此，在进入 PET/MRI 检查室之前，必须对患者进行金属或电子设备的全面筛查，并对其 MRI 兼容性进行评估，以防止潜在的患者损伤，同时尽量减少图像伪影。根据需要，使用患者筛选表格和金属探测器或 X 线摄影 /CT 进行物理筛选。有关患者筛查和 MRI 相关安全问题的详细信息，请访问 www.mrisafety.com。

b）图像采集。根据所使用的 PET/MRI 扫描仪的类型，可以按顺序或同时获得 PET 和多平面 MR 图像。为了提高 MR 图像的信噪比和空间分辨率，表面线圈通常被置于待扫描的身体部位。为了进行 PET 图像衰减校正，首先使用 T1 加权梯度回波（GRE）进行快速 MRI 扫描。根据人体部位和要扫描的患者类型（如儿童和成人），可以使用特定的 MRI 序列。MR 图像可在屏气、呼吸门控或触发期间或自由呼吸期间获得。

c）对比剂。大多数 MRI 检查通常不使用口服对比剂。唯一的例外是磁共振肠道检查，在这种情况下，口服对比剂通常是在检查前使用，以使肠腔扩张并使液体充满。这样做是为了

提高检测和显示肠道病理学的性能，如炎症性肠病。如果临床适应证需要使用静脉注射钆对比剂，随后进行肾小球滤过率（eGFR）评估，特别是对于具有肾功能损害危险因素的患者，如年龄较大、有肾脏疾病史或糖尿病史，当 $eGFR < 30\ ml/min/1.73\ m^2$ 时，为了防止肾源性系统性纤维化这种罕见但是严重的并发症，一般不静脉注射钆对比剂。此外，应在进行 PET/MRI 检查之前对钆对比剂过敏史进行评估（包括对反应类型和严重程度的评估），以便在有指征的情况下提前注射皮质类固醇制剂。静脉注射钆对比剂不适用于孕妇或可能怀孕的妇女，除有特殊的临床需求，因为钆对比剂能通过胎盘屏障，可能对胎儿有潜在的危害。有关对比剂的更多详细信息，请参阅美国放射学会（ACR）造影手册 https://www.acr.org/Quality–Safety/Resources/Contrast Manual。

d）听力的保护。由于 PET/MRI 扫描仪的 MRI 部分在图像采集过程中经常会产生很大的噪声，因此在扫描过程中应为患者提供耳塞或耳机，以保护患者的听力免受 MRI 系统相关噪声的影响。

10.4 PET/MRI 的判读（简要复习各种 MRI 序列及其用途）

PET/MRI 的判读与单独 PET 联合 MRI 类似。但是，判读者必须学习判读一体化 PET/MRI 检查所使用的基本 MRI 序列。有许多 MRI 序列可作为 PET/MRI 扫描的一部分使用，下面将简要介绍这些序列。

10.4.1 基本 MRI 序列

a）同相位（IP）和反相位（OOP）T1 加权 GRE。这些序列扫描时间非常短，可以在屏气期间采集，有利于评估整体解剖结构和组

织特征。在 OOP T1 加权图像上，所有体素内脂肪–水边界都会出现低信号强度消除伪影。组织内如肝脂肪变性或含有脂质的肾上腺腺瘤中存在微小脂质，会导致相对于 IP T1 加权图像的 OOP T1 加权图像的信号强度丢失。铁的存在，如血色素沉着症或慢性出血（含铁血黄素）或金属的存在，会导致相对于 IP T1 加权 OOP 的图像的信号强度丢失。宏观脂肪、蛋白液、亚急性出血、稀释钆对比剂及其他顺磁性物质相对于骨骼肌具有较高的 T1 加权信号强度。铁、金属、气体、皮质骨和纤维结构（如韧带和肌腱）相对于骨骼肌具有较低的 T1 加权信号强度。

b）重聚焦回波 T2 加权快速采集（RARE）（在不同系统上也称为快速自旋回波或涡轮自旋回波）。这些相对较长的序列是在呼吸门控或触发时采集，有助于评估中枢神经系统、肌肉骨骼系统和较小器官（如子宫、子宫颈、前列腺、精囊和睾丸）的内部结构。这些也有助于检测和定性病变，特别是当应用脂肪抑制时。如果在磁共振图像上看到液体有很高的信号强度，那么它很可能是 T2 加权图像，而如果它的信号强度很低，那么它很可能是 T1 加权图像。相对于骨骼肌，铁、金属、气体、皮质骨、纤维结构和血管中的快速流动具有较低的 T2 加权信号强度。

c）重度 T2 加权 RARE。此序列可在屏气期间获得，并可用于评估整体解剖结构、含液解剖结构（腱鞘囊、胰管、胆道、胆囊、肠、输尿管、膀胱等）和积液。囊肿、血管瘤、积液和正常结构中的液体相对于骨骼肌具有非常高的 T2 加权信号强度。磁共振胰胆管造影（MRCP）是一个高、权重 T2 加权成像序列，相对于本底组织，只有含液结构具有高信号强度。

d）弥散加权（DW）和表观弥散系数（ADC）图。DW 图像采用改进 T2 加权成像序列，使用低 b 值和高 b 值（高 b 值图像比低 b 值图像的扩散权重更大）的扩散敏感梯度获得的。然后根据 DW 图像对 ADC 图进行数学计算。水分子扩散受限的组织在低 b 值和高 b 值 DW 图像上相对于本底具有高信号强度，在 ADC 图上具有低信号强度。ADC 图上的组织信号强度越低，组织内的水分子扩散越受限制。鉴于恶性病变比正常组织更容易扩散受限，DWI 和 ADC 图像有助于提高转移性病变的检测，以及改善病变的显像特性。一些良性肿瘤病变和一些非肿瘤病变（如急性脑血管梗死、脓肿、血肿）也可能限制扩散。此外，DW 和 ADC 图对运动和磁化率伪影很敏感。

e）对比增强前后脂肪抑制 T1 加权序列。获取具有相同图像采集参数的对比增强前后的图像很重要，可以确定感兴趣区的组织中是否存在强化。这是因为，仅通过改变图像采集参数，对比增强前后的图像之间的组织信号强度也会发生变化，这使得难以确定增强后的图像上的组织信号强度相对于平扫的图像信号强度增加是由于真正的增强还是人为的增强成为困难。平扫脂肪抑制 T1 加权图像也有助于确定宏观脂肪的存在，因为非脂肪抑制 T1 加权图像上的高信号强度的脂肪在脂肪抑制 T1 加权图像上的信号强度将变低。对比增强脂肪抑制 T1 加权图像通常在增强的动脉和静脉阶段通过人体的感兴趣区动态获取，随后在一个或多个人体部位延迟扫描。对比增强图像有助于提高病变的检测和定性，以及评估动脉和静脉结构的异常。有血供的实体组织将增强，而无血供的囊性或坏死组织则不会增强。

10.4.2 其他注意事项

• PET 和 MR 图像配准。在察看一体化 PET/MR 图像之前，重要的是首先要确定融合图像是否准确配准。各种运动来源，包括大部分患者的运动和生理活动（如心脏、呼吸、蠕动），可能导致 PET 和 MR 图像之间的错位，引入图像伪影，并导致 SUV 测量的不准确。各种 PET 和 MRI 运动矫正策略可用于解决这些问题。

• MR 图像。应仔细观察 MR 图像（结合 PET 图像）以检测和显示可能存在的病变。值得注意的是，由于信号强度没有校准到参考标准，因此描述特定成像序列上感兴趣区病变的信号强度，必须始终与其他组织（如骨骼肌或肝脏）相比。例如，在 T2 加权图像上，肝血管瘤相对于肝实质的信号强度较高，而相对于脑脊液的信号强度较低。简而言之，信号强度是相对的。

10.5 基于 MR 的衰减校正和 PET 量化

由于组织的信号强度与电子密度不相关，因此将信号强度转换为衰减系数（MR 引导 PET 图像的衰减校正）是复杂的过程，可能会导致与 PET/CT 相比，基于 PET/MRI 的 SUV 测量存在差异。衰减不均匀的相关组织，如骨和肺，是最具挑战性的，这可能导致 PET/MRI 测得的 SUV 低于 PET/CT。

近十年来，不同的研究小组提出了多种基于 MRI 的衰减校正方法，通常可分为三组[21,22]：（1）组织分割法，其应用更为广泛，其中 MR 图像被分割成不同的组织类别（如背景空气、脂肪组织、软组织、肺组织，以及在某些方法中骨的皮质和松质），然后为每个组织类别分配一个预先设定的线性衰减系数（图 10.1）[23]；（2）基于模板/图集和机器学习方法，其中使用解剖学的先验知识和已有的 MR-CT 图集数据集提供一个假想 CT 图像和/或提取一个衰减图预测患者 MR 图像的假想 CT 值；（3）发射数据重建法，其中衰减图和摄取采用 TOF 信息[21]或非 TOF 信息[24]，基于最大似然的 PET 数据同时重建。

每种衰减校正方法都有其自身的优点和局限性。例如，分割法很容易因 MR 截断、MR 磁化率伪影以及骨/气和肺分割错误而导致 PET 量化不准确。图集法耗时且计算量大，配准不良或患者间解剖变异可能导致量化不准确，通常需要为儿童患者提供额外的专用图集[21]。重建法使用 PET 放射性示踪剂生物分布。它们尤其依赖于皮肤中 ^{18}F-FDG 的非特异性浓聚，而其他放射性示踪剂可能因不能在皮肤中充分浓聚而无法为基于 PET 的轮廓检测提供足够的信号。这些方法的技术细节不在本章的讨论范围内，感兴趣的读者可参阅 Mehranian 等[21]、Catana 等[25]、Rausch 等[26] 和 Beyer 等[27] 的文章。

目前，飞利浦生产的 TF PET/MR 系统中实施的衰减校正方法，采用多块 T1 加权扰相 GRE 序列将 MRI 分割为三个组织类别（空气、肺和软组织）[27]。西门子生物图谱 mMR 扫描仪采用专用的 Dixon 容积内插式屏气激励（VIBE）序列将 MRI 分为四个组织类别（空气、肺、软组织和脂肪），最近又分为五种组织类别[21,22,27]。GE Signa PET/MRI 扫描仪采用三维双回波扰相 GRE 序列（LAVA-Flex），将 MRI 分为四种组织类别（空气、肺、软组织和脂肪）。对于头部，它通过配准 CT 图集来获取 MR 图像近似骨骼和气腔的大小与位置[22,27]。

因为分割方法简单且稳定，它们几乎一直是商用 PET/MRI 系统中采用的主要方法。然而，最精确的矫正方法很可能是通过将这三种方法结合起来的混合技术来实现的，以便在人体的不同部位和不同的临床情况下利用各种方法的优势[21]。

目前，商用 PET/MRI 扫描仪的现有衰减校正方法量化准确性欠佳。据报道，SUV 测量值被低估了 25% 以上，特别是在骨损伤和颅脑皮质区域[21]。然而，大多数临床情况下，并无相关性[21,22,28]。

10.6 PET/MRI 潜在的临床应用价值

PET/MRI 目前不包括在美国保险机构临床使用报销范围内，并且尚未建立其临床适应证。但是，PET／MRI 未来可能在以下几方面的临床应用中发挥作用。

10.6.1 肿瘤学应用

正如对一种新的逐步发展的成像方式的期待，在使用 PET/MRI 评价癌症患者的临床研究中，存在着显著的差异性。因此，即使结合多个机构的数据也只有有限的 meta 分析。Shen 等[29] 对 38 项研究进行了 meta 分析，其中包括 753 例患者和 4234 处病变，以评估 PET/MRI 在各种癌症分期

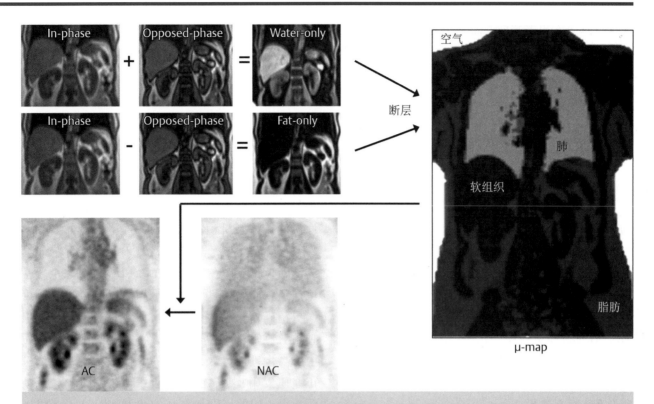

图 10.1　一种基于 MRI 的使用 Dixon 方法的分割衰减校正的方法，该方法对同相和异相图像采用代数运算，以生成只有水和只有脂肪的图像。然后将这些图像用于分割算法，该算法将成像解剖结构分为软组织、脂肪、肺或空气。这些分割结果的视觉表示称为 μ–map。基于这些不同组织类型的已知密度，可以将 μ–map 信息应用于重建算法，从而生成衰减校正的 PET 图像（AC）。对比显示非衰减校正（NAC）PET 图像。在图像判读过程中，应回顾 μ–map，以帮助识别由于不正确的分割而导致的潜在 AC 错误（经 Fraum 等 [23] 许可转载）

中的诊断性能。他们的研究包括一体式 PET/MRI 和基于软件融合 PET/MRI，并将组织病理结果和 / 或临床及成像随访作为参考标准。在患者水平上，与参考标准相比，PET/MRI 的 95% 可信区间（CI）的综合灵敏度、特异性、阳性似然比、阴性似然比和诊断优势比分别为 0.93（0.90 ~ 0.95）、0.92（0.89 ~ 0.95）、6.67（4.83 ~ 9.19）、0.12（0.07 ~ 0.21）和 75.08（42.10 ~ 133.91）。在病变水平上，相应的估计值分别为 0.90（0.88 ~ 0.92）、0.95（0.94 ~ 0.96）、10.91（6.79 ~ 17.53）、0.13（0.08 ~ 0.19）、102.53（59.74 ~ 175.97）。在亚组分析中，他们发现一体式 PET/MRI 比软件融合 PET/MRI 具有更高的灵敏度。在另一个 10 项研究 meta 分析中 [30]，包括 421 例进行软件融合 PET/MRI 或一体式 PET/MRI 检查的头颈癌患者，病变 95% 可信区间（CI）的

综合灵敏度、特异性分别为 0.91（0.89 ~ 0.93）、0.63（0.60 ~ 0.66）。在亚组分析中，一体式 PET/MRI 诊断病变的综合特异性高于软件融合研究（分别为 0.87 和 0.53）。考虑到被纳入研究的显著异质性和使用的不同参考标准，此 meta 分析结果应谨慎判读。

鉴于 PET/CT 在肿瘤患者管理中的既定作用，以下内容将 PET/MR 在不同类型癌症的临床评估的诊断性能与 PET/CT 进行比较。如前所述，鉴于现有研究的数量有限，以及其显著的差异性，未讨论综合诊断指标。

头颈部恶性肿瘤

7 项研究（2 项回顾性研究和 5 项前瞻性研究）中包括 369 例头颈部癌症患者 [31]，PET/CT 和 PET/MRI 的分期诊断准确性相当。有一项研究显

示[32]，尽管在患者管理方面 PET/MRI 无明显改变，但是在病灶的鉴别能力和提高病灶轮廓方面占优（图 10.2）[33]。在 266 名接受再分期的患者中，PET/CT 和 PET/MRI 的诊断性能等效[31]，但均优于单独的 MRI 检查。

胸部恶性肿瘤

肺癌

在 TNM 分期方面，3 项涉及 117 例非小细胞肺癌患者的研究[34-36]指出，使用低剂量扫描，FDG PET/MRI 和 FDG PET/CT 诊断性能相似。然而，在一项对 10 名临床怀疑肺癌患者的单独研究中[37]（8 例确诊为肺癌），3 例患者 PET/MRI 和 PET/CT 的 T、N 分期不一致，尽管治疗方式相同。15 例非小细胞癌患者中，3 例患者的 T 分期也存在差异[38]。总之，PET/MRI 和 PET/CT 在较大病变研究中具有相似的分期结果，但在小病变的 T 和 N 分期上存在差异。

肺结节

对 503 例不同原发肺癌患者 6 项研究[14-19]表明，肺结节的检出率 FDG PET/CT 优于 FDG PET/MRI（检出率分别为 70.3%、53.3%）。在微小肺结节的诊断方面，PET/MRI 的低灵敏度被认为是根本原因。其中两项研究表明，对 PET/MRI 漏诊的小结节进行连续成像分析，发现大部分结节是

良性的，尽管有些是恶性的[18,19]。

综上所述，PET/MRI 和 PET/CT 在鉴别 FDG 强摄取的胸部病变方面具有相似的诊断准确度，但其诊断性能在检测大小 5 ~ 10 mm 的非 FDG 强摄取肺结节方面有限[14,15]。

中枢神经系统肿瘤

颅脑肿瘤评估的标准成像方式是对比增强 CT 和 MRI。FDG PET 相较于 CT 和 MRI 对颅内转移性疾病的诊断价值并未增加多少[39]。然而，FDG PET 在形态学上，类似于 MRI 对比增强颅脑病变的诊断，归究于在转移病变中 FDG 的摄取量通常比神经胶质瘤和良性病变更高[39]。FDG PET 还可以更精确地帮助鉴别残余肿瘤和坏死，这可能很难单独在 MRI 上进行[39]。鉴于 FDG 在颅脑灰质中的高生理性摄取，其他的 PET 放射性示踪剂也正在研发中[40,41]。由于脑组织位于颅骨内，运动伪影少，因此，即使在一体化 PET/MRI 设备出现之前，软件的集成和融合技术已得到利用。因此，一体化 PET/MRI 被认为是此类研究的自然延伸。

O-^{18}F- 氟乙基 –L- 酪氨酸（FET）PET/MRI 被用于评估颅脑肿瘤的氨基酸代谢、结构和血容量[42]。初步研究表明，MRI 测量的颅脑肿瘤氨基酸代谢与血容量之间存在相关性，但空间一致性欠佳。且两种成像方式在治疗过的神经胶质瘤患

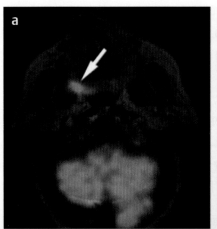
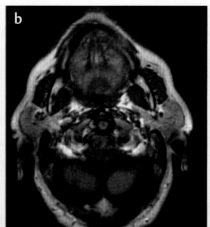
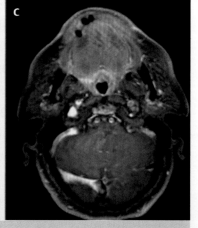

图 10.2　70 岁，男性，右腭舌弓肿瘤（箭头所示）在横断位融合的 FDG PET/MR 图像（a）上清晰可见，但在横断位 T1 加权 MR 图像（b）或横断位对比增强脂肪抑制 T1 加权 MR 图像（c）上不可见（经 Platzek 许可转载[33]）

者的混合样本中没有提供相同的信息，这表明信息是互补的。初步肿瘤分级显示，相对于高分级的神经胶质瘤，FET-PET/MRI 可提高低分级神经胶质瘤诊断的灵敏度和特异性。PET/MRI 在放射治疗过程中被更多用于靶向治疗和改善肿瘤 / 正常组织的区分。例如，^{68}Ga-DOTA-TOC-PET/MRI 被用于脑膜瘤的放射治疗计划的调强，动态对比增强 MRI 和 DWI 被用于鉴别残留病灶和治疗后改变[43]。

Afshar Oromieh 等[44] 在颅内脑膜瘤患者中比较了 ^{68}Ga-DOTA-TOC-PET/CT 和 PET/MRI，显示无伪影图像融合的可行性和与 PET/CT 结果的可比性，他们提出在比较 SUV 测量值时应特别注意（见图 10.3）。

Boss 等[45] 分别用 ^{11}C- 甲基 -L 蛋氨酸或 ^{68}Ga-DOTATOC 比较了 PET/MRI 和 PET/CT 在脑膜瘤和神经胶质瘤方面的应用。发现 PET/MRI 图像诊断价值相当，PET/MRI 和 PET/CT 的肿瘤参考组织比有 98% 的相关性。Fraioli 等[46] 对星形细胞性脑肿瘤患者同时行 ^{18}F- 氟乙酰胆碱 PET 和 fMRI 检查，结果显示两者一致。

胃肠道恶性肿瘤

食管癌：对 19 例患者的初步研究[47] 分别采用 PET/MRI、PET/CT，内镜超声检查（US）和 CT，对食管癌术前分期的诊断效果进行了评价。PET /MRI 的 N 分期的准确度为 83.3%，而内镜超声、PET/CT 和 CT 的准确度分别为 75.0%、66.7%、50.0%。内镜超声对于 T 期最精确。

胃癌：在一项对 42 例患者的研究中[48]，将 ^{18}F-FDG PET /MRI 与 CT 的术前分期进行对比发现，PET/MRI 对于 M 分期诊断的准确度和胃癌的可切除性比 CT 更高；然而，相关的 PET/CT 数据结果未报告。

结直肠癌：在两项包括 27 例结直肠癌患者的研究中[49,50]，PET/MRI 与 PET/CT 进行了比较。其中一项针对 12 例患者的研究中[49]，2 例患者接受了术前分期，10 例患者接受了再分期。只有 PET/MRI 提供了准确的术前 T 分期。以病人为基础，进行两组患者的联合评估，PET/MRI 和 PET/CT 的灵敏度分别为 6/7（86%）、5/7（71%），特异性均为 5/5（100%）。在病变基础上，PET/CT 仅检

测到 90%（26/29）的肿瘤病变，但是 PET/MRI 全部确诊[49]。在另一项 15 例以病变为基础的研究中[50]，PET/MRI 利用 DWI 显示出略高于 PET/CT 的诊断的准确度（分别为 69%、66%），但没有统计学意义。然而，在 37 例肝脏病变中，与 PET/CT 相比，PET/MRI 具有较高的诊断准确率，具有统计学意义（74%、56%）。

总之，PET/MRI（包括 DWI）在评估结直肠癌转移方面可与 PET/CT 相媲美，在胃肠道恶性肿瘤方面，相对于 PET/CT，PET/MRI 在 T 分期、N 分期和肝转移性结直肠癌的检测方面具有优势。

肝转移：在包括 157 例不同原发性肿瘤患者的 330 处肝脏病变的三项研究中，进行了 FDG PET/MRI 与 PET/CT 的比较[51-53]。在第一项研究中[51]，用 FDG PET/MRI 对 55 例患者的 120 处肝脏病变进行了评估，以对比增强 FDG PET/CT 作为参考标准，T1 加权和 T2 加权序列的 PET/MRI 与 CE- PET/CT 具有相似的诊断准确度，比常规平扫 PET/CT 更佳。他们使用第一次 PET/MRI（CE PET/CT 呈阴性病变，而 PET/MRI 中呈阳性）的假阳性患者随访影像作为参考，在 5 个 PET/MRI 患者中使用 DWI 和动态增强序列检测到额外的转移。这些额外的转移对 10%（5/55）的患者的治疗方案具有潜在的影响。为此，他们得出 PET/MRI 在临床决策中具有诊断影响。在 Beiderwellen 等的第二项研究中，使用 ^{18}F-FDG PET /MRI 和 PET/CT 对 70 名患者的 97 个肝脏病变进行评估[52]。尽管所有 10 例肝脏转移患者通过两种方式均做出了诊断，但 PET/MRI 的诊断置信度更高（$P < 0.001$）。此外，PET/CT 发现 9 例良性肝脏病变。在 Beiderwellen 等的另一项研究中，32 例实性恶性肿瘤患者用 FDG PET /CT 和随后的 PET /MRI 进行评估[53]，以影像随访和 / 或组织病理学标本作为参考标准。在 113 例肝脏病变的诊断中，与 PET /CT 相比，PET /MRI 显示灵敏度（92.2%、67.8%）、准确度（96.1%、82.4%）、阴性预测值（NPV）（95.1%、82%）均较高。使用 PET /MRI 可显著提高病变的显著性和诊断可靠性（$P < 0.001$）。PET /MRI 可检测到 PET 为阴性的额外的转移病变。

总之，对于转移性肝脏病变的诊断，与 PET /CT 相比，PET /MRI 具有更高的诊断准确度。它可

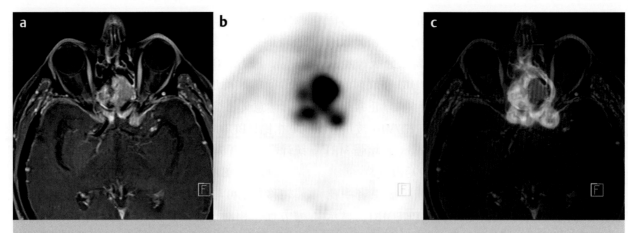

图10.3 一例72岁男性患者的^{68}Ga-DOTATOC-PET／MRI一体化图像，尽管接受过外科手术和体外放射治疗，但仍有广泛且不均匀的脑膜瘤浸润鼻腔。^{68}Ga-DOTATOC-PET可以区分存活的脑膜瘤和其他组织，如术后瘢痕或反应组织。（a）横断面对比增强脂肪抑制T1加权MR图像。（b）放射性示踪剂给药2小时后的横断面^{68}Ga-DOTATOC-PET图像。（c）来自a和b的融合PET／MR图像（图片提供者：Ali Afshar-Oromieh医学博士和Uwe Haberkorn医学博士，海德堡大学医院；Heinz Peter Schlemmer医学博士，德国海德堡德国癌症研究中心）

以显著提高诊断可靠性和病变的可视性，并对临床决策具有诊断影响。

前列腺癌

针对114例患者的四项研究，使用^{11}C或^{18}F标记的胆碱和^{68}Ga-前列腺特异性膜抗原（PSMA）放射性示踪剂将PET／CT和PET/MRI进行比较[54-57]。在这些研究中，在前列腺淋巴结检测或骨病变定位方面，PET／MRI并不优于PET/CT。但是，PET/MRI能更准确地定位前列腺内的病变，这对于活检或放射治疗计划很有意义（图10.4）。一项研究还表明[56]，在MRI上使用对比增强脂肪抑制T1加权、脂肪抑制T2加权、DWI序列使淋巴结的可视化明显增高。

神经内分泌肿瘤

两项包括34例患者的前瞻性研究[58,59]，将^{68}Ga-DOTATOC-PET/CT和^{68}Ga-DOTATOC-PET/MRI进行比较。发现PET/MRI对肝脏转移病变的检测优于PET/CT，这与MRI的基本构成有关。PET/MRI在诊断肝外病变方面可与PET/CT相媲美，测得的SUV_{max}值的之间存在显著相关性。

膀胱癌

FDG PET/CT曾被认为对局限性膀胱癌的评估是不准确的，因为膀胱内排泄的FDG浓度高，掩盖了膀胱壁的病变。然而，近年来，有报道称，采用强制利尿方案的FDG PET/CT可有效清除膀胱内的FDG，以评估膀胱癌患者膀胱壁的损伤[60]。在一项对6名患者的研究中[61]，同时使用强制利尿方案的一体化PET/MRI显示膀胱壁的病变显著改善，盆腔淋巴结和膀胱肿块略有改善（图10.5），但需要更多的研究来确定利尿在膀胱癌患者中PET/MRI和PET/CT的作用。

妇科恶性肿瘤

MRI通常用于子宫内膜癌、宫颈癌和卵巢癌患者的疾病分期、治疗计划、再分期，当怀疑有转移病变时，常使用PET/CT[62]。在对69名患者的三项研究中，将PET/MRI在分期、再分期的诊断性能与PET/CT进行了比较。

在Beiderwellen等[63]对19例复发性妇科癌症患者进行的一项研究中，PET/MRI和PET/CT均正确地识别了所有58个恶性病变（包括4例7~10mm的肺转移）。然而无论对恶性病变还是良性病变PET/MRI的诊断可靠性均显著高于PET/CT（基于3分制）。然而，在Queiroz等[64]的研究中，

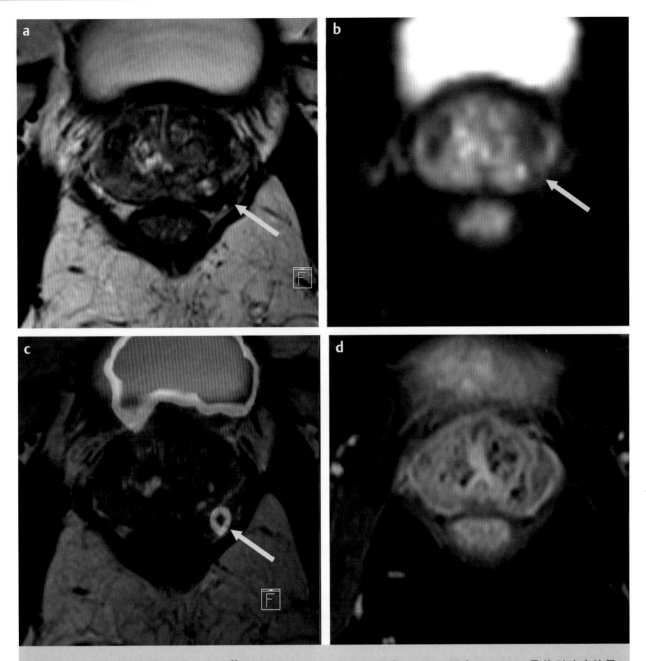

图 10.4 一例 72 岁前列腺癌患者的 ⁶⁸Ga-PSMA-11 PET/MRI 图像，PSMA 配合 PET/MRI 是前列腺癌的最佳形态学显示（MRI）和具有高灵敏度 / 特异性（PET）理想结合。（a）横断位 T2 加权 MR 图像；（b）横断位弥散加权 MR 图像；（c）横断位融合 PET/MRI 图像；（d）横断位对比增强脂肪抑制 T1 加权图像显示前列腺左侧外周带中部局灶性前列腺癌（箭头所示）（图片提供者：Ali Afshar-Oromieh 医学博士和 Uwe Haberkorn 医学博士，海德堡大学医学院；Heinz-Peter Schlemmer 医学博士，德国海德堡德国癌症研究中心）

对 26 例可疑或已证实的晚期妇科癌症患者的比较发现，这两种方法在识别所有原发性和复发性肿瘤及腹部转移中表现一致，原发性肿瘤的 PET/MRI 的准确率显著高于 PET/CT，尤其是宫颈癌和子宫内膜癌患者。在 24 例疑似妇科肿瘤复发患者中[65]，采用组织病理学和影像学随访作为参考标准，对

21 例患者中的 20 例进行了 PET/CT 和 PET/MRI 检查，结果肿瘤复发病变均能被正确识别。

综上所述，PET/MRI 对原发性肿瘤的诊断优于 PET/CT，对妇科恶性肿瘤具有较高的诊断价值，但在识别局部或远处肿瘤方面与 PET/CT 的诊断准确度相当。

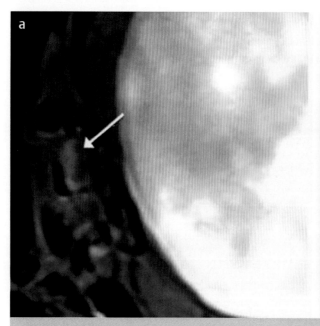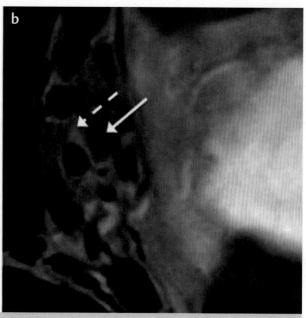

图 10.5 一例 52 岁侵犯肌肉的高分级膀胱癌患者的 FDG PET/MRI 图像。（a）同时采集横断位 T2 加权 MR 图像和横断位 FDG PET 小的 FOV PET/MR 图像，显示盆腔右侧壁小淋巴结的 FDG 浓聚（实性箭头所示）。两张图像上淋巴结配准良好。膀胱内可见部分排泄的 FDG。（b）由连续获得横断位 T2 加权 MR 和 PET 图像中融合的 PET/MRI 图像，显示在 MRI（实性箭头所示）和 PET 上（虚箭头所示）的淋巴结不匹配。也可注意到（a）中膀胱壁配准改善（经 Rosenkrantz 等许可转载 [61]）

乳腺癌

将 PET/ MRI 和 PET/ CT 的三个研究进行比较，包括 106 名患者。在第一项研究中，36 名患者共有 74 处病变，Pacs 等 [66] 报道所有 FDG 阳性病变均通过两种方式进行了显示，依据 PET/ MRI 和 PET/ CT 获得的 SUV_{max} 和 SUV_{mean} 之间也存在显著相关性。另一项研究 [67] 包括 49 例患者的 83 处病变，PET/ MRI 与 PET/ CT 在 N 分期中没有观察到显著差异。然而，PET/ MRI 对于 T 分期的诊断准确度高于 PET/ CT（分别为 82% 和 68%）。PET/ CT 也漏诊了 1 例对侧乳腺癌。在第三项研究中 [68]，有 21 例疑似肿瘤复发患者的 PET/ MRI 的诊断率高于 PET/ CT。这两种方法都正确地检测了 17 例肿瘤复发患者。然而，在病变分析方面，PET/ MRI 正确描述了 98.5% 的病变特征，PET/ CT 为 94.8%。

总之，在乳腺癌的 T 分期中，PET/ MRI 优于 PET/ CT；在 N、M 期中，PET/MRI 诊断性能与 PET/ CT 相当。值得一提的是，单独的 MRI 可以对乳腺癌进行 T 分期。

骨转移

有 4 项涉及 346 名疑似骨转移患者的研究，进行了 FDG PET/MRI 和 FDG PET/CT 的对比。与 PET/CT 相比，PET/MRI 在 109 名乳腺癌患者中能够检测到更多的骨性转移（分别为 100% 和 88%）。12% 的 PET/CT 阴性患者，PET/MRI 可诊断为骨转移，而改变了治疗计划 [69]。在另一项 67 例患者的研究中 [70]，其中黑色素瘤 25 例，乳腺癌 12 例，非小细胞肺癌 10 例，结肠直肠癌 4 例，其他癌症 16 例，在检测骨转移方面，PET/MRI 优于 PET/CT（分别为 100% 和 94%）。Eiber 等 [71] 对 119 例癌症患者进行了 PET/MRI（只采用 T1 加权 Dixon-VIBE 图像用于衰减校正和冠状位 T1 加权 TSE 图像）和 PET/CT 的比较，在骨转移检测方面两组之间没有显著的统计学差异。但在病变分级方面，T1 加权 TSE 成像比 CT 具有显著的灵敏度（$P < 0.0001$）。在一项对 51 例乳腺癌患者进行的前瞻性研究中 [72]，PET/MRI 的 DWI 和对比增强序列在基于病变分析中对骨转移的检测具有更

高的灵敏度。

总之，尽管需要进一步的研究来确定适当的 MRI 序列，对疑似骨转移患者进行精确且合理的长时间 PET/MRI 检查，但 FDG PET/MRI 似乎比 FDG PET/CT 具有更好的准确性，并能改变治疗计划。

值得注意的是，据报道 $Na^{18}F$-PET/CT 比采用 ^{99m}Tc 放射性标记磷酸盐的 SPECT 检测前列腺癌骨转移具有较高的灵敏度和特异性[73-75]。但是，与 $Na^{18}F$-PET/CT 相比，DWI 具有较高特异性和较低灵敏度[76]。将 $Na^{18}F$-PET/CT 的高灵敏度与 DWI 的高特异性结合起来，证明了一体化 $Na^{18}F$-PET/MRI 与 DWI 的序列混合可能是目前最精准的成像方式。

淋巴瘤

在对 141 名患者参与的四项研究中，进行了 FDG PET/MRI 和 FDG PET/CT 的对比。Heacock 等[77] 对 28 例不同类型淋巴瘤患者进行了比较。这两种方法的分期在 27 例患者中是一致的（96.4%），但 PET/MRI 通过识别骨髓病变提高了 1 例患者的疾病分期，随后经组织病理学证实（图 10.6）。他们的研究还表明，在病变的分析中，PET/CT 和 PET/MRI 均比 DWI 更灵敏。在另一项涉及 34 名患者的研究中[78]，Giraudo 等发现 PET/MRI 和 PET/CT 具有类似的诊断结果。然而，拥有 DWI 的 PET/MRI 优于 PET/CT，主要是因为 DWI 对黏膜相关的淋巴组织（MALT）淋巴瘤灵敏度更高。PET/MRI 和 PET/CT 的 SUV_{max} 和 SUV_{mean} 之间具有很强的相关性，但是 ADCmin 与 SUV_{max} 之间或 ADCmean 与 SUV_{mean} 之间无明显相关性。另一项涉及 18 名患者的研究显示[79]，PET/CT 和拥有 DWI 的 PET/MRI 的诊断准确性无显著差异。他们从 PET/MRI 中的 ADCmin 与 SUV_{max} 之间未发现任何相关性。在另一项对 61

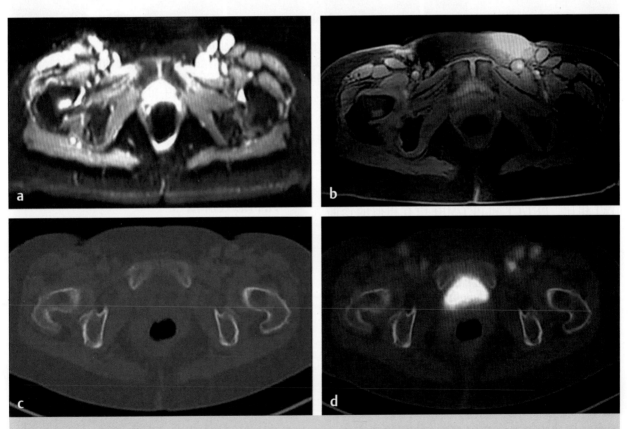

图 10.6　淋巴瘤患者的 FDG PET/MRI。（a）横断位弥散加权 MR 图像显示右股骨颈病灶弥散受限。（b）融合的 PET/MR 图像显示病灶内 FDG 摄取增加。（c）横断位 CT 图像不能显示病变的存在。（d）横断位 PET/CT 显示病变中有微量的 FDG 摄取，这比 PET/MRI 更难见到。骨活检证实淋巴瘤累及右股骨颈（经 Heacock 等许可转载[77]）

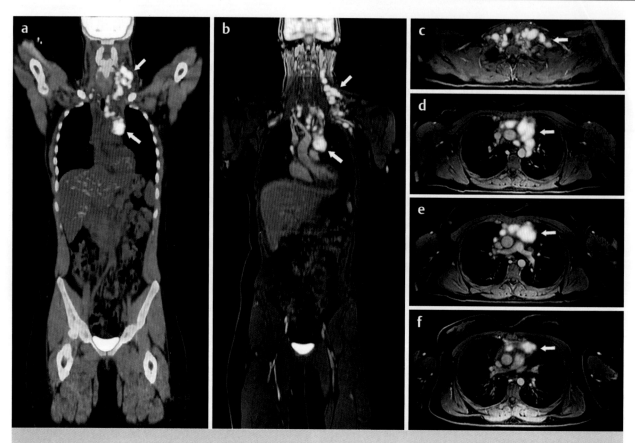

图 10.7 15 岁女性霍奇金淋巴瘤患者的 FDG PET/CT 和 FDG PET/MRI 显示了一致的发现。（a）冠状位 PET/CT 扫描显示纵隔和左颈淋巴结 FDG 强摄取（箭头所示）。静脉注射纳米氧化铁后相应的冠状位（b）和轴位（c ~ f）T1 加权 LAVA 序列（TR/TE/ 翻转角：4.2/1.7/15），叠加 PET 图像再次显示纵隔和左颈多个增大的 FDG 强摄取淋巴结（箭头所示）（图片提供者：Hossein Nejadnik 医学博士和 Heike Daldrup–Link 医学博士，斯坦福大学）

例患者的研究中[80]，PET/MRI 与 PET/CT 和全身 DWI 相比，PET/CT 和 PET/MRI 均有相似的诊断性能，在对低分级和高分级淋巴瘤的分期、再分期和评估中，两者均优于全身 DWI。一些研究者还探讨了在淋巴瘤患者 FDG PET/MRI 中使用的钆的潜在替代品（图 10.7）。

总之，包括 DWI 序列的 FDG PET/MRI 似乎是淋巴瘤中最准确的检查方式，尤其涉及 MALT 淋巴瘤时。值得再次强调的是，目前的研究没有显示 ADCmin 与 SUV_{max} 之间或 ADCmean 与 SUV_{mean} 之间的相关性，这提示 DWI 上肿瘤水分子扩散率的测量和 PET 中肿瘤 FDG 摄取的测量可能有独立的预后价值。

儿科恶性肿瘤

鉴于对儿科患者辐射暴露的更大关注，PET/MRI 可能在儿科肿瘤学中发挥重要作用[12]。

在涉及 86 例患者的三项研究中，将 PET/MRI 与 PET/CT 进行了比较。在 18 例不同肿瘤患者中[81]，PET/MRI 与 PET/CT 提供了几乎相同的诊断准确度，而其辐射剂量与 PET/CT 相比显著降低（减少 73%）。在另一项对 9 名接受淋巴瘤再分期的患者的研究中[82]，患者的病变检测和 SUV 测量在 PET/MRI 和 PET/CT 之间完全一致，并且具有很强的相关性，使用 PET/MRI 平均降低了 39% 的辐射剂量。另一项对 25 例淋巴瘤患者的前瞻性研究显示[83]，PET/MRI 与 PET/CT 在病变分类、病变检出率或 Ann Arbor 分期之间不存

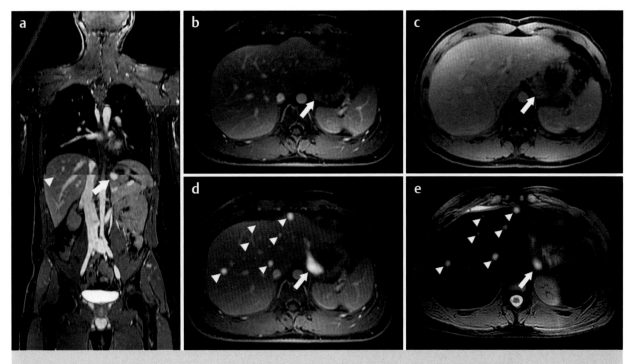

图 10.8　17 岁男性胃肠道间质瘤（GIST）患者的 FDG PET/MRI 图像。（a）静脉注射纳米氧化铁后，冠状位 T1 加权 LAVA 序列（TR/TE/ 翻转角：4.2/1.7/15）的 MR 图像，叠加的 PET 图像显示 FDG 强摄取胃原发肿瘤（箭头所示）和肝转移（无尾箭所示）。（b）静脉注射纳米氧化铁后，横断位对比增强脂肪抑制 T1 加权 MR 图像。（c）静脉注射钆螯合物后，横断位对比增强脂肪抑制 T1 加权 MR 图像再次显示胃原发肿瘤（箭头所示），其中未见肝转移灶。（d）横断位对比增强脂肪抑制 T1 加权 PET/MR 图像和（e）横断位对比增强脂肪抑制 T2 加权 PET/MR 图像显示原发肿瘤（箭头所示）及多个肝转移（无尾箭所示）的清晰图像（图片提供者：Hossein Nejadnik 医学博士和 Heike Daldrup-Link 医学博士，斯坦福大学）

在显著的统计学差异。尽管 PET/MRI 系统提供了较低的 SUV 测量值，但 PET/MRI 和 PET/CT 在 SUV 测量值之间具有明显的相关性。与 PET/CT 相比，PET/MRI 平均减少了 45% 的辐射剂量。

总之，在儿科患者人群中，使用 PET/MRI 与 PET/CT 相比（图 10.8），表现出相似或稍好（如软组织病变识别）的诊断准确度，同时显著降低了辐射剂量。进一步的研究有助于确定 PET/MRI 在儿科肿瘤学中的作用。

10.6.2　非肿瘤应用

尽管目前 PET 的非肿瘤应用主要局限于研究中，但考虑到相较于 PET/CT，PET/MRI 的辐射剂量较低，在临床中可能有一定的应用价值，包括炎症或感染性疾病。在后续的研究中，我们将讨论一些 PET/MRI 在非癌症相关疾病的潜在性临床应用。

心血管疾病

MRI 和 PET 在评估良性和恶性心血管疾病方面的价值在临床已得到证实[84,85]。当涉及到辐射暴露时，PET/MRI 在单次扫描中可提供这些模式的优势互补，特别是对于良性疾病，包括心脏结节病[86,87]、心肌炎[6]和粥样硬化斑块成像[6,88]。

神经系统疾病

如前所述，由于脑组织被颅骨保护，运动伪影相对较少，因此一体化 PET/MRI 被认为是 PET 和 MRI 软件的自然延伸。多种 PET 放射性示踪剂，如 β - 淀粉样变，TAU，或 α - 突触核蛋白放射性示踪剂，以及新的 MRI 技术，在评估神经退化[5]、脑血管疾病[89]、粥样硬化斑块[90]、癫痫[91,92]及中枢神经系统的炎性疾病[5,93]方面有许多尚未开发的巨大潜力。

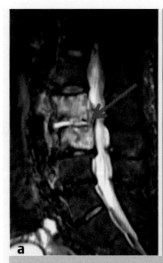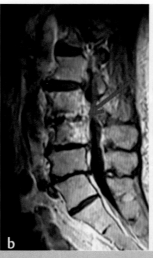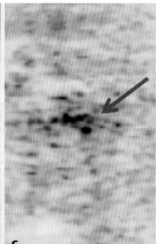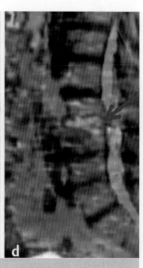

图 10.9　71 岁女性感染性脊柱炎患者的 FDG PET/MRI 图像。（a）矢状位 T2 脂肪抑制 MR 图像显示腰椎间盘（箭头所示）的信号强度增强，同时椎体骨髓周围信号强度增加。（b）矢状位 T1 加权 MR 图像显示邻近椎间盘间隙相应地增强（箭头所示）。矢状位 PET 图像（c）和矢状位融合的 PET/MRI 图像（d）显示受累椎间盘（箭头所示）的 FDG 摄取浓聚增加（SUV$_{max}$ 8.14；SUV$_{mean}$ 3.99），与活动性感染相对应（经 Fahnert 等许可转载 [8]）

肌肉骨骼疾病

在诊断及随访大多数感染性、炎症性、先天性和创伤性肌肉骨骼疾病方面，MRI 是一种标准的成像方式，因为它为肌肉、韧带、肌腱、软骨组织、骨髓、周围神经和脂肪的解剖评估提供了较好的组织对比。然而，MRI 的准确性在某些情况下可能会受到限制，如术后硬件的存在会产生伪影。MRI 优越的软组织对比度和由各种 PET 放射性示踪剂提供的分子信息相结合，使 PET/MRI 成为诊断和评估各种肌肉骨骼反应状况的最佳成像方式。尽管有几项研究显示 PET 和 MRI 在骨髓炎、神经性关节病、糖尿病足和关节成形术后关节疼痛等非肿瘤性肌肉骨骼的临床评估中具有互补作用，但很少有临床研究讨论一体化 PET/MRI 在此类疾病中的效用。

脊柱炎

脊柱炎是一种罕见但严重的椎间盘间隙和邻近椎体的破坏性感染，常见于免疫功能低下或老年慢性退行性疾病患者、脊柱手术或内固定的患者。Fahnert 等的研究表明 [8]，30 名患者疑似脊柱炎，先前的 MRI 结果不确定，他们前瞻性进行 FDG PET/MRI 检查，包括平扫及增强 MRI 序列，使用组织病理学或临床随访作为参考标准。单独

回顾了 MRI 图像，其灵敏度、特异性、阳性预测值、NPV 分别为 50%、71%、54%、67%。但在回顾了 PET 图像后，所有的诊断参数都有显著性增加，其灵敏度、特异性、阳性预测值、NPV 分别为 67%、100%、88%、100%。因此，他们建议对所有临床或 MRI 检查结果不确定的疑似脊柱炎患者使用 FDG PET/MRI（图 10.9）。

胃肠道疾病

一项对 35 例小肠克罗恩病（CD）患者的研究中 [94]，患者同一天用 FDG PET/CT 肠造影和 FDG PET/MRI 肠造影进行术前评估。PET/MRI 肠造影在识别管腔外病变和克罗恩病肠段累及状况方面显示出更高的准确度，最终修改了治疗计划和减少了手术时间。PET/MR 肠造影在纤维化成分的诊断方面比 PET/CT 肠造影或 MR 肠造影更准确。在另一项研究中，对 19 名克罗恩病的患者进行术前评价 [95]，结果显示，一体化 PET/MR 肠造影生物标志物 ADC×SUV$_{max}$ 是纯纤维化、混合性或炎性狭窄的最佳鉴别物。成像生物标志物的灵敏度、特异性、准确性分别为 0.67、0.73、0.71。

（栾晶　杨慧　王骏　盛会雪　徐明　孙涛）

参考文献

[1] Torigian DA, Zaidi H, Kwee TC, et al. PET/MR imaging: technical aspects and potential clinical applications. Radiology. 2013; 267(1):26–44

[2] Schlemmer HP, Pichler BJ, Schmand M, et al. Simultaneous MR/PET imaging of the human brain: feasibility study. Radiology. 2008; 248(3):1028–1035

[3] Drzezga A, Souvatzoglou M, Eiber M, et al. First clinical experience with integrated whole-body PET/MR: comparison to PET/CT in patients with oncologic diagnoses. J Nucl Med. 2012; 53(6):845–855

[4] U.S. Food and Drug Administration. FDA clears new system to perform simultaneous PET, MRI scans. 2017. Available at: https://wayback.archive-it.org/7993/20170114063438/http://www.fda.gov/NewsEvents/Newsroom/PressAnnouncements/ucm258700.htm

[5] Catana C, Drzezga A, Heiss WD, Rosen BR. PET/MRI for neurologic applications. J Nucl Med. 2012; 53(12):1916–1925

[6] Rischpler C, Nekolla SG, Kunze KP, Schwaiger M. PET/MRI of the heart. Semin Nucl Med. 2015; 45(3):234–247

[7] Gavra M, Syed R, Fraioli F, Afaq A, Bomanji J. PET/MRI in the upper abdomen. Semin Nucl Med. 2015; 45(4):282–292

[8] Fahnert J, Purz S, Jarvers JS, et al. The use of simultaneous 18F-FDG PET/MRI for the detection of spondylodiscitis. J Nucl Med. 2016; 57(9):1396–1401

[9] Lecouvet FE, Whole-Body MR. Imaging: musculoskeletal applications. Radiology. 2016; 279(2):345–365

[10] Jadvar H, Colletti PM. Competitive advantage of PET/MRI. Eur J Radiol. 2014; 83(1):84–94

[11] Trout AT, Serai S, Mahley AD, et al. Liver stiffness measurements with MR elastography: agreement and repeatability across imaging systems, field strengths, and pulse sequences. Radiology. 2016; 281(3):793–804

[12] Pearce MS, Salotti JA, Little MP, et al. Radiation exposure from CT scans in childhood and subsequent risk of leukaemia and brain tumours: a retrospective cohort study. Lancet. 2012; 380(9840):499–505

[13] Brenner DJ, Hall EJ. Computed tomography–an increasing source of radiation exposure. N Engl J Med. 2007; 357(22): 2277–2284

[14] Chandarana H, Heacock L, Rakheja R, et al. Pulmonary nodules in patients with primary malignancy: comparison of hybrid PET/MR and PET/CT imaging. Radiology. 2013; 268(3): 874–881

[15] Rauscher I, Eiber M, Fürst S, et al. PET/MR imaging in the detection and characterization of pulmonary lesions: technical and diagnostic evaluation in comparison to PET/CT. J Nucl Med. 2014; 55(5):724–729

[16] Lee KH, Park CM, Lee SM, et al. Pulmonary nodule detection in patients with a primary malignancy using hybrid PET/MRI: is there value in adding contrast-enhanced MR imaging? PLoS One. 2015; 10(6):e0129660

[17] Sawicki LM, Grueneisen J, Buchbender C, et al. Comparative performance of 18F-FDG PET/MRI and 18F-FDG PET/CT in detection and characterization of pulmonary lesions in 121 oncologic patients. J Nucl Med. 2016; 57(4):582–586

[18] Raad RA, Friedman KP, Heacock L, Ponzo F, Melsaether A, Chandarana H. Outcome of small lung nodules missed on hybrid PET/MRI in patients with primary malignancy. J Magn Reson Imaging. 2016; 43(2):504–511

[19] Sawicki LM, Grueneisen J, Buchbender C, et al. Evaluation of the outcome of lung nodules missed on 18F-FDG PET/MRI compared with 18F-FDG PET/CT in patients with known malignancies. J Nucl Med. 2016; 57(1):15–20

[20] Boiselle PM, Nensa F, Ohno Y, Torigian DA. Expert opinion: which cardiothoracic imaging applications of PET/CT are most likely to be replaced by PET/MRI? J Thorac Imaging. 2014; 29(1):3

[21] Mehranian A, Arabi H, Zaidi H. Vision 20/20: Magnetic resonance imaging-guided attenuation correction in PET/MRI: Challenges, solutions, and opportunities. Med Phys. 2016; 43 (3):1130–1155

[22] Ladefoged CN, Law I, Anazodo U, et al. A multi-centre evaluation of eleven clinically feasible brain PET/MRI attenuation correction techniques using a large cohort of patients. Neuroimage. 2017; 147:346–359

[23] Fraum TJ, Fowler KJ, McConathy J, et al. PET/MRI for the body imager: abdominal and pelvic oncologic applications. Abdom Imaging. 2015; 40(6):1387–1404

[24] Benoit D, Ladefoged CN, Rezaei A, et al. Optimized MLAA for quantitative non-TOF PET/MR of the brain. Phys Med Biol. 2016; 61(24):8854–8874

[25] Catana C. Principles of simultaneous PET/MR imaging. Magn Reson Imaging Clin N Am. 2017; 25(2):231–243

[26] Rausch I, Quick HH, Cal-Gonzalez J, Sattler B, Boellaard R, Beyer T. Technical and instrumentational foundations of PET/MRI. Eur J Radiol. 2017; 94:A3–A13

[27] Beyer T, Lassen ML, Boellaard R, et al. Investigating the state of-the-art in whole-body MR-based attenuation correction: an intra-individual, inter-

system, inventory study on three clinical PET/MR systems. MAGMA. 2016; 29(1):75–87

[28] Schulz V, Torres-Espallardo I, Renisch S, et al. Automatic, three-segment, MR-based attenuation correction for wholebody PET/MR data. Eur J Nucl Med Mol Imaging. 2011; 38(1): 138–152

[29] Shen G, Hu S, Liu B, Kuang A. Diagnostic performance of whole-body PET/MRI for detecting malignancies in cancer patients: a meta-analysis. PLoS One. 2016; 11(4):e0154497

[30] Xiao Y, Chen Y, Shi Y, Wu Z. The value of fluorine-18 fluorodeoxyglucose PET/MRI in the diagnosis of head and neck carcinoma: a meta-analysis. Nucl Med Commun. 2015; 36(4): 312–318

[31] Spick C, Herrmann K, Czernin J. 18F-FDG PET/ CT and PET/MRI perform equally well in cancer: evidence from studies on more than 2,300 patients. J Nucl Med. 2016; 57(3):420–430

[32] Kuhn FP, Hüllner M, Mader CE, et al. Contrast-enhanced PET/MR imaging versus contrast-enhanced PET/CT in head and neck cancer: how much MR information is needed? J Nucl Med. 2014; 55(4):551–558

[33] Platzek I. (18)F-fluorodeoxyglucose PET/MR imaging in head and neck cancer. PET Clin. 2016; 11(4):375–386

[34] Heusch P, Buchbender C, Köhler J, et al. Thoracic staging in lung cancer: prospective comparison of 18F-FDG PET/MR imaging and 18F-FDG PET/CT. J Nucl Med. 2014; 55(3):373–378

[35] Fraioli F, Screaton NJ, Janes SM, et al. Non-small-cell lung cancer resectability: diagnostic value of PET/MR. Eur J Nucl Med Mol Imaging. 2015; 42(1):49–55

[36] Lee SM, Goo JM, Park CM, et al. Preoperative staging of nonsmall cell lung cancer: prospective comparison of PET/MR and PET/CT. Eur Radiol. 2016; 26(11):3850–3857

[37] Schwenzer NF, Schraml C, Müller M, et al. Pulmonary lesion assessment: comparison of whole-body hybrid MR/PET and PET/CT imaging–pilot study. Radiology. 2012; 264(2):551–558

[38] Heusch P, Köhler J, Wittsack HJ, et al. Hybrid [18F]-FDG PET/MRI including non-Gaussian diffusion-weighted imaging (DWI): preliminary results in non-small cell lung cancer (NSCLC). Eur J Radiol. 2013; 82(11):2055–2060

[39] Buchbender C, Heusner TA, Lauenstein TC, Bockisch A, Antoch G. Oncologic PET/MRI, part 1: tumors of the brain, head and neck, chest, abdomen, and pelvis. J Nucl Med. 2012; 53 (6):928–938

[40] Henriksen OM, Marner L, Law I. Clinical PET/MR imaging in dementia and neuro-oncology. PET Clin. 2016; 11(4):441–452

[41] Fraum TJ, Fowler KJ, McConathy J. PET/MRI: emerging clinical applications in oncology. Acad Radiol. 2016; 23(2):220–236

[42] Henriksen OM, Larsen VA, Muhic A, et al. Simultaneous evaluation of brain tumour metabolism, structure and blood volume using [(18)F]-fluoroethyltyrosine (FET) PET/MRI: feasibility, agreement and initial experience. Eur J Nucl Med Mol Imaging. 2016; 43(1):103–112

[43] Varoquaux A, Rager O, Dulguerov P, Burkhardt K, Ailianou A, Becker M. Diffusion-weighted and PET/ MR imaging after radiation therapy for malignant head and neck tumors. Radiographics. 2015; 35(5):1502–1527

[44] Afshar-Oromieh A, Wolf MB, Kratochwil C, et al. Comparison of 68Ga-DOTATOC-PET/CT and PET/MRI hybrid systems in patients with cranial meningioma: Initial results. Neuro-oncol. 2015; 17(2):312–319

[45] Boss A, Bisdas S, Kolb A, et al. Hybrid PET/MRI of intracranial masses: initial experiences and comparison to PET/CT. J Nucl Med. 2010; 51(8):1198–1205

[46] Fraioli F, Shankar A, Hargrave D, et al. 18F-fluoroethylcholine (18F-Cho) PET/MRI functional parameters in pediatric astrocytic brain tumors. Clin Nucl Med. 2015; 40(1):e40–e45

[47] Lee G, i H, Kim SJ, et al. Clinical implication of PET/MR imaging in preoperative esophageal cancer staging: comparison with PET/CT, endoscopic ultrasonography, and CT. J Nucl Med. 2014; 55(8):1242–1247

[48] Lee DH, Kim SH, Joo I, Hur BY, Han JK. Comparison between 18F-FDG PET/MRI and MDCT for the assessment of preoperative staging and resectability of gastric cancer. Eur J Radiol. 2016; 85(6):1085–1091

[49] Paspulati RM, Partovi S, Herrmann KA, Krishnamurthi S, Delaney CP, Nguyen NC. Comparison of hybrid FDG PET/MRI compared with PET/CT in colorectal cancer staging and restaging: a pilot study. Abdom Imaging. 2015; 40(6):1415–1425

[50] Brendle C, Schwenzer NF, Rempp H, et al. Assessment of metastatic colorectal cancer with hybrid imaging: comparison of reading performance using different combinations of anatomical and functional imaging techniques in PET/MRI and PET/CT in a short case series. Eur J Nucl Med Mol Imaging. 2016; 43(1):123–132

[51] Reiner CS, Stolzmann P, Husmann L, et al. Protocol requirements and diagnostic value of PET/MR imaging for liver metastasis detection. Eur J Nucl Med Mol Imaging. 2014; 41 (4):649–658

[52] Beiderwellen K, Gomez B, Buchbender C, et al. Depiction and characterization of liver lesions in whole body [18F]-FDG PET/MRI. Eur J Radiol. 2013; 82(11):e669–e675

[53] Beiderwellen K, Geraldo L, Ruhlmann V, et al. Accuracy of [18F]FDG PET/MRI for the detection of liver metastases. PLoS One. 2015; 10(9):e0137285

[54] Afshar-Oromieh A, Haberkorn U, Hadaschik B, et al. PET/MRI with a 68Ga-PSMA ligand for the detection of prostate cancer. Eur J Nucl Med Mol Imaging. 2013; 40(10):1629–1630

[55] Souvatzoglou M, Eiber M, Takei T, et al. Comparison of integrated whole-body [11C]choline PET/MR with PET/CT in patients with prostate cancer. Eur J Nucl Med Mol Imaging. 2013; 40(10):1486–1499

[56] Freitag MT, Radtke JP, Hadaschik BA, et al. Comparison of hybrid (68)Ga-PSMA PET/MRI and (68)Ga-PSMA PET/CT in the evaluation of lymph node and bone metastases of prostate cancer. Eur J Nucl Med Mol Imaging. 2016; 43(1):70–83

[57] Wetter A, Nensa F, Schenck M, et al. Combined PET imaging and diffusion-weighted imaging of intermediate and highrisk primary prostate carcinomas with simultaneous [18F] choline PET/MRI. PLoS One. 2014; 9(7):e101571

[58] Hope TA, Pampaloni MH, Nakakura E, et al. Simultaneous (68)Ga-DOTA-TOC PET/MRI with gadoxetate disodium in patients with neuroendocrine tumor. Abdom Imaging. 2015; 40 (6):1432–1440

[59] Gaertner FC, Beer AJ, Souvatzoglou M, et al. Evaluation of feasibility and image quality of 68Ga-DOTATOC positron emission tomography/magnetic resonance in comparison with positron emission tomography/computed tomography in patients with neuroendocrine tumors. Invest Radiol. 2013; 48 (5):263–272

[60] Nayak B, Dogra PN, Naswa N, Kumar R. Diuretic 18F-FDG PET/CT imaging for detection and locoregional staging of urinary bladder cancer: prospective evaluation of a novel technique. Eur J Nucl Med Mol Imaging. 2013; 40(3):386–393

[61] Rosenkrantz AB, Balar AV, Huang WC, Jackson K, Friedman KP. Comparison of coregistration accuracy of pelvic structures between sequential and simultaneous imaging during hybrid PET/MRI in patients with bladder cancer. Clin Nucl Med. 2015; 40(8):637–641

[62] Khiewvan B, Torigian DA, Emamzadehfard S, et al. An update on the role of PET/CT and PET/MRI in ovarian cancer. Eur J Nucl Med Mol Imaging. 2017; 44(6):1079–1091

[63] Beiderwellen K, Grueneisen J, Ruhlmann V, et al. [(18)F]FDG PET/MRI vs. PET/CT for whole-body staging in patients with recurrent malignancies of the female pelvis: initial results. Eur J Nucl Med Mol Imaging. 2015; 42(1):56–65

[64] Queiroz MA, Kubik-Huch RA, Hauser N, et al. PET/MRI and PET/CT in advanced gynaecological tumours: initial experience and comparison. Eur Radiol. 2015; 25(8):2222–2230

[65] Grueneisen J, Schaarschmidt BM, Heubner M, et al. Implementation of FAST-PET/MRI for whole-body staging of female patients with recurrent pelvic malignancies: A comparison to PET/CT. Eur J Radiol. 2015; 84(11):2097–2102

[66] Pace L, Nicolai E, Luongo A, et al. Comparison of whole-body PET/CT and PET/MRI in breast cancer patients: lesion detection and quantitation of 18F-deoxyglucose uptake in lesions and in normal organ tissues. Eur J Radiol. 2014; 83(2):289–296

[67] Grueneisen J, Nagarajah J, Buchbender C, et al. Positron emission tomography/magnetic resonance imaging for local tumor staging in patients with primary breast cancer: a comparison with positron emission tomography/computed tomography and magnetic resonance imaging. Invest Radiol. 2015; 50(8):505–513

[68] Sawicki LM, Grueneisen J, Schaarschmidt BM, et al. Evaluation of 18F-FDG PET/MRI, 18F-FDG PET/CT, MRI, and CT in whole-body staging of recurrent breast cancer. Eur J Radiol. 2016; 85(2):459–465

[69] Catalano OA, Nicolai E, Rosen BR, et al. Comparison of CEFDG PET/CT with CE-FDG PET/MR in the evaluation of osseous metastases in breast cancer patients. Br J Cancer. 2015; 112(9):1452–1460

[70] Beiderwellen K, Huebner M, Heusch P, et al. Whole-body [18F]FDG PET/MRI vs. PET/CT in the assessment of bone lesions in oncological patients: initial results. Eur Radiol. 2014; 24(8):2023–2030

[71] Eiber M, Takei T, Souvatzoglou M, et al. Performance of whole-body integrated 18F-FDG PET/MR in comparison to PET/CT for evaluation of malignant bone lesions. J Nucl Med. 2014; 55(2):191–197

[72] Melsaether AN, Raad RA, Pujara AC, et al. Comparison of whole-body (18)F FDG PET/MR imaging and whole-body (18)F FDG PET/CT in terms of lesion detection and radiation dose in patients with breast cancer. Radiology. 2016; 281(1): 193–202

[73] Even-Sapir E, Metser U, Mishani E, Lievshitz G, Lerman H, Leibovitch I. The detection of bone metastases in patients with high-risk prostate cancer: 99mTc-MDP Planar bone scintigraphy, single- and multi-field-of-view SPECT, 18F-fluoride PET, and 18F-fluoride PET/CT. J Nucl Med. 2006; 47(2):287–297

[74] Leung D, Krishnamoorthy S, Schwartz L, Divgi C. Imaging approaches with advanced prostate cancer: techniques and timing. Can J Urol. 2014; 21(2) Supp 1:42–47

[75] Langsteger W, Rezaee A, Pirich C, Beheshti M. 18F-NaF-PET/CT and 99mTc-MDP bone scintigraphy in the detection of bone metastases in prostate cancer.

Semin Nucl Med. 2016; 46(6):491–501

[76] Mosavi F, Johansson S, Sandberg DT, Turesson I, Sörensen J, Ahlström H. Whole-body diffusion-weighted MRI compared with (18)F-NaF PET/CT for detection of bone metastases in patients with high-risk prostate carcinoma. AJR Am J Roentgenol. 2012; 199(5):1114–1120

[77] Heacock L, Weissbrot J, Raad R, et al. PET/MRI for the evaluation of patients with lymphoma: initial observations. AJR Am J Roentgenol. 2015; 204(4):842–848

[78] Giraudo C, Raderer M, Karanikas G, et al. 18F-fluorodeoxyglucose positron emission tomography/magnetic resonance in lymphoma: comparison with 18F-fluorodeoxyglucose positron emission tomography/computed tomography and with the addition of magnetic resonance diffusion-weighted imaging. Invest Radiol. 2016; 51(3):163–169

[79] Atkinson W, Catana C, Abramson JS, et al. Hybrid FDG PET/MR compared to FDG PET/CT in adult lymphoma patients. Abdom Radiol (NY). 2016; 41(7):1338–1348

[80] Herrmann K, Queiroz M, Huellner MW, et al. Diagnostic performance of FDG PET/MRI and WB-DW-MRI in the evaluation of lymphoma: a prospective comparison to standard FDG PET/CT. BMC Cancer. 2015; 15:1002

[81] Schäfer JF, Gatidis S, Schmidt H, et al. Simultaneous wholebody PET/MR imaging in comparison to PET/CT in pediatric oncology: initial results. Radiology. 2014; 273(1):220–231

[82] Ponisio MR, McConathy J, Laforest R, Khanna G. Evaluation of diagnostic performance of whole-body simultaneous PET/MRI in pediatric lymphoma. Pediatr Radiol. 2016; 46(9): 1258–1268

[83] Sher AC, Seghers V, Paldino MJ, et al. Assessment of sequential PET/MRI in comparison with PET/CT of pediatric lymphoma: a prospective study. AJR Am J Roentgenol. 2016; 206(3):623–631

[84] Chalian H, O'Donnell JK, Bolen M, Rajiah P. Incremental value of PET and MRI in the evaluation of cardiovascular abnormalities. Insights Imaging. 2016; 7(4):485–503

[85] Gholami S, Salavati A, Houshmand S, Werner TJ, Alavi A. Assessment of atherosclerosis in large vessel walls: a comprehensive review of FDG PET/CT

image acquisition protocols and methods for uptake quantification. J Nucl Cardiol. 2015; 22(3):468–479

[86] Schneider S, Batrice A, Rischpler C, Eiber M, Ibrahim T, Nekolla SG. Utility of multimodal cardiac imaging with PET/MRI in cardiac sarcoidosis: implications for diagnosis, monitoring and treatment. Eur Heart J. 2014; 35(5):312

[87] Wada K, Niitsuma T, Yamaki T, et al. Simultaneous cardiac imaging to detect inflammation and scar tissue with 18F-fluorodeoxyglucose PET/MRI in cardiac sarcoidosis. J Nucl Cardiol. 2016; 23(5):1180–1182

[88] Ripa RS, Knudsen A, Hag AM, et al. Feasibility of simultaneous PET/MR of the carotid artery: first clinical experience and comparison to PET/CT. Am J Nucl Med Mol Imaging. 2013; 3 (4):361–371

[89] Werner P, Saur D, Zeisig V, et al. Simultaneous PET/MRI in stroke: a case series. J Cereb Blood Flow Metab. 2015; 35(9): 1421–1425

[90] Hyafil F, Schindler A, Sepp D, et al. High-risk plaque features can be detected in non-stenotic carotid plaques of patients with ischaemic stroke classified as cryptogenic using combined (18)F-FDG PET/MR imaging. Eur J Nucl Med Mol Imaging. 2016; 43(2):270–279

[91] Salamon N, Kung J, Shaw SJ, et al. FDG PET/MRI coregistration improves detection of cortical dysplasia in patients with epilepsy. Neurology. 2008; 71(20):1594–1601

[92] Chandra PS, Salamon N, Huang J, et al. FDG PET/MRI coregistration and diffusion-tensor imaging distinguish epileptogenic tubers and cortex in patients with tuberous sclerosis complex: a preliminary report. Epilepsia. 2006; 47(9):1543–1549

[93] Barthel H, Schroeter ML, Hoffmann KT, Sabri O. PET/MR in dementia and other neurodegenerative diseases. Semin Nucl Med. 2015; 45(3):224–233

[94] Pellino G, Nicolai E, Catalano OA, et al. PET/MR Versus PET/CT Imaging: Impact on the Clinical Management of Small-Bowel Crohn's Disease. J Crohn's Colitis. 2016; 10(3):277–285

[95] Catalano OA, Gee MS, Nicolai E, et al. Evaluation of Quantitative PET/MR Enterography Biomarkers for Discrimination of Inflammatory Strictures from Fibrotic Strictures in Crohn Disease. Radiology. 2016; 278(3):792–800

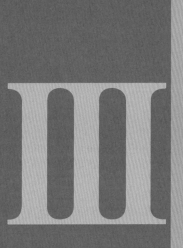

第三部分
PET/CT 在肿瘤性疾病中的应用

III

第11章 各解剖部位肿瘤的 PET 成像

11.1 概述

与其他解剖成像技术相比，PET 成像的主要特点是具有更高的对比分辨率。正因为其对比分辨率高，相较于其他成像技术，PET 在早期发现疾病、疾病的分期和复发情况，以及准确评估治疗反应方面具有明显的优势。一般来说，PET 的缺点在于，相较于其他解剖成像技术，其分辨率较低，因为 FDG 的非肿瘤性摄取来源众多。但是使用一体化 PET/CT 成像，PET 的缺点就大大减少了（见第9章）。

1. **优点**：与传统的成像技术相比，PET 在评估癌症方面有以下两方面的优势。

   a）PET 可以在大体解剖改变之前检测到早期疾病（图 11.1）；PET 可以检测到由于缺乏结构变化而在解剖成像技术上被认为正常的病变。

   b）与解剖形态相比，PET 上异常结构与正常结构的对比噪声比更大（图 11.2）。因此，在 PET 上清晰可见的异常通常不能被解剖成像技术预先检测到。在许多情况下，由于 PET 提示了异常部位，这些异常才能被回顾性分析发现。

2. **缺点**

   a）对小病灶的灵敏度有限：一般情况下，对于 < 1 cm 的病灶，PET 的灵敏度较低。PET（或任何其他大体成像方式）不能检测到微小的转移。

   b）假阳性：对于各种炎症／感染或其他良性病变，可能存在潜在的假阳性结果。

   c）解剖定位：有时很难根据 PET 将病变定位到确切的解剖部位，尤其是头颈部和骨盆。这种解剖定位不准确可以通过一体化 PET/CT 纠正，但这种方法有时也会配准不良。

   d）特定部位灵敏度低：PET 对脑、肺转移和硬化性骨病的灵敏度低。

   e）特定肿瘤灵敏度低：PET 对前列腺癌、肺原位腺癌、黏液性腺癌等特定肿瘤的灵敏度低。

3. **经 PET 证实的转移性疾病后通常会改变患者的治疗方法**。考虑到假阳性的可能性，对于 PET 检测到的摄取应考虑用解剖成像技术或活检进行确认，以为患者制定合理的治疗计划。如果在 PET 上显示为实性病变，则更有可能潜在地影响患者的治疗计划。

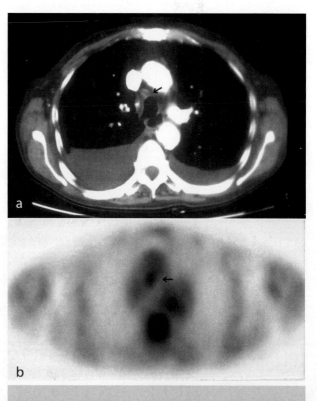

图 11.1 FGD 摄取看似为良性病变，但实际为恶性淋巴结转移。（a）肺癌患者的 CT 扫描显示脂肪化的肺门处有并未明显增大的纵隔淋巴结（箭头所示），这是 CT 上良性淋巴结的标志。（b）与该淋巴结相对应的轴位 PET 上摄取增加（箭头所示），考虑为恶性

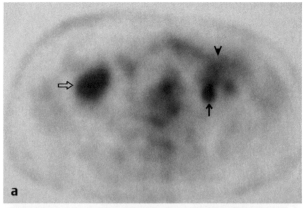

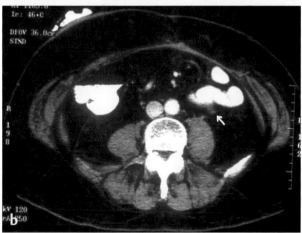

图11.2 结肠癌腹膜转移。(a)轴位PET扫描显示邻近小肠(无尾箭所示)的局灶性摄取(箭头所示)。虽然小肠轻度弥漫性摄取通常是正常的,但高于周围小肠组织的局灶性摄取通常为异常的。右结肠比小肠摄取量大是正常的(空心箭头所示)。(b)同一水平的CT扫描显示小肠附近有异常腹部软组织小浓聚灶(箭头所示)。之前在CT上并没有发现,CT仅能显示一个层面上的图像。PET异常的对比噪声比CT要大得多

11.2 肝脏

1. **肝转移**。PET对 > 1 cm的肝转移非常敏感。在结直肠癌肝转移患者的meta分析[1]中,无论基于患者还是基于病变的分析,PET的灵敏度都略低于MRI和CT,但PET比MRI和CT具有更高的特异性。采用超顺磁性氧化铁[2]或锰福地吡三钠[3]特异性肝显影剂进行的肝脏MRI也比PET更灵敏。

2. **良恶性病变的鉴别**。肝脏病变的局灶性摄取对恶性肿瘤有非常高的特异性,可能代表肝转移、肝细胞癌(HCC)或胆管癌[4]。

   a)良性病变,如血管瘤、局灶性结节性增生和肝腺瘤,通常FDG摄取不会增加。

   b)有几个报告显示肝腺瘤的FDG摄取增加(图11.3)[5]。个案报告显示局灶性结节性增生的FDG摄取增加[6]。

   c)假阳性。肝脓肿、结节性淋巴增生(假性淋巴瘤)、炎性假瘤、结节病[7,8]易出现假阳性。

   d)假阴性。低级别HCC(见图21.1)、黏液原发性转移易出现假阴性。

3. **肝脏小病变的评估**。虽然FDG PET对于 < 1cm的肝脏病变的灵敏度有限,但它仍然具有很高的特异性。当CT检测到 < 1cm的肝脏病变,但不能进一步描述这些病变的性质时,这一

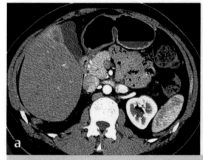
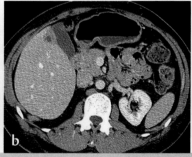
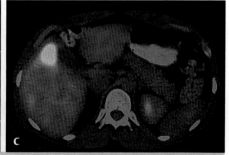

图11.3 肝腺瘤。轴位CT对比增强动脉期(a)、门脉期(b)显示病变在动脉期边缘轻度强化,随即降低。(c)轴位PET/CT扫描显示病变FDG摄取明显增加。此病例为乳腺癌患者,疑似转移,但经活检诊断为肝腺瘤。CT显示及FDG摄取均表现为非典型的肝腺瘤

点尤其有用。从统计学上讲，这些病变最可能是小囊肿或血管瘤。但如果患者在其他部位存在原发性恶性肿瘤，不可能无创地确定这些病变的真实性质。鉴于灵敏度较低，PET不应作为这些小的肝脏病变的主要评估手段，但可以评估其他部位疾病的摄取。如果在这些小病变中发现局灶性FDG摄取，几乎可肯定其为转移性病变（图11.4）。但是，即使在PET上没有发现摄取增加，这些病变也不能被确诊为良性，也可能是恶性的，因其体积小，在PET上无法检测到。

4. **伪影。** 由于衰减校正图像的噪声，肝脏通常是不均匀的。肝脏图像噪声比任何其他器官更为突出。由于正常肝脏信号不均匀，在将微小的发现判读为肝转移之前必须谨慎（图11.5）。

5. **如何判读肝脏的微小病灶摄取？** 相对于正常肝脏而言，大多数肝脏转移灶的摄取会大大增加。在衰减校正图像上，肝脏的微小病灶的摄取可能是由于图像噪声而不是病变所致。在将微小病灶判读为病变之前：

a）应回顾非衰减校正的图像（NAC）：如果在噪声较小的NAC图像上看到病灶，则病变的可信度会大大提高。如果NAC图像上未检测到病灶，则可能是图像噪声继发的伪影。注意，这种方法对中心病变没什么帮助，因为中心病变可能由于衰减而在NAC图像上看不见。

b）必须进行与CT的相关性分析。CT对检测小的肝脏病变非常敏感，但往往不能确定这些病变的特征。如果在PET上看见病灶则是一个真正的病变，在回顾分析过程中，很可能会在CT对比增强上可见。真正的阳性病变很少在CT上看不见，特别是肝脏脂肪浸润和／或仅在一期增强阶段的病变（图11.4，图11.6）。但是，如果CT平扫是作为PET/CT检查的一部分获得，那么在PET上可以识别许多真正的肝脏阳性病变，而在CT平扫上无法看见。

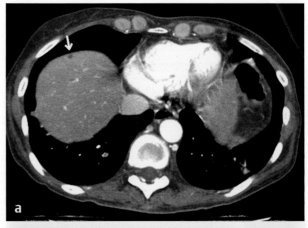

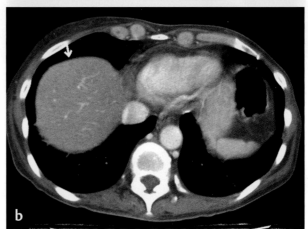

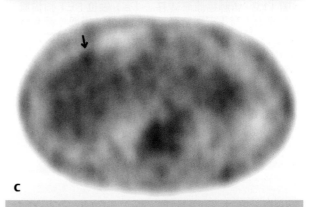

图11.4 微小肝转移。动脉期轴位CT扫描（a）比门静脉期扫描（b）更容易看到肝穹窿转移（箭头所示）。该病变在轴位PET扫描（c）上有轻微的FDG摄取。单独在PET上或与门脉期CT相关联。该病变可判读为继发于图像噪声的伪影，关联动脉期CT是必要的。病变本身在CT上表现为非特异性，但在这个小病变中可见FDG摄取与转移性疾病相符

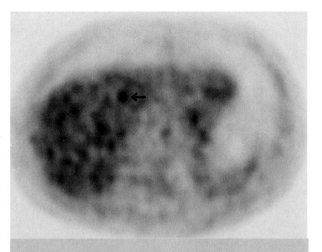

图 11.5 类似病变的肝脏图像噪声。肝脏中存在多个摄取增强的病灶，很难区分这些病灶是继发于病变还是图像噪声。一个病灶（箭头所示）的强度稍高，疑似为可能存在病变。值得注意的是，这与图 11.4 中真正的阳性肝脏病变没有明显不同。然而，这是一个假阳性的发现，因为 CT 或 MRI 均未发现该部位的病变

11.3 脾脏

关于 PET/CT 成像用于评估脾脏实性肿块的数据有限[9]。

1. 已知的高 PET FDG 摄取的恶性肿瘤：

   a）PET/CT。灵敏度 100%，特异性 100%。

   b）SUV。SUV 值 2.3 有助于区分良性和恶性病变。

2. 未知的恶性肿瘤：

   a）PET/CT。灵敏度 100%，特异性 83%。

   b）在这种情况下，PET 具有很高的阴性预测值。

   • 在诊断脾脏肿块为良性病变前，应排除未发生高摄取的原发性肿瘤。

   c）即使没有已知的原发性病灶，高摄取的脾脏肿块也有可能是恶性的（80%）。

   • 可能的假阳性包括感染、结节病和透明变的结节[10]。

11.4 腹膜

1. 腹膜转移最常见于卵巢和胃肠道肿瘤。PET

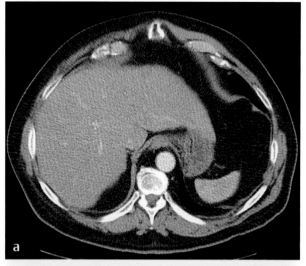

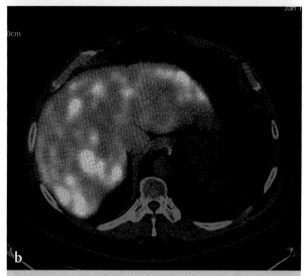

图 11.6 仅由 PET 观察到的肝脏转移。（a）轴位 CT 扫描未显示任何肝脏病变。（b）相应的 PET/CT 扫描显示多发肝转移。这是一个罕见的发现，因为在 PET 上看到的大多数肝转移可以通过对比增强的 CT 显示出来。然而，在门脉期的 CT 扫描中，肝脏转移不可见。在这种情况下，肝脏的脂肪浸润可能导致无法发现转移。本例未进行动脉期 CT 检查，因此，尚不清楚在不同的对比增强期是否可见转移

比 CT 更能准确地检测到腹膜转移，但不能检测到非常小的转移（因此，它不能取代二次剖腹探查）。存在腹水时 PET 尤其有用，可检测到恶性腹水或小的实性转移灶（图 11.7）。

2. 转移模式。了解腹膜转移的典型模式很重要，尤其应注意以下这些部位的定向转移（图

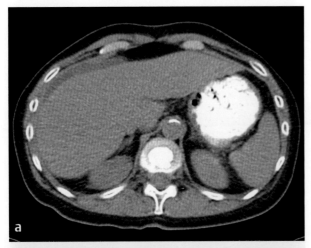

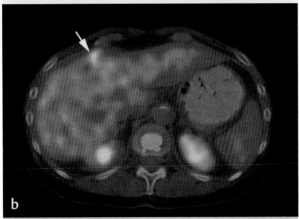

图 11.7 腹水和实性浆膜转移。（a）轴位 CT 上显示肝脏上方游离液体。（b）在相应的 PET/CT 上的游离液体中发现实性浆膜转移（箭头所示）

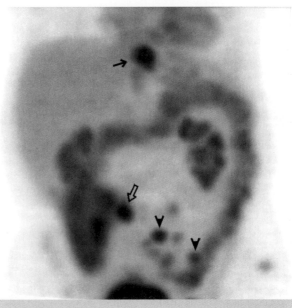

图 11.8 腹膜种植模式。冠状位 PET 扫描显示来自胃食管癌（箭头所示）的盲肠内侧（空心箭头所示）、乙状结肠系膜（无尾箭所示）上的多个腹膜种植病灶。这是腹膜转移的典型模式［引自：Lin EC, Lear J, Quaife RA. Metastatic peritoneal seeding patterns demonstrated by FDG positron emission tomographic imaging. Clin Nucl Med 2001; 26(3):249–250］

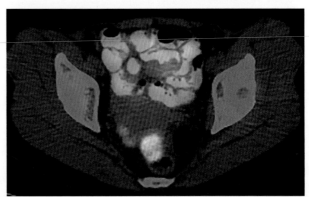

图 11.10 腹膜转移。一例结肠癌患者轴位 PET/CT 扫描显示在子宫后凹的腹膜转移的摄取增加

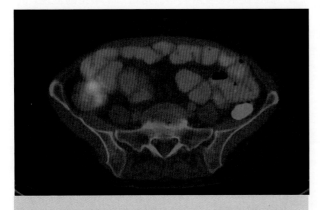

图 11.9 腹膜种植。轴位 PET/CT 显示腹膜种植在盲肠内侧表面的局灶性摄取。这很难与生理性盲肠摄取区分。摄取的位置异常有助于与生理性摄取相鉴别

11.8）。

a）肝脏和脾脏的浆膜表面（注意，当与 CT 关联时，脾脏病变的浆膜转移可表现为囊性）。

b）网膜。

c）结肠旁沟，尤其是右侧。

d）盲肠中部（必须与盲肠正常生理摄取相鉴别）（图 11.9）。

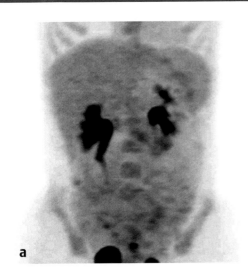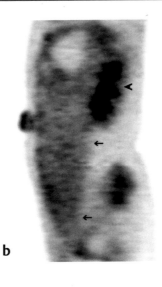

图 11.11　弥漫性腹膜癌。（a）卵巢癌患者的冠状位 PET 扫描显示腹膜的摄取弥漫增加（注意肝脏下缘不可见）。（b）在矢状位 PET 上有一条直线（箭头所示），是由腹膜相对于腹膜后浓聚增加引起。正常情况下，腹膜与腹膜后之间没有界线。肾脏摄取位于腹膜后（无尾箭所示）

　　e）乙状结肠系膜。

　　f）骨盆，尤其是膀胱和子宫之间以及子宫和直肠之间（图 11.10）。

3. **区分腹膜转移和肠道摄取**。在没有 PET/CT 的情况下，很难区分肠道摄取和腹膜转移。

　　a）应该在所有三个平面上察看浓聚灶，然后试着在至少一个平面中将一段肠腔摄取连接起来。通常在一个平面上出现在肠外的摄取灶在另一个平面上肠腔内会清晰可见。

　　b）右结肠、盲肠外以及直肠乙状结肠通常可见正常的高摄取区，不常见的是肠道局灶性摄取比周围结构更浓聚，这在小肠尤其如此（图 11.2）。

　　c）关联 CT 非常重要，因为在 PET 检查出异常部位后，可以关联 CT 对腹膜转移进行回顾性识别。

　　d）SUV。SUV 临界值 5.1[11] 可能有助于腹膜癌转移的诊断。

　　e）PET/CT。虽然 PET/CT 通常能够区分肠道摄取与腹膜病变，但其潜在的缺点是可能人为导致肠道内摄取增加或减少（见第 9 章）。应用 PET/CT 诊断时应注意潜在的腹膜病变，因为 CT 和 PET 上的肠道蠕动可导致假阳性和假阴性结果。应始终结合校正后的扫描检查与 NAC 图像。

4. **弥漫性腹膜癌转移**。弥漫性腹膜癌转移导致的弥漫性腹膜摄取很难被清晰界定，因为在这种情况下，不会发现局灶性病变[12]。鉴别

弥漫性病变的线索如下（图 11.11）[13]：

　　a）肝脏边界。由于腹膜摄取强度接近肝脏，因此肝脏边界的显示效果较差。

　　b）直线征。在腹膜癌转移的矢状位和轴位图像上，腹膜后摄取强度低于腹膜（正常情况下，腹膜和腹膜后浓聚相当）。这导致在矢状位图像上，腹膜和腹膜后界线呈直线征。

11.5　淋巴结

1. 在淋巴结转移的诊断中，PET 比 CT 更灵敏。在 CT 发现淋巴结肿大（＞1cm）之前，PET 就能检测到恶性淋巴结。

2. **大小**。PET 检测 6～10mm 淋巴结转移的灵敏度为 83%，而对 ≤5mm 淋巴结转移的灵敏度则下降到 23%[14]。因为 PET 无法检测到微小转移，不能代替前哨淋巴结成像进行乳腺癌腋窝淋巴结分期和黑色素瘤淋巴结分期。

3. **炎性淋巴结与恶性淋巴结**。区分良、恶性淋巴结摄取是一个常见的问题。

　　a）SUV。一般来说，恶性淋巴结的 SUV 值（通常 ＞2.5）比炎性淋巴结高。但是，由于部分容积效应，转移的小淋巴结 SUV 值可能较低，通过视觉判读得到的摄取率也较低。

　　b）CT 相关性。理论上，在 FDG 摄取的任何部位在 CT 上都应该检测到淋巴结。如果

CT没有检测到淋巴结，表明摄取可能与非淋巴结的结构有关。尽管PET可检测到在CT上正常显示的淋巴结转移，但它不大可能检测到CT上根本看不到的淋巴结转移。注意，CT不能用于难以显示小淋巴结的部位（如肝门），此外，由于纵隔淋巴结可能是扁平的，在CT上很难检测到（图11.12）。

- 正常大小的淋巴结的大量摄取是恶性肿瘤非常特异的表现，因为炎性淋巴结在相同的摄取剂量下很可能会增大。例如，肺癌中5mm的纵隔淋巴结明确阳性摄取很可能是转移的真阳性结果。

- 如果在CT上看到脂肪性肺门，通常认为淋巴结是良性的。但如果淋巴结有大量的FDG摄取，则应怀疑为恶性，因此PET能在脂肪性肺门完全被肿瘤细胞填塞之前检测到病变（图11.1）。

- 纵隔或肺门淋巴结钙化或具有高衰减FDG摄取可怀疑为假阳性[15]（见"淋巴结密度"中所讨论的）。

c）位置和模式。淋巴结摄取的位置和模式通常有助于区分良、恶性。

- 例如，左上叶肺癌首先会扩散到主肺动脉窗，因此没有主肺动脉窗摄取而在其他部位出现淋巴结摄取，应考虑为良性病变。

- 如果发现多个淋巴结，通常为转移性疾病，第一个引流区的淋巴结一般是最浓聚的（图11.13）。

- 对称性低摄取（如双侧肺门）通常是良性的（图11.14）。

d）淋巴结密度。淋巴结密度主要用于评估

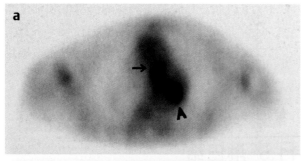

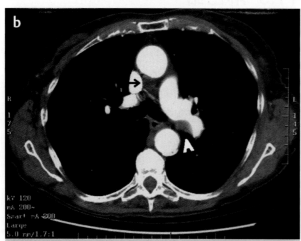

图11.12 CT漏诊，但在PET上检出的扁平淋巴结。（a）肺癌患者的轴位PET扫描显示中纵隔（箭头所示）和左肺门（无尾箭所示）淋巴结摄取。（b）在同一层面的CT扫描显示左肺门（无尾箭所示）淋巴结。中央纵隔低密度淋巴结（箭头所示），与PET上高摄取区相对应。这是一个扁平的结节，仅在CT的一个层面上可见。这在先前CT上并没有诊断为异常，因为它类似于正常变异的心包上隐窝

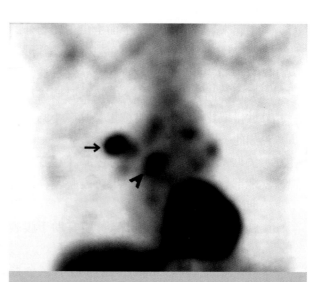

图11.13 恶性引流模式。右肺上叶肺癌（箭头所示）患者的冠状位PET扫描显示，在第一个淋巴结引流区（无尾箭所示）可见摄取强烈的多个淋巴结。这是右上叶肺癌的典型转移模式，即，先是沿着右主干支气管内表面的淋巴结（淋巴结和肿瘤之间可见线性透光区）转移。这些淋巴结被称为Borrie淋巴结

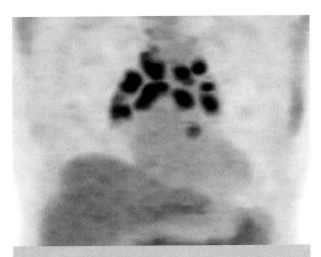

图 11.14 结节病。冠状位 PET 扫描显示结节病患者肺门和纵隔的对称性摄取

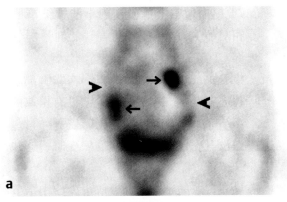

a

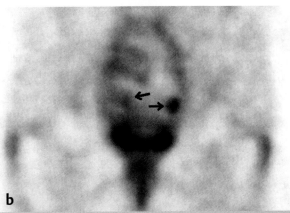

b

图 11.15 使用输尿管作为标志检测卵巢的 FDG 摄取。（a）淋巴瘤患者冠状位 PET 扫描显示盆腔两个摄取病灶（箭头所示）。尽管髂淋巴结病变的诊断是个难题，但髂淋巴结位于腹膜外，应在输尿管（无尾箭头所示）的侧面。腹膜内卵巢位于输尿管的内侧。虽然输尿管摄取与多种因素有关，但输尿管可以作为区分卵巢摄取和髂淋巴结摄取的标志。CT 没有显示该部位的任何淋巴结。（b）患者的随访 PET 显示两个病灶（箭头所示）之间位置发生变化并在强度上降低，与卵巢摄取一致［引自：Lin EC, Siegal J. Pelvic anatomic localization using ureteral activity on FDG positron emission tomography. Clin Nucl Med 2003; 28(10):836–837］

非小细胞肺癌患者的纵隔淋巴结转移。恶性淋巴结的密度通常高于良性淋巴结，尽管良性淋巴结的密度也非常高。淋巴结密度可用于评估 FDG 摄取 SUV_{max} 介于 2.0 ~ 4.0 之间的淋巴结。一份报告表明[16]，71% 的恶性淋巴结密度中等，CT 值为 25 ~ 45HU。在中等 FDG 摄取的淋巴结中，通过使用额外的密度评估（中位 HU：25 ~ 45），灵敏度从 70% 提高到 88%。其他报告使用 7.5HU 和 20HU 来区分良、恶性淋巴结[17,18]。20HU 的临界值可能有助于排除良性病变，正如一份报告报道[18]，99% 的良性淋巴结 CT 值低于 20HU。

e）盆腔淋巴结。

- 如果临床需要检测盆腔淋巴结摄取情况，减少尿路的摄取很重要（见第 4 章）。
- 卵巢摄取通常被误认为是髂淋巴结病变，因为卵巢靠近髂淋巴结。如果在 PET 上观察到输尿管，它们有助于区分卵巢和盆腔淋巴结摄取[19]。盆腔输尿管位于腹膜内间隙内侧和腹膜外间隙的外侧。卵巢位于腹膜内和输尿管内侧（图 11.15）。髂淋巴结位于腹膜外和输尿管外侧。

11.6 肺部

1. **肺转移**。PET 检测肺实质的主要价值在于评估孤立性肺结节，而不是检测肺转移。PET 对于 < 1 cm 的肺转移灵敏度低，因此，PET 不能代替 CT 检测肺转移。

    a）PET/CT 和 CT：如果在浅呼吸状态下进行 PET/CT 扫描，不能代替屏气胸部 CT 来检测肺转移。在浅呼吸状态下进行的 PET/

CT 扫描通常不能检测到小的肺结节[20]。相对于 PET/CT 扫描而言，低剂量屏气胸部 CT 扫描可能更有用[21]。

b）摄取少或不摄取的小结节。在非胸部恶性肿瘤患者中，FDG 摄取少或没有摄取的肺小结节（≤ 1cm），约 1/5 是恶性的[22]。

- 当没有确诊其他肺部良性病变时，这些小结节更可能是恶性的。
- 没有摄取的小结节和摄取很少的小结节同样有可能是恶性的。

2. 如果癌症患者有已知的肺部病变，对于 > 1cm 的病变，PET 有助于良恶性病变的鉴别。FDG PET 对于肺内亚厘米的小结节判读准确性与对肝脏亚厘米病变的判读相当。阳性结果非常有用，表明可能发生转移；但阴性结果的帮助非常小，因为结节也可能是恶性的，只是没有被 PET 检测到。

3. 在评估潜在肺转移时，应谨慎使用 SUV 值。在这种情况下，SUV 临界值2.5 可能有价值[23]，但也有不确定的情况（如孤立性肺结节病）。

11.7 骨髓转移

1. FDG PET 对骨髓转移的摄取评估机制不同于骨扫描。PET 显示骨髓转移摄取呈阳性，是因为肿瘤本身增加了 FDG 的摄取；而在骨扫描中转移灶呈阳性，归因于肿瘤周围的反应性摄取增加（图 11.16）。

2. **溶骨性转移和成骨性转移。**FDG PET 对溶骨性骨转移灵敏度高（图 11.16），但对成骨性转移灵敏度降低（图 11.17）[24]。因此，PET 对骨转移的灵敏度取决于原发肿瘤的摄取情况。然而，许多成骨性转移在治疗后因病灶硬化而呈现未见 FDG 摄取（图 11.18），在这种情况下，治疗后转移硬化灶中缺乏 FDG 摄取是有准确疗效的标志。有报告表明[25]，FDG PET 和骨扫描对溶骨性转移和成骨性转移的检测率没有差异；但是溶骨性转移的 SUV_{max} 较高。FDG 摄取浓聚的成骨性病变可能表明治疗效果较差[26]。

3. **PET 与骨扫描对比。**虽然 PET/CT 检查的 CT 部分可能检测到一些在 PET 上漏诊的骨转移，但是 PET 和 CT 数据的结合是否可以替代骨扫描仍不确定。与骨扫描相比，FDG PET/CT

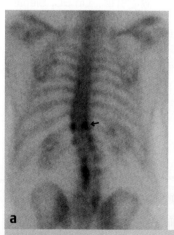
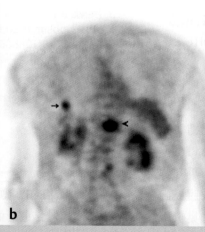
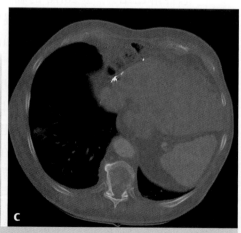

图 11.16 仅从 PET 检测到的肺癌溶骨性转移。（a）肺癌患者全身骨扫描显示 T11 椎体旁有摄取（箭头所示）。这属于不典型转移，最初诊断为阴性。（b）冠状位 PET 扫描显示 T11 椎体（无尾箭所示）有摄取浓聚。摄取也见于原发性右下叶肺癌（箭头所示）。本例说明了 PET 和骨扫描摄取的差异：PET 摄取在病变本身，而骨扫描摄取为病变周围反应性摄取所致。小的外周骨扫描摄取位于 FDG 病变中心周围的反应性骨中。（c）CT 扫描显示中央溶骨性椎体转移。注意，在病变周围仍可见完整的骨，这是骨扫描所见的外周摄取的原因

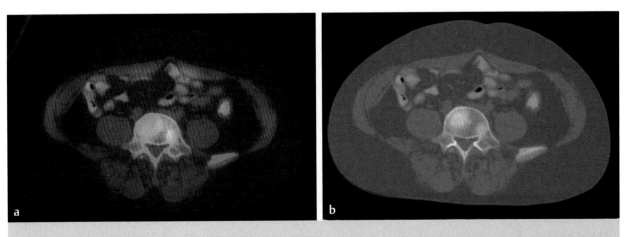

图 11.17 成骨性骨转移。（a）CT 扫描显示成骨性腰椎椎体转移。（b）轴位 PET/CT 并未显示出椎体右前大的转移灶摄取增加。较小的椎体左后转移有少量的外周摄取

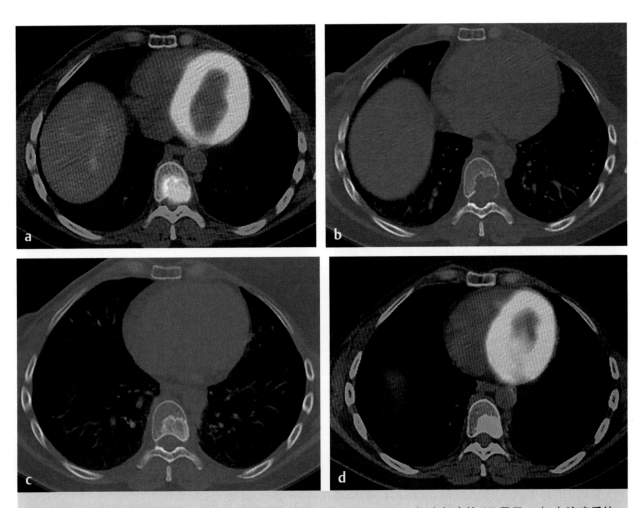

图 11.18 经治疗后的骨转移。（a）乳腺癌患者的轴位 PET/CT 显示；（b）相应的 CT 显示；（c）治疗后的骨转移病灶硬化；（d）未观察到 FDG 摄取

通常会漏掉FOV外的病灶，但可以清晰显示FOV内的骨性转移病变[27]。骨扫描遗漏的骨盆和脊柱病变通常可以通过PET/CT发现[27]。

PET/CT在准确率上比骨扫描有更大优势，尤其在检测脊柱溶骨性转移方面[28]。PET、骨扫描和MRI的检测相关价值取决于所评估的原发肿瘤（见各种肿瘤的具体章节）。肿瘤meta分析如下。

a）头颈部癌。meta分析显示[29]，与骨扫描相比，PET/CT具有较高的灵敏度和相似的特异性。

b）肺癌。三组meta分析显示[30-32]，PET/CT比骨扫描具有更高的灵敏度和特异性。一篇meta分析报告[32]，FDG PET/CT诊断肺癌患者骨转移的灵敏度和特异性均高于MRI。另一项肺癌患者的meta分析报告[31]，基于每位患者分析FDG PET/CT比MRI具有更高的灵敏度和特异性；但是，在基于每个病变的分析中，PET/CT比MRI具有更高的灵敏度，但特异性较低。

c）乳腺癌。在早期meta分析中[33]，FDG PET或骨扫描孰优孰劣尚不确定，但FDG PET具有更高的特异性。在另一项meta分析中[34]，FDG PET在基于每个病变分析方面，比骨扫描具有更低的灵敏度和更高的特异性，但在基于每个患者的分析方面灵敏度没有差异。在PET/CT的特异性研究meta分析中[35]，FDG PET/CT的灵敏度和准确性高于骨扫描。基于每位患者分析，与MRI相比，FDG PET的灵敏度较低，而特异性相当[34]。

4. PET和CT的相关性：

a）约50%的骨转移瘤在CT上没有相关发现，而是依据PET做出诊断（图11.19）[36]。因此，在有骨FDG摄取的情况下但没有相关的CT表现，并不能排除病变。

b）PET与CT结果一致时，PET/CT对骨恶性肿瘤的阳性预测值（PPV）为98%。但PET阳性CT阴性时，PPV为61%。如果病灶为单发时，PPV为43%[37]。因此，需做进一步检查确认，例如通过MRI确认诊断通常是PET阳性而CT阴性骨病变所必需的，特别是存在孤立病变的情况下。

c）CT呈阳性但PET呈阴性的骨恶性病变的PPV为17%[37]。

d）PET对CT上不显示的病变的灵敏度明显优于骨扫描[38]。

e）FDG PET比CT更能反映骨转移的肿瘤摄取。治疗后的影像学改变差异很大，与是否存在肿瘤摄取没有很好的相关性[26]。化疗效果不会影响PET的PPV，但会降低CT的PPV[37]。经过治疗的骨转移瘤在CT上显示为硬化灶，在PET上呈阴性（图11.18）[39]。

5. 因为退行性关节病通常没有实质性摄取（尽管有炎性成分时可发现实质性摄取），PET比骨扫描更具有特异性。

6. 标准的PET扫描流程为从面部到大腿上部，虽然颅骨和下肢也存在单独骨转移的较低风险，这通常不是一个主要缺点[40]。

7. 如果癌症患者中发现单个骨病变，则必须进行放射学相关检查，因为良性原发性骨病变通常也会摄取增加（见第26章）。

11.8 脑

1. PET主要价值是用于诊断原发性脑肿瘤而非脑转移，PET对脑转移的总体灵敏度约为60%。由于大多数转移灶位于灰质–白质交界处，PET诊断会受到正常脑皮质高摄取的限制（图11.20）。较小的转移灶不易被发现，1 cm病灶的灵敏度约为40%[41]。

2. 如果在非中枢神经系统恶性肿瘤患者的成像方案中加入脑PET成像，有少于1%患者的治疗方案将发生改变[42]。

11.9 肾上腺

FDG PET可用于检测未预测到的肾上腺转移瘤（图11.21），并可用于评价CT和MRI上模棱

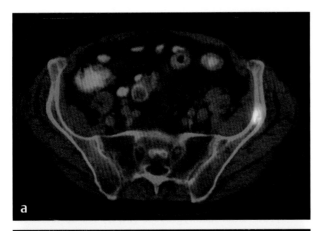

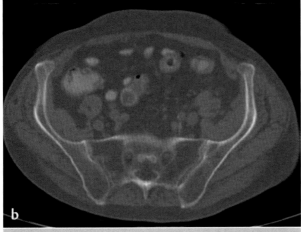

图 11.19　未观察到的转移。轴位 PET/CT 扫描（a）的显示，而在相应的 CT 扫描（b）上不可见

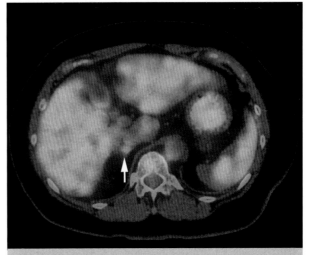

图 11.21　肾上腺转移。轴位 PET/CT 扫描显示右侧肾上腺小的转移（箭头所示）

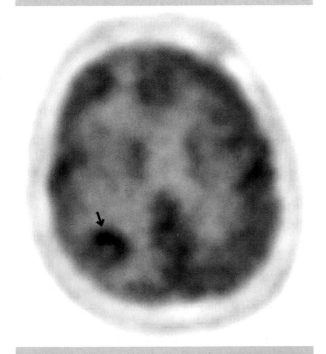

图 11.20　脑转移。轴位 PET 扫描显示右侧顶叶灰白质交界处的转移（箭头所示）

两可的肾上腺肿块。

11.9.1　准确性 / 与其他成像方式的比较

1. **PET 和 PET/CT 用于肾上腺肿块的定性**（meta 分析）。灵敏度为 97%，特异性为 91%。[43]
2. **PET/CT 对肾上腺肿块的诊断**准确性与 CT 和化学位移成像 MRI 相当[44]。当 PET/CT 的结果与特定的 CT 技术相结合时，如直方图分析、Hounsfield 单位测量[45] 或肾上腺对比增强 CT 扫描[46]，其诊断准确性最高，比单独使用的任何技术都高。

11.9.2　要点 / 误区

1. **SUV 和视觉分析**。腺瘤可有轻微的 FDG 摄取。有几种方法可用于鉴别肾上腺转移瘤和良性腺瘤。这些方法包括视觉分析（摄取大于肝脏）、SUV 比值（肾上腺病变中 SUV_{max} 与肝脏中的 SUV_{mean} 之比）、SUV_{max}。
   a）已公布的 SUV_{max} 临界值为 2.31 ~ 5.2。[47,48]
   b）已公布的 SUV 比临界值为 1.0 ~ 2.5。[47,49]
   c）在一项研究中[50]，SUV 比值较 SUV_{max} 有更高的准确性。在另一项研究中[48]，其准确性相当，但只有 SUV 比值是恶性肿瘤的独立预测因子。

d）肾上腺摄取量是肝脏摄取量的两倍以上[51]，可用于鉴别转移瘤与腺瘤。大多数良性肾上腺病变的摄取量低于肝脏[51]。

e）在一项 meta 分析中[43]，定量分析和定性分析准确性相当，但定量分析具有较高的灵敏度和较低的特异性。在单机构分析中[52]也发现，定量分析有较高的灵敏度和较低的特异性，但定性分析具有较高的准确性。

f）富脂肪和乏脂肪的腺瘤在 FDG 摄取上没有区别[53]。因此，在 CT 平扫模棱两可时，PET 有诊断价值[53]。

2. **出现肾上腺摄取的非转移性疾病**

a）肾上腺增生可有 FDG 的摄取，类似于双侧肾上腺转移（见图 7.38）。

b）除转移瘤外的肾上腺肿瘤有 FDG 摄取（见第 7 章），但这些常可通过 CT 或 MRI 成像与转移瘤鉴别。

c）肾上腺出血和组织胞浆菌病可有 FDG 摄取[54,55]。

d）约 5% 的肾上腺腺瘤有明显 FDG 摄取[40]。

3. **假阴性结果**。假阴性结果可见于 < 1 cm 的病灶、低 FDG 摄取的原发性病变（如类癌）和出血坏死的病灶[36-40]。

（栾晶 王骏 盛会雪 徐明 孙涛 刘小艳）

参考文献

[1] Maffione AM, Lopci E, Bluemel C, Giammarile F, Herrmann K, Rubello D. Diagnostic accuracy and impact on management of (18)F-FDG PET and PET/CT in colorectal liver metastasis: a meta-analysis and systematic review. Eur J Nucl Med Mol Imaging. 2015; 42(1):152–163

[2] Rappeport ED, Loft A, Berthelsen AK, et al. Contrast-enhanced FDG PET/CT vs. SPIO-enhanced MRI vs. FDG PET vs. CT in patients with liver metastases from colorectal cancer: a prospective study with intraoperative confirmation. Acta Radiol. 2007; 48(4):369–378

[3] Sahani DV, Kalva SP, Fischman AJ, et al. Detection of liver metastases from adenocarcinoma of the colon and pancreas: comparison of mangafodipir trisodium-enhanced liver MRI and whole-body FDG PET. AJR Am J Roentgenol. 2005; 185 (1):239–246

[4] Delbeke D, Martin WH, Sandler MP, Chapman WC, Wright JK, Jr, Pinson CW. Evaluation of benign vs malignant hepatic lesions with positron emission tomography. Arch Surg. 1998; 133(5):510–515, discussion 515–516

[5] Nakashima T, Takayama Y, Nishie A, et al. Hepatocellular adenoma showing high uptake of (18)F-fluorodeoxyglucose (FDG) via an increased expression of glucose transporter 2 (GLUT-2). Clin Imaging. 2014; 38(6):888–891

[6] Aznar DL, Ojeda R, Garcia EU, et al. Focal nodular hyperplasia (FNH): a potential cause of false-positive positron emission tomography. Clin Nucl Med. 2005; 30(9):636–637

[7] Kawamura E, Habu D, Tsushima H, et al. A case of hepatic inflammatory pseudotumor identified by FDG PET. Ann Nucl Med. 2006; 20(4):321–323

[8] Guglielmi AN, Kim BY, Bybel B, Slifkin N. False-positive uptake of FDG in hepatic sarcoidosis. Clin Nucl Med. 2006; 31 (3):175

[9] Metser U, Miller E, Kessler A, et al. Solid splenic masses: evaluation with 18F-FDG PET/CT. J Nucl Med. 2005; 46(1):52–59

[10] Choi AY, Wax BN, Yung E. Focal F-18 fluorodeoxyglucose positron emission tomography uptake in a hyalinized nodule as a false positive splenic metastasis in a patient with breast cancer and metastatic thyroid cancer. Clin Nucl Med. 2005; 30(12):799–800

[11] Suzuki A, Kawano T, Takahashi N, et al. Value of 18F-FDG PET in the detection of peritoneal carcinomatosis. Eur J Nucl Med Mol Imaging. 2004; 31(10):1413–1420

[12] Turlakow A, Yeung HW, Salmon AS, Macapinlac HA, Larson SM. Peritoneal carcinomatosis: role of (18)F-FDG PET. J Nucl Med. 2003; 44(9):1407–1412

[13] Lin EC. "Straight line" sign of diffuse peritoneal carcinomatosis on sagittal FDG positron emission tomographic images. Clin Nucl Med. 2002; 27(10):735–736

[14] Crippa F, Leutner M, Belli F, et al. Which kinds of lymph node metastases can FDG PET detect? A clinical study in melanoma. J Nucl Med. 2000; 41(9):1491–1494

[15] Shim SS, Lee KS, Kim BT, et al. Non-small cell lung cancer: prospective comparison of integrated FDG PET/CT and CT alone for preoperative staging. Radiology. 2005; 236(3): 1011–1019

[16] Lee JW, Kim EY, Kim DJ, et al. The diagnostic ability of 18FFDG PET/CT for mediastinal lymph node staging using 18FFDG uptake and volumetric CT histogram analysis in nonsmall cell lung cancer. Eur Radiol. 2016; 26(12):4515–4523

[17] Flechsig P, Frank P, Kratochwil C, et al. Radiomic analysis using density threshold for FDG PET/CT-based N-staging in lung cancer patients. Mol Imaging Biol. 2017; 19(2):315–322

[18] Giesel FL, Schneider F, Kratochwil C, et al. Correlation between SUV_{max} and CT radiomic analysis using lymph node density in PET/CT-based lymph node staging. J Nucl Med. 2017; 58(2):282–287

[19] Lin EC, Siegal J. Pelvic anatomic localization using ureteral activity on FDG positron emission tomography. Clin Nucl Med. 2003; 28(10):836–837

[20] Allen-Auerbach M, Yeom K, Park J, Phelps M, Czernin J. Standard PET/CT of the chest during shallow breathing is inadequate for comprehensive staging of lung cancer. J Nucl Med. 2006; 47(2):298–301

[21] Juergens KU, Weckesser M, Stegger L, et al. Tumor staging using whole-body high-resolution 16-channel PET-CT: does additional low-dose chest CT in inspiration improve the detection of solitary pulmonary nodules? Eur Radiol. 2006; 16(5):1131–1137

[22] O JH, Yoo IeR, Kim SH, Sohn HS, Chung SK. Clinical significance of small pulmonary nodules with little or no 18F-FDG uptake on PET/CT images of patients with nonthoracic malignancies. J Nucl Med. 2007; 48(1):15–21

[23] Hsu WH, Hsu NY, Shen YY, Yen RF, Kao CH. Differentiating solitary pulmonary metastases in patients with extrapulmonary neoplasms using FDG PET. Cancer Invest. 2003; 21(1): 47–52

[24] Cook GJ, Fogelman I. The role of positron emission tomography in skeletal disease. Semin Nucl Med. 2001; 31(1):50–61

[25] Sahin E, Zincirkeser S, Akcan AB, Elboga U. Is (99m) Tc-MDP whole body bone scintigraphy adjuvant to (18)F-FDG PET for the detection of skeletal metastases? J BUON. 2014; 19(1): 291–296

[26] Tann M, Sandrasegaran K, Jennings SG, Skandarajah A, McHenry L, Schmidt CM. Positron-emission tomography and computed tomography of cystic pancreatic masses. Clin Radiol. 2007; 62(8):745–751

[27] Chang CY, Gill CM, Joseph Simeone F, et al. Comparison of the diagnostic accuracy of 99 m-Tc-MDP bone scintigraphy and 18 F-FDG PET/CT for the detection of skeletal metastases. Acta Radiol. 2016; 57(1):58–65

[28] Zhang L, Chen L, Xie Q, et al. A comparative study of 18F-fluorodeoxyglucose positron emission tomography/computed tomography and (99m) Tc-MDP whole-body bone scanning for imaging osteolytic bone metastases. BMC Med Imaging. 2015; 15:7

[29] Yi X, Fan M, Liu Y, Zhang H, Liu S. 18 FDG PET and PET-CT for the detection of bone metastases in patients with head and neck cancer. A meta-analysis. J Med Imaging Radiat Oncol. 2013; 57(6):674–679

[30] Chang MC, Chen JH, Liang JA, et al. Meta-analysis: comparison of F-18 fluorodeoxyglucose-positron emission tomography and bone scintigraphy in the detection of bone metastasis in patients with lung cancer. Acad Radiol. 2012; 19(3):349–357

[31] Liu T, Xu JY, Xu W, Bai YR, Yan WL, Yang HL. Fluorine-18 deoxyglucose positron emission tomography, magnetic resonance imaging and bone scintigraphy for the diagnosis of bone metastases in patients with lung cancer: which one is the best?– a meta-analysis. Clin Oncol (R Coll Radiol). 2011; 23(5):350–358

[32] Qu X, Huang X, Yan W, Wu L, Dai K. A meta-analysis of 18FDG PET-CT, 18FDG PET, MRI and bone scintigraphy for diagnosis of bone metastases in patients with lung cancer. Eur J Radiol. 2012; 81(5):1007–1015

[33] Shie P, Cardarelli R, Brandon D, Erdman W, Abdulrahim N. Meta-analysis: comparison of F-18 fluorodeoxyglucose-positron emission tomography and bone scintigraphy in the detection of bone metastases in patients with breast cancer. Clin Nucl Med. 2008; 33(2):97–101

[34] Liu T, Cheng T, Xu W, Yan WL, Liu J, Yang HL. A meta-analysis of 18FDG PET, MRI and bone scintigraphy for diagnosis of bone metastases in patients with breast cancer. Skeletal Radiol. 2011; 40(5):523–531

[35] Rong J, Wang S, Ding Q, Yun M, Zheng Z, Ye S. Comparison of 18 FDG PET-CT and bone scintigraphy for detection of bone metastases in breast cancer patients. A meta-analysis. Surg Oncol. 2013; 22(2):86–91

[36] Nakamoto Y, Cohade C, Tatsumi M, Hammoud D, Wahl RL. CT appearance of bone metastases detected with FDG PET as part of the same PET/CT examination. Radiology. 2005; 237 (2):627–634

[37] Taira AV, Herfkens RJ, Gambhir SS, Quon A. Detection of bone metastases: assessment of integrated FDG PET/CT imaging. Radiology. 2007; 243(1):204–211

[38] Nakai T, Okuyama C, Kubota T, et al. Pitfalls of FDG PET for the diagnosis of osteoblastic bone metastases in patients with breast cancer. Eur J Nucl Med Mol Imaging. 2005; 32 (11):1253–1258

[39] Israel O, Goldberg A, Nachtigal A, et al. FDG PET and CT patterns of bone metastases and their

relationship to previously administered anti-cancer therapy. Eur J Nucl Med Mol Imaging. 2006; 33(11):1280–1284

[40] Fujimoto R, Higashi T, Nakamoto Y, et al. Diagnostic accuracy of bone metastases detection in cancer patients: comparison between bone scintigraphy and whole-body FDG PET. Ann Nucl Med. 2006; 20(6):399–408

[41] Rohren EM, Provenzale JM, Barboriak DP, Coleman RE. Screening for cerebral metastases with FDG PET in patients undergoing whole-body staging of non-central nervous system malignancy. Radiology. 2003; 226(1):181–187

[42] Larcos G, Maisey MN. FDG PET screening for cerebral metastases in patients with suspected malignancy. Nucl Med Commun. 1996; 17(3):197–198

[43] Boland GW, Dwamena BA, Jagtiani Sangwaiya M, et al. Characterization of adrenal masses by using FDG PET: a systematic review and meta-analysis of diagnostic test performance. Radiology. 2011; 259(1):117–126

[44] Gratz S, Kemke B, Kaiser W, Heinis J, Behr TM, Höffken H. Incidental non-secreting adrenal masses in cancer patients: intra-individual comparison of 18F-fluorodeoxyglucose positron emission tomography/computed tomography with computed tomography and shift magnetic resonance imaging. J Int Med Res. 2010; 38(2):633–644

[45] Perri M, Erba P, Volterrani D, et al. Adrenal masses in patients with cancer: PET/CT characterization with combined CT histogram and standardized uptake value PET analysis. AJR Am J Roentgenol. 2011; 197(1):209–216

[46] Park SY, Park BK, Kim CK. The value of adding (18)F-FDG PET/CT to adrenal protocol CT for characterizing adrenal metastasis (⩾ 10 mm) in oncologic patients. AJR Am J Roentgenol. 2014; 202(2):W153–60

[47] Boland GW, Blake MA, Holalkere NS, Hahn PF. PET/CT for the characterization of adrenal masses in patients with cancer: qualitative versus quantitative accuracy in 150 consecutive patients. AJR Am J Roentgenol. 2009; 192(4):956–962

[48] Kunikowska J, Matyskiel R, Toutounchi S, Grabowska-Derlatka L, Koperski L, Królicki L. What parameters from 18F-FDG PET/CT are useful in evaluation of adrenal lesions? Eur J Nucl Med Mol Imaging. 2014; 41(12):2273–2280

[49] Kim JY, Kim SH, Lee HJ, et al. Utilisation of combined 18FFDG PET/CT scan for differential diagnosis between benign and malignant adrenal enlargement. Br J Radiol. 2013; 86 (1028):20130190

[50] Watanabe H, Kanematsu M, Goshima S, et al. Adrenal-to-liver SUV ratio is the best parameter for differentiation of adrenal metastases from adenomas using 18F-FDG PET/CT. Ann Nucl Med. 2013; 27(7):648–653

[51] Jana S, Zhang T, Milstein DM, Isasi CR, Blaufox MD. FDG PET and CT characterization of adrenal lesions in cancer patients. Eur J Nucl Med Mol Imaging. 2006; 33(1):29–35

[52] Evans PD, Miller CM, Marin D, et al. FDG PET/CT characterization of adrenal nodules: diagnostic accuracy and interreader agreement using quantitative and qualitative methods. Acad Radiol. 2013; 20(8):923–929

[53] Metser U, Miller E, Lerman H, Lievshitz G, Avital S, Even-Sapir E. 18F-FDG PET/CT in the evaluation of adrenal masses. J Nucl Med. 2006; 47(1):32–37

[54] Votrubova J, Belohlavek O, Jaruskova M, et al. The role of FDG PET/CT in the detection of recurrent colorectal cancer. Eur J Nucl Med Mol Imaging. 2006; 33(7):779–784

[55] Chong S, Lee KS, Kim HY, et al. Integrated PET-CT for the characterization of adrenal gland lesions in cancer patients: diagnostic efficacy and interpretation pitfalls. Radiographics. 2006; 26(6):1811–1824, discussion 1824–1826

第 12 章　治疗反应

12.1　引言

　　此章是对 PET 用于评估肿瘤治疗反应的综述。虽然在相关章节中已介绍了关于 PET 在特定肿瘤中的作用，但是本章重点总结基于 PET 的肿瘤治疗反应的评价标准，以及在常规评估过程中需要考虑的问题。

12.2　一般原则

　　治疗反应成像可分为两类：治疗中期成像（早期预测）和治疗结束成像（晚期预测）。

　　中期 PET。成像的目的是预测早期治疗的反应。在这种情况下，对于癌症，如果一线治疗无效，应该采用另一种可行的替代疗法。如果对治疗没有反应，在治疗初期就应该尽早改变治疗方案。如果治疗反应较好，可通过调整治疗剂量或方案等减少潜在的毒性（例如，在治疗霍奇金病的过程中被忽略的博来霉素的毒性）。在这种情况下 PET 特别有价值，因为在治疗早期的反应通常是在传统的成像模式上是无法显示出来的。目前，中期 PET 主要推荐用于临床实验。

　　治疗结束。影像学检查的目的是评估治疗结束后的反应并预测未来的结果。PET 尤其有价值，因为传统的成像技术往往无法区分肿瘤和瘢痕组织。

12.3　要点

1. 反应定义：

　　a）有两个已公认的通用标准用于定义所有肿瘤的反应。一个是早期提出的通用标准，通过 1998 年 2 月的协商会议，由欧洲癌症研究和治疗组织（EORTC）于 1999 年发布 PET 标准[2]。正电子发射断层扫描实性肿瘤反应标准（PERCIST）于 2009 年发布[3]。EORTC 和 PERCIST 的特点和区别见表 12.1 所示。

　　b）EORTC 和 PERCIST 标准解决的是肿瘤治疗后代谢摄取的变化和可重复性的问题，而不是代谢摄取的变化导致的结果差异的问题（组织病理学反应，或无病生存率或整体生存率的变化）。对于后一个问题，反应的定义是针对特定的肿瘤、特定的治疗方案和检查时间以及代谢摄取方面有更大的变化（如 50% ~ 80%）。在这种情况下，明确反应的已公布的阈值（摄取减少的量）通常只适用于特定肿瘤、特定治疗时间和治疗方法。如果使用已公布的阈值，则 SUV 的测定方法和治疗后的成像时间间隔也尽可能地具有可重复性。

2. **可重复性**。如果在同一中心的同一台扫描仪上进行检查，则肿瘤摄取测量的可重复性会更好。在单中心研究中，在一系列的检查中肿瘤 FDG 摄取的变异系数为 10% ~ 15%[4]。如果使用不同的扫描仪进行初始扫描和随访扫描，变异系数会更大。在多中心试验中，一系列检查 FDG 摄取的变异系数为 30% ~ 40%[4,5]。

　　a）SUV 测量值的平均差异约为 10%[6-8]。

　　b）在大多数病变中，SUV 超出自发波动 95% 的范围大于 20%，可被认为反映了葡萄糖代谢的真实变化[8]。

　　c）然而，自发波动范围取决于初始的 SUV。SUV 越高，波动范围越小[8]。

3. **非 SUV 指标**[9]。SUV 测量在大多数情况下可用于肿瘤反应的评估，在繁忙的临床工作中是最容易实现的方法。对于糖尿病患者来说，由于 FDG 的清除和分布可能会发生变化，可通过示踪动力学方法测量。最新的 PET/CT 扫描仪提供了先进的软件包，它提供了一些现成的参数，如代谢肿瘤体积、最大代谢指数（max）及平均代谢指数（mean）；其中一些参数在第 6 章中讨论过。其他一些特殊的软件也提供了部分体积校正 SUV（pvcSUV）、

表 12.1 EORTC 标准和 PERCIST 标准之间的显著区别点

特性	EORTC	PERCIST
初始病变的可测量病灶	1. 在基线扫描中，在肿瘤 SUV_{max} 区域勾画 ROI，也要注意整个肿瘤的摄取情况 2. 相同的 ROI 容积应尽可能远离且接近原发肿瘤 3. 摄取量应以 SUV_{max} 或 SUV_{mean} 表示（单位：MBq/L） 4. 应注意肿瘤边界的变化 5. 肿瘤大小的测量应尽可能通过解剖学成像（由于 PET 的空间分辨率较低）	1. 可测量的靶病变是指在最大直径为 1.2 cm 的 ROI 体积内 SUL 最高的单个最热病变。SULpeak 至少应大于 SULmean+2SD（肝右叶 ROI 应为 3 cm 球形 ROI）的 1.5 倍。如果肝有病变，则肿瘤病灶最小有代谢可测量的肿瘤活性可以看作 2.0× 血池活性 +2 倍纵隔标准差 2. 评估最大 SULpeak。优先评估肿瘤相似区域，但可能并非总是如此 3. 摄取测量应采用峰值和最大单体肿瘤 SUL。其他 PET 指标如 SULmean 50% 和 70% 时的 SULpeak 及总病灶糖酵解可作为探索性数据采集 4. 最多 5 个病灶；通常选取 5 个最热的靶点病灶，每个器官选取不超过 2 个病变
标准化摄取	所有扫描仪都应该能够测得类似的数据。25% 的经验值变化认为是有用的临界点，但是需要更多的研究来找出有统计学意义的适当临界点	在初始扫描和治疗后扫描之间，肝脏的正常 SUL 必须在 20% 以内（或 < 0.3 单位的 SUL）。如果肝脏有病，在初始扫描和治疗后扫描之间，血池浓度 SUL 必须在 20% 以内（或 < 0.3 单位的 SUL）。初始检查和治疗后检查之间的摄取时间必须相互间隔 15 分钟。通常，平均时间为 60 分钟，不应少于 50 分钟。应使用相同的扫描仪、相似的注射剂量、相同的采集方案、相同的重建方法。扫描仪应正确校准并提供可复制的数据
客观反应	CMR：所有病灶 FDG 摄取的完全消失，与周围组织相似 PMR：第一个化疗周期后 SUV 降低至少 15%～25%，一个疗程以上降低 > 25% SMD：肿瘤 SUV 增加 < 25%，或肿瘤 SUV 减少 < 15%，肿瘤范围增加不超过 20% PMD：肿瘤 SUV 增加 > 25%，肿瘤范围增加（最大径线 20%） 非测量性病变：4 周时 CR 显示所有病灶消失；4 周时 PR 至少下降 50%；现有病灶 PD 至少增加 25%，NC 不符合 PR 或 PD 标准	CMR：所有病灶 FDG 的完全消失，与肝脏或血池相似。未发现新的病灶。同时记录在特定时间间隔的 SUL 水平下降的百分比 PMR：SULpeak 减少 30%。绝对下降量应大于 0.8 个单位。应优先比较同一病灶，最热者可考虑另一病灶。ROI 应在同一部位。肿瘤大小不应增加（PERCIST 不含 PD）。不应看见新的病变。在特定的时间间隔记录 SUL 水平下降的百分比 SMD：没有发现 CMR、PMR，或者发现 PMD PMD：SUL_{peak} 增加至少大于 30%。绝对增加量应大于 0.8 个单位或出现新的病灶或肿瘤摄取量明显增加（TLG 增加 75%，SUL 无下降）。除了内脏病变外，PMD 应在 1 个月内随访。还应注意 SUL_{peak} 在哪个时间间隔发生了百分比变化。对这个百分比变化进行评估，应选取 5 个最热的可测量病灶不可测量的病灶：CMR 是所有病灶的摄取完全消失；PMD 是非靶病灶明显增加或新病灶出现；非 PMD 是一个或多个非靶病灶的持续存在
总体疗效		1. 最佳疗效是指可测量病灶从治疗开始到进展或复发之间所测量的最小值 2. 可测量或不可测量非靶病灶的非 PMD 从 CR 下降退到总体 PMR 3. 非靶病灶的非 PMD 并未退到 PR
总缓解期		1. 总体 CMR：完成 CMR 的日期至复发日期 2. 总体疗效：达到 CMR 或 PMR 的日期至复发日期 3. SMD：自治疗之日起到发现 PMD 之日止

CMR，完全代谢缓解；EORTC，欧洲癌症研究和治疗组织；PERCIST，正电子发射断层扫描实性肿瘤反应标准；PMR，部分代谢缓解；PMD：代谢恶化；ROI，感兴趣区；SMD，代谢无变化；SUV，标准摄取值；TLG：总病灶糖酵解
资料来源：改编自 Wahl 等[3]

整体代谢负荷或人体代谢负荷作为 PET 定量的附件参数（图 12.1）。

4. **治疗中与治疗后的结果**[10]。无论肿瘤大小，接受给定治疗剂量的放射治疗或化疗通常会杀死部分而不是全部的细胞。因此，小肿瘤可能仍然需要多个周期的治疗才能治愈，这对在治疗反应中 PET 判读的结果具有一定影响。PET 对小肿瘤体积的分辨率有限，很可能只能检测到肿瘤细胞杀死的前几个对数单位（肿块减少 90%）。因此，治疗后 PET 阴性的肿瘤可能仍需要进行多个治疗周期才能消除。治疗中和治疗后 PET 结果往往有不同的含义。

   a）治疗中期。治疗中期行 PET 扫描提供肿瘤细胞杀死率的信息。经过几个周期的治疗后 PET 扫描呈阴性，意味着肿瘤细胞杀死过度在治疗完成时足以治愈肿瘤。而 PET 扫描阴性可见于肿瘤细胞杀死部分或多个对数单位，即使在治疗周期的早期有几个对数单位的反应，也意味着治疗反应速度很快。PET 扫描阳性的表明，如果整个周期完成，肿瘤细胞杀死率可能不足以产生治愈效果。

   b）治疗后。治疗结束后 PET 扫描呈阳性，通常提示肿瘤细胞杀死速度很慢，并出现肿瘤耐药，因为多治疗周期甚至都没有将肿瘤细胞杀死。然而，治疗后 PET 扫描阴性有两种可能：由于分辨率有限，一些治疗后 PET 扫描阴性并不能区分肿瘤细胞杀死的几个对数单位和多个对数单位（即最小残留病灶和完全反应病灶）。因此，治疗后 PET 扫描阴性的预测值通常低于治疗中扫描实际发生的阴性情况。治疗后期评估最好用灵敏度取代特异性，因为假阴性结果通常不如假阳性结果可取。

5. 同一患者不同病变的不同反应（图 12.2），表明肿瘤的异质性，这可能导致肿瘤对治疗耐受。

   但是，如果一个部位没有反应，而其他部位都有反应，则应考虑无反应部位的非肿瘤病因（图 12.3）。

6. **正常组织反应**。放射治疗后正常组织炎性摄取增加与肿瘤反应呈正相关。正常组织放射灵敏度可能与肿瘤放射灵敏度相关[11]。

7. **SUV 的增加与减少**。一般来说，与摄取减少相比，当摄取增加时，需要更大的百分比变化来提示真正的代谢变化。例如，SUV 从 5

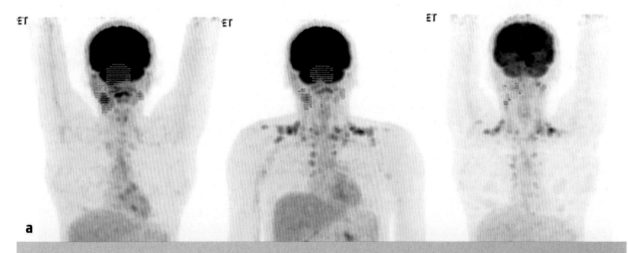

图 12.1 （a）22 岁男性患者，最初表现为右侧颈部肿胀，在 FNAC 上（来自右侧 Ⅱ 组淋巴结）显示可能起源于鼻咽的转移性未分化癌；CT 显示鼻咽右侧壁和右侧顶部有轻度强化，活检结果为未分化癌，分期为 T3cN2M0。初始 FDG PET/CT（左）显示鼻咽和双侧颈部淋巴结有代谢摄取病变。患者接受了两个周期的紫杉醇、异环磷酰胺和顺铂进行化疗。化疗后 PET/CT（中）显示病灶持续存在，但代谢摄取下降，表明对治疗有部分反应。进一步用紫杉醇、异环磷酰胺和顺铂进行了 5 个周期的化疗，随后放射治疗 35 个周期（70Gy/35#/55 天）。初次诊断后 8 个月随访，FDG PET/CT（右）在原发部位和淋巴结群中显示完全代谢缓解（续）

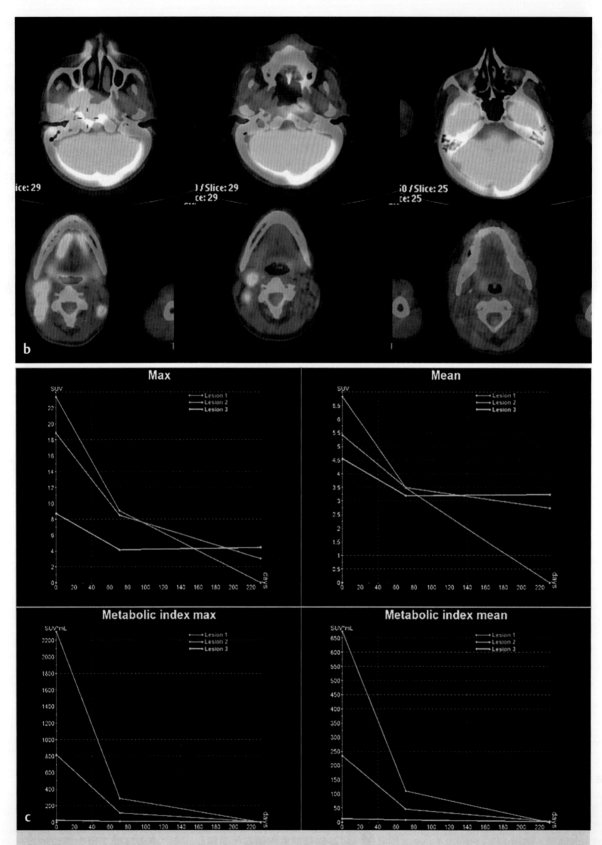

图 12.1（续） 治疗前和治疗后 PET/CT 检查中显示的原发灶和两个明显的颈部淋巴结部位的扫描图像（b）；SUV_{max}、SUV_{mean}、最大代谢指数（max）和平均代谢指数（mean）数值的对比（c）（经 Basu 等许可转载[1]）

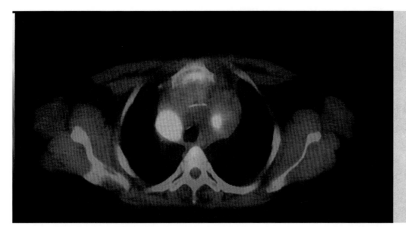

图 12.2 混合肿瘤反应。轴位 PET/CT 扫描显示淋巴瘤患者治疗后广泛的上纵隔和前纵隔腺病。大多数淋巴结没有 FDG 摄取增加，但其中两个淋巴结的摄取明显增加。这一发现往往表明肿瘤对治疗的耐药性增强

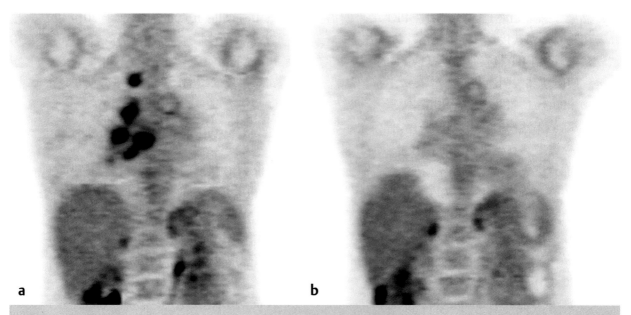

图 12.3 假阳性摄取还是混合反应？（a）冠状位 PET 扫描显示小细胞肺癌患者有广泛的右肺和纵隔病变，并伴有双侧肾上腺摄取。肾上腺摄取最初被认为是转移。(b)治疗后冠状位 PET 扫描显示肺和纵隔摄取完全清除。双侧肾上腺摄取略有增加。单一部位缺乏一致性表明肾上腺摄取是非肿瘤性的。摄取继发于肾上腺增生

减少到 4 是 20% 的变化，SUV 从 4 增加到 5 是 25% 的变化，但两种情况下的变异性是相同的。两个多中心试验的 SUV 重复性分析显示 [4]，30% 以上的摄取减少和 40% 以上的增加不可能代表测量的变异性。

12.4 误区

推荐治疗后期的最少扫描次数见第 4 章。化疗和放射治疗可导致的假阳性和假阴性结果如下。

1. 假阳性结果

a）治疗后早期常出现假阳性结果。对他莫昔芬有反应者 [12]，如肝转移患者接受化疗的最初 2 周 [13] 和接受化疗的胶质母细胞瘤患者 [14]，可能会出现假阳性闪烁现象。在某些情况下，这可能与治疗反应的改善有关 [12,14]。

b）然而，在骨扫描等其他成像方式上看到的闪烁现象，在 PET 上有可能没有出现类似的摄取现象 [15]。

c）放疗后，肿瘤周围的摄取可能继发于纤维

假性包膜。[16]

2. **假阴性结果**。假阴性结果有可能是因为判定肿瘤"静寂"的时间通常比假阳性结果出现的时间更长。

3. **SUV 测量误差**。第 5 章和第 9 章讨论了 SUV 测量中的许多潜在的误差源。特定于治疗反应的一些测量误差源具体如下。

   a）由于部分容积效应，肿瘤大小的缩减实际上会使 SUV 减小。

   b）检查中周围本底摄取的变化可能影响本底摄取的"溢出"程度，从而影响 SUV[16]。

4. **感染**。感染始终是导致假阳性 PET 结果的潜在原因；尤其接受骨髓抑制治疗的患者。

5. **缺乏基线 PET 检查**。缺乏基线 PET 检查会导致假阳性和假阴性结果。

   a）假阳性。如果治疗前 FDG 摄取水平很高，则治疗后 FDG 摄取水平高并不表示治疗失败。在这种情况下，有可能是发生了部分反应。

   b）假阴性。如果治疗前 FDG 摄取量很少，治疗后 FDG 摄取量也很少，不能代表治疗反应。

   c）治疗前低的 FDG 摄取。初始 FDG 摄取低（SUV < 3 或肿瘤／本底比 < 5）的病变可能具有较低的 SUV_{max} 检测的百分比 [17,18]。这可能继发于在 SUV 测量中的非代谢性 FDG 摄取本底 [17]。这表明 SUV 测量在检测初始 FDG 低摄取的病变的反应方面不太灵敏。FDG 代谢率检测对低初始摄取率的病变可能更有帮助。

6. **皮质骨病变**。皮质骨病变可能比骨髓病变更难评估治疗反应。皮质病变通常比骨髓病变治愈时间更长，骨重塑可导致 FDG 摄取时间延长，从而限制了其对残留恶性肿瘤的评估。

7. **肝脾病变**。如果早期分析显示肝脾累及，这些病变通常应进行 CT 对比增强扫描或进行 PET/CT 对比增强扫描随访。PET 和 PET/CT 平扫很难发现，因治疗后病灶变小 [19]。

8. **肺部病变**。肺部 SUV 测量变异性较高，可能是由于呼吸运动所致 [4]。

12.4.1 疾病特异性 PET 反应 评估标准

现已确立了各种恶性肿瘤疾病的特异性 PET 反应评估标准，其中包括淋巴瘤。淋巴瘤特异性反应评估标准包括以下两方面。

a）国际影像学分会淋巴瘤协调项目：IHP 标准（2007）。[19]

b）在 2010 年、2011 年、2012 年法国门顿举办了第二、第三、第四次国际淋巴瘤正电子发射断层扫描研讨会中确立的标准。最近一次的 Deauville 五点量表标准于 2014 年发表报告 [20]，推荐临床常规和临床试验中使用 FDG PET/CT 对霍奇金淋巴瘤（HL）和 FDG 非霍奇金淋巴瘤（NHL）进行初步分期与疗效评估。

12.4.2 Deauville 五点量表反应评价

评价 FDG 摄取的两个参考器官是纵隔（血池）和肝脏。FDG 摄取量的范围为 1 ~ 5，其中 1 为最佳，5 为最差。

各个 FDG-Avid 病变的评分如下：

1. 没有摄取。
2. 摄取≤纵隔。
3. 纵隔 < 摄取≤肝。
4. 摄取量略高于肝脏。
5. 摄取量明显高于肝脏和／或新病灶。
6. 新的摄取部位不太可能与淋巴瘤有关。

12.4.3 Deauville 标准对反应的定义

- **完全缓解（CR）**：分数为 1、2 或 3 分以及无 FDG 摄取骨髓病灶被解读为 CR，无论 CT 上是否有持续肿块。

- **部分缓解（PR）**：Deauville 评分 4 或 5 分伴
  ○ 与初始相比摄取减少
  ○ CT 上无病灶进展

- **疾病稳定（SD）**：Deauville 评分 4 或 5 分，与初始相比 FDG 摄取量无明显变化。

- **疾病进展（PD）**：Deauville 评分 4 或 5 分，与初始检查或任何中期扫描和／或任何新 FDG 摄取病灶相比强度增加，与恶性淋巴瘤一致。

（栾晶 王骏 盛会雪 徐明 孙涛 刘小艳）

参考文献

[1] Basu S, Kumar R, Ranade R. Assessment of treatment response using PET. PET Clin. 2015; 10(1):9–26

[2] Young H, Baum R, Cremerius U, et al. European Organization for Research and Treatment of Cancer (EORTC) PET Study Group. Measurement of clinical and subclinical tumour response using [18F]-fluorodeoxyglucose and positron emission tomography: review and 1999 EORTC recommendations. Eur J Cancer. 1999; 35(13):1773–1782

[3] Wahl RL, Jacene H, Kasamon Y, Lodge MA. From RECIST to PERCIST: evolving considerations for PET response criteria in solid tumors. J Nucl Med. 2009; 50 Suppl 1:122S–150S

[4] Weber WA, Gatsonis CA, Mozley PD, et al. ACRIN 6678 Research Team, MK-0646–008 Research Team. Repeatability of 18F-FDG PET/CT in advanced non-small cell lung cancer: prospective assessment in 2 multicenter trials. J Nucl Med. 2015; 56(8):1137–1143

[5] Frings V, van Velden FH, Velasquez LM, et al. Repeatability of metabolically active tumor volume measurements with FDGPET/CT in advanced gastrointestinal malignancies: a multicenter study. Radiology. 2014; 273(2):539–548

[6] Minn H, Zasadny KR, Quint LE, Wahl RL. Lung cancer: reproducibility of quantitative measurements for evaluating 2-[F-18]-fluoro-2-deoxy-D-glucose uptake at PET. Radiology. 1995; 196(1):167–173

[7] Nakamoto Y, Zasadny KR, Minn H, Wahl RL. Reproducibility of common semi-quantitative parameters for evaluating lung cancer glucose metabolism with positron emission tomography using 2-deoxy-2-[18F]fluoro-D-glucose. Mol Imaging Biol. 2002; 4(2):171–178

[8] Weber WA, Ziegler SI, Thödtmann R, Hanauske AR, Schwaiger M. Reproducibility of metabolic measurements in malignant tumors using FDG PET. J Nucl Med. 1999; 40(11):1771–1777

[9] Avril NE, Weber WA. Monitoring response to treatment in patients utilizing PET. Radiol Clin North Am. 2005; 43(1): 189–204

[10] Kasamon YL, Jones RJ, Wahl RL. Integrating PET and PET/CT into the risk-adapted therapy of lymphoma. J Nucl Med. 2007; 48 Suppl 1:19S–27S

[11] Hicks RJ, Mac Manus MP, Matthews JP, et al. Early FDG PET imaging after radical radiotherapy for non-small-cell lung cancer: inflammatory changes in normal tissues correlate with tumor response and do not confound therapeutic response evaluation. Int J Radiat Oncol Biol Phys. 2004; 60(2):412–418

[12] Mortimer JE, Dehdashti F, Siegel BA, Trinkaus K, Katzenellenbogen JA, Welch MJ. Metabolic flare: indicator of hormone responsiveness in advanced breast cancer. J Clin Oncol. 2001; 19(11):2797–2803

[13] Findlay M, Young H, Cunningham D, et al. Noninvasive monitoring of tumor metabolism using fluorodeoxyglucose and positron emission tomography in colorectal cancer liver metastases: correlation with tumor response to fluorouracil. J Clin Oncol. 1996; 14(3):700–708

[14] De Witte O, Hildebrand J, Luxen A, Goldman S. Acute effect of carmustine on glucose metabolism in brain and glioblastoma. Cancer. 1994; 74(10):2836–2842

[15] Shimizu N, Masuda H, Yamanaka H, Oriuchi N, Inoue T, Endo K. Fluorodeoxyglucose positron emission tomography scan of prostate cancer bone metastases with flare reaction after endocrine therapy. J Urol. 1999; 161(2):608–609

[16] Soret M, Bacharach SL, Buvat I. Partial-volume effect in PET tumor imaging. J Nucl Med. 2007; 48(6):932–945

[17] Doot RK, Dunnwald LK, Schubert EK, et al. Dynamic and static approaches to quantifying 18F-FDG uptake for measuring cancer response to therapy, including the effect of granulocyte CSF. J Nucl Med. 2007; 48(6):920–925

[18] McDermott GM, Welch A, Staff RT, et al. Monitoring primary breast cancer throughout chemotherapy using FDG PET. Breast Cancer Res Treat. 2007; 102(1):75–84

[19] Juweid ME, Stroobants S, Hoekstra OS, et al. Imaging Subcommittee of International Harmonization Project in Lymphoma. Use of positron emission tomography for response assessment of lymphoma: consensus of the Imaging Subcommittee of International Harmonization Project in Lymphoma. J Clin Oncol. 2007; 25(5):571–578

[20] Meignan M, Barrington S, Itti E, Gallamini A, Haioun C, Polliack A. Report on the 4th International Workshop on Positron Emission Tomography in Lymphoma held in Menton, France, 3–5 October 2012. Leuk Lymphoma. 2014; 55(1):31–37

第 13 章　脑肿瘤

13.1　原发性脑肿瘤[1]

虽然 FDG PET 成像在大多数新诊断的脑肿瘤中可能并不适用，但它在特定的情况下是有用的。值得注意的是，FDG PET 对脑肿瘤的评估价值有限，因为脑肿瘤的肿瘤／本底比较低。低级别肿瘤的 FDG 摄取通常与白质相似，而高级别肿瘤的 FDG 摄取可能小于或类似于灰质。氨基酸示踪剂，如 ^{11}C – 甲基 – L 蛋氨酸 (MET)、^{18}F– 氟 – 乙基酪氨酸 (FET) 和 ^{18}F–FDOPA，由于肿瘤高摄取，正常脑实质低摄取，通常具有较高的肿瘤／本底比[2]。本章将重点讨论 FDG PET，它在临床实践中应用最为广泛。可能的临床应用包括以下几方面。

1. **为肿瘤的最佳分级确定最佳活检部位。**虽然 FDG 在低分级神经胶质瘤中的摄取总体较低，但 PET 在低分级神经胶质瘤（非均质胶质瘤无强化）的立体定向活检靶灶选择中比高分级神经胶质瘤可能更有用[3]，因为后者可做对比增强扫描。

2. **肿瘤的代谢分级。**糖代谢程度与这些患者的诊断和预后相关（图 13.1），与其他预后因素无关[4]。例如，在一项研究中[5]，与高代谢低分级神经胶质瘤相比，低代谢低分级神经

胶质瘤的平均存活期更长。在一篇报道中[6]，FDG PET/CT 对神经胶质瘤分级的准确度优于 MRI。在一项 meta 分析中[7]，^{18}F-FET PET 在脑肿瘤诊断（区分肿瘤和非肿瘤病变）方面比 FDG PET 准确得多，但在神经胶质瘤分级方面，两种示踪剂的表现相似。

3. **评估低分级神经胶质瘤向高分级神经胶质瘤转变的可能性。**早期诊断的低分级病变中 FDG 摄取增加提示恶性转化，并与生存率下降有关[8]。

13.2　要点

1. **影响 FDG 摄取的因素**

a）皮质类固醇。皮质类固醇降低了正常脑组织的葡萄糖代谢，但不影响脑瘤内部的代谢。然而，皮质类固醇的使用将限制对脑肿瘤的评估，因为整体图像质量和解剖细节受到不利影响[9,10]。皮质类固醇的许多作用可能是由于血糖水平升高。

b）库欣病。库欣病患者脑部葡萄糖代谢下降。

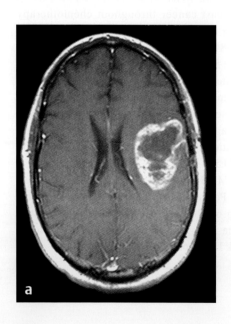
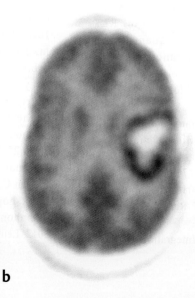

图 13.1　高分级神经胶质瘤。（a）轴位 MRI 扫描显示左侧额叶高分级神经胶质瘤周围强化。（b）轴位 PET 扫描显示摄取浓聚范围大于与 MRI 增强相对应的灰质

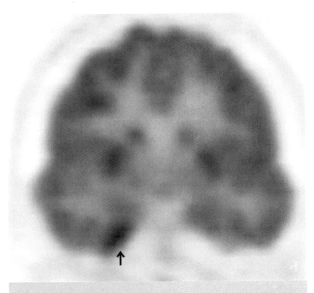

图 13.2　脑膜瘤。 冠状位 PET 扫描显示与脑膜瘤相对应的右侧颞叶内侧局灶摄取（箭头所示）

c）镇静剂和抗惊厥药物。镇静剂和抗惊厥药物也能降低葡萄糖代谢。

d）灰质 FDG 的摄取。在 MRI 或 CT 图像上所见的任何邻近白质水肿的脑区，FDG 的摄取明显减少。这可能是一个可逆的过程，随水肿程度的减轻而消失[10]。由水肿继发的灰质摄取减少可改善肿瘤与邻近结构的对比度。

e）血糖水平。高血糖会降低肿瘤和大脑皮层对 FDG 的摄取，但是在大脑皮质摄取上有一个更强的衰减。因此，在高血糖状态下，肿瘤背景比往往较高。

f）高血糖症。虽然大多数患者不应在高血糖状态下进行扫描，但高血糖可能对检测皮质附近或皮质内的肿瘤有潜在的优势[11]。

g）延迟成像。延迟成像（注射后 3 ~ 8 小时）增加了肿瘤相对于正常颅脑的摄取量。这对灰质附近的肿瘤最有用[12]。

2. SUV。由于可能与区域葡萄糖代谢相关性不佳，SUV 在脑部可能作用不大。肿瘤与脑白质或皮质的摄取比例可能更可取[13]。

13.3　误区

1. **假阴性**。小的低级别肿瘤通常在 PET 上检测不到。少数高级别肿瘤在 PET 上也检测不到。

2. **假阳性**

　a）一些低级别的肿瘤，如毛细胞星形细胞瘤、多形性黄色星形细胞瘤、神经节胶质瘤、少突神经胶质瘤可表现为高代谢[13,14]。

　b）良性肿瘤，如脑膜瘤（图 13.2）、垂体腺瘤（图 13.3）和组织细胞增生症 X 可表现为高代谢。

　• 脑膜瘤的摄取范围相当广泛，有些病变与正常灰质一样高，而另一些则是低代谢。脑膜瘤的葡萄糖消耗可能与肿瘤的侵袭性和复发有关[15]。

　c）在使用 FDG 时，由于邻近肿瘤部位的皮质被激活，癫痫发作可导致假阳性结果。

　d）如果在第一次给药 24 小时后进行 PET 检查，经过化疗治疗的胶质母细胞瘤可出现高代谢闪烁显像[5]。这可能预示着更长的存活时间。

13.4　肿瘤与放射性坏死

通过 CT 或 MRI 分辨肿瘤复发和放射性坏死往往难度较大，因为两者都表现出对比度增强。在这种情况下（图 13.4，图 13.5），FDG PET 具有价值。这是对脑肿瘤患者进行 FDG PET 成像的主要适应证[16]。

13.4.1　准确性 / 与其他 成像方式的对比

1. **FDG PET 应用于复发性神经胶质瘤（meta 分析）**。灵敏度为 77%，特异性为 78%[17]。

磁共振成像配准可以提高肿瘤复发的灵敏度[18]。没有进行磁共振成像配准的灵敏度是 65%，而进行图像配准的灵敏度是 86%。

2. **磁共振波谱分析（MRS）**。一项 meta 分析表

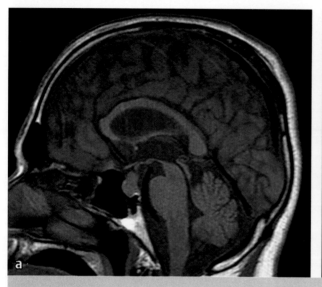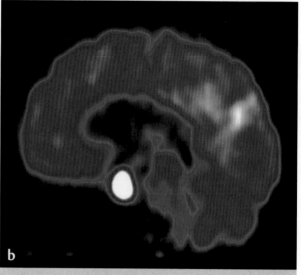

图 13.3　垂体腺瘤。（a）矢状位 T1 加权 MRI 扫描显示垂体大腺瘤；（b）矢状位 PET 扫描显示此腺瘤内摄取浓聚

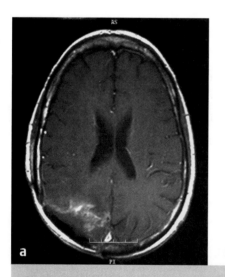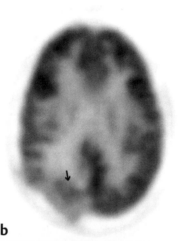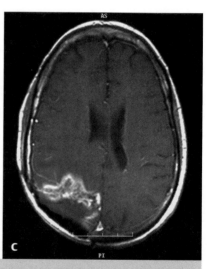

图 13.4　肿瘤复发。（a）轴位 MRI 扫描显示右侧顶叶胶质瘤切除部位放射治疗后边缘增强，是放射坏死还是肿瘤复发尚不明确。（b）轴位 PET 扫描显示 MRI 强化区摄取增加（箭头所示），与肿瘤复发一致。需要注意的是，将这一摄取与正常的灰质摄取区别开来是非常重要的，正常的灰质摄取在放射治疗后强度降低。经磁共振成像对比分析，该部位不存在灰质。（c）在 PET 扫描几个月后进行轴位 MRI 随访显示该部位的摄取进一步增强，与 PET 上所见的摄取完全一致

明[19]，PET 和 MRS 的准确性相当，但 MRS 的综合灵敏度最高，而 PET 综合特异性最高。

3. 铊 SPECT。与铊 SPECT 相比，PET 具有较高的特异性，但灵敏度较低[20]。铊 SPECT 对低级别胶质瘤复发的评估有较高的价值。

13.5　要点

1. **成像关联**。PET 与 MRI 和 CT 扫描的关联是非常有用的。如果没有这种关联，PET 的检查结果往往会被误读。

2. **术后改变**。手术后改变一般不会引起有意义的摄取增加，也不会干扰肿瘤复发的 PET 成

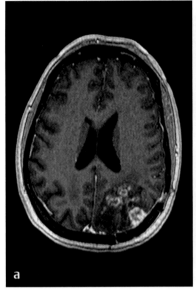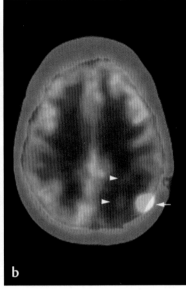

图 13.5 肿瘤复发的不同程度摄取。在 MRI 对比增强上显示左侧顶叶有三个增强病灶。(a) 患者切除左顶叶神经胶质瘤并接受放射治疗后的状态。(b) 在轴位 PET/CT 上两个内侧病灶（无尾箭所示）表现为大于白质的轻度摄取。使用这种摄取水平作为肿瘤复发的标准将增加灵敏度但降低特异性。较大的外周病灶（箭头所示）显示比灰质有较大的摄取浓聚。使用这种水平的摄取作为肿瘤复发的标准将降低灵敏度，但增加特异性

像[14]。

3. 辐射作用

a）在大多数情况下，放射治疗后随访，在邻近和远离原发肿瘤的部位会出现一个代谢减退区域。可能是继发水肿[16]。

b）在放射治疗后，肿瘤偶尔会增加摄取，可能与巨噬细胞迁移到放射部位有关。这种摄取通常是弥漫性和中度的（介于白质和灰质之间）。在少数病例中，摄取呈结节状，大于或等于灰质，不能与复发性肿瘤区分[14]。

c）腔内放射免疫治疗可导致 FDG 积累增加（边缘摄取增加）。在这种情况下，外周摄取的增加通常不是继发于肿瘤。但如果摄取呈结节状，则有可能是肿瘤复发[14]。

4. 判读标准

a）视觉判读标准。PET 诊断肿瘤复发的主要标准是与邻近或对侧白质相比，摄取相对增加。

同侧白质可能不太适合作为参考，因为[21]：

- 肿瘤细胞可浸润病灶周围，引起同侧白质摄取的弥漫性增加。

- 既往手术的脑软化部位可出现脑白质摄取明显减少。当 PET 和 MRI 图像进行比较时，这一点会很明显。

摄取大于对侧灰质也可作为阳性判读的标

准（图 13.5）：增加了特异性，但降低了灵敏度[21]。我们不认为这是一个最佳的准则，因为大多数复发将是假阴性的。

b）SUV

- 在一项研究中[22]，SUV_{max} 临界值为 5.7 时，检测进展的准确率为 75%；标准化 SUV_{max}（病灶 SUV 与对侧正常白质 SUV 比值）临界值为 1.9，准确性为 83%。葡萄糖校正的 $SUV_{max} > 4.3$[23] 也被用来区分复发性高级别胶质瘤和治疗后的改变。

  结合 MRS（标准化胆碱 / 肌酐比）和 PET 结果（标准化 SUV_{max}）可提高准确性[22]。

5. 低级别脑肿瘤通常低于低代谢状态，因此可以认为对这些患者区分放射性坏死与肿瘤富有挑战性。然而，在大多数情况下，如果复发病灶为高分级肿瘤，在 PET 上显示为高代谢。摄取的程度确实反映了复发肿瘤的侵袭性。

6. 通常需要行 PET 扫描是因为 MRI 显示增强，但不能区分肿瘤和放射性坏死。重要的是在 PET 扫描上确定 MRI 上出现增强部位的确切位置，可以通过视觉比较，或通过两个图像集的配准。

a）在被判读为肿瘤摄取之前，PET 摄取增加的任何部位都应与 MRI 上增强的部位相对应。然而，PET 摄取区域可能略大于 MRI

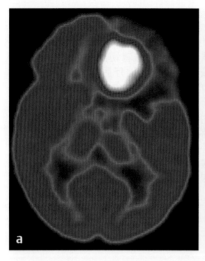
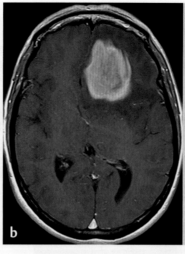

图 13.6 中枢神经系统淋巴瘤。患有弥漫性大 B 细胞淋巴瘤的患者的轴位 PET (a) 和对比增强 MRI(b) 上显示增强的额叶肿块摄取浓聚，周围水肿摄取减少。病灶的高摄取和白质摄取的减少有助于鉴别中枢神经系统淋巴瘤与胶质瘤

增强区域（图 13.4）。在 MRI 增强区以外明显摄取增加的部位可能代表其他病因，如大脑皮质病变边缘的癫痫病灶。

13.6 误区

1. 在 FDG 注射时发生癫痫可导致假阳性结果。癫痫灶常出现在邻近原发肿瘤部位的皮质。

2. 如果复发性肿瘤组织边缘较薄，PET 对继发于部分容积效应的肿瘤摄取呈阴性。

3. 由于正常的灰质摄取较高，皮质附近的摄取小的病灶可能难以被发现。通常情况下，这不会造成问题，因为邻近的水肿和 / 或先前的放疗通常会导致正常灰质摄取降低，从而提高病变的对比度。MRI 融合成像是非常有用的，可使与这种情况相关的错误最小化。

4. 在放射治疗后 3 ~ 4 个月之前避免成像可能会减少假阳性[24]。

5. 累及深部白质和基底神经节 / 丘脑的病变可导致继发于神经阻断的大脑皮质灰质的低代谢；这已在原发性中枢神经系统（CNS）淋巴瘤和脑胶质瘤病中描述过[25]。

6. 对于 < 2 cm 的病灶，准确性受到限制[26]。

13.7 淋巴瘤

FDG PET 在已知或疑似淋巴瘤患者中的潜在应用包括与胶质瘤或弓形虫病的鉴别。FDG PET 还可用于评价早期治疗反应、MRI 上的先前改变。此外，FDG 摄取对新诊断的原发性中枢神经系统淋巴瘤有预测价值[25]。

13.7.1 淋巴瘤与胶质瘤

中枢神经系统淋巴瘤（图 13.6）的 SUV 明显高于其他强化的脑部病变 (如胶质瘤和脑转移瘤)。此外，原发性中枢神经系统淋巴瘤的 FDG 摄取比其他脑肿瘤的摄取更趋于均匀。三项研究显示[27-29]，SUV_{max} 临界值 12 和 15 可以区分原发性中枢神经系统淋巴瘤与胶质瘤或转移瘤。然而，在另一项研究中[30]，肿瘤与正常对侧皮质的 SUV 比值（临界值 2.0 ）比原发肿瘤的 SUV 更准确。肿瘤与同侧白质 SUV_{max} 比值对 SUV_{max} 明显增加的病变也是有帮助的。由于胶质瘤周围的水肿程度可能较轻，与水肿程度较高的淋巴瘤相比，这将导致较高的白质代谢活性。较高的肿瘤与同侧白质 SUV_{max} 比值 (临界值 4.65) 可能有助于把淋巴瘤从 SUV_{max} 较高的胶质瘤中区分开来[31]。

13.7.2 淋巴瘤和弓形虫病

PET 在鉴别淋巴瘤和弓形虫病方面有较好的效果。弓形虫病是低代谢的，而淋巴瘤通常是高代谢的。PET 在鉴别淋巴瘤和弓形虫病方面可能优于 MRS[32]。

13.8 误区

1. **类固醇**。类固醇对淋巴瘤有细胞毒性作用，并可降低肿瘤中 FDG 的摄取[25]。这可能会导致潜在的假阴性结果。
2. **原发性中枢神经系统淋巴瘤**。原发性中枢神经系统淋巴瘤可表现为不典型的放射学特征，如弥散性或非强化病灶。在这些患者中，FDG PET/CT 可能受到限制，因为具有不典型放射学征象的原发性中枢神经系统淋巴瘤可能不会显示出明显的 FDG 摄取增加[25]。
3. **进行性多灶性脑白质病**。进行性多灶性脑白质病可出现高代谢，并导致假阳性结果[33]。

（部景阁　王骏　盛会雪　徐明　孙涛　董从松）

参考文献

[1] Fullham MJ. Central Nervous System. Principles and Practice of Positron Emission Tomography. Philadelphia, PA: Lippincott Williams & Wilkins; 2002:276–297

[2] Galldiks N, Langen KJ, Pope WB. From the clinician's point of view - What is the status quo of positron emission tomography in patients with brain tumors? Neuro-oncol. 2015; 17 (11):1434–1444

[3] la Fougère C, Suchorska B, Bartenstein P, Kreth FW, Tonn JC. Molecular imaging of gliomas with PET: opportunities and limitations. Neuro-oncol. 2011; 13(8):806–819

[4] Colavolpe C, Metellus P, Mancini J, et al. Independent prognostic value of pre-treatment 18-FDG PET in high-grade gliomas. J Neurooncol. 2012; 107(3):527–535

[5] De Witte O, Hildebrand J, Luxen A, Goldman S. Acute effect of carmustine on glucose metabolism in brain and glioblastoma. Cancer. 1994; 74(10):2836–2842

[6] Song PJ, Lu QY, Li MY, Li X, Shen F. Comparison of effects of 18F-FDG PET-CT and MRI in identifying and grading gliomas. J Biol Regul Homeost Agents. 2016; 30(3):833–838

[7] Dunet V, Pomoni A, Hottinger A, Nicod-Lalonde M, Prior JO. Performance of 18F-FET versus 18F-FDG PET for the diagnosis and grading of brain tumors: systematic review and meta-analysis. Neuro-oncol. 2016; 18(3):426–434

[8] Wray R, Solnes L, Mena E, Meoded A, Subramaniam RM. (18) F-Flourodeoxy-glucose PET/computed tomography in brain tumors: value to patient management and survival outcomes. PET Clin. 2015; 10(3):423–430

[9] Fulham MJ, Brunetti A, Aloj L, Raman R, Dwyer AJ, Di Chiro G. Decreased cerebral glucose metabolism in patients with brain tumors: an effect of corticosteroids. J Neurosurg. 1995; 83(4):657–664

[10] Roelcke U, Blasberg RG, von Ammon K, et al. Dexamethasone treatment and plasma glucose levels: relevance for fluorine-18-fluorodeoxyglucose uptake measurements in gliomas. J Nucl Med. 1998; 39(5):879–884

[11] Ishizu K, Nishizawa S, Yonekura Y, et al. Effects of hyperglycemia on FDG uptake in human brain and glioma. J Nucl Med. 1994; 35(7):1104–1109

[12] Spence AM, Muzi M, Mankoff DA, et al. 18F-FDG PET of gliomas at delayed intervals: improved distinction between tumor and normal gray matter. J Nucl Med. 2004; 45(10): 1653–1659

[13] Bénard F, Romsa J, Hustinx R. Imaging gliomas with positron emission tomography and single-photon emission computed tomography. Semin Nucl Med. 2003; 33(2):148–162

[14] Wong TZ, van der Westhuizen GJ, Coleman RE. Positron emission tomography imaging of brain tumors. Neuroimaging Clin N Am. 2002; 12(4):615–626

[15] Cornelius JF, Langen KJ, Stoffels G, Hänggi D, Sabel M, Jakob Steiger H. Positron emission tomography imaging of meningioma in clinical practice: review of literature and future directions. Neurosurgery. 2012; 70(4):1033–1041, discussion 1042

[16] Hustinx R, Pourdehnad M, Kaschten B, Alavi A. PET imaging for differentiating recurrent brain tumor from radiation necrosis. Radiol Clin North Am. 2005; 43(1):35–47

[17] Nihashi T, Dahabreh IJ, Terasawa T. Diagnostic accuracy of PET for recurrent glioma diagnosis: a meta-analysis. AJNR Am J Neuroradiol. 2013; 34(5):944–950, S1–S11

[18] Chao ST, Suh JH, Raja S, Lee SY, Barnett G. The sensitivity and specificity of FDG PET

in distinguishing recurrent brain tumor from radionecrosis in patients treated with stereotactic radiosurgery. Int J Cancer. 2001; 96(3):191–197

[19] Wang X, Hu X, Xie P, Li W, Li X, Ma L. Comparison of magnetic resonance spectroscopy and positron emission tomography in detection of tumor recurrence in posttreatment of glioma: a diagnostic meta-analysis. Asia Pac J Clin Oncol. 2015; 11(2): 97–105

[20] Alexiou GA, Tsiouris S, Kyritsis AP, Voulgaris S, Argyropoulou MI, Fotopoulos AD. Glioma recurrence versus radiation necrosis: accuracy of current imaging modalities. J Neurooncol. 2009; 95(1):1–11

[21] Ricci PE, Karis JP, Heiserman JE, Fram EK, Bice AN, Drayer BP. Differentiating recurrent tumor from radiation necrosis: time for re-evaluation of positron emission tomography? AJNR Am J Neuroradiol. 1998; 19(3):407–413

[22] Imani F, Boada FE, Lieberman FS, Davis DK, Mountz JM. Molecular and metabolic pattern classification for detection of brain glioma progression. Eur J Radiol. 2014; 83(2):e100–e105

[23] Nozawa A, Rivandi AH, Kanematsu M, et al. Glucose-corrected standardized uptake value in the differentiation of high-grade glioma versus post-treatment changes. Nucl Med Commun. 2015; 36(6):573–581

[24] Palumbo B. Brain tumour recurrence: brain single-photon emission computerized tomography, PET and proton magnetic resonance spectroscopy. Nucl Med Commun. 2008; 29 (8):730–735

[25] Kawai N, Miyake K, Yamamoto Y, Nishiyama Y, Tamiya T. 18F-FDG PET in the diagnosis and treatment of primary central nervous system lymphoma. BioMed Res Int. 2013; 2013:247152

[26] Dankbaar JW, Snijders TJ, Robe PA, et al. The use of (18)F-FDG PET to differentiate progressive disease from treatment induced necrosis in high grade glioma. J Neurooncol. 2015; 125 (1):167–175

[27] Das K, Mittal BR, Vasistha RK, Singh P, Mathuriya SN. Role of (18)F-fluorodeoxyglucose positron emission tomography scan in differentiating enhancing brain tumors. Indian J Nucl Med. 2011; 26(4):171–176

[28] Kosaka N, Tsuchida T, Uematsu H, Kimura H, Okazawa H, Itoh H. 18F-FDG PET of common enhancing malignant brain tumors. AJR Am J Roentgenol. 2008; 190(6):W365–9

[29] Makino K, Hirai T, Nakamura H, et al. Does adding FDG PET to MRI improve the differentiation between primary cerebral lymphoma and glioblastoma? Observer performance study. Ann Nucl Med. 2011; 25(6):432–438

[30] Yamaguchi S, Hirata K, Kobayashi H, et al. The diagnostic role of (18)F-FDG PET for primary central nervous system lymphoma. Ann Nucl Med. 2014; 28(7):603–609

[31] Meric K, Killeen RP, Abi-Ghanem AS, et al. The use of 18FFDG PET ratios in the differential diagnosis of common malignant brain tumors. Clin Imaging. 2015; 39(6):970–974

[32] Westwood TD, Hogan C, Julyan PJ, et al. Utility of FDG PETCT and magnetic resonance spectroscopy in differentiating between cerebral lymphoma and non-malignant CNS lesions in HIV-infected patients. Eur J Radiol. 2013; 82(8):e374–e379

[33] Pierce MA, Johnson MD, Maciunas RJ, et al. Evaluating contrast-enhancing brain lesions in patients with AIDS by using positron emission tomography. Ann Intern Med. 1995; 123 (8):594–598

第 14 章　头颈部肿瘤

14.1　不明原发灶的颈部转移瘤

1. 如果其他检查未发现原发灶，PET 可有助于识别转移到颈部淋巴结患者的原发性肿瘤（图 14.1 至图 14.3）。国家综合癌症网络（NCCN）指南建议[1]，只有当穿刺活检显示鳞状细胞癌，或腺癌 / 未分化癌且其他检测未发现原发部位时，才应进行 PET/CT 扫描（在随机活检之前）。
2. 此外，PET 还可以识别 N2 患者中确定的远处转移瘤和明确疾病部位。

14.2　准确性 / 与其他成像方式的比较

1. PET/CT 检查不明原发部位的颈部淋巴结转移瘤（meta 分析）[2]：原发性肿瘤检出率 30% ~ 44%，灵敏度为 97%，特异性为 68%。PET 尤其对隐匿性扁桃体癌的灵敏度较差[3]。
2. PET 比传统成像更准确[4]。

14.2.1　要点 / 误区

1. 寻找原发肿瘤的主要部位是鼻咽、舌根（图 14.1）、扁桃体（图 14.2）和梨状窝（图 14.3）。
2. **假阳性结果**。假阳性结果可能是由于 Waldeyer

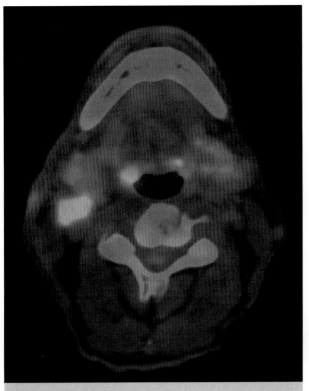

图 14.1 原发性肿瘤定位：舌根。一位恶性肿瘤患者右颈部淋巴结的轴位 PET/CT 显示在右舌根部原发性肿瘤摄取

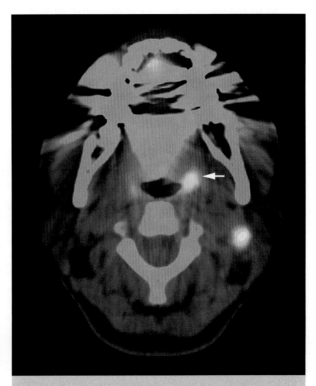

图 14.2 原发性肿瘤定位：扁桃体。一位恶性肿瘤患者左颈部淋巴结的轴位 PET/CT 显示左侧扁桃体（箭头所示）原发性肿瘤摄取

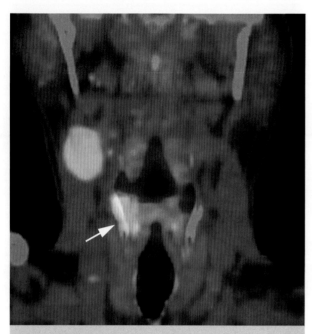

图 14.3 原发性肿瘤定位：梨状窝。一位右颈部恶性淋巴结患者的冠状位 PET/CT 显示在右侧梨状窝（箭头所示）原发性肿瘤摄取

环（咽淋巴环）淋巴组织的高代谢、唾液分泌和吞咽活动所致。这些部位的生理活性既可以混淆和掩盖原发性肿瘤。假阳性结果最常见的部位是扁桃体（40%）、舌根（20%）和下咽部[5,6]。

与对侧扁桃体 SUV_{max} 比值的使用可能有助于区分扁桃体癌和生理摄取。在一份报告中[7]，当 SUV_{max} 比值临界值为 1.48 时对区分扁桃体癌和生理摄取具有很高的准确度。

3. **假阴性结果**。PET 未检出的原发性肿瘤一般为浅表肿瘤，深度 < 4 mm[8]。

4. **PET/CT 检查的时机**。尽管一些学者建议在内镜检查结果为阴性后进行 PET/CT 检查，但随机活检可能导致 PET/CT 结果呈假阳性。在内镜检查前进行 PET/CT 检查可降低假阳性结果的发生率[6]。PET/CT 结果可用于指导活检。

如果活检后进行 PET/CT，则没有明确的"安全"时间框架来执行 PET/CT 检查。在一项研究中发现[9]，活检后超过 5 周发现了大量的假阳性 FDG 摄取部位。

14.3 分期

NCCN 指南指出[1]，PET/CT 可用于鼻咽癌、口腔癌、口咽癌、下咽癌、喉癌和鼻窦癌的检查。循证医学指南建议[10]，在头颈部鳞状细胞癌患者的 M 期和双侧淋巴结分期中使用 PET/CT，因为这些部位传统成像模棱两可或治疗可能会有明显改变。PET/CT 尤其对有中或高度远处转移风险的患者（如鼻咽癌、Ⅲ～Ⅳ期疾病或早期症状不明的患者）最有帮助。PET/CT 对同期二次原发性肿瘤的检测也具有较高的准确度。此外，治疗前 FDG 摄取程度对预后也有重要意义。在一项多中心前瞻性试验中[11]，在头颈部鳞状细胞癌患者的常规治疗前分期中加入 PET 改变了 13.7% 患者的治疗方案。

PET 不能代替 CT 或 MRI 进行 T 分期。尽管临床已证实原发性肿瘤在大多数情况下可以通过 PET 显示出来，但因 PET 分辨率有限，不能评估局部扩散。PET/CT 对淋巴结分期具有重要价值。

14.3.1 淋巴结分期

对于淋巴结转移的检查来说，虽然 PET/CT 比 CT 或 MRI 更准确，但它不能检测到非常小的转移灶（< 5 mm)。PET 阴性患者的颈部解剖可预测转移性疾病的可能性（如根据 T 分期和组织病理学特征)。在 T4 期患者中，很有可能出现假阴性结果，PET 的价值较小。PET 对于 T1 ～ T3 期患者更有用。在这一人群中使用 PET 可以将隐匿性颈部转移瘤的未检测到率降低到 15% 以下。此外，假阳性结果并不少见，在对侧颈部和颈淋巴结临床阴性更为常见[12,13]。PET 阳性淋巴结应考虑病理证实。PET/CT 对发生隐匿性淋巴结转移可能性较高的患者（如口腔癌或口咽癌患者）会具有更大的潜在价值。PET 在此情况下的灵敏度是可变的，范围为 33% ～ 67%[14-16]。

14.3.2 颈淋巴结临床阴性

PET/CT 在颈淋巴结临床阴性（颈部触诊阴性）

患者分期中的应用存在争议。部分作者在这些患者中不推荐使用PET/CT[5]。成像目标是将隐匿性转移的风险降低到15%～20%以下，因为高风险患者通常要接受选择性的颈部淋巴结清扫术或放射治疗。例如，在一项研究中[17]，PET/CT对淋巴结转移病灶的检查比CT或MRI更灵敏，在颈部淋巴结临床阴性患者中，PET/CT检查阴性可将隐匿性颈部转移的概率降低到12%。在一项meta分析中[18]，PET/CT的灵敏度总体为79%，但在颈部淋巴结临床阴性患者中仅为50%（特异性相当）。在另一项Meta分析中[19]，PET的灵敏度为48%，

特异性为86%。在同一分析中[19]，CT或MRI结合前哨淋巴结活检的分期策略在这些患者中具有最佳性能。然而，前哨淋巴结活检可能不易于临床常规应用。由于与前哨淋巴结活检相比，PET不灵敏，但特异性很高，因此，一种潜在的应用是，如果PET为阴性，则进行前哨淋巴结活检；如果PET为阳性，则进行颈部淋巴结清扫术。这可能会减少不必要的颈部淋巴结清扫的数量[20]。

14.3.3　探测远处转移瘤

头颈部癌症最常见的远处病变部位是胸腔、骨骼和肝脏。PET可以检测纵隔、骨髓和肝脏的转移（图14.4），但在检测小的肺转移时可能受到限制。PET对纵隔的Ⅲ期和Ⅳ期癌变患者的诊断尤为有用。

14.3.4　同步病变检测

第二原发性肿瘤最常见的部位是肺（图14.5）和上呼吸消化道（图14.6）[21,22]。继发性原发性肿瘤并存的总发病率为5%～10%。PET检查合并肺部病变的准确性为80%。在一项研究

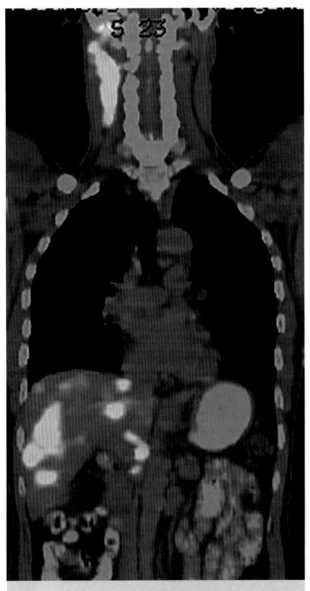

图14.4　伴有远处转移的鼻咽癌。鼻咽癌患者冠状位PET/CT扫描显示右侧颈部淋巴结和肝脏转移

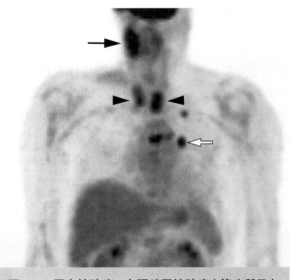

图14.5　同步性肺癌。右腮腺恶性肿瘤（箭头所示）患者的冠状位PET扫描显示同步的左上叶肺癌（空心箭头所示），伴有纵隔转移和左心尖的另一个结节。甲状腺（无尾箭所示）的摄取是非特异性的，但与患者的甲状腺炎有关

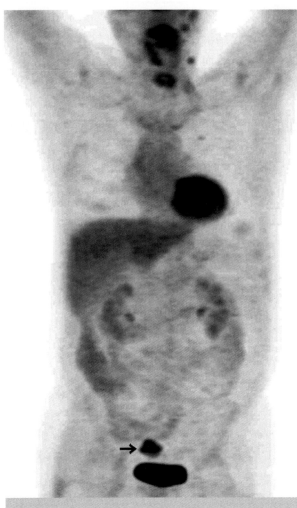

图 14.6 合并结肠癌。头颈部癌症患者伴颈部淋巴结转移的冠状位 PET 扫描显示并发乙状结肠癌（箭头所示）

14.4 准确性／与其他成像方式的比较

1. **局部淋巴结转移**（meta 分析——每侧颈部分析）[27]：灵敏度为 84%，特异性为 84%。
2. PET/CT 用于 M 分期（meta 分析）[28]：灵敏度为 88%，特异性为 95%。
3. PET/CT 用于骨转移（meta 分析）[29]：灵敏度为 89%，特异性为 99%。

   在比较研究中，PET 和 PET/CT 明显比骨扫描更灵敏（85% 对 55%），但这两种模式都具有较高的特异性[29]。
4. PET 与 CT/MRI 比较（表 14.1）[21]：PET 比 CT 和 MRI 更灵敏，特异性比 CT、MRI 和超声更高[21]。

表 14.1 在头颈部癌症分期上 PET 与其他成像方式灵敏度和特异性的比较

	灵敏度（%）	特异性（%）
PET	87 ~ 90	80 ~ 93
CT/MRI	61 ~ 97	21 ~ 100

中[23]，PET/CT 检出了 84% 的同步原发性病变，80% 的患者由于合并原发性病变而改变了治疗方案。另一项研究表明，PET/CT 在检测同步原发性肿瘤方面优于内镜[24]。作者认为，如果 PET/CT 呈阴性，内镜检查的范围可以缩小到原发性肿瘤的范围。

14.3.5 预后

治疗前肿瘤 FDG 摄取是独立的预后因素[25]。在一项 meta 分析中[26]，治疗前低 FDG 摄取与更好的无病生存期、总生存期和局部控制相关。

14.4.1 要点／误区

1. 了解不同原发性肿瘤的常见部位和颈部转移的发生率有助于 PET 扫描[30]的判读。
   a）口腔肿瘤临床触诊淋巴结呈阴性，但转移发生率高。
   b）喉部肿瘤即使在疾病晚期转移，发生率也很低。
   c）声门上喉部肿瘤常向双侧淋巴结扩散（图 14.7）。
   d）鼻咽肿瘤常向双侧淋巴结和后三角区扩散（图 14.8）。
2. 反应性淋巴结病最常见的部位是颈二腹肌淋巴结。反应性淋巴结通常比原发和淋巴结转移更大、强度更小[31]。
3. **容积扫描。** 由于可能同时发生肿瘤和远处转移，将腹部和骨盆纳入容积扫描范围是有帮

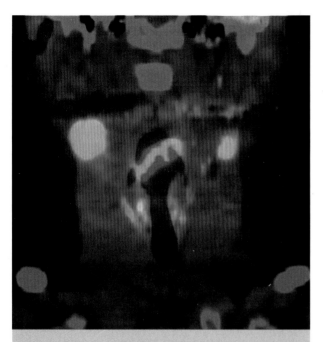

图 14.7 声门上癌转移。冠状位 PET/CT 扫描显示伴有双侧颈部淋巴结转移的声门上癌。声门上癌有双侧淋巴结转移的倾向

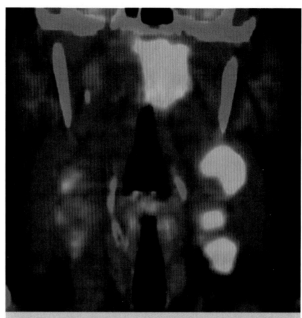

图 14.8 鼻咽癌转移。冠状位 PET/CT 扫描显示一个大的左鼻咽癌灶并转移到双侧颈部淋巴结。鼻咽癌有向双侧淋巴结转移的倾向性

助的。

4. **骨侵犯**。在一项 meta 分析中 [32]，PET/CT 检测头颈部肿瘤下颌骨侵犯的平均灵敏度为 83%，平均特异性为 90%，而 SPECT 的灵敏度为 96%，特异性为 66%。在口腔癌患者中，与 CT 相比，PET 不能提高骨浸润的检测 [33]。

5. **SUV**。使用基于大小的 SUV 临界值可能有助于淋巴结分期。在一项研究中，对于 < 10 mm、10 ~ 15 mm 和 > 15 mm 的淋巴结，SUV 临界值分别为 1.9、2.5 和 3.0 时淋巴结分期的灵敏度为 79%，特异性为 99%[34]。使用淋巴结 / 肝脏 SUV_{max} 比值有助于校正扫描仪之间的变异性。在一份报告中 [35]，淋巴结 / 肝比值 ≥ 0.90 时，灵敏度为 74%，特异性为 93%。

6. **专用的头颈部方案**。使用专用的头颈部 PET 方案 (较长的采集时间，用较小像素重建的更多数据量) 提高了小结节疾病的检测。在一项研究中，专用头颈部 PET/CT 对 5 ~ 10 mm 范围内的淋巴结的检测灵敏度提高了 7.4%，但特异性有所降低 [36]。然而，使用专用方案的 SUV 明显高于使用标准方案的 SUV。因此，专用 PET 研究的 SUV 无法与那些标准 PET 的 SUV 相比。

7. **植入体伪影**。不可移动的金属牙种植体可以在牙种植体附近产生伪影，在衰减校正图像上酷似 FDG 的摄取 [37]。然而，在一份报告中 [38]，如果使用校正高估和低估像素值的算法来减少伪影，则不会影响 PET 图像的量化。

14.5 复发

由于 CT 和 MRI 在颈部术后 / 治疗后的局限性，PET 对复发性疾病的诊断具有重要价值。NCCN 指南指出 [1]，对于颈部触诊呈阴性的患者，PET/CT 呈阴性有 90% 可信度，可选择进一步成像。

14.5.1 准确性

1. **PET 和 PET/CT 用于原发部位残留 / 复发性疾病**（meta 分析）[39]：灵敏度为 86%，特异性为 82%。

2. **PET 及 PET/CT 用于残留 / 复发性颈部疾病**（meta 分析）[39]：灵敏度为 72%，特异性为

88%。

3. PET 和 PET/CT 用于远处转移肿瘤（meta 分析）[39]：灵敏度为 85%，特异性为 95%。

4. PET/CT 用于放射治疗后残留／复发的鼻咽癌（meta 分析）[40]：灵敏度为 93%，特异性为 87%。

5. PET 对局部和远处转移具有灵敏度和特异性。由于感染或其他原因所致炎症导致的假阳性结果，头颈部的特异性较低[41]。PET 的主要价值在于其较高的阴性预测值（NPV）[42]。

6. PET/CT 随访检查对模棱两可的病例有帮助。如果颈部的 PET/CT 结果不明确，4 ~ 6 周复查的 PET/CT 可以确定那些无须手术可以安全地实施观察的患者[43]。同样，如果 PET 为阳性，活检阴性，可以进行随访扫描。随访扫描的摄取降低表明，最初的结果可能是由于炎症引起的假阳性[44]。

14.6 与其他成像方式的比较

1. **其他放射性核素**。PET 比甲氧基异丁基异腈、替曲膦或铊更灵敏，特异性相当。然而，甲氧基异丁基异腈或替曲膦联合 CT 的特异性和灵敏度与 PET 相当（表 14.2）[45,46]。

表 14.2 放射性核素和 PET 在检测复发性疾病时的灵敏度和特异性比较

	灵敏度（%）	特异性（%）
PET	100	96
Tc-99m 甲氧基异丁基异腈	73	96
Tc-99m 替曲膦	64	96

2. MRI（表 14.3）[47]

表 14.3 MRI 和 PET 在检测复发性疾病时的灵敏度和特异性比较

	灵敏度（%）	特异性（%）
PET	100	93
MRI	62	43

14.6.1 要点／误区

1. **SUV**。曾使用 3.0 ~ 3.2 的 SUV 临界值来检测复发[41,48]。然而，增加 SUV 的双时间点 PET 成像比单一 SUV 测量更有价值。但在这种情况下，SUV 的临界值应该谨慎使用。

2. **肿瘤顿抑**。炎症继发的假阳性结果和肿瘤顿抑继发的假阴性结果都是可能的。NCCN 指南建议[1]，如果使用 PET-CT 进行随访，第一次扫描应在治疗后至少 12 周进行。如果可能，应考虑更长的延迟，因为一项研究表明，放射治疗后至少延迟 4 个月进行 PET 成像有助于避免肿瘤顿抑造成的假阴性结果[49]。

3. **喉部摄取**。喉部 FDG 摄取可能是正常的，特别是在后部（参见第 7 章）。

   a）最好使用不对称摄取而不是喉部绝对摄取作为异常的标准。

   b）前部摄取比后部摄取更能提示恶性肿瘤过程。

   c）然而，由于术后改变或声带麻痹，喉部摄取可能是不对称的。

4. **术后**。术后应至少 4 ~ 6 周再行 PET/CT 检查，以减少炎症摄取[50]。除了典型的生理部位摄取外，因为手术或炎症引起的正常解剖结构变形可以看到异常的摄取。在一项研究中[51]，典型的术后发现是经口切除引起的舌和口腔的炎症摄取，与肌皮瓣相关的颌下腺移位及语音假体周围的摄取。然而，手术填充物通常不会干扰可判读性。截骨术部位的摄取量（平均 25%）稍高，但比肿瘤部位少[52]。PET/CT 可用于可接受准确性的无皮瓣患者。

5. **放疗效果**。照射野中 FDG 的弥漫性摄取通常继发于放疗后炎症。放、化疗后，喉部或口咽部摄取的增加可持续较长时间。这种摄取是典型的弥漫性摄取，强度从轻度到中等。大于周围组织的局灶性、不对称摄取，尤其是肌肉，只要与解剖结构不匹配，应怀疑是残留或复发[53]。

6. **监测时长**。关于 PET/CT 应用于监测的时长的回顾性数据有限。在一项研究中，3 个月 PET/CT 阴性的头颈部患者从随后的 PET/CT

监测中获益甚微[54]。另一项研究中[55]，PET/CT 监测超出 24 个月被认为价值有限，因为 95% 的无症状复发出现在化、放疗后 24 个月内。

14.7　治疗反应 / 预后[56]

PET 在治疗反应中的潜在应用如下。

1. **放射治疗或放、化疗后残留疾病的评估**。PET 可用于评估术前诱导放化疗、保留器官为目的的放化疗方案的可行性和根治性放射治疗反应方面有优势[21,22]。

    在许多局部晚期头颈部鳞状细胞癌患者中，可以采用放射治疗加或不加化疗方案以试图维持器官功能（如喉部和舌）。虽然可以在原发部位获得完全缓解，但其中许多患者会出现颈部淋巴结转移。如果通过临床和 CT 评估获得了淋巴结完全缓解，孤立的淋巴结复发率为 5% 或更低。然而，CT 上有残留淋巴结异常的患者（ > 1.0 ~ 1.5 cm）通常会进行颈部淋巴结清除术，尽管这些病例中高达 70% ~ 80% 不会有残留肿瘤。PET/CT 有助于对 CT 残余异常患者进行再次分期，并有助于选择不需要颈部淋巴结清除的患者。

    无论 CT 残留的异常如何，PET/CT 在淋巴结阳性癌症患者原发部位放射治疗或化、放疗后获得完全缓解具有较高的 NPV。在一项前瞻性研究中[43]，在 CT 或临床检查中，无论是否有残留淋巴结出现，淋巴结阳性患者放射治疗后经过化疗或未经化疗的 PET 阴性淋巴结患者均不进行颈部淋巴结清除术。本研究的长期结果表明[57]，PET 在中位随访 62 个月时，NPV 为 97%。然而，应该注意的是，只有当 CT 残存异常时，PET 才有帮助，CT 的完全淋巴结缓解也具有较高的 NPV，并且 PET 没有增加额外的获益[43]。在一项对鳞状细胞癌和 N2 或 N3 疾病患者的前瞻性随机对照试验中[58]，在化、放疗完成后评估了

12 周的 PET/CT 监测。只有当 PET/CT 显示不完全或模棱两可的反应时，才进行颈部淋巴结清除术。PET/CT 引导下的监测与计划中的颈部淋巴结清除术相比无明显优势。PET/CT 监测使约 80% 的患者没有进行颈部淋巴结清除术，而且更具成本 / 效益比。PET/CT 对 HPV 阳性和 HPV 阴性患者同样有效。由于 HPV 阳性患者的淋巴结疾病可能需要更长的时间才能恢复，作者建议 HPV 阳性的癌症患者，以及没有 FDG 摄取的淋巴结肿大患者，可以考虑进行 CT 或 PET/CT 的密切随访。

2. **预后**。PET 有助于早期和晚期结果的预测。

    a）原发性肿瘤。原发性肿瘤中的高 SUV（ > 10）与不良预后相关[59]。

    b）淋巴结。淋巴结 SUV 不能预测预后。[60]

    c）中期 PET。化疗或放射治疗一个周期后肿瘤代谢摄取的低水平可预测完全缓解期和更长的生存期。

    d）治疗结束后 PET。治疗后高 SUV 可预测局部复发和生存期缩短。

14.8　准确性 / 与其他成像方式的比较

1. PET 和 PET/CT 用于反应评估和监测（meta 分析）[61]：

    a）原发部位：灵敏度为 80%，特异性为 88%，阳性预测值（PPV）为 59%，NPV 为 95%。

    b）颈部：灵敏度为 73%，特异性为 88%，PPV 为 52%，NPV 为 95%。

2. 放射治疗后（表 14.4）[62]

表 14.4　PET 和其他成像方式评估治疗反应的灵敏度和特异性比较

	灵敏度（%）	特异性（%）
PET/CT	77	93
CT	92	47

14.8.1 误区

1. PET 在评估术后辅助化、放疗效果方面有局限性。
   a）术后炎症反应可导致假阳性结果，因此导致随后的反应评估不准确。
   b）无法检测到极小的残留病灶。
2. **时机**。在所有情况下，放射治疗和 PET 成像之间应该有相当长的时间间隔。如果放射治疗后早期进行成像，通常会出现假阴性结果。NCCN 指南建议[1]治疗后至少需延迟 12 周。在一项系统综述中[63]，治疗后 10 周或以上扫描的灵敏度更高。在一项 meta 分析中[39]，在放射治疗伴／不伴化疗后，超过 12 周之后扫描的特异性更高。如果考虑放射治疗后行颈部淋巴结清除术，则治疗后（12 周内）准确地进行早期 PET，可能更有价值，否则会因为纤维化而增加技术难度并延迟颈部淋巴结清除术[64]。
3. 视觉分级标准，如用于淋巴瘤的 Deauille 标准[65]或类似标准[66,67]，在头颈部癌症患者的治疗反应评估中也是有效的。
4. **骨放射性坏死**。骨放射性坏死可导致假阳性结果[68]。由于骨放射性坏死和肿瘤复发患者的平均 SUV 和最大 SUV 可能重叠[69]，CT 结果可能更可靠。实性或囊性肿块与肿瘤复发有关，而骨硬化与骨放射性坏死有关。双时间点 PET 也可能有帮助，因为 SUV 在骨放射性坏死中可能随时间降低[70]。

14.8.2 放射治疗计划

PET 在放射治疗计划中的潜在应用如下[71]。
1. 通过 CT 对 PET 和治疗计划进行配准。
2. 通过 PET 检测额外的／远处病灶。
3. 放射治疗靶区体积的描述。与 CT 或 MRI 相比，PET 对大体肿瘤体积（GTV）的评估更接近于手术样本，尽管所有的成像方式都高估了肿瘤的范围。PET/CT 有几个潜在的优势：减小 GTV 的大小，减少观察者之间在 GTV 描绘方面的变异性，识别可能需要额外辐射剂量的 GTV 部分，以及识别 CT 或 MRI 未检测到的肿瘤范围[72]。PET 识别的 GTV 取决于所使用的分割方法（例如，视觉判读比半自动方法得出的体积更大）。但是与仅使用 CT 相比，所有方法在 PET/CT 上显示的肿瘤体积相对较小。此外，PET/CT 常提示在基于 CT 的肿瘤体积之外的肿瘤范围[73]。

14.9 头颈部肿瘤的特征

1. **腮腺病变**。PET 不能区分良性和恶性腮腺肿瘤（图 14.9，图 14.10）[74]。Warthin 肿瘤和多形性腺瘤有 FDG 摄取。高级别唾液腺肿瘤比低级别肿瘤具有更高的摄取，但有大量

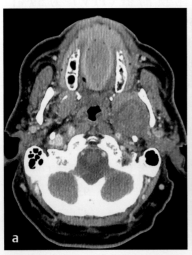
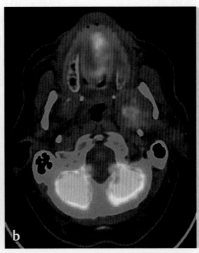

图 14.9 多形性腺瘤。（a）轴位 CT 和（b）PET/CT 扫描显示经活检证实的左腮腺深叶多形性腺瘤有轻度 FDG 摄取

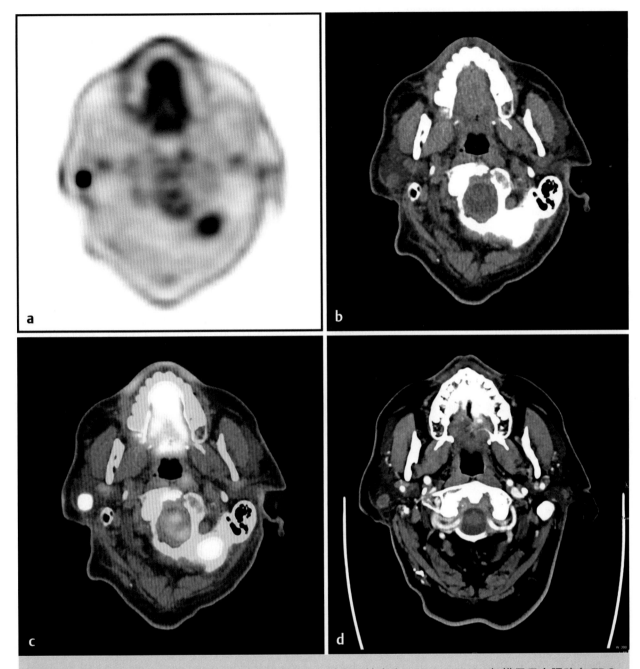

图 14.10　多形性肉瘤。51 岁男性，经活检证实为右腮腺多形性肉瘤。FDG PET/CT 扫描显示右腮腺有 FDG 摄取（a、c），相应 CT 图像上的软组织密度区域为 12 mm×10 mm（b），对比增强 CT 显示中度增强 (d)（图片提供者：Gang Cheng 医学博士，Philadelphia，PA）

的重叠[75]。此外，一些恶性腮腺病变，如腺样囊性癌、低级别黏液表皮样癌和坏死性鳞状细胞癌，可有最低的 FDG 摄取[50]。从一项 meta 分析来看[76]，所有检测到的病变中，局灶性腮腺摄取合并恶性肿瘤风险为 9.6%。然而，在头颈癌 / 黑素瘤、淋巴瘤或亲 FDG 颈淋巴结患者中，局部腮腺摄取代表转移的

可能性更高[77]。对于已知的唾液腺恶性肿瘤分期，PET 和 PET/CT 可能优于 CT[75,78,79]。

2. **颈部囊性肿块**。PET/CT 在鉴别成人颈部囊性肿块与恶性肿瘤方面可能不准确[80]。

14.10 PET/CT

鉴于头颈部解剖结构复杂，且在 PET 上缺乏相关的解剖标志，PET/CT 在评估头颈部具有特殊的价值。

1. 与单独使用 PET 相比，使用 PET/CT 可减少53% 模棱两可的病变，大大改善病变定位（图9.1），略微提高准确性，18% 的病例改变治疗方案 [21,22]。

2. 必须特别注意，由于头部在 CT 和 PET 检查之间移动，可能会在 PET/CT 检查中定位错误（图 9.6，图 9.7）。

3. 如果 PET/CT 或不能与 CT 或 MRI 融合，包括扁桃体、上腭、舌头、口腔底部、唾液腺、下颌骨和颈椎这些潜在的解剖标志可帮助定位。

（郜景阁 王骏 盛会雪 徐明 孙涛 董从松）

参考文献

[1] Pfister DG, Spencer S, Brizel DM, et al. Head and neck cancers, version 1.2015. J Natl Compr Canc Netw. 2015; 13(7):847–855, quiz 856

[2] Zhu L, Wang N. 18F-fluorodeoxyglucose positron emission tomography-computed tomography as a diagnostic tool in patients with cervical nodal metastases of unknown primary site: a meta-analysis. Surg Oncol. 2013; 22(3):190–194

[3] Nabili V, Zaia B, Blackwell KE, Head CS, Grabski K, Sercarz JA. Positron emission tomography: poor sensitivity for occult tonsillar cancer. Am J Otolaryngol. 2007; 28(3):153–157

[4] Greven KM, Keyes JW, Jr, Williams DW, III, McGuirt WF, Joyce WT, III. Occult primary tumors of the head and neck: lack of benefit from positron emission tomography imaging with 2-[F-18]fluoro-2-deoxy-D-glucose. Cancer. 1999; 86(1):114–118

[5] Funk GF. A head and neck surgeon's perspective on best practices for the use of PET/CT scans for the diagnosis and treatment of head and neck cancers. Arch Otolaryngol Head Neck Surg. 2012; 138(8):748–752

[6] Johansen J, Petersen H, Godballe C, Loft A, Grau C.

FDG PET/CT for detection of the unknown primary head and neck tumor. Q J Nucl Med Mol Imaging. 2011; 55(5):500–508

[7] Davison JM, Ozonoff A, Imsande HM, Grillone GA, Subramaniam RM. Squamous cell carcinoma of the palatine tonsils: FDG standardized uptake value ratio as a biomarker to differentiate tonsillar carcinoma from physiologic uptake. Radiology. 2010; 255(2):578–585

[8] Hannah A, Scott AM, Tochon-Danguy H, et al. Evaluation of 18 F-fluorodeoxyglucose positron emission tomography and computed tomography with histopathologic correlation in the initial staging of head and neck cancer. Ann Surg. 2002; 236(2):208–217

[9] Wartski M, Le Stanc E, Gontier E, et al. In search of an unknown primary tumour presenting with cervical metastases: performance of hybrid FDG PET-CT. Nucl Med Commun. 2007; 28(5):365–371

[10] Yoo J, Henderson S, Walker-Dilks C. Evidence-based guideline recommendations on the use of positron emission tomography imaging in head and neck cancer. Clin Oncol (R Coll Radiol). 2013; 25(4):e33–e66

[11] Lonneux M, Hamoir M, Reychler H, et al. Positron emission tomography with [18F]fluorodeoxyglucose improves staging and patient management in patients with head and neck squamous cell carcinoma: a multicenter prospective study. J Clin Oncol. 2010; 28(7):1190–1195

[12] Kastrinidis N, Kuhn FP, Hany TF, Ahmad N, Huber GF, Haerle SK. 18F-FDG PET/CT for the assessment of the contralateral neck in patients with head and neck squamous cell carcinoma. Laryngoscope. 2013; 123(5):1210–1215

[13] Lee SH, Huh SH, Jin SM, Rho YS, Yoon DY, Park CH. Diagnostic value of only 18F-fluorodeocyglucose positron emission tomography/computed tomography-positive lymph nodes in head and neck squamous cell carcinoma. Otolaryngol Head Neck Surg. 2012; 147(4):692–698

[14] Ng SH, Yen TC, Chang JT, et al. Prospective study of [18F]fluorodeoxyglucose positron emission tomography and computed tomography and magnetic resonance imaging in oral cavity squamous cell carcinoma with palpably negative neck. J Clin Oncol. 2006; 24(27):4371–4376

[15] Schöder H, Carlson DL, Kraus DH, et al. 18F-FDG PET/CT for detecting nodal metastases in patients with oral cancer staged N0 by clinical examination and CT/MRI. J Nucl Med. 2006; 47(5):755–762

[16] Wensing BM, Vogel WV, Marres HA, et al. FDG PET in the clinically negative neck in oral squamous cell carcinoma. Laryngoscope. 2006; 116(5):809–813

[17] Roh JL, Park JP, Kim JS, et al. 18F fluorodeoxyglucose PET/CT in head and neck squamous cell carcinoma with negative neck palpation findings: a prospective study. Radiology. 2014; 271(1):153–161

[18] Kyzas PA, Evangelou E, Denaxa-Kyza D, Ioannidis JP. 18F-fluorodeoxyglucose positron emission tomography to evaluate cervical node metastases in patients with head and neck squamous cell carcinoma: a meta-analysis. J Natl Cancer Inst. 2008; 100(10):712–720

[19] Liao LJ, Hsu WL, Wang CT, Lo WC, Lai MS. Analysis of sentinel node biopsy combined with other diagnostic tools in staging cN0 head and neck cancer: a diagnostic meta-analysis. Head Neck. 2016; 38(4):628–634

[20] Kovács AF, Döbert N, Gaa J, Menzel C, Bitter K. Positron emission tomography in combination with sentinel node biopsy reduces the rate of elective neck dissections in the treatment of oral and oropharyngeal cancer. J Clin Oncol. 2004; 22(19): 3973–3980

[21] Schöder H, Yeung HW. Positron emission imaging of head and neck cancer, including thyroid carcinoma. Semin Nucl Med. 2004; 34(3):180–197

[22] Schöder H, Yeung HW, Gonen M, Kraus D, Larson SM. Head and neck cancer: clinical usefulness and accuracy of PET/CT image fusion. Radiology. 2004; 231(1):65–72

[23] Strobel K, Haerle SK, Stoeckli SJ, et al. Head and neck squamous cell carcinoma (HNSCC)–detection of synchronous primaries with (18)F-FDG PET/CT. Eur J Nucl Med Mol Imaging. 2009; 36(6):919–927

[24] Haerle SK, Strobel K, Hany TF, Sidler D, Stoeckli SJ. (18)F-FDGPET/CT versus panendoscopy for the detection of synchronous second primary tumors in patients with head and neck squamous cell carcinoma. Head Neck. 2010; 32(3):319–325

[25] Kim SY, Roh JL, Kim MR, et al. Use of 18F-FDG PET for primary treatment strategy in patients with squamous cell carcinoma of the oropharynx. J Nucl Med. 2007; 48(5):752–757

[26] Xie P, Li M, Zhao H, Sun X, Fu Z, Yu J. 18F-FDG PET or PET-CT to evaluate prognosis for head and neck cancer: a meta-analysis. J Cancer Res Clin Oncol. 2011; 137(7):1085–1093

[27] Yongkui L, Jian L, Wanghan, Jingui L. 18FDG PET/CT for the detection of regional nodal metastasis in patients with primary head and neck cancer before treatment: a meta-analysis. Surg Oncol. 2013; 22(2):e11–e16

[28] Xu GZ, Zhu XD, Li MY. Accuracy of whole-body PET and PETCT in initial M staging of head and neck cancer: a meta-analysis. Head Neck. 2011; 33(1):87–94

[29] Yi X, Fan M, Liu Y, Zhang H, Liu S. 18 FDG PET and PET-CT for the detection of bone metastases in patients with head and neck cancer. A meta-analysis. J Med Imaging Radiat Oncol. 2013; 57(6):674–679

[30] Lowe VJ, Stack BC, Jr. Esophageal cancer and head and neck cancer. Semin Roentgenol. 2002; 37(2):140–150

[31] Mak D, Corry J, Lau E, Rischin D, Hicks RJ. Role of FDG PET/CT in staging and follow-up of head and neck squamous cell carcinoma. Q J Nucl Med Mol Imaging. 2011; 55(5):487–499

[32] Li C, Sheng S, Men Y, Sun H, Xia H, Li L. Emission computed tomography for the diagnosis of mandibular invasion by head and neck cancers: a systematic review and meta-analysis. J Oral Maxillofac Surg. 2015; 73(9):1875. e1–1875.e11

[33] Goerres GW, Schmid DT, Schuknecht B, Eyrich GK. Bone invasion in patients with oral cavity cancer: comparison of conventional CT with PET/CT and SPECT/CT. Radiology. 2005; 237(1):281–287

[34] Murakami R, Uozumi H, Hirai T, et al. Impact of FDG PET/CT imaging on nodal staging for head-and-neck squamous cell carcinoma. Int J Radiat Oncol Biol Phys. 2007; 68(2):377–382

[35] Lim RS, Ramdave S, Beech P, et al. Utility of SUV_{max} on 18 FFDG PET in detecting cervical nodal metastases. Cancer Imaging. 2016; 16(1):39

[36] Yamamoto Y, Wong TZ, Turkington TG, Hawk TC, Coleman RE. Head and neck cancer: dedicated FDG PET/CT protocol for detection–phantom and initial clinical studies. Radiology. 2007; 244(1):263–272

[37] Goerres GW, Schmid DT, Eyrich GK. Do hardware artefacts influence the performance of head and neck PET scans in patients with oral cavity squamous cell cancer? Dentomaxillofac Radiol. 2003; 32(6):365–371

[38] Nahmias C, Lemmens C, Faul D, et al. Does reducing CT artifacts from dental implants influence the PET interpretation in PET/CT studies of oral cancer and head and neck cancer? J Nucl Med. 2008; 49(7):1047–1052

[39] Cheung PK, Chin RY, Eslick GD. Detecting residual/recurrent head neck squamous cell carcinomas using PET or PET/CT: systematic review and meta-analysis. Otolaryngol Head Neck Surg. 2016; 154(3):421–432

[40] Zhou H, Shen G, Zhang W, Cai H, Zhou Y, Li L. 18F-FDG PET/CT for the diagnosis of residual or recurrent nasopharyngeal carcinoma after radiotherapy: a metaanalysis. J Nucl Med. 2016; 57(3):342–347

[41] Wong RJ, Lin DT, Schöder H, et al. Diagnostic and prognostic value of [(18)F]fluorodeoxyglucose positron emission tomography for recurrent head and

neck squamous cell carcinoma. J Clin Oncol. 2002; 20(20):4199–4208

[42] Ryan WR, Fee WE, Jr, Le QT, Pinto HA. Positron-emission tomography for surveillance of head and neck cancer. Laryngoscope. 2005; 115(4):645–650

[43] Porceddu SV, Pryor DI, Burmeister E, et al. Results of a prospective study of positron emission tomography-directed management of residual nodal abnormalities in node-positive head and neck cancer after definitive radiotherapy with or without systemic therapy. Head Neck. 2011; 33(12):1675–1682

[44] Terhaard CH, Bongers V, van Rijk PP, Hordijk GJ. F-18-fluorodeoxy-glucose positron-emission tomography scanning in detection of local recurrence after radiotherapy for laryngeal/pharyngeal cancer. Head Neck. 2001; 23(11):933–941

[45] Kao CH, Shiau YC, Shen YY, Yen RF. Detection of recurrent or persistent nasopharyngeal carcinomas after radiotherapy with technetium-99 m methoxyisobutylisonitrile single photon emission computed tomography and computed tomography: comparison with 18-fluoro-2-deoxyglucose positron emission tomography. Cancer. 2002; 94(7):1981–1986

[46] Kao CH, Tsai SC, Wang JJ, Ho YJ, Yen RF, Ho ST. Comparing 18-fluoro-2-deoxyglucose positron emission tomography with a combination of technetium 99 m tetrofosmin single photon emission computed tomography and computed tomography to detect recurrent or persistent nasopharyngeal carcinomas after radiotherapy. Cancer. 2001; 92(2):434–439

[47] Yen RF, Hung RL, Pan MH, et al. 18-fluoro-2-deoxyglucose positron emission tomography in detecting residual/recurrent nasopharyngeal carcinomas and comparison with magnetic resonance imaging. Cancer. 2003; 98(2):283–287

[48] Yao M, Luo P, Hoffman HT, et al. Pathology and FDG PET correlation of residual lymph nodes in head and neck cancer after radiation treatment. Am J Clin Oncol. 2007; 30(3):264–270

[49] Keyes JW, Jr, Watson NE, Jr, Williams DW, III, Greven KM, McGuirt WF. FDG PET in head and neck cancer. AJR Am J Roentgenol. 1997; 169(6):1663–1669

[50] Purohit BS, Ailianou A, Dulguerov N, Becker CD, Ratib O, Becker M. FDG PET/CT pitfalls in oncological head and neck imaging. Insights Imaging. 2014; 5(5):585–602

[51] Meerwein CM, Queiroz M, Kollias S, Hüllner M, Veit-Haibach P, Huber GF. Post-treatment surveillance of head and neck cancer: pitfalls in the interpretation of FDG PET-CT/MRI. Swiss Med Wkly. 2015; 145:w14116

[52] Oliver C, Muthukrishnan A, Mountz J, Deeb E, Johnson J, Deleyiannis F. Interpretability of PET/CT imaging in head and neck cancer patients following composite mandibular resection and osteocutaneous free flap reconstruction. Head Neck. 2008; 30(2):187–193

[53] Schöder H, Fury M, Lee N, Kraus D. PET monitoring of therapy response in head and neck squamous cell carcinoma. J Nucl Med. 2009; 50 Suppl 1:74S–88S

[54] Ho AS, Tsao GJ, Chen FW, et al. Impact of positron emission tomography/computed tomography surveillance at 12 and 24 months for detecting head and neck cancer recurrence. Cancer. 2013; 119(7):1349–1356

[55] Beswick DM, Gooding WE, Johnson JT, Branstetter BF, IV. Temporal patterns of head and neck squamous cell carcinoma recurrence with positron-emission tomography/computed tomography monitoring. Laryngoscope. 2012; 122(7): 1512–1517

[56] Kostakoglu L, Goldsmith SJ. PET in the assessment of therapy response in patients with carcinoma of the head and neck and of the esophagus. J Nucl Med. 2004; 45(1):56–68

[57] Sjövall J, Chua B, Pryor D, et al. Long-term results of positron emission tomography-directed management of the neck in node-positive head and neck cancer after organ preservation therapy. Oral Oncol. 2015; 51(3):260–266

[58] Mehanna H, Wong WL, McConkey CC, et al. PET-NECK Trial Management Group. PET-CT surveillance versus neck dissection in advanced head and neck cancer. N Engl J Med. 2016; 374(15):1444–1454

[59] Halfpenny W, Hain SF, Biassoni L, Maisey MN, Sherman JA, McGurk M. FDG PET. A possible prognostic factor in head and neck cancer. Br J Cancer. 2002; 86(4):512–516

[60] Schwartz DL, Rajendran J, Yueh B, et al. FDG PET prediction of head and neck squamous cell cancer outcomes. Arch Otolaryngol Head Neck Surg. 2004; 130(12):1361–1367

[61] Gupta T, Master Z, Kannan S, et al. Diagnostic performance of post-treatment FDG PET or FDG PET/CT imaging in head and neck cancer: a systematic review and meta-analysis. Eur J Nucl Med Mol Imaging. 2011; 38(11):2083–2095

[62] Andrade RS, Heron DE, Degirmenci B, et al. Posttreatment assessment of response using FDG PET/CT for patients treated with definitive radiation therapy for head and neck cancers. Int J Radiat Oncol Biol Phys. 2006; 65(5):1315–1322

[63] Isles MG, McConkey C, Mehanna HM. A systematic review and meta-analysis of the role of positron emission tomography in the follow

up of head and neck squamous cell carcinoma following radiotherapy or chemoradiotherapy. Clin Otolaryngol. 2008; 33(3):210–222

[64] Frank SJ, Chao KS, Schwartz DL, Weber RS, Apisarnthanarax S, Macapinlac HA. Technology insight: PET and PET/CT in head and neck tumor staging and radiation therapy planning. Nat Clin Pract Oncol. 2005; 2(10):526–533

[65] Sjövall J, Bitzén U, Kjellén E, Nilsson P, Wahlberg P, Brun E. Qualitative interpretation of PET scans using a Likert scale to assess neck node response to radiotherapy in head and neck cancer. Eur J Nucl Med Mol Imaging. 2016; 43(4):609–616

[66] Marcus C, Ciarallo A, Tahari AK, et al. Head and neck PET/CT: therapy response interpretation criteria (Hopkins Criteria)-interreader reliability, accuracy, and survival outcomes. J Nucl Med. 2014; 55(9):1411–1416

[67] Min M, Lin P, Lee M, et al. Prognostic value of 2-[(18)F] fluoro-2-deoxy-D-glucose positron emission tomography-computed tomography scan carried out during and after radiation therapy for head and neck cancer using visual therapy response interpretation criteria. Clin Oncol (R Coll Radiol). 2016; 28(6):393–401

[68] Liu SH, Chang JT, Ng SH, Chan SC, Yen TC. False positive fluorine-18 fluorodeoxy-D-glucose positron emission tomography finding caused by osteoradionecrosis in a nasopharyngeal carcinoma patient. Br J Radiol. 2004; 77(915): 257–260

[69] Alhilali L, Reynolds AR, Fakhran S. Osteoradionecrosis after radiation therapy for head and neck cancer: differentiation from recurrent disease with CT and PET/CT imaging. AJNR Am J Neuroradiol. 2014; 35(7):1405–1411

[70] Wang CH, Liang JA, Ding HJ, et al. Utility of TL-201 SPECT in clarifying false-positive FDG PET findings due to osteoradionecrosis in head and neck cancer. Head Neck. 2010; 32(12):1648–1654

[71] Daisne JF, Duprez T, Weynand B, et al. Tumor volume in pharyngolaryngeal squamous cell carcinoma: comparison at CT, MR imaging, and FDG PET and validation with surgical specimen. Radiology. 2004; 233(1):93–100

[72] Troost EG, Schinagl DA, Bussink J, et al. Innovations in radiotherapy planning of head and neck cancers: role of PET. J Nucl Med. 2010; 51(1):66–76

[73] Schinagl DA, Vogel WV, Hoffmann AL, van Dalen JA, Oyen WJ, Kaanders JH. Comparison of five segmentation tools for 18F-fluoro-deoxy-glucose-positron emission tomography-based target volume definition in head and neck cancer. Int J Radiat Oncol Biol Phys. 2007; 69(4):1282–1289

[74] Rubello D, Nanni C, Castellucci P, et al. Does 18F-FDG PET/CT play a role in the differential diagnosis of parotid masses. Panminerva Med. 2005; 47(3):187–189

[75] Roh JL, Ryu CH, Choi SH, et al. Clinical utility of 18F-FDG PET for patients with salivary gland malignancies. J Nucl Med. 2007; 48(2):240–246

[76] Treglia G, Bertagna F, Sadeghi R, Muoio B, Giovanella L. Prevalence and risk of malignancy of focal incidental uptake detected by fluorine-18-fluorodeoxyglucose positron emission tomography in the parotid gland: a meta-analysis. Eur Arch Otorhinolaryngol. 2015; 272(12):3617–3626

[77] Mabray MC, Behr SC, Naeger DM, Flavell RR, Glastonbury CM. Predictors of pathologic outcome of focal FDG uptake in the parotid gland identified on whole-body FDG PET imaging. Clin Imaging. 2015; 39(6):1073–1079

[78] Jeong HS, Chung MK, Son YI, et al. Role of 18F-FDG PET/CT in management of high-grade salivary gland malignancies. J Nucl Med. 2007; 48(8):1237–1244

[79] Otsuka H, Graham MM, Kogame M, Nishitani H. The impact of FDG PET in the management of patients with salivary gland malignancy. Ann Nucl Med. 2005; 19(8):691–694

[80] Ferris RL, Branstetter BF, Nayak JV. Diagnostic utility of positron emission tomography-computed tomography for predicting malignancy in cystic neck masses in adults. Laryngoscope. 2005; 115(11):1979–1982

第 15 章　甲状腺肿瘤

15.1　甲状腺结节

甲状腺结节的摄取可偶然被发现（图15.1）。在 FDG PET 检查中，甲状腺"偶发瘤"的总患病率在 2% ~ 3% 之间[1,2]。据报道，合并恶性肿瘤的风险约为 1/3[1,2]；然而，在一项仅限于具有明确组织学结果的研究的 meta 分析中[3]，恶性肿瘤的风险为 20%。约 84% 的恶性偶发瘤是乳头状甲状腺癌[1]。甲状腺外恶性肿瘤患者的局灶性甲状腺摄取仅有 1% 是转移性疾病[3]。

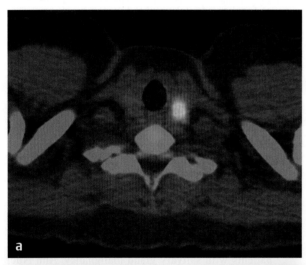

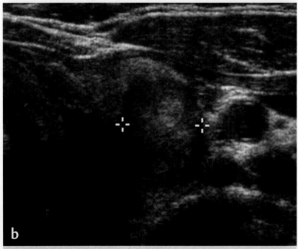

图 15.1 甲状腺结节。(a) 轴位 PET/CT 显示左侧甲状腺局灶性摄取。(b) 超声证实左侧存在甲状腺结节

美国甲状腺协会 (ATA) 的指南建议[4]，经超声证实的甲状腺结节 ≥ 1cm 合并 FDG 摄取时，应采用细针穿刺（FNA）。FDG 阳性，结节 < 1cm 且不符合 FNA 标准的，可以像不符合 FNA 标准的高危甲状腺结节一样进行监测。

1. SUV。恶性甲状腺结节的 SUV_{max} 均值高于良性甲状腺结节。有许多 SUV 临界值被建议用以区分良性和恶性甲状腺结节。因为发布的临界值差别很大（2.0 ~ 8.5），应该谨慎使用[5]。在一项研究中[6]，SUV 无法区分良性和恶性结节。一项 meta 分析建议，SUV 的阈值为 3.3 或更高[7]。然而，考虑到机构间 SUV 测量的差异性和研究的异质性，甲状腺的局灶性摄取通常需要进一步的研究，因为仅基于 SUV 不能排除恶性肿瘤。

2. **评价 FNA 不能确诊的结节**。FDG PET/CT 有助于评价细针抽吸活检（FNAB）不能确诊的甲状腺结节，由此可能避免手术。但 ATA 指南[4] 不建议在这种情况下常规使用 PET/CT。在这些病例中，PET/CT 的主要价值在于高灵敏度和阴性预测值。在两项 meta 分析中[8,9]，灵敏度分别为 89% 和 95%，特异性为 55% 和 48%。PET 扫描阴性可以准确排除 > 15mm 的结节和 FNAB 结果不确定的甲状腺癌患者[8]，因为所有假阴性结果均见于 < 15mm 的肿瘤。PET 阳性的患者需要进一步的检查，但约有 50% 的患者为良性病变。一项成本 – 效益分析表明[10]，术前对不确定的甲状腺结节充分实施 FDG PET/CT 检查，可以避免高达 47% 的不必要手术。然而，一项多因素分析发现[11]，颈部超声联合 FDG PET 检查对 FNAB 不确定的患者没有更多的帮助。

   a）SUV 临界值。在这种情况下，PET/CT 的主要价值是高阴性预测值，因此可以采用 2.0 作为 SUV_{max} 临界值下限，这时具有高灵敏度 (90%)，低特异性 (42%)[9]。

   b）FDG PET/CT 对细胞学上不确定的甲状腺结节的灵敏度、准确性和阴性预测值均高

于颈部超声或 ^{99m}Tc-MIBI 闪烁成像。[12]

15.1.1 要点

1. 大多数恶性甲状腺结节 > 1cm 具有 FDG 摄取。
2. 约 1/3 的良性甲状腺结节有 FDG 摄取[13]。
3. **Hürthle 细胞和滤泡性肿瘤**。Hürthle 细胞和滤泡性肿瘤术前诊断困难，因为它们在 FNA 细胞学上的不确定性。

    a）Hürthle 细胞腺瘤。Hürthle 细胞腺瘤通常有明显的摄取增加，SUV > 5[13,14]。Hürthle 细胞腺瘤的 FDG 摄取明显高于滤泡性腺瘤[15]。

    b）滤泡性肿瘤。SUV 在滤泡性肿瘤和良性甲状腺结节之间有重叠[16]。然而，在一份报告中[17]，SUV_{max} 临界值为 3.25 时，鉴别良性和恶性非 Hürthle 细胞滤泡性肿瘤的准确率为 81%。

4. **滤泡变异型乳头状甲状腺癌**。滤泡变异型乳头状甲状腺癌的 SUV 值较低（< 2）[18]。这与将囊状滤泡变异型乳头状甲状腺癌重新分类为具有乳头状核特征的非侵袭性滤泡性甲状腺肿瘤是一致的[19]。

5. **CT 相关性**。与 CT 图像的相关性有助于确定甲状腺 FDG 摄取是良性还是恶性。以下特征表明 FDG 摄取是良性的[20]：

    a）FDG 摄取对应一个非常低衰减的病变（CT 上 < 25 HU）。

    b）CT 上没有对应于 FDG 摄取的结节。

    c）FDG 摄取呈弥漫性。

6. **CT 扫描额外发现的甲状腺结节**。额外发现的甲状腺结节可在 PET/CT 检查的 CT 部分上观察到。其中一些可以完全被忽略。一项研究表明，在大于 1cm 甲状腺结节的 FDG 摄取的缺失对恶性肿瘤具有很高的阴性预测值[13]，而另一项研究表明[8]，最优阈值为 1.5cm（图 15.2）。然而，PET 往往会漏诊 < 1cm 的癌[14]。

7. **结节大小**。甲状腺结节大小不影响 FDG 摄取[7,21]。

8. **随时间变化**。良性和恶性甲状腺结节的 SUV 通常随时间而稳定[21]。

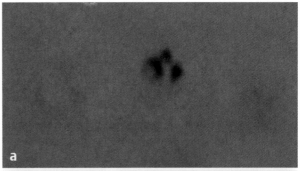
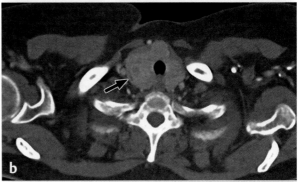

图 15.2 无 FDG 摄取的甲状腺结节。（a）轴位 PET 扫描显示相对于右侧淋巴结（箭头所示）摄取缺乏的甲状腺 FDG 弥漫性摄取增加，轴位对比增强 CT（b）证实。考虑该淋巴结的大小、无 FDG 摄取很大程度上为良性

9. **预后价值**。当考虑到所有其他预后因素时，PET/CT 偶然检测到的结节中分化型甲状腺癌的摄取程度并不能增加进一步的预后信息[22]。

15.1.2 误区

1. **类似甲状腺结节**。甲状腺附近的结构可以类似甲状腺结节。在用 PET 诊断甲状腺结节之前，必须进行解剖相关性分析。

    a）淋巴结。颈部内侧淋巴结靠近甲状腺（图 15.3）。

    b）声带。继发于声带麻痹的非对称声带摄取可以类似甲状腺摄取（图 7.14）。

    c）甲状旁腺腺瘤可有摄取。

2. **弥漫性摄取**。弥漫性摄取很可能是良性的（如继发性慢性甲状腺炎），尽管它可能掩盖甲状腺结节的摄取。然而，据报道，弥漫性摄取的恶性肿瘤发生率为 4.7%[23]，并不明显

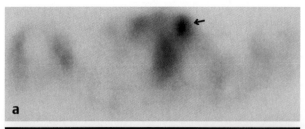

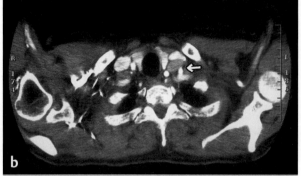

图 15.3 颈部内侧淋巴结类似甲状腺结节。（a）轴位 PET 扫描显示左侧颈部局灶性摄取（箭头所示）疑似甲状腺结节。（b）CT 扫描显示颈内淋巴结（箭头所示）紧邻甲状腺左叶，与 FDG 摄取部位相对应。相反，甲状腺结节可以类似颈内淋巴结

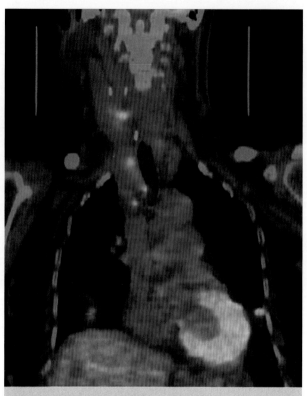

图 15.4 甲状腺癌复发性。冠状位 PET/CT 扫描显示右颈部淋巴结、上纵隔淋巴结和肺部转移

高于结节性甲状腺肿患者的风险 (5%)，可能不需要进一步的检查。

3. **弥漫性伴灶性和多灶性摄取**。弥漫性摄取模式应与多灶性和弥漫性伴灶性摄取相区分。后两种摄取模式具有与局灶性摄取相当的恶性肿瘤风险，一般应进一步检查 [23,24]。

15.2 初始分期

PET/CT 在甲状腺癌常规术前分期中作用不大。由于没有有效的辅助治疗，无论肿瘤分期如何，所有患者都进行了手术切除，PET/CT 不太可能改变治疗方案。然而，由于淋巴结转移确实会影响预后，而且通常不进行预防性颈外侧淋巴结探查，因此，PET/CT 可能有助于术前颈部淋巴结的评估 [24]。在一份报告中 [25]，对比增强 PET/CT 比颈部 CT 对术前淋巴结分期更灵敏和准确。ATA 指南提示 [4]，PET/CT 可作为是低分化甲状腺癌和侵

袭性 Hürthle 细胞癌的初始分期的一部分，尤其是在影像学上显示有其他疾病或甲状腺球蛋白升高的患者。

15.3 复发性甲状腺癌

15.3.1 血清甲状腺球蛋白增高和放射性碘扫描阴性的分化型甲状腺癌

ATA 指南指出 [4]，对于血清甲状腺球蛋白升高（通常 > 10ng/ml）和放射性碘扫描阴性的高分化甲状腺癌患者来说，应考虑行 PET/CT（图 15.4）检查。FDG PET/CT 结果导致 20% ~ 40% 此类型患者的治疗方案发生变化 [26]。在国家肿瘤学 PET 注册中心 [27] 使用 PET 检测疑似复发病例，导致 33.2% 患者的治疗发生变化，影像学调整（从治疗转为不治疗，或从不治疗转为治疗）为 17%。PET/CT 对放射性碘扫描阴性、甲状腺球蛋白检测不到、

抗甲状腺球蛋白抗体水平升高的患者也有效[28]。

在这些患者中，首先对颈部和胸部进行成像，以寻找转移性病灶，通常是通过颈部超声和颈胸部CT。如果解剖成像对可手术治愈的病灶显示为阴性，或甲状腺球蛋白与确诊的可手术切除的病灶不成比例，可进行PET/CT扫描。如果PET/CT呈阳性，活检证实有转移，可以进行切除。如果PET/CT为阴性，可考虑经验性放射性碘治疗或6 ~ 12个月的影像随访[29]。在经验性放射性碘治疗前进行PET检查的一个优点是，PET阳性肿瘤通常不浓聚放射性碘，而放射性碘治疗不太可能改变这些患者的病情。因此，对于没有检测到FDG摄取的患者，应主要考虑经验性放射性碘治疗。

如果在经验性放射性碘治疗之前没有进行PET扫描，并且治疗后的全身扫描是阴性的，特别是在未受刺激的血清甲状腺球蛋白水平 > 10 ~ 20ng/ml或具有侵袭性组织学的患者中，则应考虑PET扫描。

15.3.2　预后

ATA指南表明[4]，在转移性疾病患者中，PET/CT可被视为一种预后工具，用于识别病变及疾病进展迅速和特异性死亡率最高风险的患者。转移性分化型甲状腺癌患者的FDG摄取是生存率的独立预测因子，也是对放射性碘治疗反应的负向预测因子。大量代谢活跃的病变部位和高SUV（ > 10 ）是生存率的强负向预测因子[30]。

15.3.3　准确性 / 与其他
　　　　成像方式的比较

1. **PET/CT用于放射性碘扫描阴性的分化型甲状腺癌的检查**（meta分析）[31]：灵敏度为93%，特异性为81%，准确性为93%。

2. **乳头状甲状腺癌用PET和PET/CT检查，不考虑放射性碘扫描结果**（meta分析）[32]：灵敏度为77%，特异性为85%。

　　　上述meta分析未发现[131]I的阴性与PET灵敏度和特异性之间的相关性。

3. **PET用于Hürthle细胞癌的检查**：灵敏度为96%，特异性为95%[33]。

4. 解剖部位

a) PET对检测颈部淋巴结转移最具价值[34]。

b) 骨转移。关于FDG PET/CT检测骨转移相对于其他方式的价值，存在着相互矛盾的证据。一项研究表明，FDG PET在灵敏度方面和骨扫描相当，但在特异性和准确性方面优于骨扫描[35]；另一项研究表明[36]，FDG PET比骨扫描具有更高的灵敏度和特异性。一份报告表明[37]，FDG PET/CT的灵敏度明显低于骨扫描（ 及SPECT ）或 ^{18}F-PET/CT。另一份报告表明[38]，骨扫描可识别出PET阴性的转移灶。与[131]I SPECT/CT相比，FDG PET/CT在基于患者的分析上没有显著差异，但[131]I SPECT/CT在基于病变的分析上占优[36]。

5. FDG和其他放射性核素研究：乳头状 / 滤泡状癌（表15.1 ）[39]。

表15.1　PET与其他放射性核素在检测乳头状 / 滤泡状癌的灵敏度和特异性比较

	灵敏度（%）	特异性（%）
PET	75	90
[131]I	50	99
甲氧基异丁基异腈 / 铊	53	92

a) FDG与放射性碘摄取的关系。甲状腺转移中FDG与放射性碘摄取通常呈负相关（触发器现象）。低分化转移病灶有FDG摄取，但没有或有很少的放射性碘摄取，在分化良好的转移性病变中这种情况是相反的。触发器现象在年轻患者中不太常见。在一项对甲状腺癌和肺转移患者的研究中[40]，当FDG在肺转移中累积，年轻患者摄取碘的可能性也很大。[99m]Tc- 多普肽生长抑素受体闪烁显像技术也可以在甲状腺球蛋白检测和放射性碘扫描阴性的情况下检测疾病。FDG与[99m]Tc- 多普肽之间也可能存在触发器现象。例如，低分化病变可能有FDG摄取，但没有或有很少的多普肽摄取[41]。

b）FDG 阳性病变对高剂量 [131]I 治疗有拮抗 [42]。放射性碘治疗后，PET 阴性患者甲状腺球蛋白水平比 PET 阳性患者更可能正常化 [43]。

FDG 摄取与铊和甲氧基异丁基异腈摄取相关 [44,45]。然而，由于 FDG 的高分辨率和高灵敏度，FDG 优于铊或甲氧基异丁基异腈。

15.3.4 要点

1. **组织学**。PET 还可用于 Hürthle 细胞 [33] 和岛叶细胞 [46] 亚型滤泡癌。

2. **甲状腺球蛋白水平**。如果促甲状腺激素（TSH）刺激性甲状腺球蛋白 < 10 ng/ml [4]，则 PET 扫描阳性率较低，范围为 10% ~ 30%。ATA 指南建议 PET/CT 仅适用于刺激性甲状腺球蛋白 ≥ 10ng/ml 的患者。然而，在具有侵袭性病理变化的患者中，这一水平可能会降低。同时 PET/CT 可能对甲状腺球蛋白水平检测不出和持续性存在甲状腺球蛋白抗体的患者有用。值得注意的是，几项研究表明 [47-50]，在甲状腺球蛋白水平低于 10ng/ml 时，PET/CT 可能具有价值。此外，一些研究显示，甲状腺球蛋白倍增时间（如 < 1 年）与 FDG 阳性 [51,52] 之间存在关系，表明无论水平如何，PET/CT 对具有快速甲状腺球蛋白倍增时间的患者可能具价值。

3. **甲状腺激素停用 / 重组 TSH**。尽管放射性碘成像在 TSH 水平升高（甲状腺激素停用或重组 TSH 给药）的患者中最有帮助，但 FDG PET 成像的价值更具争议。FDG PET 成像还需要考虑其他几个因素：

   a）虽然甲状腺癌在促甲状腺激素刺激后可能会代谢增加，但具有 FDG 摄取的肿瘤通常分化较低，可能很少依赖 TSH。

   b）TSH 刺激的甲状腺功能状态可以降低代谢器官活性，也可能降低肿瘤细胞的代谢活性。使用重组 TSH 对停用甲状腺激素有两点好处：避免患者处于长期甲状腺功能减退状态，且可以避免甲状腺功能减退对肿瘤 FDG 摄取可能产生的负面影响。

相互矛盾的研究表明，甲状腺激素停用后 TSH 升高，灵敏度可增加，也可降低 [39,44,53]。差异的结果可能代表了 TSH 刺激引起的肿瘤代谢增加和甲状腺功能减退引起的代谢减少相互矛盾的影响。

在一项 meta 分析中 [54]，TSH 刺激与甲状腺激素抑制下的 PET 扫描显示 PET 真阳性病变患者数量、检出病变患者数量和肿瘤 / 本底比具有统计学差异。9% 的患者的临床治疗发生了改变。ATA 指南指出 [4]，TSH 刺激可略微提高 FDG PET 的灵敏度（对颈部超声和颈部及胸部 CT 正常的患者有更大的潜在益处），但识别额外小病灶的临床益处尚不清楚。

目前还没有证据表明促甲状腺激素刺激能提高甲状腺癌患者的 PET/CT 预后价值。

- 甲状腺球蛋白和 TSH 刺激。对于甲状腺球蛋白 > 100ng/ml 的患者，TSH 刺激可能没必要，因为在这一亚群中，PET 的灵敏度很高 [55]。

15.3.5 误区

1. **肺转移**。PET 对 < 1cm 的甲状腺癌肺转移的灵敏度较差。如果临床怀疑肺转移，应进行胸部 CT 检查。

2. **肌肉 / 棕色脂肪**。颈部肌肉或棕色脂肪摄取可能被误认为是颈部或纵隔淋巴结疾病（图 15.5，图 15.6）。为了避免这种错误，厘清解剖关系是必要的，这在颈部淋巴结疾病发病率高的甲状腺癌中尤为重要。

3. **声带**。单侧声带活动可导致假阳性结果（见图 7.14）。

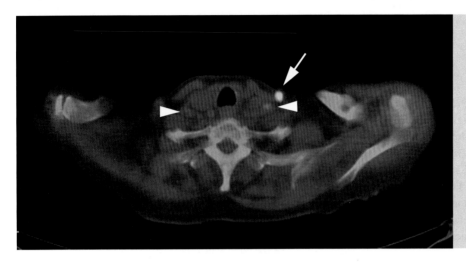

图 15.5 肌肉摄取和淋巴结转移。轴位 PET/CT 扫描显示继发于甲状腺癌的左侧颈部淋巴结转移（箭头所示）摄取增加。注意淋巴结附近的肌肉摄取（无尾箭所示）

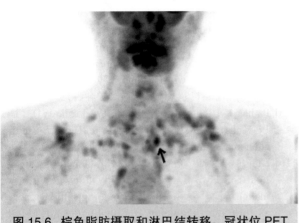

图 15.6 棕色脂肪摄取和淋巴结转移。冠状位 PET 扫描显示颈部、锁骨上区和上纵隔广泛棕色脂肪摄取严重限制了疑似转移性甲状腺癌患者的评估。存在单一的上纵隔淋巴结转移（箭头所示）。其比棕色脂肪摄取略强，但在外观上相似。PET/CT 是鉴别该淋巴结所必需的

15.4　甲状腺髓样癌

　　ATA 指南[56]不推荐术前采用 FDG PET/CT 检查远处转移。FDG PET/CT 在术后检测转移瘤上可能优于常规成像方法[57]。FDG PET/CT 在准确识别患者疾病进展方面具有额外的价值。FDG PET/CT 阳性患者的存活率明显低于阴性患者。然而，ATA 指南建议，考虑到 PET/CT 的费用，在常规临床使用前需要进行标准和医疗经济评估。

　　降钙素水平。尽管有一些相互矛盾的证据，降钙素水平可能影响 FDG PET 对甲状腺髓样癌的灵敏度。一项研究表明[46]，降钙素水平与病变检测之间没有相关性（具有 FDG 摄取的低分化病变可能分泌较少的降钙素）。相反，另一项研究表明[58]，如果降钙素水平 > 1000 pg/ml，PET 最具价值；如果降钙素水平 < 500 pg/ml，PET 的使用就会受到限制。降钙素水平低于 500pg/ml 的患者 FDG PET 扫描可能呈阴性[59]。一项 meta 分析显示[60]，当血清降钙素 ≥ 1000pg/ml，降钙素倍增时间不足 24 个月时，患者的检出率显著提高（86%）。

15.4.1　准确性／与其他成像方式的比较

1. 复发或转移性疾病的 PET 和 PET/CT 检查（meta 分析）[61]：灵敏度为 68%，特异性为 69%。

2. **与 CT 比较。**在不同的研究中，PET 和 CT 在甲状腺髓样癌中的相对准确性具有差异，有些研究表明 PET 的准确性更高[57]，也有研究表明 CT 的准确性更高[62,63]。

3. **解剖定位。**CT 和 FDG PET 在甲状腺髓样癌中的表现取决于疾病的位置。对于甲状腺髓样癌患者，PET 在颈部和纵隔的灵敏度最高，在颈部、锁骨上和纵隔淋巴结疾病的检测上也优于 CT，而 CT 在肝和肺转移的检测上优于 PET[59]。

（郜景阁　王骏　盛会雪　徐明　孙涛　董从松）

参考文献

[1] Bertagna F, Treglia G, Piccardo A, Giubbini R. Diagnostic and clinical significance of F-18-FDG PET/CT thyroid incidentalomas. J Clin Endocrinol Metab. 2012; 97(11):3866–3875

[2] Treglia G, Bertagna F, Sadeghi R, Verburg FA, Ceriani L, Giovanella L. Focal thyroid incidental uptake detected by 18F-fluorodeoxyglucose positron emission tomography. Metaanalysis on prevalence and malignancy risk. Nucl Med (Stuttg). 2013; 52(4):130–136

[3] Nayan S, Ramakrishna J, Gupta MK. The proportion of malignancy in incidental thyroid lesions on 18-FDG PET study: a systematic review and meta-analysis. Otolaryngol Head Neck Surg. 2014; 151(2):190–200

[4] Haugen BR, Alexander EK, Bible KC, et al. 2015 American Thyroid Association Management Guidelines for Adult Patients with Thyroid Nodules and Differentiated Thyroid Cancer: The American Thyroid Association Guidelines Task Force on Thyroid Nodules and Differentiated Thyroid Cancer. Thyroid. 2016; 26(1):1–133

[5] Bloom AD, Adler LP, Shuck JM. Determination of malignancy of thyroid nodules with positron emission tomography. Surgery. 1993; 114(4):728–734, discussion 734–735

[6] Bogsrud TV, Karantanis D, Nathan MA, et al. The value of quantifying 18F-FDG uptake in thyroid nodules found incidentally on whole-body PET-CT. Nucl Med Commun. 2007; 28(5):373–381

[7] Qu N, Zhang L, Lu ZW, Wei WJ, Zhang Y, Ji QH. Risk of malignancy in focal thyroid lesions identified by (18)F-fluorodeoxyglucose positron emission tomography or positron emission tomography/computed tomography: evidence from a large series of studies. Tumour Biol. 2014; 35(6):6139–6147

[8] Vriens D, de Wilt JH, van der Wilt GJ, Netea-Maier RT, Oyen WJ, de Geus-Oei LF. The role of [18F]-2-fluoro-2-deoxy-dglucose-positron emission tomography in thyroid nodules with indeterminate fine-needle aspiration biopsy: systematic review and meta-analysis of the literature. Cancer. 2011; 117 (20):4582–4594

[9] Wang N, Zhai H, Lu Y. Is fluorine-18 fluorodeoxyglucose positron emission tomography useful for the thyroid nodules with indeterminate fine needle aspiration biopsy? A meta-analysis of the literature. J Otolaryngol Head Neck Surg. 2013; 42:38

[10] Vriens D, Adang EM, Netea-Maier RT, et al. Cost-effectiveness of FDG PET/CT for cytologically indeterminate thyroid nodules: a decision analytic approach. J Clin Endocrinol Metab. 2014; 99(9):3263–3274

[11] Deandreis D, Al Ghuzlan A, Auperin A, et al. Is (18)F-fluorodeoxyglucose-PET/CT useful for the presurgical characterization of thyroid nodules with indeterminate fine needle aspiration cytology? Thyroid. 2012; 22(2):165–172

[12] Piccardo A, Puntoni M, Treglia G, et al. Thyroid nodules with indeterminate cytology: prospective comparison between 18F-FDG PET/CT, multiparametric neck ultrasonography, 99mTc-MIBI scintigraphy and histology. Eur J Endocrinol. 2016; 174(5):693–703

[13] de Geus-Oei LF, Pieters GF, Bonenkamp JJ, et al. 18F-FDG PET reduces unnecessary hemithyroidectomies for thyroid nodules with inconclusive cytologic results. J Nucl Med. 2006; 47 (5):770–775

[14] Mitchell JC, Grant F, Evenson AR, Parker JA, Hasselgren PO, Parangi S. Preoperative evaluation of thyroid nodules with 18FDGPET/CT. Surgery. 2005; 138(6):1166–1174, discussion 1174–1175

[15] Pathak KA, Klonisch T, Nason RW, Leslie WD. FDG PET characteristics of Hürthle cell and follicular adenomas. Ann Nucl Med. 2016; 30(7):506–509

[16] Kim JM, Ryu JS, Kim TY, et al. 18F-fluorodeoxyglucose positron emission tomography does not predict malignancy in thyroid nodules cytologically diagnosed as follicular neoplasm. J Clin Endocrinol Metab. 2007; 92(5): 1630–1634

[17] Pathak KA, Goertzen AL, Nason RW, Klonisch T, Leslie WD. A prospective cohort study to assess the role of FDG PET in differentiating benign and malignant follicular neoplasms. Ann Med Surg (Lond). 2016; 12:27–31

[18] Kim BS, Ryu HS, Kang KH. The value of preoperative PET-CT in papillary thyroid cancer. J Int Med Res. 2013; 41(2):445–456

[19] Nikiforov YE, Seethala RR, Tallini G, et al. Nomenclature revision for encapsulated follicular variant of papillary thyroid carcinoma: a paradigm shift to reduce overtreatment of indolent tumors. JAMA Oncol. 2016; 2(8):1023–1029

[20] Choi JY, Lee KS, Kim HJ, et al. Focal thyroid lesions incidentally identified by integrated 18F-FDG PET/CT: clinical significance and improved characterization. J Nucl Med. 2006; 47(4):609–615

[21] Boeckmann J, Bartel T, Siegel E, Bodenner D, Stack BC, Jr. Can the pathology of a thyroid nodule be determined by positron emission tomography uptake? Otolaryngol Head Neck Surg. 2012; 146(6):906–912

[22] Piccardo A, Puntoni M, Bertagna F, et al. 18F-FDG uptake as a prognostic variable in primary

differentiated thyroid cancer incidentally detected by PET/CT: a multicentre study. Eur J Nucl Med Mol Imaging. 2014; 41(8):1482–1491

[23] Kang BJ, O JH, Baik JH, Jung SL, Park YH, Chung SK. Incidental thyroid uptake on F-18 FDG PET/CT: correlation with ultrasonography and pathology. Ann Nucl Med. 2009; 23(8):729–737

[24] Lang BH, Law TT. The role of 18F-fluorodeoxyglucose positron emission tomography in thyroid neoplasms. Oncologist. 2011; 16(4):458–466

[25] Chong A, Ha JM, Han YH, et al. Preoperative lymph node staging by FDG PET/CT with contrast enhancement for thyroid cancer: a multicenter study and comparison with neck CT. Clin Exp Otorhinolaryngol. 2017; 10(1):121–128

[26] Abraham T, Schöder H. Thyroid cancer–indications and opportunities for positron emission tomography/computed tomography imaging. Semin Nucl Med. 2011; 41(2):121–138

[27] Hillner BE, Siegel BA, Shields AF, et al. Relationship between cancer type and impact of PET and PET/CT on intended management: findings of the national oncologic PET registry. J Nucl Med. 2008; 49(12):1928–1935

[28] Ozkan E, Soydal C, Araz M, Aras G, Ibis E. The additive clinical value of 18F-FDG PET/CT in defining the recurrence of disease in patients with differentiated thyroid cancer who have isolated increased antithyroglobulin antibody levels. Clin Nucl Med. 2012; 37(8):755–758

[29] Lal G, Fairchild T, Howe JR, Weigel RJ, Sugg SL, Menda Y. PETCT scans in recurrent or persistent differentiated thyroid cancer: is there added utility beyond conventional imaging? Surgery. 2010; 148(6):1082–1089, discussion 1089–1090

[30] Wang W, Larson SM, Tuttle RM, et al. Resistance of [18f]-fluorodeoxyglucose-avid metastatic thyroid cancer lesions to treatment with high-dose radioactive iodine. Thyroid. 2001; 11(12):1169–1175

[31] Caetano R, Bastos CR, de Oliveira IA, et al. Accuracy of positron emission tomography and positron emission tomography-CT in the detection of differentiated thyroid cancer recurrence with negative (131) I whole-body scan results: a meta-analysis. Head Neck. 2016; 38(2):316–327

[32] Miller ME, Chen Q, Elashoff D, Abemayor E, St John M. Positron emission tomography and positron emission tomography-CT evaluation for recurrent papillary thyroid carcinoma: metaanalysis and literature review. Head Neck. 2011; 33(4):562–565

[33] Pryma DA, Schöder H, Gönen M, Robbins RJ, Larson SM, Yeung HW. Diagnostic accuracy and prognostic value of 18FFDG PET in Hürthle cell thyroid cancer patients. J Nucl Med. 2006; 47(8):1260–1266

[34] Chung JK, So Y, Lee JS, et al. Value of FDG PET in papillary thyroid carcinoma with negative 131I whole-body scan. J Nucl Med. 1999; 40(6):986–992

[35] Ito S, Kato K, Ikeda M, et al. Comparison of 18F-FDG PET and bone scintigraphy in detection of bone metastases of thyroid cancer. J Nucl Med. 2007; 48(6):889–895

[36] Qiu ZL, Xue YL, Song HJ, Luo QY. Comparison of the diagnostic and prognostic values of 99mTc-MDP-planar bone scintigraphy, 131I-SPECT/CT and 18F-FDG PET/CT for the detection of bone metastases from differentiated thyroid cancer. Nucl Med Commun. 2012; 33(12):1232–1242

[37] Ota N, Kato K, Iwano S, et al. Comparison of 18F-fluoride PET/CT, 18F-FDG PET/CT and bone scintigraphy (planar and SPECT) in detection of bone metastases of differentiated thyroid cancer: a pilot study. Br J Radiol. 2014; 87(1034): 20130444

[38] Phan HT, Jager PL, Plukker JT, Wolffenbuttel BH, Dierckx RA, Links TP. Detection of bone metastases in thyroid cancer patients: bone scintigraphy or 18F-FDG PET? Nucl Med Commun. 2007; 28(8):597–602

[39] Grünwald F, Biersack HJ. FDG PET in thyroid cancer: thyroxine or not? J Nucl Med. 2000; 41(12):1996–1998

[40] Isoda T, BaBa S, Maruoka Y, et al. Impact of patient age on the iodine/FDG "flip-flop" phenomenon in lung metastasis from thyroid cancer. Ann Nucl Med. 2016; 30(8):518–524

[41] Rodrigues M, Li S, Gabriel M, Heute D, Greifeneder M, Virgolini I. 99mTc-depreotide scintigraphy versus 18F-FDG PET in the diagnosis of radioiodine-negative thyroid cancer. J Clin Endocrinol Metab. 2006; 91(10):3997–4000

[42] Wang W, Larson SM, Fazzari M, et al. Prognostic value of [18F]fluorodeoxyglucose positron emission tomographic scanning in patients with thyroid cancer. J Clin Endocrinol Metab. 2000; 85(3):1107–1113

[43] Salvatore B, Paone G, Klain M, et al. Fluorodeoxyglucose PET/CT in patients with differentiated thyroid cancer and elevated thyroglobulin after total thyroidectomy and (131)I ablation. Q J Nucl Med Mol Imaging. 2008; 52(1):2–8

[44] Grünwald F, Kälicke T, Feine U, et al. Fluorine-18 fluorodeoxyglucose positron emission tomography in thyroid cancer: results of a multicentre study. Eur J Nucl Med. 1999; 26(12): 1547–1552

[45] Shiga T, Tsukamoto E, Nakada K, et al. Comparison of (18)F-FDG, (131)I-Na, and (201)Tl in diagnosis of recurrent or metastatic thyroid carcinoma. J Nucl Med. 2001; 42(3):414–419

[46] Diehl M, Graichen S, Menzel C, Lindhorst E, Grünwald F. F-18 FDG PET in insular thyroid

cancer. Clin Nucl Med. 2003; 28 (9):728–731

[47] Giovanella L, Ceriani L, De Palma D, Suriano S, Castellani M, Verburg FA. Relationship between serum thyroglobulin and 18FDG PET/CT in 131I-negative differentiated thyroid carcinomas. Head Neck. 2012; 34(5):626–631

[48] Na SJ, Yoo IeR, O JH, et al. Diagnostic accuracy of (18)F-fluorodeoxyglucose positron emission tomography/computed tomography in differentiated thyroid cancer patients with elevated thyroglobulin and negative (131)I whole body scan: evaluation by thyroglobulin level. Ann Nucl Med. 2012; 26 (1):26–34

[49] Rosenbaum-Krumme SJ, Görges R, Bockisch A, Binse I. 18F-FDG PET/CT changes therapy management in high-risk DTC after first radioiodine therapy. Eur J Nucl Med Mol Imaging. 2012; 39(9):1373–1380

[50] Vera P, Kuhn-Lansoy C, Edet-Sanson A, et al. Does recombinant human thyrotropin-stimulated positron emission tomography with [18F]fluoro-2-deoxy-D-glucose improve detection of recurrence of well-differentiated thyroid carcinoma in patients with low serum thyroglobulin? Thyroid. 2010; 20(1):15–23

[51] Giovanella L, Trimboli P, Verburg FA, et al. Thyroglobulin levels and thyroglobulin doubling time independently predict a positive 18F-FDG PET/CT scan in patients with biochemical recurrence of differentiated thyroid carcinoma. Eur J Nucl Med Mol Imaging. 2013; 40(6):874–880

[52] Kelders A, Kennes LN, Krohn T, Behrendt FF, Mottaghy FM, Verburg FA. Relationship between positive thyroglobulin doubling time and 18F-FDG PET/CT-positive, 131I-negative lesions. Nucl Med Commun. 2014; 35(2):176–181

[53] van Tol KM, Jager PL, Piers DA, et al. Better yield of (18)fluorodeoxyglucose-positron emission tomography in patients with metastatic differentiated thyroid carcinoma during thyrotropin stimulation. Thyroid. 2002; 12(5):381–387

[54] Ma C, Xie J, Lou Y, Gao Y, Zuo S, Wang X. The role of TSH for 18F-FDG PET in the diagnosis of recurrence and metastases of differentiated thyroid carcinoma with elevated thyroglobulin and negative scan: a meta-analysis. Eur J Endocrinol. 2010;

163(2):177–183

[55] Stokkel MP, Duchateau CS, Dragoiescu C. The value of FDG-PET in the follow-up of differentiated thyroid cancer: a review of the literature. Q J Nucl Med Mol Imaging. 2006; 50(1):78–87

[56] Wells SA, Jr, Asa SL, Dralle H, et al. American Thyroid Association Guidelines Task Force on Medullary Thyroid Carcinoma. Revised American Thyroid Association guidelines for the management of medullary thyroid carcinoma. Thyroid. 2015; 25(6):567–610

[57] Diehl M, Risse JH, Brandt-Mainz K, et al. Fluorine-18 fluorodeoxyglucose positron emission tomography in medullary thyroid cancer: results of a multicentre study. Eur J Nucl Med. 2001; 28(11):1671–1676

[58] Ong SC, Schöder H, Patel SG, et al. Diagnostic accuracy of 18FFDG PET in restaging patients with medullary thyroid carcinoma and elevated calcitonin levels. J Nucl Med. 2007; 48(4): 501–507

[59] Wong KK, Laird AM, Moubayed A, et al. How has the management of medullary thyroid carcinoma changed with the advent of 18F-FDG and non-18F-FDG PET radiopharmaceuticals. Nucl Med Commun. 2012; 33(7):679–688

[60] Treglia G, Cocciolillo F, Di Nardo F, et al. Detection rate of recurrent medullary thyroid carcinoma using fluorine-18 dihydroxyphenylalanine positron emission tomography: a metaanalysis. Acad Radiol. 2012; 19(10):1290–1299

[61] Cheng X, Bao L, Xu Z, Li D, Wang J, Li Y. 18F-FDG PET and 18F-FDG PET/CT in the detection of recurrent or metastatic medullary thyroid carcinoma: a systematic review and metaanalysis. J Med Imaging Radiat Oncol. 2012; 56(2):136–142

[62] Giraudet AL, Vanel D, Leboulleux S, et al. Imaging medullary thyroid carcinoma with persistent elevated calcitonin levels. J Clin Endocrinol Metab. 2007; 92(11):4185–4190

[63] Gotthardt M, Battmann A, Höffken H, et al. 18F-FDG PET, somatostatin receptor scintigraphy, and CT in metastatic medullary thyroid carcinoma: a clinical study and an analysis of the literature. Nucl Med Commun. 2004; 25(5):439–443

第 16 章　胸部肿瘤

16.1　孤立性肺结节

PET 用于评估不确定的孤立性肺结节是一种较好的成像方法。美国胸科医师学会（ACCP）指南建议[1] PET 用于描述直径 > 8mm 的实性不确定结节，预测恶性肿瘤的可能性为低到中度（5% ~ 65%）。英国胸科学会指南建议，如果恶性肿瘤的初始风险 > 10%，则对肺结节应使用 PET[2]。

2012 年的一项系统性回顾结论指出，PET 在治疗孤立性肺结节方面是具有成本 – 效益的[3]。当 PET 对结节的恶性肿瘤的预测率介于 12% ~ 69% 时最具成本 – 效益[4]。尤其是当临床预测试概率和 CT 结果不一致时（如，当预测概率低且 CT 特征不确定时），PET 可能是最具成本 – 效益的[1]。然而，在特异性较低的区域（如结核病流行地区），PET 可能不具有成本 – 效益[5]。

1. 如果恶性的预测概率很低，多数情况下考虑采用 CT 的观察结果即可。

2. 如果预测概率很高，则应考虑活检。当预测概率为 80% 时，PET 阴性患者的恶性概率仍为 14%。

   a）尽管 PET 不能可靠地排除高预测概率患者的恶性肿瘤，但选择继续监测，因为非高代谢性恶性肿瘤患者即使经过一段时间的观察再手术治疗，也可能有良好的预后[1,6,7]。

16.1.1　准确性

1. PET（meta 分析）[8]：灵敏度为 95%，特异性为 82%。

2. PET/CT：灵敏度为 97%，特异性为 85%[9]。

   通过将 CT 结果纳入 PET/CT 判读（例如，即使 PET 显示为阴性，CT 上高度疑似的结节也会判读为阳性），CT 的灵敏度和 PET 的特异性是有协同作用的。与单用 PET 相比[9]，这种方法的准确性更高，对 < 1 cm 的结节尤其有帮助。

3. PET 扫描阴性的结节极有可能是良性的，但仍需随访，因为少数结节会是恶性的，且 FDG 摄取低。

   PET 扫描为阴性的情况下将恶性肿瘤的预测概率考虑在内是很重要的。

4. 阳性结果表明结节很可能是恶性的。

   虽然 PET 会出现假阳性结果，但与其他成像方式相比，PET 具有更高的特异性。

5. 阴性 PET 结果通常比阳性结果更准确，因为对于恶性肿瘤，假阴性结果比假阳性病变更不常见。

16.1.2　与其他成像方式的比较

英国胸科学会指南不建议在有 PET/CT 的情况下进行动态对比增强 CT 或 SPECT[2]。

1. 动态对比增强 CT：灵敏度为 98%，特异性为 58%[10]。

   a）在比较 PET 和对比增强 CT 的两个研究中，PET 在其中一个研究中表现的灵敏度略低，特异性更高[11]，在另一个研究中表现出更高的灵敏度和类似的特异性[12]。总的来说，在肺结节评估方面，PET 比对比增强 CT 更准确。如果没有 PET，CT 主要应用于结节 < 1 cm 或低风险患者。

   b）如果不需要活检，动态增强 CT 检查呈阳性者行 PET 扫描后是有用的。在增强 CT 上显示超过一半的假阳性病灶在 PET 上显示为真阴性[13]。

2. 99mTc – 多普肽（生长抑素类似物）SPECT。PET 比 99mTc – 多普肽更灵敏，特异性相当[14,15]。

3. PET 的另一个好处是，如果使用 PET 评估孤立性肺结节结果呈阳性的恶性肿瘤，PET 也可进行最准确的分期。

16.1.3 要点

1. **判读**[16]。以下情况结节考虑恶性：

a）SUV > 2.5。

b）视觉分析。强度大于纵隔的强度（图16.1）。

- 视觉和SUV分析的准确性相当。

- 视觉分析可以按顺序量表进行[2]。如果将PET/CT与预测工具结合使用，则尤为有用。

- 缺乏——肺组织无明显摄取。

- 弱摄取——小于或等于纵隔血池。

- 中等摄取——大于纵隔血池。

- 强烈摄取——明显大于纵隔血池。

c）也可使用较低的阈值（SUV > 2.0和强度等于或大于纵隔）[9]。

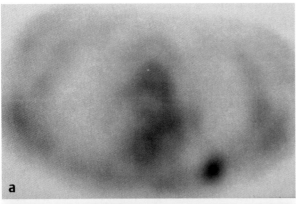
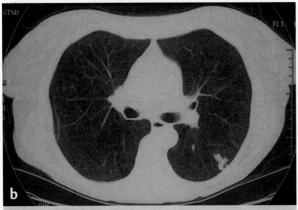

图16.1 周围型肺结节。（a）轴位PET扫描显示左肺外周局灶性摄取。PET通常难以定位周围病变，无法确定是在肺或胸壁。（b）同一层面的轴位CT扫描显示与FDG摄取相对应的不规则肺结节。此结节中FDG摄取的程度与恶性肿瘤一致

d）小结节。评估小结节时要谨慎。对于 < 1 cm的结节，由于部分容积效应，SUV值会显著降低。视觉分析阈值也应降低。

- 如果 < 1 cm的结节显示有任何FDG摄取，应考虑其潜在的恶性[17]。

2. **应该评估多大的肺结节？**

a）已报道小至5mm的结节检测为恶性肿瘤[7]。从实际考虑，PET最好用于 > 1 cm的结节，尽管位于上肺的结节8 mm是合理的。

- 然而，对于 < 1 cm结节的PET的准确性是有限的[18]。

b）与其他部位相比，上肺和前肺的小结节是PET评估的最佳部位，因为：

- 上肺的呼吸运动较少。

- 在肺下部的肝脏明显掩盖了小的病变。

- 正常情况下，后肺和下肺的活动略有增加，与肺膨胀不全有关，特别是当PET主要是在呼气时获得，这可能会降低病变与邻近组织的对比度，从而限制了可检出性。

    呼吸配准不良伪影（见于PET/CT）可人为地减少邻近横膈的肺结节的摄取。

c）如果密切观察阴性结节，对于 < 1 cm的中度风险的患者可以考虑行PET检查[19-21]。

3. **扫描时间**。扫描应在注射FDG后约50分钟开始，以更好地区分良、恶性病变[22]。

4. **双点成像**。双点成像（如在1小时和3小时成像，并使用10% SUV阈值增加为恶性肿瘤）已被建议作为辅助PET结节定性[23]。恶性病变应在延迟的图像上显示摄取增加，而良性炎症病变在二次扫描时稳定或摄取减低。然而，两项meta分析并没有发现双时间点和单时间点PET在准确性上的差异[24,25]。

a）这项技术对于SUV 2.5左右的模棱两可的病变可能特别有用。

b）良性病变（特别是肉芽肿）有时可以显示出摄取增加，但远少于恶性肿瘤。恶性病变的摄取不应该减少[26]。

5. **组织学**

a）类癌和错构瘤。在一份报告中[27]，肺类癌的SUV_{max}（平均值：3.9）高于错构瘤（平

均值：1.9）。然而，FDG 摄取不能区分更具侵袭性的非典型类癌与典型类癌。

b）鳞状细胞癌与腺癌及大细胞癌。鳞状细胞癌比腺癌或大细胞癌有更高的 FDG 摄取[28]。

6. **圆形肺不张**。圆形肺不张通常没有 FDG 摄取（图 16.2）。PET 可用于鉴别不典型圆形肺不张和恶性肿瘤[29]。

16.1.4　误区

1. **假阳性**。活动性肉芽肿 / 炎症过程（结核、真菌感染、类风湿结节、肉瘤、脂质性肺炎、滑石肉芽肿、炎性假瘤、机化性肺炎）和良性肿瘤（硬化性血管瘤、平滑肌瘤）[30]。

    a）在结核病高发地区应谨慎使用 PET，因为在这种情况下，其假阳性率较高[31]。

    b）在某些情况下，感染 / 炎症过程与类似淋巴结转移的 FDG-avid 纵隔淋巴结有关。例如，在一份报告中[32]，76% 的 FDG-avid 机化性肺炎患者至少检测到一个纵隔淋巴结阳性。

2. **假阴性**。贴壁样生长为主的腺癌（微小浸润或原位）（图 16.3）、黏液性腺癌、类癌、黏液表皮样癌[30]、小病变。

    a）在 PET 影像上大多数假阴性的恶性肺结节是分化型腺癌[33]。

    b）PET 对多灶性细支气管肺泡癌的灵敏度明显高于孤立性[34]。

    c）肺类癌的平均 SUV 为 3.0[35]。

    d）如果用 PET 评估胸部 CT 筛查中检测到的结节，假阴性率可能更高，因为这些结节如果是恶性的，往往很小和 / 或等级较低[36]。

3. **亚实性结节**。一般来说，PET 不用于评估实性部分 ≤ 8mm 的亚实性结节或部分实性结节[1]。美国胸科医师学会的指南建议，只有当实性部分 > 8 mm 时，才使用 PET 进行评估。

    a）由于亚实性结节（如为恶性）常继发于贴壁样生长为主的腺癌，因此出现了一种矛盾的结果，炎症性亚实性结节较恶性结节具有更高的 SUV[37,38]。例如，使用较高的 SUV 作为非实性结节恶性程度的指标，在一份报告中[39]，灵敏度为 10%，特异性为 20%。因此，使用较低的 SUV 作为恶性肿瘤的指标，对亚实性结节的评估可能更准确（例如，在一项研究中[38]，SUV 临界值 1.5 成功地用于诊断含有非实性成分的良性结节）。

    b）临床 Ⅰ A 期肺腺癌 FDG 摄取增高与侵袭性增高、预后较差相关[40,41]。虽然假阴性 PET 结果在亚实性结节患者中更为常见，但低 FDG 活性确实表明手术切除后预后良好。然而，尚不明确 FDG 低摄取是否与手术后患者长时间的良好的预后相关。

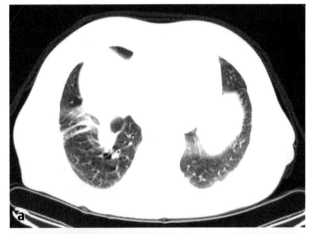
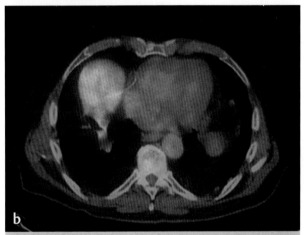

图 16.2　圆形肺不张。（a）轴位 CT 扫描显示右肺基底部圆形肺不张。（b）相应的 PET/CT 扫描没有显示圆形肺不张部位有 FDG 摄取

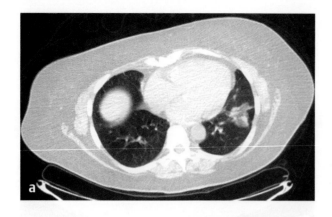

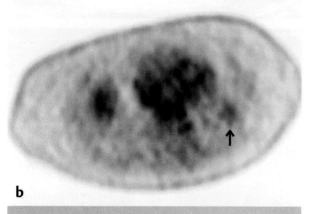

图 16.3 细支气管肺泡癌。(a) 轴位 CT 扫描显示继发于细支气管肺泡癌的左下叶毛玻璃样阴影。(b) 轴位 PET 扫描显示病灶内轻度 FDG 摄取（箭头所示）

4. **缺乏 CT 相关性**。如果没有 CT 相关性，肺内 FDG 摄取的病灶不应被认为是结节，因为 CT 几乎可以检测到肺部的任何结节。如果在呼吸过程中进行 CT（作为 PET/CT 的一部分）用于相关性检查，这可能不正确，因为小的肺结节可能检测不到。如果没有相应的 CT 病灶，请考虑以下可能性：

a）PET/CT 配准不良（见第 8 章）。如果是 PET/CT 检查，则 PET 摄取和肺结节可能配准不良，并出现在不同的位置。此外，由于配准不良，肝穹隆病变可能出现在肺基底部（见图 9.10）。

b）注射浓聚。使用注射器注射放射性浓聚（注射入血后）可导致无 CT 相关的肺热点（图 7.25）。在通气灌注扫描的肺灌注图像上可看到类似的现象。

5. **FDG 摄取及 SUV < 2.5 的病灶**。有证据表明，

SUV < 2.5 的病灶应进一步按视觉摄取水平分级。在一项研究中[33]，微弱或无视觉摄取的病变为恶性肿瘤的概率非常低，而明显视觉摄取的病变是恶性肿瘤的概率为 60%，即使 SUV < 2.5。本研究的作者提议将 SUV 的临界值设为 1.6。另一项研究建议，对于 < 1 cm 的结节，SUV 的临界值设为 2.0[42]。

在实践中，作者建议报告不一致的视觉和 SUV 结果（例如，视觉摄取大于纵隔，但 SUV < 2.5）作为恶性肿瘤的疑点。对于小结节尤其如此，SUV 可能由于部分容积效应而人为降低。如果一个结节不小（> 2cm）、摄取小于纵隔并且 SUV < 2.5，作者认为这可能是良性的。小结节（1 ~ 2cm）、明确的摄取小于纵隔，SUV < 2.5 是最成问题的。如果这些结节 SUV > 1.6，或摄取等于纵隔血池，研究者报告这些结节是不确定的，至少建议密切随访。研究者还强调了这些结节的 CT 特征。

6. **肺底结节**。PET/CT 应谨慎应用于靠近半横膈附近的结节。由于致光性呼吸配准伪影（见第 9 章），SUV 可在这些结节中人为减少。

7. **筛查发现肺结节**。有几项研究评估了 PET/CT 在肺癌筛查研究中的应用，在肺癌筛查研究中，患者的恶性肿瘤风险高于一般人群。在一般情况下，与一般人群相比 PET/CT 筛查人群的灵敏度较低（69% ~ 90%），特异性较高（82% ~ 93%）[2]。因此，扫描阳性通常需要侵入性诊断检查，而扫描阴性对恶性肿瘤的排除价值较低。

16.2 肺转移与良性结节

PET 可用于评估已知原发性肿瘤患者的不确定肺部病变。PET 这种应用的数据很少。注意，在这种情况下，不能将转移与包括支气管癌在内的其他摄取原因区别开来。

准确性

使用 2.5 的 SUV 临界值或 3.0 的病变背景比，PET 可以区分肺转移和良性结节，准确率为 91%[43]。

16.3 非小细胞肺癌的分期

PET 是非小细胞肺癌（NSCLC）分期的一种标准模式。在常规检查中加入 PET 检查可使 1/5 的患者免于进行不必要的手术[44]，并使一半以上使用传统方式进行分期的患者的分期发生变化[45]。

1. 然而，在许多情况下，PET/CT 的主要价值在于识别远处转移而不是纵隔分期。因为除了在外周 T1ab N0 患者 PET 检查阴性外，无论 PET 检查纵隔淋巴结转移是阳性还是阴性，患者都需要侵入性确认。对 PET/CT 鉴别 N0 和 N1 与 N2 和 N3 疾病的准确性进行了 Cochrane 评价[46]，结果表明，仅凭 PET/CT 无法确切地决定是否需要进行手术。Cochrane 评价的作者建议，PET/CT 可以用来决定下一步是活检还是手术切除（如果 PET/CT 是阴性的并且结节很小）。NCCN 和欧洲胸外科学会（ESTS）指南建议[47,48]，PET 检查阴性的外周 T1ab N0 患者可放弃侵入性纵隔分期。

2. 与传统分期相比，PET 可准确地识别出大约超过 20% 的 N2、N3 或远处转移患者[49]。

3. 然而，由于有显著的不准确的分期升高率，在随机对照试验中从 5%～42% 不等[49]。因此，如果可能的话，应确认 PET 的疑似发现。

4. PET 对纯磨玻璃腺癌的分期价值不大。由于淋巴结和远处转移的发生率较低，在一些报告中没有发现真正的阳性病例[50,51]。

5. **纵隔分期**[20]
   a）PET 最适合于 CT 上无纵隔淋巴结肿大且无全身转移病灶的患者。在一项分析中[52]，仅考虑有效性（而非成本），如果初始 CT 为阴性，最佳策略是进行 PET 检查、经支气管镜针吸活检（TBNA）、气

道内超声（EBUS）和内镜超声（EUS）。如果 TBNA 或 PET 阳性，只有当 EBUS 和 EUS 为阴性时才行纵隔镜检查。如果 TBNA 或 PET 为阴性，只有在 EBUS 和 EUS 给出矛盾的结果时才进行纵隔镜检查。
   b）对于纵隔淋巴结肿大的患者，PET 通常价值较低，因为 PET 检查阴性可能是由于假阴性结果而不能排除纵隔镜检查。
   c）由于纵隔转移的发生率较低，PET 在临床 I 期（外周）肿瘤中的作用有限。

6. **远处转移分期**[20]
   a）PET 最适合于临床评价呈阳性的患者，提示全身转移（临床Ⅳ期），或 X 线照片显示纵隔淋巴结肿大（临床Ⅲ期）。
   · 在这种情况下，应结合头部 CT 或 MRI 进行 PET 检查。
   b）PET 也可用于检测临床Ⅱ期肿瘤（特别是中央型肿瘤或腺癌）患者的远处转移。
   c）PET 在临床 I 期（外周）肿瘤中的作用有限，因为远处转移的发生率较低。

16.3.1 准确性／与其他成像方式的比较

1. **PET/CT 纵隔分期**（meta 分析）[46]
   a）灵敏度为 77%，特异性为 90%（视觉分析）。
   b）灵敏度为 81%，特异性为 79%（SUV 阈值为 2.5）：
   · PET/CT 对肿瘤和淋巴结分期的准确性优于 CT、单独 PET 或 CT 与 PET 的视觉相关。
   · 肿瘤分期。在 T 分期上，PET/CT 优于 PET。CT 部分可用于确定肿瘤大小和邻近软组织的延伸。PET/CT 非常适合评估胸壁和纵隔侵犯（图 16.4）。与 PET 相比，PET/CT 的优点可能更适合 T 分期，而不是淋巴结分期[53]。
   · 淋巴结分期。PET/CT 增强了诊断淋巴结疾病的信心，大大减少了不明确的结果。

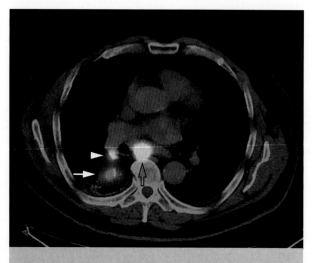

图 16.4　纵隔和肺门转移。轴位 PET/CT 扫描显示右部下叶癌（箭头所示）伴右肺门（无尾箭所示）及隆突下（空心箭头所示）淋巴结转移

○ PET/CT 对左肺门、主动脉弓下和右气管旁淋巴结的灵敏度优于单独使用 PET，对隆突下和叶间淋巴结的灵敏度更高 [54]。

2. 纵隔分期的 PET 与 CT 比较（表 16.1）[49]

表 16.1　PET 和 CT 在非小细胞肺癌纵隔分期上灵敏度与特异性的比较

	灵敏度（%）	特异性（%）
PET	80	88
CT	55	81

a）PET 对 N0、N2 和 N3 疾病优于 CT，而对 N1 来说并非如此 [55]。

b）PET 在上纵隔淋巴结有较低的假阳性率。

c）在腺癌中，PET 的假阴性率较低；在鳞状细胞癌中，PET 的假阳性率较低。

3. PET/CT 用于远处转移分期（meta 分析）[56]：灵敏度为 93%，特异性为 96%。

a）约 10% 的患者通过 PET 检测到未被怀疑的远处转移 [45]。

4. 骨髓转移

a）PET/CT（meta 分析）[57]：灵敏度为 92%，特异性为 98%。

b）PET/CT 比 PET、MRI 或骨扫描具有更高的灵敏度和特异性，而 PET 优于 MRI 或骨扫描 [57]。与骨扫描相比，PET 在肺癌骨髓转移的诊断上具有同等或更高的灵敏度和特异性（图 16.5）。PET 对肺癌骨髓转移的检测比其他原发肿瘤更有价值，因为这种肿瘤的骨组织改变往往是溶骨性的。

5. 肾上腺转移（图 16.6）

PET：灵敏度为 100%，特异性为 80%。

6. 脑转移

a）PET：灵敏度为 60%。

b）不能替代 CT 或 MRI。

7. 恶性与良性胸膜疾病。 PET 可用于鉴别良恶性胸膜疾病。它可以评估胸腔积液（图 16.7）和胸膜增厚。增强 CT 胸膜异常不确定的患者，PET/CT 的诊断效果优于 CT [58]。

a）准确性。一项 meta 分析显示 [59]，PET 和 PET/CT 对区分胸膜良恶性病变的灵敏度为 95%，特异性为 82%。在一项主要针对原发性肺癌患者胸膜异常的 Meta 分析中 [60]，PET 和 PET/CT 对评估胸膜异常的灵敏度为 86%，特异性为 80%。

b）摄取的程度。高摄取可以高度预测恶性肿瘤的发生；然而，中等程度摄取应该谨慎判读，因为它也可以在感染和其他炎症性疾病中出现。视觉分级（如胸膜活性高于纵隔背景活性）[58] 的准确性与 SUV 临界值相当。

• SUV 临界值为 2.2 和 2.8 [58] 用于区分良恶性胸膜过程的准确率为 82% [61]。胸部原发性胸膜转移比胸外原发性胸膜转移有更多的摄取。

c）处于外周但非胸膜（如肋骨）的摄取（图 7.46），与解剖图像相关联是必要的，以发现假阳性结果。

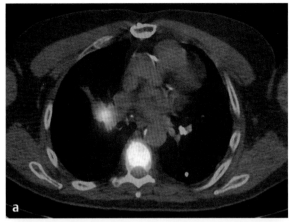

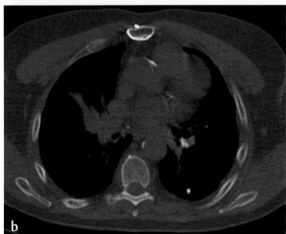

图 16.5　骨转移。轴位 PET/CT（a）显示右肺癌转移到椎体。CT 上未见转移（b）

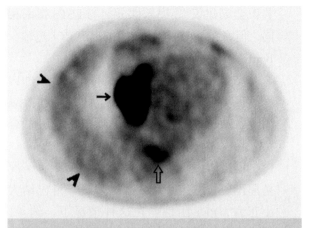

图 16.7　恶性积液。轴位 PET 扫描显示大的右肺中央型肺癌（箭头所示）患者右侧胸腔恶性积液（无尾箭所示）的摄取，并发现骨转移（空心箭头所示）

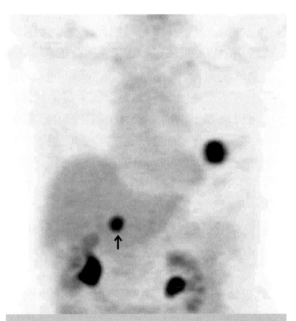

图 16.6　肾上腺转移。冠状位 PET 扫描显示左肺癌转移到右肾上腺（箭头所示）

16.3.2　要点

1. **纵隔 PET 扫描阳性需要纵隔镜检查吗?** 在排除手术前，应先通过纵隔镜或淋巴结取样来确认 PET 扫描的阳性结果。纵隔的 PET 假阳性率为 13% ~ 22%[20]，但 PET 有助于引导更具侵入性的纵隔淋巴结取样。

2. 只有当转移的预测概率很高（> 85% ~ 90%）时才不用确认，如 CT 上存在弥漫性纵隔浸润。对于分散的、可测量的纵隔淋巴结肿大患者，或没有淋巴结肿大但有中央型肿瘤或怀疑有 N1 肿瘤的患者（增加了 N2、N3 淋巴结受累的可能性），无论 PET/CT 结果如何，都需要进行侵入性确认。

3. **纵隔 PET 扫描阴性是否可以避免侵入性分期?** 如果 PET 为阴性，在开胸术前可免于侵入性检查，但只有在淋巴结转移的预测概率较低的情况下才可免除。纵隔 PET 检查的假阴性率为 5% ~ 8%，而纵隔镜检查的平均假阴性率为 9%[20]。但纵隔镜可以检测到 PET 可能会漏诊的微小疾病。

    NCCN 指南提示[48]，如果 PET/CT 为阴性，纵隔镜检查适用于中央型 T1ab、T2 和 T3 病变。ESTS 指南建议[62] 侵入性分期应在 cN1、中央型肿瘤或 > 3cm 的肿瘤中（主要是高 FDG 摄取的腺癌）进行。欧洲医学会肿瘤共识会议建议[63]侵入性分期与ESTS指南相同，但也包括CT显示增大的淋巴结（短轴＞1cm）。

结合PET、支气管内超声引导针吸和内镜超声引导针吸的微创策略，可用于排除纵隔淋巴结转移。在一份报告中[64]，这种联合检测阴性预测值为93%。

PET阴性可免于纵隔镜检查的一种情况是周围临床T1a（≤2cm）病变，淋巴结大小正常，PET阴性。在这种情况下，约4%的患者会有未被怀疑的纵隔疾病[49]。ACCP指南提示[1]，在这种情况下，无须进行有创性术前评估（然而，ACCP指南也不建议外周临床T1a肿瘤进行PET检查）。ESTS指南建议[62]，对于周围型肿瘤＜3cm（T1ab）且淋巴结无肿大、PET阴性的患者，不需要做进一步的纵隔分期。

如果纵隔淋巴结受累（如中央型肿瘤、腺癌、肺门受累）的预检概率较高，通常需要行纵隔镜检查。PET阴性预测值在PET阳性的N1淋巴结和/或中央型原发肿瘤要低得多[65]。具有以下肿瘤特征的患者可能受益于侵入性分期[66-68]。然而，没有标准的方法来量化基于这些因素的病理性N2的概率。在多变量预测模型中[69]，只有通过PET/CT诊断的N1与病理性N2相关。

a）PET/CT分期为N1。

b）腺癌。在meta分析中，腺癌与其他肿瘤组织相比，纵隔淋巴结疾病的风险更高（风险比：2.72）[70]。

c）上叶（尤其是右上叶）或中央型肿瘤。

d）SUV≥10的肿瘤。在meta分析中[70]，原发灶中FDG的高摄取与隐匿性淋巴结转移的高风险相关。

e）CT显示淋巴结短轴＞15mm。如果CT显示淋巴结肿大，PET呈阴性，ACCP指南建议[49]行纵隔浸润分期。然而，如果淋巴结肿大明显，则PET呈假阴性的可能性较小。肿瘤负荷大到足以引起较大程度的淋巴结肿大，通常表现为高FDG摄取。淋巴结＞1cm的PET/CT灵敏度较高，但特异性和准确性较低[71]。

f）肿瘤＞3cm。在meta分析中，PET/CT对肿瘤≤3cm的纵隔转移阴性预测值为94%，对肿瘤＞3cm的纵隔转移阴性预测值为89%[70]。

4. **摄取模式**。通过位置了解肺部病变淋巴转移的标准模式有助于避免假阳性结果。例如，左肺上叶恶性肿瘤通常首先转移到主肺动脉窗淋巴结。如果累及多个淋巴结，第一级淋巴结引流通常是最强烈的（图11.13）。这有助于区分转移性疾病和良性淋巴结，如结节病，其中淋巴结通常以相似的强度出现（见图11.14）。

5. 患有其他肺部疾病（如间质性肺炎、结核病）的患者更有可能出现假阳性结果，即使该疾病并不活跃。

6. **SUV和视觉分析**

a）SUV临界值。曾用SUV临界值2.5～5.3区分良性和恶性淋巴结[72,73]。在评估特定SUV临界值时，需要在最佳准确性（需要更高的SUV临界值）和PET/CT的临床作用之间进行权衡，PET/CT可能会潜在地排除阴性病例的纵隔镜检查（需要更低的SUV临界值以最小化假阴性结果）。一项研究[74]建议使用2.5的SUV，因为其阴性预测值高达96%，可能允许在PET阴性病例中省略纵隔镜检查。然而，在本研究中，SUV为4.5时才能达到最高诊断准确率。

b）尚不清楚使用SUV是否优于视觉判读（以摄取大于纵隔为阳性）；在一项研究中，两者没有区别[73]，而在另一项研究使用视觉标准导致过度诊断[75]。

c）在可疑阳性或弱阳性的淋巴结中，使用比值可能有帮助。例如，阈值比为0.20～0.30（SUV淋巴结/SUV肿瘤比值），SUV淋巴结/SUV肿瘤大小的阈值比为3.0[78]，对预测结节恶性程度较为准确[76-78]。

7. **淋巴结密度**。淋巴结密度对FDG中度摄取（$2.0 < SUV_{max} \leq 4.0$）的淋巴结评估有一定的帮助。恶性淋巴结的密度通常高于良性淋巴结，尽管有的良性淋巴结密度非常高。在一份报告

中[79]，71% 的恶性淋巴结中位 CT 值（HU）为 25 ~ 45 HU。通过使用附加密度标准（中位 HU：25 ~ 45）FDG 中度摄取淋巴结中，灵敏度从 70% 提高到 88%。其他报道使用 7.5 和 20 HU 的临界值[80,81]来区分良性和恶性淋巴结。20 HU 的临界值可能对排除良性病因特别有用，因为在一份报告中[80]，超过 99% 的良性淋巴结低于 20 HU 临界值。

8. **地塞米松抑制**。地塞米松抑制有可能减少继发炎症的假阳性结果。在一份报告中[82]，对非小细胞肺癌患者 PET/CT 检查前 24 小时口服 8 mg 地塞米松和不使用地塞米松进行了研究。服药者葡萄糖水平没有升高，视觉摄取和真阳性淋巴结 SUV 也未受影响。假阳性淋巴结的视觉摄取下降，SUV_{max} 平均下降 20%。使用地塞米松后，21% 的假阳性淋巴结为真阴性。

16.3.3 误区

1. 在结核病流行的国家，PET/CT 的准确性降低（图 16.8）。在 meta 分析中[83]，来自结核病流行国家的研究显示，基于结节的灵敏度较低，基于患者的特异性较低。

2. 炎症引起的轻度双侧肺门淋巴结摄取常见于肺癌人群和没有任何已知潜在疾病的患者。

这在结核病流行国家进行判读时应特别谨慎，转移性淋巴结可以隐藏在双侧纵隔和肺门淋巴结摄取的 "良性" 模式里[83]。

3. 假阳性纵隔和肺门淋巴结常伴有滤泡增生、矽肺和巨噬细胞浸润等组织学特征[84]。

4. 不准确的纵隔淋巴结分期更常见于类风湿关节炎、糖尿病、肺结核和肺炎患者[85]。

5. 误诊率最高的是第 4 站淋巴结（下气管旁），其次是 7 站淋巴结（下纵隔）和 9 站淋巴结（肺韧带）[85]。

6. **肾上腺增生**。肾上腺增生可能增加摄取。在类癌或小细胞瘤患者中，肾上腺增生可以类似双侧肾上腺转移（见图 7.38）。

7. **滑石粉胸膜固定术**。先前的滑石粉胸膜固定术可导致胸膜摄取增加，可能继发于炎症（图 16.9）。滑石粉胸膜固定术 5 个月内，发现 FDG 摄取增加，胸膜厚度增加。5 个月后，胸膜厚度稳定，FDG 摄取持续或进一步增加[86]。钙化形成缓慢。与 CT 联合有助于鉴别

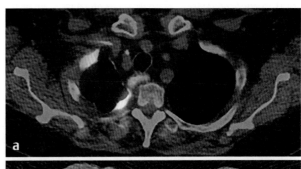
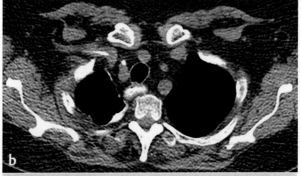

图 16.9　滑石粉胸膜固定术。（a）一例有间皮瘤和滑石粉胸膜固定术病史的患者的轴位 PET/CT 显示，在相应的轴向 CT（b）上，与胸膜密度增加的部位相对应的轻度摄取增加。这种摄取是继发于先前的滑石粉胸膜固定术

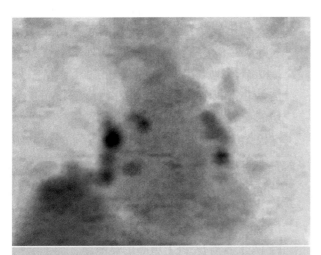

图 16.8　肺结核。肺结核患者的 PET MIP 图显示双侧肺门、纵隔淋巴结和左肺有 FDG 摄取

恶性胸膜病变与滑石粉胸膜固定术后改变。如果钙化的胸膜病变显示FDG摄取，这很可能是炎症。钙化性胸膜病变中胸膜FDG摄取轻度间隔增加也可能是炎症。但是，非钙化性胸膜病变的FDG摄取和厚度同时增加，或在非钙化性病变中新的FDG摄取，都怀疑恶性肿瘤。

8. 周围型肺腺癌无积液的胸膜扩散常表现为小的胸膜结节和不均匀胸膜增厚。这通常超出PET的分辨率，对于周围型肺腺癌患者，PET/CT检查的CT部分的这些发现，应报告为可疑胸膜扩散，即使在不摄取FDG的情况下[87]。

9. 由于假阳性结果可能导致不正确的M1分期，由PET确定的转移性疾病需要进一步确认，特别是单一部位[88]。

16.3.4 非小细胞肺癌的 预后／治疗反应

PET在非小细胞肺癌的治疗反应和预后方面有几个潜在的应用：新诊断肿瘤的预后，新辅助治疗后的再分期，治疗反应的早期评估，以及治疗结束后再分期[89-91]。再分期方面，PET主要用于有孤立性转移的Ⅲ期及Ⅳ期疾病。在这种情况下，理想的PET应在治疗后2~3个月进行。PET可能对Ⅰ、Ⅱ期疾病患者的再分期没有帮助[92]。

1. **预后**。PET可能是鉴别高危复发患者的有用工具；有助于引导Ⅰ和Ⅱ期非小细胞肺癌的手术治疗[93]。在一项Meta分析中[94]，SUV_{max}、代谢性肿瘤体积和总病灶糖酵解的高值预测了手术的非小细胞肺癌患者复发或死亡的更高风险。在一项meta分析中[95]，13项研究中有11项发现高原发性肿瘤SUV是影响生存的不良预后因素，其危害风险为2.27。与原发性肿瘤相比，区域淋巴结SUV的预后能力不太确定[96]。PET还为FDG摄取较少的肿瘤提供预后信息，如细支气管肺泡癌和Ⅰ期腺癌。对于这些肿瘤，即使是相对较低的FDG摄取水平（细支气管肺泡癌中

$SUV \geqslant 2.5$，Ⅰ期腺癌为3.3）也与不良预后相关[97,98]。

对复发性肺癌，复发肿瘤的SUV也是生存期的一个独立的预后因素[99]。

此外，对于接受放射治疗的患者，无论是治疗前还是治疗后，原发肿瘤FDG摄取都被认为是一个预后因素。在一项meta分析中[100]，治疗前和治疗后的原发肿瘤SUV都预测了生存期和局部控制情况。PET对Ⅲ期非小细胞肺癌的新辅助治疗也有一定的预后价值[101]。

2. **治疗中期PET检查**。不能手术的患者经全身化疗后，总有效率为40%，但许多患者会出现明显的治疗相关毒性。早期预测肿瘤反应可能使一些患者免于无效治疗的额外费用和毒性，同时也能提供其他可能更有效的治疗方法。多项研究表明，PET可以在一个疗程的化疗后较早的预测肿瘤反应和患者的预后，也可以预测对新的靶向药物的反应，如表皮生长因子受体酪氨酸激酶抑制剂等[102]。在一项研究中[103]，PET可以在开始化疗后1~3周预测生存期。然而，由于成像的时间和确定反应的阈值等问题尚未确定，因此需要进一步的研究才能使PET在临床上用于此目的。

3. **治疗终末PET检查**。PET可能对局部晚期疾病诱导治疗后的再分期和反应预测有潜在作用（图16.10）。第三期患者的治疗选择包括明确的化放疗和新辅助治疗（单独化疗或化放疗），然后手术切除。在计划手术切除前接受新辅助治疗的患者，纵隔淋巴结清扫评估是非常重要的。纵隔淋巴结清扫和病变全切的患者生存率较高，如果诱导治疗后纵隔淋巴结有残瘤，通常不再手术切除。评估的参数包括残瘤存活力、持续的纵隔疾病和远处转移。

一般来说相对于未治疗的患者，PET在诱导治疗后评估纵隔的准确性较低。对此，PET/CT具有比PET更高的灵敏度，而不影响特异性[104]。组织学确认在大多数情况下仍然是必要的，但PET可能在引导纵隔镜或内镜

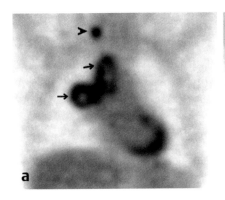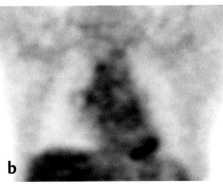

图 16.10 肺癌治疗随访。（a）冠状位 PET 扫描显示右肺门、纵隔坏死性淋巴结（箭头所示）和右锁骨上淋巴结（无尾箭所示）的摄取。（b）治疗后冠状位 PET 扫描显示锁骨上摄取消失，肺门、纵隔摄取减弱

检查，或在发现胸外转移性疾病方面很有用。

在新辅助治疗的情况下，PET 对 T 期的预测较 N 期更准确[47]。PET 对原发肿瘤残瘤的检测具有灵敏性而无特异性[105]。PET 对纵隔淋巴结的重新分期具有特异性，但灵敏度有限[105]。新辅助化疗后，PET 比 CT 能更准确地检测残瘤，但除了对 N1 淋巴结，PET 与 CT 对其检测准确性相当。

PET（主要在ⅢA–N2 期疾病）在新辅助治疗后再分期的数据是相互矛盾的。尽管 PET 或 PET/CT 可能比 CT[106] 或纵隔镜复查[107] 更能准确地评估反应，但准确性为 50%～95%[19,108]。对 PET 预测非小细胞肺癌新辅助治疗肿瘤病理反应的价值进行了 meta 分析[25]，其灵敏度和特异性分别为 83% 和 84%，PET 的预测价值优于 CT。在对Ⅲa 期肺癌诱导治疗后再分期的系统评价中[109]，在所有部位的完全反应，CT 和 PET 的假阴性率分别为 50% 和 30%，PET 检查对纵隔淋巴结累及的假阴性率为 25%，假阳性率为 33%。在仅 N2 数据用于诱导化疗后 PET 再分期的研究中，假阳性率为 25%～40%，假阴性率为 23%～36%[110]。此研究还发现，对ⅢA/pN2 期诱导化疗患者，未发现诱导后 PET 对 N2 淋巴结摄取与病理持续性、无病生存期或总生存期有关。

PET 也被用来预测局部晚期疾病的根治性化放疗后的生存期。在最大的前瞻性研究中[111]，治疗后肿瘤 SUV 较高（峰值或最大值）与Ⅲ期 NSCLC 患者的生存期较差有关。虽然可以确定一个对常规临床使用有用的明确临界值，但治疗后 SUV（峰值）> 7 没有长期存活者。在同一研究的二次分析中[112]，治疗后 PET 局部淋巴结残瘤代谢活性较高，与局部区域控制较差有关。

16.3.5 要点／误区

1. 当治疗后瘢痕和胸膜增厚限制 CT 在评估疾病中的作用时，PET 特别有用。
2. 放射性肺炎具有典型的线性边界和弥漫性强摄取（图 7.26）。PET 上的摄取可以在 X 线发现异常前看到。肿瘤复发具有更多的局灶性摄取，通常可以与放射性肺炎区分开来。然而，放射性肺炎在早期偶尔会有不均匀的摄取，因此如果可能的话，PET 显像应在放射治疗后延迟 3~6 个月[113]。

16.4 非小细胞肺癌：复发 [89,114]

PET 在评价治疗后局部复发方面是有用的。

1. 治疗后 CT 上胸部残留异常是常见的。PET 可区分局部复发和治疗后改变。在一项 meta 分析中[115]，PET/CT 对肺癌复发诊断的准确性优于常规影像学（图 16.11）。PET/CT 的灵敏度和特异性分别为 90% 和 90%，而常规成像的灵敏度和特异性分别为 78% 和 80%。
2. PET/CT 检测复发的灵敏度与 PET 相当，但特异性要高得多[116]。
3. 复发性肿瘤的 SUV 是一种独立的生存因子[99]。

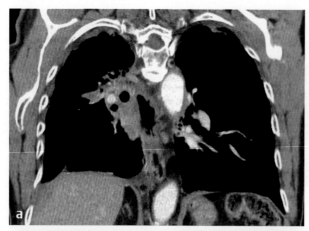

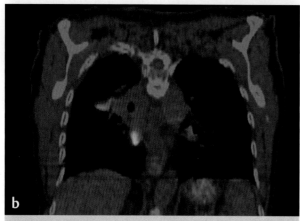

图16.11 肺癌复发。（a）1例肺癌放射治疗后冠状位对比增强CT扫描显示右侧肺门广泛的软组织影。在这种情况下，不能区分肿瘤与纤维化。（b）同一水平的冠状位PET／CT扫描显示肺门软组织内有两个小肿瘤病灶

16.5　放射治疗计划

PET／CT在放射治疗（RT）计划中具有潜在的价值，主要用于更好地确定RT野或大体肿瘤体积（GTV），从而有可能导致RT计划的改变。对于原发性肿瘤的RT方案，主要优势是对肺不张患者，勾画不同的肿瘤边界，保留了肺组织。RT计划的另一个主要变化是淋巴结状态的改变（例如，包括RT野中CT阴性、PET阳性淋巴结，并且排除CT阳性、PET阴性淋巴结）。其他潜在的应用是通过确定肿瘤内的生物学差异，评估化放疗期间和之后的肿瘤，以及根据治疗过程中靶体积的

变化来调节放射治疗的疗效[117]反应，从而允许靶点的剂量异质性。在一项多中心试验中[118]，PET／CT获得的GTV小于CT，51%患者的淋巴结轮廓发生了改变。当PET被纳入靶体积时，目标体积的变化超过20%，分期改变在20%～50%之间[119]。

16.6　射频消融

采用PET／CT进行反应评估，并对肺癌射频消融（RFA）后局部复发进行检测和预测。在一份报告中[120]，PET／CT比胸部CT检测到更多的早期治疗失败，没有假阴性结果。这导致26%的患者改变了治疗策略。尤其是PET／CT可以检测消融区内形态或对比增强模式没有发生变化的恶性病变。然而，PET／CT的局限性之一是特异性较差。在一项多中心前瞻性研究中[121]，对RFA后3个月进行PET／CT检查的灵敏度和特异性分别为91%和63%。尤其是靠近胸膜的病变特异性较低。

16.6.1　时机把握

已发表的关于RFA后PET／CT检查最佳时机的报道存在一些差异，但建议范围为3～6个月[120-123]。与3～6个月的PET／CT成像相比，RFA术后早期PET／CT成像无必要且准确性较低[122,123]。

16.6.2　判读

最早在RFA后2～3天就可发现坏死带周围的炎症[124]。在PET／CT检查中，这会在中央光区外周形成环状活性。关于外周活性环持续时间的文献存在差异。有学者建议，2个月后摄取应达到本底纵隔血池[125]；但有一份报告表明[126]，环可能持续6个月，但将在12个月内消除。在同一报告中，外周环在6个月和12个月时被中心摄取增加所取代，推测是由于肺中心的消融病变被吸收后，外周肺缩向消融病变的中心所致。然而，这种延迟的中央摄取增加还没有出现在其他报告或肝脏RFA之后。

消融后 FDG 摄取分为有利模式和不利模式[127]。非复发的有利摄取模式包括弥漫性、不均匀、环状和环状 + 局部（与原始肿瘤不一致的病灶）。不利摄取模式提示复发包括局部，边缘 + 局部（与原始肿瘤相对应的病灶）。消融后高 SUV 和在随访期间 FDG 摄取逐渐增加也可预测局部复发。

炎症 FDG 摄取可发生在 RFA 进针路径和纵隔淋巴结[120]。这可能在手术后早期（24 小时）或晚期（3 个月）出现。

16.7 小细胞肺癌

与常规成像相比，PET 或 PET/CT 可导致 10% ~ 17% 患者的分期变化[128-130]。在对小细胞肺癌术前分期影像学的系统评价中[131]，FDG PET/CT 对骨转移的诊断较 CT 或骨显像更灵敏，对远处转移更灵敏。在一项 meta 分析中[132]，PET 和 PET/CT 诊断小细胞肺癌扩散性疾病的灵敏度和特异性分别为 97% 和 98%。

16.8 间皮瘤

PET/CT 有助于胸膜间皮瘤的诊断和分期。NCCN 指南建议[48]，PET/CT 只在患者术前评估中起作用。PET/CT 分期的主要作用是确定患侧胸腔外病变并排除。

在最佳证据回顾中[133]，PET/CT 总的灵敏度和特异性分别为 88% 和 93%；但对 N2 期（37%）和 T4 期（67%）的灵敏度较低。PET/CT 比 PET 更准确，PET 比 CT 或 MRI 更准确。与 PET/CT 相比，CT 对 Ⅱ 期（77% 对 100%）和 Ⅲ 期（75% 对 100%）疾病具有较低的特异性。此外，相对于 CT，PET/CT 观察者间变异性更低[134]。然而，PET/CT 并不能准确地识别晚期肿瘤（T4）或纵隔淋巴结病（N2），因此 PET/CT 可能会降低患者的分期[135]。

此外，PET/CT 有助于预测疾病的复发和生存。对可切除病变的患者，新辅助化疗后的代谢反应

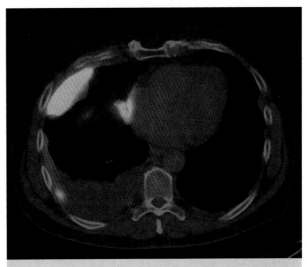

图 16.12　间皮瘤。轴位 PET/CT 显示 1 例间皮瘤患者内侧和外侧胸膜摄取

是生存期的一个独立的预后因素[136]。PET/CT 还可以预测姑息化疗患者的生存率[137]。

1. PET 在确定局部肿瘤范围（图 16.12）和纵隔淋巴结转移方面的灵敏度可能有限（尤其是很难发现隐匿性横膈延伸）。
2. 原发性肿瘤高摄取与 N2 疾病的存在和生存不良有关。
3. SUV > 10 与较差的生存率相关[138]。
4. 胸膜的局部纤维性肿瘤（良性间皮瘤）通常具有低（SUV < 2.5）摄取[139]。
5. 大多数良性胸膜肿瘤 SUV < 2.2[54]。
6. 以往滑石粉胸膜固定术并不会改变 PET/CT 间皮瘤分期的准确性[135]。

（部景阁　李雪荣　王骏　盛会雪　徐明　孙涛）

参考文献

[1] Gould MK, Donington J, Lynch WR, et al. Evaluation of individuals with pulmonary nodules: when is it lung cancer? Diagnosis and management of lung cancer, 3rd ed: American College of Chest Physicians evidence-based clinical practice guidelines. Chest. 2013; 143(5) Suppl:e93S–e120S

[2] Callister ME, Baldwin DR, Akram AR, et al. British

Thoracic Society Pulmonary Nodule Guideline Development Group, British Thoracic Society Standards of Care Committee. British Thoracic Society guidelines for the investigation and management of pulmonary nodules. Thorax. 2015; 70 Suppl 2: ii1–ii54

[3] Cao JQ, Rodrigues GB, Louie AV, Zaric GS. Systematic review of the cost-effectiveness of positron-emission tomography in staging of non–small-cell lung cancer and management of solitary pulmonary nodules. Clin Lung Cancer. 2012; 13(3): 161–170

[4] Gambhir SS, Shepherd JE, Shah BD, et al. Analytical decision model for the cost-effective management of solitary pulmonary nodules. J Clin Oncol. 1998; 16(6):2113–2125

[5] Deppen SA, Davis WT, Green EA, et al. Cost-effectiveness of initial diagnostic strategies for pulmonary nodules presenting to thoracic surgeons. Ann Thorac Surg. 2014; 98(4): 1214–1222

[6] Cheran SK, Nielsen ND, Patz EF, Jr. False-negative findings for primary lung tumors on FDG positron emission tomography: staging and prognostic implications. AJR Am J Roentgenol. 2004; 182(5):1129–1132

[7] Marom EM, Sarvis S, Herndon JE, II, Patz EF, Jr. T1 lung cancers: sensitivity of diagnosis with fluorodeoxyglucose PET. Radiology. 2002; 223(2):453–459

[8] Cronin P, Dwamena BA, Kelly AM, Carlos RC. Solitary pulmonary nodules: meta-analytic comparison of cross-sectional imaging modalities for diagnosis of malignancy. Radiology. 2008; 246(3):772–782

[9] Kim SK, Allen-Auerbach M, Goldin J, et al. Accuracy of PET/CT in characterization of solitary pulmonary lesions. J Nucl Med. 2007; 48(2):214–220

[10] Swensen SJ, Viggiano RW, Midthun DE, et al. Lung nodule enhancement at CT: multicenter study. Radiology. 2000; 214(1):73–80

[11] Christensen JA, Nathan MA, Mullan BP, Hartman TE, Swensen SJ, Lowe VJ. Characterization of the solitary pulmonary nodule: 18F-FDG PET versus nodule-enhancement CT. AJR Am J Roentgenol. 2006; 187(5):1361–1367

[12] Yi CA, Lee KS, Kim BT, et al. Tissue characterization of solitary pulmonary nodule: comparative study between helical dynamic CT and integrated PET/CT. J Nucl Med. 2006; 47(3): 443–450

[13] Rohren EM, Lowe VJ. Update in PET imaging of nonsmall cell lung cancer. Semin Nucl Med. 2004; 34(2):134–153

[14] Blum J, Handmaker H, Lister-James J, Rinne N. A multicenter trial with a somatostatin analog (99m) Tc depreotide in the evaluation of solitary pulmonary nodules. Chest. 2000; 117 (5):1232–1238

[15] Ferran N, Ricart Y, Lopez M, et al. Characterization of radiologically indeterminate lung lesions: 99mTc-depreotide SPECT versus 18F-FDG PET. Nucl Med Commun. 2006; 27(6):507–514

[16] Lowe VJ, Fletcher JW, Gobar L, et al. Prospective investigation of positron emission tomography in lung nodules. J Clin Oncol. 1998; 16(3):1075–1084

[17] Hagge RJ, Coleman RE. Positron emission tomography: lung cancer. Semin Roentgenol. 2002; 37(2):110–117

[18] Herder GJ, Golding RP, Hoekstra OS, et al. The performance of (18)F-fluorodeoxyglucose positron emission tomography in small solitary pulmonary nodules. Eur J Nucl Med Mol Imaging. 2004; 31(9):1231–1236

[19] Detterbeck FC, Vansteenkiste JF, Morris DE, Dooms CA, Khandani AH, Socinski MA. Seeking a home for a PET, part 3: Emerging applications of positron emission tomography imaging in the management of patients with lung cancer. Chest. 2004; 126(5):1656–1666

[20] Detterbeck FC, Falen S, Rivera MP, Halle JS, Socinski MA. Seeking a home for a PET, part 2: Defining the appropriate place for positron emission tomography imaging in the staging of patients with suspected lung cancer. Chest. 2004; 125 (6):2300–2308

[21] Detterbeck FC, Falen S, Rivera MP, Halle JS, Socinski MA. Seeking a home for a PET, part 1: Defining the appropriate place for positron emission tomography imaging in the diagnosis of pulmonary nodules or masses. Chest. 2004; 125 (6):2294–2299

[22] Lowe VJ, DeLong DM, Hoffman JM, Coleman RE. Optimum scanning protocol for FDG PET evaluation of pulmonary malignancy. J Nucl Med. 1995; 36(5):883–887

[23] Demura Y, Tsuchida T, Ishizaki T, et al. 18F-FDG accumulation with PET for differentiation between benign and malignant lesions in the thorax. J Nucl Med. 2003; 44(4):540–548

[24] Barger RL, Jr, Nandalur KR. Diagnostic performance of dualtime 18F-FDG PET in the diagnosis of pulmonary nodules: a meta-analysis. Acad Radiol. 2012; 19(2):153–158

[25] Zhang L, Wang Y, Lei J, Tian J, Zhai Y. Dual time point 18FDG PET/CT versus single time point 18FDG PET/CT for the differential diagnosis of pulmonary nodules: a metaanalysis. Acta Radiol. 2013; 54(7):770–777

[26] Núñez R, Kalapparambath A, Varela J. Improvement in sensitivity with delayed imaging of pulmonary lesions with FDGPET. Rev Esp Med Nucl. 2007; 26(4):196–207

[27] Uhlén N, Grundberg O, Jacobsson H, et al. 18F-FDG PET/CT diagnosis of bronchopulmonary carcinoids versus pulmonary hamartomas. Clin Nucl Med. 2016; 41(4):263–267

[28] de Geus-Oei LF, van Krieken JH, Aliredjo RP, et al. Biological correlates of FDG uptake in non-small cell lung cancer. Lung Cancer. 2007; 55(1):79–87

[29] McAdams HP, Erasums JJ, Patz EF, Goodman PC, Coleman RE. Evaluation of patients with round atelectasis using 2-[18F]-fluoro-2-deoxy-D-glucose PET. J Comput Assist Tomogr. 1998; 22(4):601–604

[30] Shim SS, Lee KS, Kim BT, Choi JY, Chung MJ, Lee EJ. Focal parenchymal lung lesions showing a potential of false-positive and false-negative interpretations on integrated PET/CT. AJR Am J Roentgenol. 2006; 186(3):639–648

[31] Li Y, Su M, Li F, Kuang A, Tian R. The value of 18F-FDG PET/CT in the differential diagnosis of solitary pulmonary nodules in areas with a high incidence of tuberculosis. Ann Nucl Med. 2011; 25(10):804–811

[32] Erdoğan Y, Özyürek BA, Özmen Ö, et al. The evaluation of FDG PET/CT scan findings in patients with organizing pneumonia mimicking lung cancer. Mol Imaging Radionucl Ther. 2015; 24(2):60–65

[33] Hashimoto Y, Tsujikawa T, Kondo C, et al. Accuracy of PET for diagnosis of solid pulmonary lesions with 18F-FDG uptake below the standardized uptake value of 2.5. J Nucl Med. 2006; 47(3):426–431

[34] Heyneman LE, Patz EF. PET imaging in patients with bronchioloalveolar cell carcinoma. Lung Cancer. 2002; 38(3): 261–266

[35] Krüger S, Buck AK, Blumstein NM, et al. Use of integrated FDG PET/CT imaging in pulmonary carcinoid tumours. J Intern Med. 2006; 260(6):545–550

[36] Lindell RM, Hartman TE, Swensen SJ, et al. Lung cancer screening experience: a retrospective review of PET in 22 non-small cell lung carcinomas detected on screening chest CT in a high-risk population. AJR Am J Roentgenol. 2005; 185(1):126–131

[37] Chun EJ, Lee HJ, Kang WJ, et al. Differentiation between malignancy and inflammation in pulmonary ground-glass nodules: The feasibility of integrated (18) F-FDG PET/CT. Lung Cancer. 2009; 65(2):180–186

[38] Tsushima Y, Tateishi U, Uno H, et al. Diagnostic performance of PET/CT in differentiation of malignant and benign nonsolid solitary pulmonary nodules. Ann Nucl Med. 2008; 22(7):571–577

[39] Nomori H, Watanabe K, Ohtsuka T, Naruke T, Suemasu K, Uno K. Evaluation of F-18 fluorodeoxyglucose (FDG) PET scanning for pulmonary nodules less than 3 cm in diameter, with special reference to the CT images. Lung Cancer. 2004; 45(1):19–27

[40] Tsutani Y, Miyata Y, Nakayama H, et al. Solid tumor size on high-resolution computed tomography and maximum standardized uptake on positron emission tomography for new clinical T descriptors with T1 lung adenocarcinoma. Ann Oncol. 2013; 24(9):2376–2381

[41] Uehara H, Tsutani Y, Okumura S, et al. Prognostic role of positron emission tomography and high-resolution computed tomography in clinical stage IA lung adenocarcinoma. Ann Thorac Surg. 2013; 96(6):1958–1965

[42] Veronesi G, Bellomi M, Veronesi U, et al. Role of positron emission tomography scanning in the management of lung nodules detected at baseline computed tomography screening. Ann Thorac Surg. 2007; 84(3):959–965, discussion 965–966

[43] Hsu WH, Hsu NY, Shen YY, Yen RF, Kao CH. Differentiating solitary pulmonary metastases in patients with extrapulmonary neoplasmas using FDG PET. Cancer Invest. 2003; 21(1):47–52

[44] van Tinteren H, Hoekstra OS, Smit EF, et al. Effectiveness of positron emission tomography in the preoperative assessment of patients with suspected non-small-cell lung cancer: the PLUS multicentre randomised trial. Lancet. 2002; 359 (9315):1388–1393

[45] Pieterman RM, van Putten JW, Meuzelaar JJ, et al. Preoperative staging of non-small-cell lung cancer with positronemission tomography. N Engl J Med. 2000; 343(4):254–261

[46] Schmidt-Hansen M, Baldwin DR, Zamora J. FDG PET/CT imaging for mediastinal staging in patients with potentially resectable non-small cell lung cancer. JAMA. 2015; 313(14): 1465–1466

[47] De Leyn P, Dooms C, Kuzdzal J, et al. Preoperative mediastinal lymph node staging for non-small cell lung cancer: 2014 update of the 2007 ESTS guidelines. Transl Lung Cancer Res. 2014; 3(4):225–233

[48] Ettinger DS, Wood DE, Akerley W, et al. NCCN guidelines insights: non-small cell lung cancer, version 4.2016. J Natl Compr Canc Netw. 2016; 14(3):255–264

[49] Silvestri GA, Gonzalez AV, Jantz MA, et al. Methods for staging non-small cell lung cancer: Diagnosis and management of lung cancer, 3rd ed: American College of Chest Physicians evidence-based clinical practice guidelines. Chest. 2013; 143(5) Suppl:e211S–e250S

[50] Cho H, Lee HY, Kim J, et al. Pure ground glass nodular adenocarcinomas: Are preoperative positron emission tomography/computed tomography and brain magnetic resonance imaging useful or necessary? J

Thorac Cardiovasc Surg. 2015; 150(3):514–520

[51] Kim TJ, Park CM, Goo JM, Lee KW. Is there a role for FDG PET in the management of lung cancer manifesting predominantly as ground-glass opacity? AJR Am J Roentgenol. 2012;198(1):83–88

[52] Luque M, Díez FJ, Disdier C. Optimal sequence of tests for the mediastinal staging of non-small cell lung cancer. BMC Med Inform Decis Mak. 2016; 16:9

[53] Czernin J, Allen-Auerbach M, Schelbert HR. Improvements in cancer staging with PET/CT: literature-based evidence as of September 2006. J Nucl Med. 2007; 48 Suppl 1:78S–88S

[54] Cerfolio RJ, Ojha B, Bryant AS, Raghuveer V, Mountz JM, Bartolucci AA. The accuracy of integrated PET-CT compared with dedicated PET alone for the staging of patients with nonsmall cell lung cancer. Ann Thorac Surg. 2004; 78(3): 1017–1023, discussion 1017–1023

[55] Ebihara A, Nomori H, Watanabe K, et al. Characteristics of advantages of positron emission tomography over computed tomography for N-staging in lung cancer patients. Jpn J Clin Oncol. 2006; 36(11):694–698

[56] Li J, Xu W, Kong F, Sun X, Zuo X. Meta-analysis: accuracy of 18FDG PET-CT for distant metastasis staging in lung cancer patients. Surg Oncol. 2013; 22(3):151–155

[57] Qu X, Huang X, Yan W, Wu L, Dai K. A meta-analysis of 18FDG PET-CT, 18FDG PET, MRI and bone scintigraphy for diagnosis of bone metastases in patients with lung cancer. Eur J Radiol. 2012; 81(5):1007–1015

[58] Jung MY, Chong A, Seon HJ, et al. Indeterminate pleural metastasis on contrast-enhanced chest CT in non-small cell lung cancer: improved differential diagnosis with (18)F-FDG PET/CT. Ann Nucl Med. 2012; 26(4):327–336

[59] Treglia G, Sadeghi R, Annunziata S, et al. Diagnostic accuracy of 18F-FDG PET and PET/CT in the differential diagnosis between malignant and benign pleural lesions: a systematic review and meta-analysis. Acad Radiol. 2014; 21(1):11–20

[60] Treglia G, Sadeghi R, Annunziata S, et al. Diagnostic performance of fluorine-18-fluorodeoxyglucose positron emission tomography in the assessment of pleural abnormalities in cancer patients: a systematic review and a meta-analysis. Lung Cancer. 2014; 83(1):1–7

[61] Duysinx BC, Larock MP, Nguyen D, et al. 18F-FDG PET imaging in assessing exudative pleural effusions. Nucl Med Commun. 2006; 27(12):971–976

[62] De Leyn P, Dooms C, Kuzdzal J, et al. Revised ESTS guidelines for preoperative mediastinal lymph node staging for nonsmall-cell lung cancer. Eur J Cardiothorac Surg. 2014; 45(5): 787–798

[63] Eberhardt WE, De Ruysscher D, Weder W, et al. Panel Members. 2nd ESMO consensus conference in lung cancer: locally advanced stage III non-small-cell lung cancer. Ann Oncol. 2015; 26(8):1573–1588

[64] Hauer J, Szlubowski A, Żanowska K, et al. Minimally invasive strategy for mediastinal staging of patients with lung cancer. Pol Arch Med Wewn. 2015; 125(12):910–913

[65] Verhagen AF, Bootsma GP, Tjan-Heijnen VC, et al. FDG PET in staging lung cancer: how does it change the algorithm? Lung Cancer. 2004; 44(2):175–181

[66] Cerfolio RJ, Bryant AS, Eloubeidi MA. Routine mediastinoscopy and esophageal ultrasound fine-needle aspiration in patients with non-small cell lung cancer who are clinically N2 negative: a prospective study. Chest. 2006; 130(6):1791–1795

[67] de Langen AJ, Raijmakers P, Riphagen I, Paul MA, Hoekstra OS. The size of mediastinal lymph nodes and its relation with metastatic involvement: a meta-analysis. Eur J Cardiothorac Surg. 2006; 29(1):26–29

[68] Murgu SD. Diagnosing and staging lung cancer involving the mediastinum. Chest. 2015; 147(5):1401–1412

[69] Farjah F, Lou F, Sima C, Rusch VW, Rizk NP. A prediction model for pathologic N2 disease in lung cancer patients with a negative mediastinum by positron emission tomography. J Thorac Oncol. 2013; 8(9):1170–1180

[70] Wang J, Welch K, Wang L, Kong FM. Negative predictive value of positron emission tomography and computed tomography for stage T1–2N0 non-small-cell lung cancer: a metaanalysis. Clin Lung Cancer. 2012; 13(2):81–89

[71] Al-Sarraf N, Gately K, Lucey J, Wilson L, McGovern E, Young V. Lymph node staging by means of positron emission tomography is less accurate in non-small cell lung cancer patients with enlarged lymph nodes: analysis of 1,145 lymph nodes. Lung Cancer. 2008; 60(1):62–68

[72] Bryant AS, Cerfolio RJ, Klemm KM, Ojha B. Maximum standard uptake value of mediastinal lymph nodes on integrated FDG PET-CT predicts pathology in patients with non-small cell lung cancer. Ann Thorac Surg. 2006; 82(2):417–422, discussion 422–423

[73] Vansteenkiste JF, Stroobants SG, De Leyn PR, et al. Lymph node staging in non-small-cell lung cancer with FDG PET scan: a prospective study on 690 lymph node stations from 68 patients. J Clin Oncol. 1998; 16(6):2142–2149

[74] Hellwig D, Graeter TP, Ukena D, et al. 18F-FDG

PET for mediastinal staging of lung cancer: which SUV threshold makes sense? J Nucl Med. 2007; 48(11):1761–1766

[75] Hara M, Shiraki N, Itoh M, et al. A problem in diagnosing N3 disease using FDG PET in patients with lung cancer–high false positive rate with visual assessment. Ann Nucl Med. 2004; 18(6):483–488

[76] Koksal D, Demirag F, Bayiz H, et al. The correlation of SUV$_{max}$ with pathological characteristics of primary tumor and the value of Tumor/ Lymph node SUV$_{max}$ ratio for predicting metastasis to lymph nodes in resected NSCLC patients. J Cardiothorac Surg. 2013; 8:63

[77] Mattes MD, Moshchinsky AB, Ahsanuddin S, et al. Ratio of lymph node to primary tumor SUV on PET/CT accurately predicts nodal malignancy in non-small-cell lung cancer. Clin Lung Cancer. 2015; 16(6):e253–e258

[78] Moloney F, Ryan D, McCarthy L, et al. Increasing the accuracy of 18F-FDG PET/CT interpretation of "mildly positive" mediastinal nodes in the staging of non-small cell lung cancer. Eur J Radiol. 2014; 83(5):843–847

[79] Lee JW, Kim EY, Kim DJ, et al. The diagnostic ability of 18F-FDG PET/CT for mediastinal lymph node staging using 18F-FDG uptake and volumetric CT histogram analysis in nonsmall cell lung cancer. Eur Radiol. 2016; 26(12):4515–4523

[80] Flechsig P, Frank P, Kratochwil C, et al. Radiomic analysis using density threshold for FDG PET/CT-based N-staging in lung cancer patients. Mol Imaging Biol. 2017; 19(2):315–322

[81] Giesel FL, Schneider F, Kratochwil C, et al. Correlation between SUV$_{max}$ and CT radiomic analysis using lymph node density in PET/CT-based lymph node staging. J Nucl Med. 2017; 58(2):282–287

[82] Nakajo M, Nakajo M, Nakayama H, et al. Dexamethasone suppression FDG PET/CT for differentiating between trueand false-positive pulmonary and mediastinal lymph node metastases in non-small cell lung cancer: a pilot study of FDG PET/CT after oral administration of dexamethasone. Radiology. 2016; 279(1):246–253

[83] Pak K, Park S, Cheon GJ, et al. Update on nodal staging in non-small cell lung cancer with integrated positron emission tomography/computed tomography: a meta-analysis. Ann Nucl Med. 2015; 29(5):409–419

[84] Shim SS, Lee KS, Kim BT, et al. Non-small cell lung cancer: prospective comparison of integrated FDG PET/CT and CT alone for preoperative staging. Radiology. 2005; 236(3): 1011–1019

[85] Al-Sarraf N, Aziz R, Doddakula K, et al. Factors causing inaccurate staging of mediastinal nodal involvement in nonsmall cell lung cancer patients staged by positron emission tomography. Interact Cardiovasc Thorac Surg. 2007; 6(3): 350–353

[86] Nguyen NC, Tran I, Hueser CN, Oliver D, Farghaly HR, Osman MM. F-18 FDG PET/CT characterization of talc pleurodesisinduced pleural changes over time: a retrospective study. Clin Nucl Med. 2009; 34(12):886–890

[87] Shim SS, Lee KS, Kim BT, et al. Integrated PET/CT and the dry pleural dissemination of peripheral adenocarcinoma of the lung: diagnostic implications. J Comput Assist Tomogr. 2006; 30(1):70–76

[88] Reed CE, Harpole DH, Posther KE, et al. American College of Surgeons Oncology Group Z0050 trial. Results of the American College of Surgeons Oncology Group Z0050 trial: the utility of positron emission tomography in staging potentially operable non-small cell lung cancer. J Thorac Cardiovasc Surg. 2003; 126(6):1943–1951

[89] Vansteenkiste JF, Stroobants SG. Positron emission tomography in the management of non-small cell lung cancer. Hematol Oncol Clin North Am. 2004; 18(1):269–288

[90] Kostakoglu L, Goldsmith SJ. 18F-FDG PET evaluation of the response to therapy for lymphoma and for breast, lung, and colorectal carcinoma. J Nucl Med. 2003; 44(2):224–239

[91] Bunyaviroch T, Coleman RE. PET evaluation of lung cancer. J Nucl Med. 2006; 47(3):451–469

[92] Podoloff DA, Advani RH, Allred C, et al. NCCN task force report: positron emission tomography (PET)/computed tomography (CT) scanning in cancer. J Natl Compr Canc Netw. 2007; 5 Suppl 1:S1–S22, quiz S23–S2

[93] Pillot G, Siegel BA, Govindan R. Prognostic value of fluorodeoxyglucose positron emission tomography in non-small cell lung cancer: a review. J Thorac Oncol. 2006; 1(2):152–159

[94] Liu J, Dong M, Sun X, Li W, Xing L, Yu J. Prognostic value of 18F-FDG PET/CT in surgical non-small cell lung cancer: a meta-analysis. PLoS One. 2016; 11(1):e0146195

[95] Berghmans T, Dusart M, Paesmans M, et al. European Lung Cancer Working Party for the IASLC Lung Cancer Staging Project. Primary tumor standardized uptake value (SUV$_{max}$) measured on fluorodeoxyglucose positron emission tomography (FDG PET) is of prognostic value for survival in non-small cell lung cancer (NSCLC): a systematic review and meta-analysis (MA) by the European Lung Cancer Working Party for the IASLC Lung Cancer Staging Project. J Thorac Oncol. 2008;

3(1):6–12

[96] de Geus-Oei LF, van der Heijden HF, Corstens FH, Oyen WJ. Predictive and prognostic value of FDG PET in nonsmall-cell lung cancer: a systematic review. Cancer. 2007; 110(8):1654–1664

[97] Ohtsuka T, Nomori H, Watanabe K, et al. Prognostic significance of [(18)F]fluorodeoxyglucose uptake on positron emission tomography in patients with pathologic stage I lung adenocarcinoma. Cancer. 2006; 107(10):2468–2473

[98] Raz DJ, Odisho AY, Franc BL, Jablons DM. Tumor fluoro-2-deoxy-D-glucose avidity on positron emission tomographic scan predicts mortality in patients with early-stage pure and mixed bronchioloalveolar carcinoma. J Thorac Cardiovasc Surg. 2006; 132(5):1189–1195

[99] Hellwig D, Gröschel A, Graeter TP, et al. Diagnostic performance and prognostic impact of FDG PET in suspected recurrence of surgically treated non-small cell lung cancer. Eur J Nucl Med Mol Imaging. 2006; 33(1):13–21

[100] Na F, Wang J, Li C, Deng L, Xue J, Lu Y. Primary tumor standardized uptake value measured on F18-Fluorodeoxyglucose positron emission tomography is of prediction value for survival and local control in non-small-cell lung cancer receiving radiotherapy: meta-analysis. J Thorac Oncol. 2014; 9(6): 834–842

[101] Dooms C, Vansteenkiste J. Positron emission tomography in nonsmall cell lung cancer. Curr Opin Pulm Med. 2007; 13(4):256–260

[102] Skoura E, Datseris IE, Platis I, Oikonomopoulos G, Syrigos KN. Role of positron emission tomography in the early prediction of response to chemotherapy in patients with non–small-cell lung cancer. Clin Lung Cancer. 2012; 13(3):181–187

[103] Nahmias C, Hanna WT, Wahl LM, Long MJ, Hubner KF, Townsend DW. Time course of early response to chemotherapy in non-small cell lung cancer patients with 18F-FDG PET/CT. J Nucl Med. 2007; 48(5):744–751

[104] Vansteenkiste J, Dooms C. Positron emission tomography in nonsmall cell lung cancer. Curr Opin Oncol. 2007; 19(2):78–83

[105] Ryu JS, Choi NC, Fischman AJ, Lynch TJ, Mathisen DJ. FDGPET in staging and restaging non-small cell lung cancer after neoadjuvant chemoradiotherapy: correlation with histopathology. Lung Cancer. 2002; 35(2):179–187

[106] Cerfolio RJ, Bryant AS, Ojha B. Restaging patients with N2 (stage IIIa) non-small cell lung cancer after neoadjuvant chemoradiotherapy: a prospective study. J Thorac Cardiovasc Surg. 2006; 131(6):1229–1235

[107] De Leyn P, Stroobants S, De Wever W, et al. Prospective comparative study of integrated positron emission tomographycomputed tomography scan compared with remediastinoscopy in the assessment of residual mediastinal lymph node disease after induction chemotherapy for mediastinoscopyproven stage IIIA-N2 Non-small-cell lung cancer: a Leuven Lung Cancer Group Study. J Clin Oncol. 2006; 24(21):3333–3339

[108] Knoepp UW, Ravenel JG. CT and PET imaging in non-small cell lung cancer. Crit Rev Oncol Hematol. 2006; 58(1):15–30

[109] de Cabanyes Candela S, Detterbeck FC. A systematic review of restaging after induction therapy for stage IIIa lung cancer: prediction of pathologic stage. J Thorac Oncol. 2010; 5(3):389–398

[110] Ripley RT, Suzuki K, Tan KS, et al. Postinduction positron emission tomography assessment of N2 nodes is not associated with ypN2 disease or overall survival in stage IIIA nonsmall cell lung cancer. J Thorac Cardiovasc Surg. 2016; 151(4):969–977, 979. e1–979.e3

[111] Machtay M, Duan F, Siegel BA, et al. Prediction of survival by [18F]fluorodeoxyglucose positron emission tomography in patients with locally advanced non-small-cell lung cancer undergoing definitive chemoradiation therapy: results of the ACRIN 6668/RTOG 0235 trial. J Clin Oncol. 2013; 31(30): 3823–3830

[112] Markovina S, Duan F, Snyder BS, Siegel BA, Machtay M, Bradley JD. Regional lymph node uptake of [(18) F]fluorodeoxyglucose after definitive chemoradiation therapy predicts local-regional failure of locally advanced non-small cell lung cancer: results of ACRIN 6668/RTOG 0235. Int J Radiat Oncol Biol Phys. 2015; 93(3):597–605

[113] Bruzzi JF, Munden RF. PET/CT imaging of lung cancer. J Thorac Imaging. 2006; 21(2):123–136

[114] Vansteenkiste J, Fischer BM, Dooms C, Mortensen J. Positron-emission tomography in prognostic and therapeutic assessment of lung cancer: systematic review. Lancet Oncol. 2004; 5(9):531–540

[115] He YQ, Gong HL, Deng YF, Li WM. Diagnostic efficacy of PET and PET/CT for recurrent lung cancer: a meta-analysis. Acta Radiol. 2014; 55(3):309–317

[116] Keidar Z, Haim N, Guralnik L, et al. PET/CT using 18F-FDG in suspected lung cancer recurrence: diagnostic value and impact on patient management. J Nucl Med. 2004; 45(10):1640–1646

[117] Berberoğlu K. Use of positron emission tomography/ computed tomography in radiation treatment planning for lung cancer. Mol Imaging Radionucl

Ther. 2016; 25(2):50–62

[118] Bradley J, Bae K, Choi N, et al. A phase II comparative study of gross tumor volume definition with or without PET/CT fusion in dosimetric planning for non-small-cell lung cancer(NSCLC): primary analysis of Radiation Therapy Oncology Group (RTOG) 0515. Int J Radiat Oncol Biol Phys. 2012; 82 (1):435–41.e1

[119] Chi A, Nguyen NP. The utility of positron emission tomography in the treatment planning of image-guided radiotherapy for non-small cell lung cancer. Front Oncol. 2014; 4:273

[120] Deandreis D, Leboulleux S, Dromain C, et al. Role of FDG PET/CT and chest CT in the follow-up of lung lesions treated with radiofrequency ablation. Radiology. 2011; 258(1):270–276

[121] Bonichon F, Palussière J, Godbert Y, et al. Diagnostic accuracy of 18F-FDG PET/CT for assessing response to radiofrequency ablation treatment in lung metastases: a multicentre prospective study. Eur J Nucl Med Mol Imaging. 2013; 40(12):1817–1827

[122] Higuchi M, Honjo H, Shigihara T, Shishido F, Suzuki H, Gotoh M. A phase II study of radiofrequency ablation therapy for thoracic malignancies with evaluation by FDG PET. J Cancer Res Clin Oncol. 2014; 140(11):1957–1963

[123] Yoo DC, Dupuy DE, Hillman SL, et al. Radiofrequency ablation of medically inoperable stage IA non-small cell lung cancer: are early posttreatment PET findings predictive of treatment outcome? AJR Am J Roentgenol. 2011; 197(2):334–340

[124] Purandare NC, Rangarajan V, Shah SA, et al. Therapeutic response to radiofrequency ablation of neoplastic lesions: FDG PET/CT findings. Radiographics. 2011; 31(1):201–213

[125] Abtin FG, Eradat J, Gutierrez AJ, Lee C, Fishbein MC, Suh RD. Radiofrequency ablation of lung tumors: imaging features of the postablation zone. Radiographics. 2012; 32(4):947–969

[126] Sharma A, Lanuti M, He W, Palmer EL, Shepard JA, Digumarthy SR. Increase in fluorodeoxyglucose positron emission tomography activity following complete radiofrequency ablation of lung tumors. J Comput Assist Tomogr. 2013; 37(1):9–14

[127] Singnurkar A, Solomon SB, Gönen M, Larson SM, Schöder H. 18F-FDG PET/CT for the prediction and detection of local recurrence after radiofrequency ablation of malignant lung lesions. J Nucl Med. 2010; 51(12):1833–1840

[128] Brink I, Schumacher T, Mix M, et al. Impact of [18F]FDG PET on the primary staging of small-cell lung cancer. Eur J Nucl Med Mol Imaging. 2004; 31(12):1614–1620

[129] Fischer BM, Mortensen J, Langer SW, et al. A prospective study of PET/CT in initial staging of small-cell lung cancer: comparison with CT, bone scintigraphy and bone marrow analysis. Ann Oncol. 2007; 18(2):338–345

[130] Bradley JD, Dehdashti F, Mintun MA, Govindan R, Trinkaus K, Siegel BA. Positron emission tomography in limited-stage small-cell lung cancer: a prospective study. J Clin Oncol. 2004; 22(16):3248–3254

[131] Mitchell MD, Aggarwal C, Tsou AY, Torigian DA, Treadwell JR. Imaging for the pretreatment staging of small cell lung cancer: a systematic review. Acad Radiol. 2016; 23(8):1047–1056

[132] Lu YY, Chen JH, Liang JA, Chu S, Lin WY, Kao CH. 18F-FDG PET or PET/CT for detecting extensive disease in small-cell lung cancer: a systematic review and meta-analysis. Nucl Med Commun. 2014; 35(7):697–703

[133] Zahid I, Sharif S, Routledge T, Scarci M. What is the best way to diagnose and stage malignant pleural mesothelioma? Interact Cardiovasc Thorac Surg. 2011; 12(2):254–259

[134] Frauenfelder T, Kestenholz P, Hunziker R, et al. Use of computed tomography and positron emission tomography/computed tomography for staging of local extent in patients with malignant pleural mesothelioma. J Comput Assist Tomogr. 2015; 39(2):160–165

[135] Pilling J, Dartnell JA, Lang-Lazdunski L. Integrated positron emission tomography-computed tomography does not accurately stage intrathoracic disease of patients undergoing trimodality therapy for malignant pleural mesothelioma. Thorac Cardiovasc Surg. 2010; 58(4):215–219

[136] Tsutani Y, Takuwa T, Miyata Y, et al. Prognostic significance of metabolic response by positron emission tomography after neoadjuvant chemotherapy for resectable malignant pleural mesothelioma. Ann Oncol. 2013; 24(4):1005–1010

[137] Sharif S, Zahid I, Routledge T, Scarci M. Does positron emission tomography offer prognostic information in malignant pleural mesothelioma? Interact Cardiovasc Thorac Surg. 2011; 12(5):806–811

[138] Flores RM, Akhurst T, Gonen M, et al. Positron emission tomography predicts survival in malignant pleural mesothelioma. J Thorac Cardiovasc Surg. 2006; 132(4):763–768

[139] Cortes J, Rodriguez J, Garcia-Velloso MJ, et al. [(18) F]-FDG PET and localized fibrous mesothelioma. Lung. 2003; 181 (1):49–54

第 17 章 乳腺肿瘤

17.1 乳腺肿块

^{18}F-FDG PET 对乳腺 > 1cm 的病变相对灵敏，但对 > 1cm 但级别较低的病变和 < 1cm 的病变不灵敏。PET 目前尚未用于原发性乳腺癌的筛查或诊断。PET 使用专用乳腺成像 PET 机可能更经济和准确。高分辨率正电子发射乳腺成像（PEM）是一种在轻微压迫下对乳腺进行 PET 成像的设备。PEM 的优点是空间分辨率高，成像时间短，可减少软组织的衰减。PEM 对于确定手术计划的疾病范围、检测多灶或双侧疾病、监测对治疗的反应可能具有价值。

乳腺病变有时是在其他适应证的 PET 检查中偶然被发现，且一旦发现就应该报告。在一项研究中，4038 名女性患者接受了非乳腺癌原因的 FDG PET/CT 检查[1]，其中 0.82% 的患者发现了乳腺癌摄取的意外病灶。

17.1.1 准确性

1. PEM（meta 分析）[2]。灵敏度为 85%，特异性为 79%。
   a）原位导管癌。在一份报告中[3]，PEM 在 11 例中的 10 例识别出导管原位癌。
   b）PEM 和 PET。在一项研究中[4]，PEM 对特定病变的灵敏度为 93%，其显著优于全身 PET（68%）。
2. **肿瘤大小**。灵敏度在很大程度上取决于肿瘤的大小[5] 和分级[6]。
   a）T1a 和 b 肿瘤（< 1 cm）的检出率较低，< 0.5 cm（T1a）的肿瘤不太可能被发现。
   b）T2 病变（2～5 cm）和 T3 病变（> 5 cm）灵敏度明显增高。

17.1.2 与其他成像方式比较

1. [99m]Tc- 甲氧基异丁基异腈
   a）PET 和甲氧基异丁基异腈对乳腺病变的灵

敏度相当[7]。
   b）相对于正常组织，肿瘤在 PET 上的摄取通常高于甲氧基异丁基异腈。

17.1.3 对比增强乳腺 MRI

1. PET 对乳腺病变的表征和检测不如 MRI 灵敏，但比 MRI 特异性高[8]。
2. MRI 对 < 1 cm 的病灶和小叶癌具有较高的灵敏度。
3. 在对同侧乳腺术前计划的研究中[9]，PEM 和 MRI 具有相似的乳腺水平灵敏度，尽管 MRI 具有较高的病变水平灵敏度。PEM 在乳腺和病变水平具有更高的特异性。由于 PEM 特异性高，因此不太可能促使不必要的活检。然而，MRI 对其他恶性病变（病变灵敏度）更灵敏，在评估病变程度和是否需要乳腺切除术方面更准确。与单纯 MRI 相比，PEM 联合 MRI 提高了癌症的检出率，虽然即使是联合模式也没有充分描述病变的程度，尤其是在具有广泛的导管内成分，或多灶或多中心疾病。在另一项研究中[10]，在新近诊断的乳腺癌妇女中，在识别对侧恶性肿瘤方面，PEM 的灵敏度显著低于 MRI。

要点

1. SUV。SUV_{max} 为 2.0 或肿瘤背景比为 2.5 是良性和恶性之间潜在的临界值[11-13]，SUV_{max} > 1.9 已用于 PEM[14]。在多变量回归分析中[15]，SUV 不能区分偶发性乳腺病变的良性和恶性；只有 BI-RADS 分级（在超声和乳腺 X 线摄影）这样做。
   a）然而，由于对良性病变没有明确的 SUV 临界值，任何局灶性 FDG 异常摄取都应进一步检查。
   b）一般来说，乳腺癌的代谢活性低于大多数其他恶性肿瘤。
2. **偶发的乳腺摄取**。乳腺局灶性 FDG 摄取有时是偶然发现的，极有可能是恶性肿瘤[16]。在一项meta分析中[17]，偶发的FDG摄取的乳腺病变恶性风险为48%。在PET上偶然检测到乳腺异常的初步检查应该包括如下标准检查：体格检查和乳腺X线摄影检查。对比增强乳腺MRI由于其对乳腺病变的高度灵敏度，可能在初始检查阴性时特别有帮助。超声在某些情况下也可能有帮助。

3. 延迟/双时间点成像。PET延迟成像增强了对肿瘤的显示[18]。随着时间的推移，肿瘤会浓聚FDG，而正常乳腺组织FDG摄取减少或不变。双时间点成像提高了PET对原发乳腺癌，特别是对无创性、小侵袭性、浸润性小叶型和混合型乳腺癌的灵敏度和准确性[19]。

4. 致密型乳腺。致密型乳腺有更多的FDG摄取，但摄取量不大，因此不会干扰乳腺病变的可检测性。即使在致密型乳腺，正常组织的最大SUV值通常相对较低（< 1）[20]。在一项分析中[4]，PEM的表现特征不受患者更年期/激素状态或乳腺密度的影响。

5. FDG摄取程度。据报道，较高的SUV_{max}与较大的肿瘤体积、较高的组织学分级、较高的分期、腋窝淋巴结转移、高Ki-67指数、雌激素受体（ER）阴性、孕酮受体（PR）阴性、人表皮生长因子2（HER2）阳性有关[21]。

　　a）三阴性乳腺癌（ER和PR阴性，缺乏HER2过表达）是典型的高FDG摄取[22]。炎性乳腺癌也有较高的FDG摄取。

　　b）导管内乳腺癌（激素受体阳性，HER2阴性）通常代谢活性较低。

误区

1. **假阴性**。小病灶、浸润性小叶癌（ILC；图17.1），管状癌，原位癌，ER阳性肿瘤。

2. **假阳性**[23,24]

　　a）炎症。脓肿、软组织炎症、脂肪坏死、结核病、结节病、硅胶肉芽肿。

　　b）创伤。活检后、血肿、皮下积液（图17.2；通常为环状摄取模式）。

　　c）良性肿瘤。导管腺瘤、发育异常组织、导管内乳头状瘤、纤维囊性疾病、乳腺囊肿，

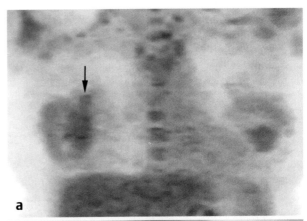
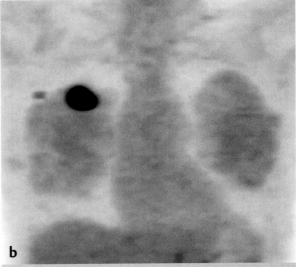

图17.1　乳腺肿瘤的组织学和FDG摄取。（a）MIP PET显示右侧乳腺浸润性小叶癌中FDG轻微摄取（箭头所示）；（b）MIP PET显示右侧乳腺浸润性导管癌FDG摄取强烈

以及纤维腺瘤（罕见，大多数纤维腺瘤没有明显的摄取）[5]。

17.2　分期

国家综合癌症网络（NCCN）指南建议[25]不要在早期（Ⅰ～ⅡB期）乳腺癌患者中使用PET/CT。在该患者群体中，可检测到转移性疾病的概率较低，假阳性率高。NCCN指南规定PET/CT在ⅢA（T3、N1、M0）、浸润Ⅲ期、Ⅳ期和炎性乳腺癌中是可选择的（基于较低级别证据适用于2B类）。该指南表明，当标准成像结果不明确或可

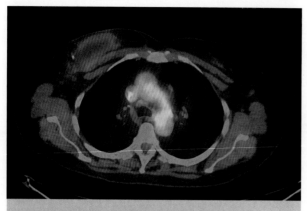

图17.2 乳腺浆膜瘤。轴位 PET/CT 扫描显示右侧乳腺浆膜瘤周围有外周摄取

疑时，PET/CT 是最有帮助的，在诊断晚期乳腺癌局部淋巴结受累和远处转移方面也有潜在的作用。

欧洲医学肿瘤学会指南指出[26]，在以下方面 PET/CT 可以替代传统的成像：是新辅助化疗（NAC）候选高危患者，具有高风险的转移性疾病的局部进展和／或炎性疾病。然而，由于与前哨淋巴结活检（SLNB）和腋窝淋巴结清扫相比，PET/CT 的特异性有限，因此不推荐用于局部／区域性疾病的分期。

然而，一些作者认为 PET/CT 分期对于ⅡB 期患者来说是必要的，尤其是较年轻的患者，患者年龄是肿瘤侵袭性的一个因素。在一项回顾性研究中[27]，PET/CT 显示 40 岁以下的无症状ⅡB 期乳腺癌患者有 17% 发生了远处转移。在另一项对ⅡB 三阴性乳腺癌患者的回顾性研究中[28]，PET/CT 发现 15% 的患者有远处转移，ⅡB 期患者依据 PET/CT 可分期到 4 期，生存期明显缩短。在一项对临床Ⅱ期和Ⅲ期乳腺癌患者的前瞻性研究中[29]，PET/CT 对临床ⅡB 期或更高级别乳腺癌患者具有实质性收益和预后价值。PET/CT 显示发生远处转移的ⅡA 期患者及ⅡB 期患者分别为 2.3% 和 10.7%。

肿瘤组织学是决定是否进行 PET/CT 分期时需要考虑的另一个潜在因素。与浸润性导管癌（IDC）相比，浸润性小叶癌（ILC）显示 SUV 较低。在一份报告中[30]，Ⅲ期 IDC 出现可疑 FDG 摄取远处转移的相对风险是Ⅲ期 ILC 患者的 2.8 倍。尤其是所有 IDC 患者 PET/CT 检查上因有 FDG 摄取的转

移灶而提高了分级（其余病例均提前经 CT 检查）。

PET 对腋窝淋巴结转移相对不灵敏，但特异性较高。PET 不能代替前哨淋巴结活检，PET 扫描阳性表明腋窝淋巴结清扫可以代替前哨淋巴结活检[31,32]。在一项研究中[33]，基于 PET/CT 的选择性前哨淋巴结活检和腋窝淋巴结清扫大大减少了不必要的前哨淋巴结活检。

PET 对纵隔和乳腺内淋巴结转移的诊断优于 CT[34]。PET 在检测远处转移方面也相对灵敏。在特定情况下，PET 是最有价值的[35,36]：

1. 原发肿瘤 T3 或 T4。
2. T4 期疾病。
3. 新辅助治疗是在没有腋窝淋巴结清扫或前哨淋巴结取样的情况下进行的。
4. CT、超声或 MR 表现不清。
5. 原发病灶为内侧或上部，提示内乳转移或锁骨上转移的风险较高。PET 对于内侧象限的乳腺肿瘤的孤立性腋外转移的确诊率为 CT 的 6 倍[37]。

17.2.1 准确性／与其他成像方式的比较

PET/CT 与常规成像在局部晚期或炎性乳腺癌分期中相比[38]，对骨转移、肝转移和远处淋巴结转移的诊断效果优于常规成像，而 CT 对肺转移更灵敏。

1. **多灶性疾病（PET）**。灵敏度为 92%，特异性为 90%。
   a）PET 优于常规成像（钼靶 X 线摄影和超声结合）。
   b）然而，对比增强 MRI 比 PET 更灵敏（图 17.3）[8,39]。
2. **腋窝淋巴结**
   a）与 SLNB 相比，PET 具有较低的灵敏度和特异性，在大多数患者中不能替代腋窝淋巴结清扫术。
   b）PET/CT（meta 分析）[40]：灵敏度为 56%，特异性为 96%。
3. **腋外淋巴结**。由于 PET/CT 在腋窝分期中的灵敏度有限，淋巴结评估的主要价值是检测

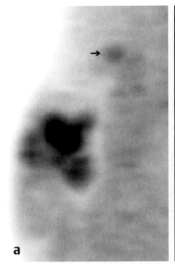
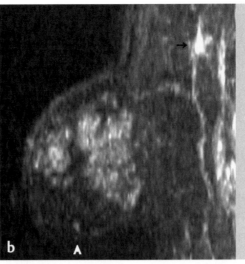

图 17.3 在 PET 和 MRI 上的多灶性乳腺癌。（a）矢状位 PET 扫描显示多灶性乳腺癌。可见腋窝淋巴结（箭头所示）摄取。（b）同一患者的矢状位对比增强 MRI 扫描显示与 PET 摄取增加的部位相对应的增强病灶。可见 FDG 摄取腋窝淋巴结增强（箭头所示）。然而，MRI 发现在乳腺下方（无尾箭头所示）一个小的肿瘤，而在 PET 上未见

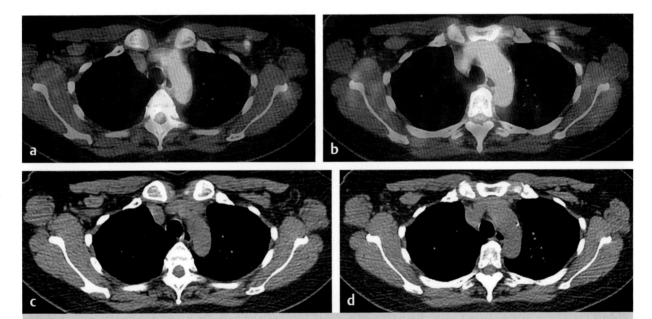

图 17.4 乳腺癌 Rotter 淋巴结转移。（a、b）一例乳腺癌患者的轴位 PET/CT 扫描显示胸肌间（Rotter）淋巴结转移。这些被认为是二级淋巴结。（c、d）相应的 CT 显示与 FDG 摄取相对应的未增大的淋巴结

腋窝Ⅰ级和Ⅱ级外的淋巴结（图 17.4），这些淋巴结通常需要手术清扫。尤其是 PET/CT 能准确地检测内乳、锁骨上和Ⅲ级（高于胸小肌但在锁骨下）N3 转移（ⅢC 期）。常规成像漏诊腋窝外淋巴结可导致手术清扫程度或放射野的改变[41]。PET 在诊断内乳（图 17.5）和纵隔淋巴结转移（图 17.6）方面比 CT 更准确[34,42]。

PET 与 CT 在腋窝外淋巴结诊断中的应用见表 17.1。

4. 远处转移。对于远处转移的检测，PET 的灵敏度为 84%～93%，特异性为 55%～86%[34]。在局部进展期乳腺癌患者中，在分期中加入 PET，8% 的患者可以发现常规成像未检测到的远处转移[43]。

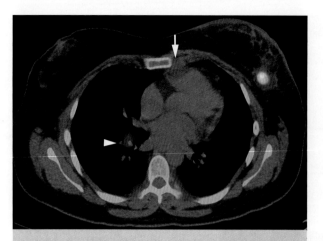

图 17.5 乳腺癌转移。轴位 PET/CT 扫描显示原发性左侧乳腺癌伴内乳淋巴结（箭头所示）和肺（无尾箭所示）转移。也显示了椎旁棕色脂肪摄取

表 17.1 PET 与 CT 诊断内乳转移和纵隔转移的灵敏度和特异性比较

	灵敏度（%）	特异性（%）
PET	85	90
CT	54	85

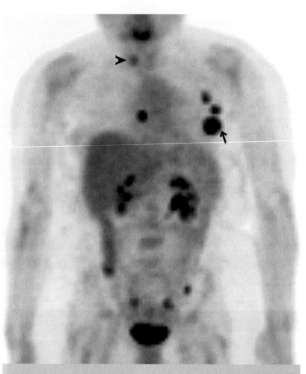

图 17.6 乳腺癌转移。冠状位 PET 扫描显示左侧乳腺癌的摄取增加（箭头所示）。转移到左侧腋窝淋巴结、纵隔和左侧髂骨。偶然发现了一个右侧甲状腺结节（无尾箭所示）。

PET/CT 与常规成像对远处转移的诊断

（meta 分析）：见表 17.2 [44]。

表 17.2 PET/CT 与常规成像在远处转移诊断中的灵敏度和特异性

	灵敏度（%）	特异性 （%）
PET/CT	97	95
常规成像	56	91

5. **骨髓转移：** 尽管 FDG PET/CT 对成骨性转移的检测有限，但 PET/CT 对乳腺癌患者骨转移的检测具有较高的准确度（图 17.7）。此外，PET/CT 的结果与乳腺癌患者的骨显像（BS）结果有很高的一致性 [45]。虽然有些作者认为，如果进行 PET/CT，BS 是不必要的 [46]，但另一些作者则认为 [47,48]，考虑到成骨性转移的限制，BS 应该在 PET/CT 的基础上进行。在早期的一项 meta 分析中 [49]，FDG PET 和骨扫描谁更优越尚不确定，但 FDG PET 具有较高的特异性。在另一项 meta 分析中 [50]，

FDG PET 在基于病变的灵敏度比 BS 低，特异性比 BS 高，但基于患者水平的灵敏度没有差异。在专门的 PET/CT 的 meta 分析中 [51]，FDG PET/CT 比 BS 具有更高的灵敏度和准确性。虽然 PET 对成骨性骨转移的灵敏度较差，但在 CT 上都可以检测到。NCCN 指南建议 [25]，如果 PET/CT 的 PET 和 CT 部分都能识别骨转移，BS 可能是不必要的。

a）PET/CT 与骨显像对乳腺癌骨转移的诊断价值（meta 分析）：见表 17.3 [51]。

表 17.3 PET/CT 与骨显像诊断乳腺癌骨转移的灵敏度和特异性比较

	灵敏度（%）	特异性（%）
PET/CT	93	99
BS	81	96

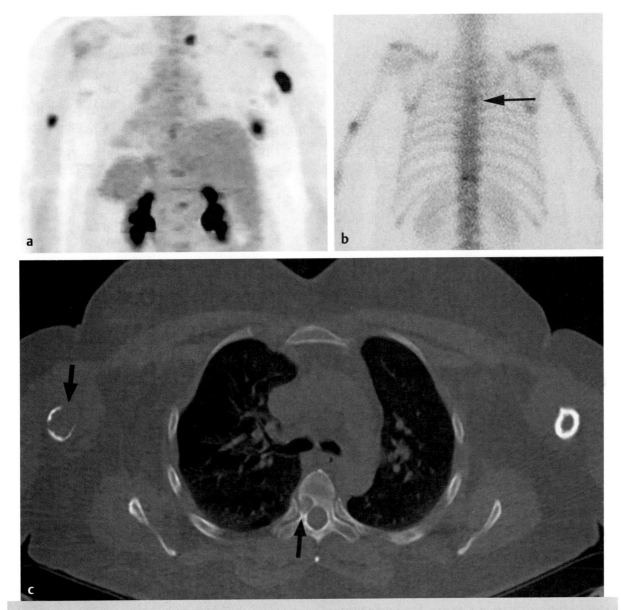

图 17.7　乳腺癌骨转移。（a）PET 扫描 MIP 显示肋骨和肱骨转移。（b）骨扫描没有发现肋骨转移瘤，而肱骨转移瘤的显示效果较差。（c）轴位 CT 在同一层面上显示右侧肱骨和脊柱转移（箭头所示）。脊柱转移 PET 扫描上没有显示，而是在骨扫描（b，箭头所示）上隐约显示

b）溶骨性和成骨性转移。FDG PET 对溶骨性转移的检测优于骨扫描，但对成骨性转移的显示效果较差，对成骨性转移的灵敏度为 56%～74%[52,53]。PET 对溶骨性和成骨性的混合转移比骨扫描更灵敏，对不可见（CT 未发现）转移更灵敏[54]。然而，在PET/CT 检查的 CT 部分，许多 PET 漏诊的成骨性转移瘤可能被发现。

c）侵袭性肿瘤的患者可能更多地从 PET 上获益，因为这些恶性肿瘤溶骨性骨转移的可能性很高。

d）组织学。乳腺癌的组织学亚型影响 PET/CT 上未治疗骨转移的表现。在一项研究中[55]，与 IDC 相比，ILC 患者成骨性骨转移的可能性更高，SUV 值较低。ILC 患者的成骨性转移瘤中 FDG 阳性率不到一半。这表明乳腺癌组织学应在判读无 FDG 摄取的成骨性病变中发挥主要作用，这样的病变在 ILC 患者中更有可能是转移。

205

要点

腋窝分期

1. SUV 临界值 ≥ 2.3 对腋窝淋巴结转移的灵敏度为 60%，特异性为 100%。

2. 多个病灶的腋窝摄取具有特异性，但不灵敏。

3. PET 对 T2 或 T3（＞2cm）病变的检测更灵敏。

4. 随着原发肿瘤 FDG 摄取程度的增加，腋窝淋巴结负荷增加，灵敏度增加[56]。

5. 灵敏度随着原发肿瘤增大而增加，但小病灶的特异性最高[57]。

6. 对于淋巴结可触及的患者，PET 在腋窝分期中所起的作用不大，因为这些患者在病理证实淋巴结转移后将进行腋窝淋巴结清扫（ALND）。在这一组患者中，PET 具有较高的灵敏度和较低的特异性[58]。

7. PET 扫描阴性不应排除 ALND。

8. 由于乳腺癌腋窝假阳性率较低，且多病灶摄取进一步提高了诊断的特异性，由此 PET 扫描阳性是有帮助的。

9. 同样，识别多个腋窝摄取的病灶可以潜在地排除接受 NAC 治疗患者的 ALND。

10. 腋窝 PET 扫描阳性的患者有可能放弃前哨淋巴结活检而进行 ALND[59]。

误区

胸骨转移瘤和内乳淋巴结转移可能在 PET 上混淆，因为它们可能非常接近。这些转移在 PET/CT 上很容易鉴别[60,61]。

17.3 肿瘤复发

PET 可准确检测肿瘤局部和远处复发，对无症状的肿瘤标志物升高的患者和临床怀疑复发而肿瘤标志物阴性的患者均有帮助。PET 可用于评估可疑复发，或用于鉴别局部复发中的多灶性或远处病灶。在 16% ~ 30% 的局部复发的患者中，依据 PET 识别有远处转移[62]。PET 对局部侵入式治疗的帮助很大，因为检测到额外的病灶，常常会改变治疗方案。

17.3.1 准确性 / 与其他成像方式的比较

在一项 meta 分析中[63]，PET/CT 比 CT 更灵敏，但特异性没有显著增加。与单纯 PET 相比，PET/CT 诊断的准确率提高了约 10%[37]。PET/CT 和 MRI 在灵敏度和特异性方面的数据有限。

17.3.2 PET/CT 与 CT 对乳腺癌复发的诊断价值

见表 17.4 中的 meta 分析。

表 17.4 PET/CT 与 CT 诊断乳腺癌复发的灵敏度和特异性比较

	灵敏度（%）	特异性（%）
PET/CT	95	89
CT	80	77

要点 / 误区

1. **局部复发**

  a) PET 对鉴别局部复发与术后改变具有价值。CT/MRI 在这方面往往受到限制。

  - PET 在胸壁（图 17.8）和臂丛（图 17.9）部位尤为有用。

  - 然而，解剖成像仍然是描述与相邻结构（如神经血管侵犯）的关系所必需的。

  b) PET 在评估腋窝、锁骨上、纵隔和内乳淋巴结方面有用。

  - 然而，如果患者有过 ALND，对腋窝淋巴结转移的灵敏度就会降低[64]。

2. **远处转移**

  a) PET 检测到的淋巴结转移比常规成像更多。

  b) PET 应与骨扫描相结合，以检测骨转移。

3. **肿瘤标志物升高**

  a) 在一项 meta 分析中[65]，PET 在肿瘤标志物升高的情况下检测乳腺癌复发的灵敏度和特异性分别为 88% 和 69%，总体准确率为 83%。

  b) 对于常规成像结果不确定及无症状肿瘤标

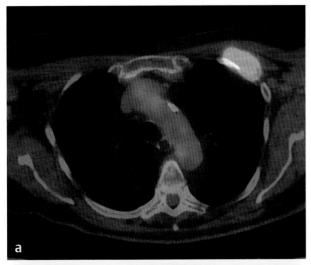

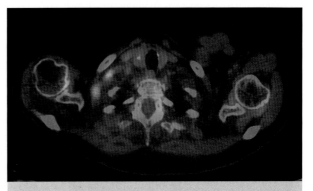

图 17.9 臂丛病变。一例乳腺癌患者的轴位 PET/CT 扫描显示继发于复发的右臂丛摄取

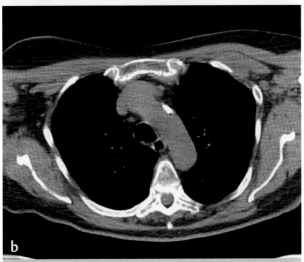

图 17.8 胸壁转移瘤。(a) 一例乳腺癌患者的轴位 PET/CT 扫描显示左侧胸壁转移。在相应的 CT(b) 上很难发现

17.4 治疗反应 / 预后

PET/CT 可用于接受 NAC 的患者的早期反应评估[68,69]。在接受 NAC 治疗的患者中，仅有 13% ~ 26% 的患者能实现病理完全缓解[70]。因此，PET/CT 可能在早期预测最终的病理反应中具有潜在价值，使无反应者能够更早地进行替代治疗。例如，可能会在反应不佳的三阴性乳腺癌患者中加入铂基化疗。虽然 PET/CT 在区分反应和无反应方面总体上具有中等的灵敏度和特异性，但使用的特异性阈值（SUV 的下降量）在不同的研究中有很大差异[70]。目前，PET/CT 对接受 NAC 的乳腺癌患者的早期反应评估应主要在临床试验中进行[71]。

此外，PET/CT 可用于转移性疾病患者的早期反应评估，也可用于治疗结束后的反应评估。

1. PET 有助于评估晚期疾病诱导治疗和术前放化疗期间的反应（图 17.10）。在一项研究中，PET 最常改变治疗的对象是怀疑或被证实为局部复发考虑积极性治疗的患者，以及正在评估治疗反应的已知转移的患者[72]。

2. 预后。SUV ≥ 3.0 在原发乳腺肿瘤中生存率常较低。

3. 中期 PET。1 ~ 3 个疗程化疗后，FDG 摄取的变化预示局部进展期和转移性乳腺肿瘤的病理反应和生存期[73,74]。

a）SUV 比基线下降 55% 以上，可在化疗第一个周期后区分反应和无反应，准确率为

志物升高的患者，应考虑 PET。在一份报告中[66]，与标准检查相比 PET/CT 在无症状 CA 15-3 和 / 或 CEA 水平升高的患者有更高的灵敏度和准确性，54% 的患者因诊断复发修改了治疗方案。

c）如果血中 CA 15-3 血水平 > 60 U/ml 时，发现复发的可能性较高[67]。

d）在浸润性小叶癌伴 CA 15-3 升高的患者中发现假阴性结果。

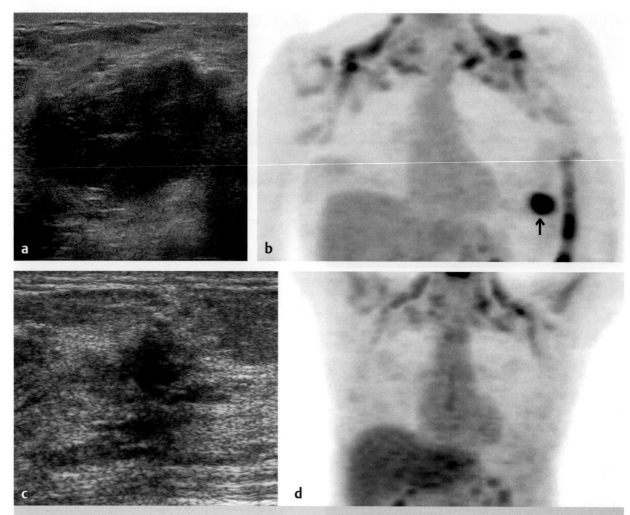

图 17.10　乳腺癌：新辅助治疗的反应。超声 (a) 显示一个巨大的左侧乳腺癌，在冠状位 PET 扫描 (b) 上显示摄取浓聚（箭头所示）。新辅助治疗后，超声 (c) 显示肿块大大缩小，PET(d) 没有显示

88%[75]。

b）然而，摄取减少的患者仍可能有微小的残留病灶。

c）增加化疗周期后再进行 PET 扫描可能有助于验证初步结果。

4. 治疗后反应。治疗后，PET 比常规成像能更准确地预测预后[76]。

　a）然而，治疗结束后对淋巴结的灵敏度较低，PET 扫描阴性对完全缓解的预测价值很低[69]。对于腋窝淋巴结尤其如此。

　b）PET 可能有助于评估以骨转移为主的乳腺癌的治疗反应[77]。

17.4.1　准确性／与其他成像方式的比较

PET/CT 与 MRI 对 NAC 病理完全缓解的评价

见表 17.5 中的 meta 分析。[78]

表 17.5　PET/CT 与 MRI 对 NAC 病理完全缓解的灵敏度和特异性比较

	灵敏度（%）	特异性（%）
PET/CT	86	72
MRI	65	88

然而，NAC 反应评估的成像时机对诊断的准确性有很大的影响。在一项 meta 分析中[79]，完成治疗后 MRI 的准确性优于 PET/CT，但 PET/CT 在治疗中的评估方面优于 MRI。

17.4.2 要点 / 误区

1. **时机**。在一项 meta 分析中[80]，PET/CT 预测新辅助治疗反应的准确性在早期更高（在第一或第二周期治疗后）。

2. **SUV**。在一项 meta 分析中[80]，SUV 下降率为 55% ~ 65%，与病理相关度最好。应注意的是，早期预测病理完全缓解和生存的最佳临界值因化疗类型而异[81]。此外，目前还不清楚测量绝对 SUV 还是 SUV 的相对变化能更好地识别无反应者[82]。

3. **受体表达**。PET/CT 监测治疗反应的准确性取决于受体的表达。具体来说，FDG 摄取在 HER2 肿瘤（包括 ER+ 和三阴性肿瘤）与 NAC 反应相关[83,84]，而不是 HER2+ 肿瘤。

4. **MRI**。PET 和 MRI 在监测反应方面是互补的。PET 比 MRI 更准确地预测反应不足。当 PET 预测反应时，MRI 能够准确地确定残留病灶的范围[85]。然而，PEM 在监测治疗反应方面可能优于 PET。

5. **FDG 低摄取的肿瘤**。肿瘤代谢活性低下可能是化疗耐药的指标之一。在一项多中心试验中[86]，SUV 基线小于 3.0 的患者中没有人对化疗有完全的组织病理学缓解。这些肿瘤分化较好，而且往往是类固醇受体阳性。PET 在预测低 FDG 摄取肿瘤的反应方面也不太有效。在一项研究中，PET 只能预测肿瘤背景比大于 5 的肿瘤反应[87]。

6. **代谢闪烁**。在接受他莫昔芬治疗的患者中，最初的活性增加是由代谢闪烁引起的增加。这可能是由于在拮抗作用占主导地位之前，继他莫昔芬最初的激动剂作用。闪烁反应提示 ERs 具有功能，是肿瘤对内分泌治疗灵敏度的早期预测指标[88]。这通常出现在治疗后 7 ~ 10 天，但时间过程是可变的。可通过 ^{18}F 骨 PET 扫描观察闪烁现象，但在大多数化疗方案期间采用 FDG PET 观察不典型。然而，在使用二线化疗和贝伐单抗治疗乳腺癌时出现过闪烁反应[89]，贝伐单抗在肺癌中的应用也说明了这一点[90]。

7. **抗芳香化酶治疗**。使用抗芳香化酶治疗的患者将显示出与代谢闪烁相反的效果。抗芳香化酶治疗可降低雌二醇水平，降低肿瘤激动剂的作用。因此，在抗芳香化酶诱导后，有反应的患者会出现肿瘤 FDG 摄取的早期下降[88]。

（李雪荣　盛会雪　吴虹桥　徐明　孙涛　李建军）

参考文献

[1] Litmanovich D, Gourevich K, Israel O, Gallimidi Z. Unexpected foci of 18F-FDG uptake in the breast detected by PET/CT: incidence and clinical significance. Eur J Nucl Med Mol Imaging. 2009; 36(10):1558–1564

[2] Caldarella C, Treglia G, Giordano A. Diagnostic performance of dedicated positron emission mammography using fluorine-18-fluorodeoxyglucose in women with suspicious breast lesions: a meta-analysis. Clin Breast Cancer. 2014; 14 (4):241–248

[3] Berg WA, Weinberg IN, Narayanan D, et al. Positron Emission Mammography Working Group. High-resolution fluorodeoxyglucose positron emission tomography with compression ("positron emission mammography") is highly accurate in depicting primary breast cancer. Breast J. 2006; 12(4):309–323

[4] Schilling K, Narayanan D, Kalinyak JE, et al. Positron emission mammography in breast cancer presurgical planning: comparisons with magnetic resonance imaging. Eur J Nucl Med Mol Imaging. 2011; 38(1):23–36

[5] Avril N, Rosé CA, Schelling M, et al. Breast imaging with positron emission tomography and fluorine-18 fluorodeoxyglucose: use and limitations. J Clin Oncol. 2000; 18(20):3495–3502

[6] Kumar R, Chauhan A, Zhuang H, Chandra P, Schnall M, Alavi A. Clinicopathologic factors associated with false negative FDG PET in primary breast cancer. Breast Cancer Res Treat. 2006; 98(3):267–274

[7] Yutani K, Shiba E, Kusuoka H, et al. Comparison of FDG PET with MIBI-SPECT in the detection of breast cancer and axillary lymph node metastasis. J Comput Assist Tomogr. 2000; 24(2):274–280

[8] Heinisch M, Gallowitsch HJ, Mikosch P, et al. Comparison of FDG PET and dynamic contrast-enhanced MRI in the evaluation of suggestive breast lesions. Breast. 2003; 12(1):17–22

[9] Berg WA, Madsen KS, Schilling K, et al. Breast cancer: comparative effectiveness of positron emission mammography and MR imaging in presurgical planning for the ipsilateral breast. Radiology. 2011; 258(1):59–72

[10] Berg WA, Madsen KS, Schilling K, et al. Comparative effectiveness of positron emission mammography and MRI in the contralateral breast of women with newly diagnosed breast cancer. AJR Am J Roentgenol. 2012; 198(1):219–232

[11] Dehdashti F, Mortimer JE, Siegel BA, et al. Positron tomographic assessment of estrogen receptors in breast cancer: comparison with FDG PET and in vitro receptor assays. J Nucl Med. 1995; 36(10):1766–1774

[12] Dehdashti F, Siegel BA. Evaluation of breast and gynecologic cancers by positron emission tomography. Semin Roentgenol. 2002; 37(2):151–168

[13] Levine EA, Freimanis RI, Perrier ND, et al. Positron emission mammography: initial clinical results. Ann Surg Oncol. 2003; 10(1):86–91

[14] Müller FH, Farahati J, Müller AG, Gillman E, Hentschel M. Positron emission mammography in the diagnosis of breast cancer. Is maximum PEM uptake value a valuable threshold for malignant breast cancer detection? Nucl Med (Stuttg). 2016; 55(1):15–20

[15] Shin KM, Kim HJ, Jung SJ, et al. Incidental breast lesions identified by (18)F-FDG PET/CT: which clinical variables differentiate between benign and malignant breast lesions? J Breast Cancer. 2015; 18(1):73–79

[16] Korn RL, Yost AM, May CC, et al. Unexpected focal hypermetabolic activity in the breast: significance in patients undergoing 18F-FDG PET/CT. AJR Am J Roentgenol. 2006; 187(1):81–85

[17] Bertagna F, Treglia G, Orlando E, et al. Prevalence and clinical significance of incidental F18-FDG breast uptake: a systematic review and meta-analysis. Jpn J Radiol. 2014; 32(2):59–68

[18] Boerner AR, Weckesser M, Herzog H, et al. Optimal scan time for fluorine-18 fluorodeoxyglucose positron emission tomography in breast cancer. Eur J Nucl Med. 1999; 26(3):226–230

[19] Mavi A, Urhan M, Yu JQ, et al. Dual time point 18F-FDG PET imaging detects breast cancer with high sensitivity and correlates well with histologic subtypes. J Nucl Med. 2006; 47(9):1440–1446

[20] Vranjesevic D, Schiepers C, Silverman DH, et al. Relationship between 18F-FDG uptake and breast density in women with normal breast tissue. J Nucl Med. 2003; 44(8):1238–1242

[21] Kitajima K, Miyoshi Y. Present and future role of FDG PET/CT imaging in the management of breast cancer. Jpn J Radiol. 2016; 34(3):167–180

[22] Groheux D, Cochet A, Humbert O, Alberini JL, Hindié E, Mankoff D. 18F-FDG PET/CT for staging and restaging of breast cancer. J Nucl Med. 2016; 57 Suppl 1:17S–26S

[23] Adejolu M, Huo L, Rohren E, Santiago L, Yang WT. False-positive lesions mimicking breast cancer on FDG PET and PET/CT. AJR Am J Roentgenol. 2012; 198(3):W304–14

[24] Dong A, Wang Y, Lu J, Zuo C. Spectrum of the breast lesions with increased 18F-FDG uptake on PET/CT. Clin Nucl Med. 2016; 41(7):543–557

[25] Gradishar WJ, Anderson BO, Balassanian R, et al. Invasive breast cancer version 1.2016, NCCN Clinical Practice Guidelines in Oncology. J Natl Compr Canc Netw. 2016; 14(3):324–354

[26] Senkus E, Kyriakides S, Ohno S, et al. ESMO Guidelines Committee. Primary breast cancer: ESMO Clinical Practice Guidelines for diagnosis, treatment and follow-up. Ann Oncol. 2015; 26 Suppl 5:v8–v30

[27] Riedl CC, Slobod E, Jochelson M, et al. Retrospective analysis of 18F-FDG PET/CT for staging asymptomatic breast cancer patients younger than 40 years. J Nucl Med. 2014; 55(10):1578–1583

[28] Ulaner GA, Castillo R, Goldman DA, et al. (18) F-FDG PET/CT for systemic staging of newly diagnosed triple-negative breast cancer. Eur J Nucl Med Mol Imaging. 2016; 43(11): 1937–1944

[29] Groheux D, Hindié E, Delord M, et al. Prognostic impact of (18)FDG PET-CT findings in clinical stage III and IIB breast cancer. J Natl Cancer Inst. 2012; 104(24):1879–1887

[30] Hogan MP, Goldman DA, Dashevsky B, et al. Comparison of 18F-FDG PET/CT for systemic staging of newly diagnosed invasive lobular carcinoma versus invasive ductal carcinoma. J Nucl Med. 2015; 56(11):1674–1680

[31] Kumar R, Zhuang H, Schnall M, et al. FDG PET positive lymph nodes are highly predictive of metastasis in breast cancer. Nucl Med Commun. 2006; 27(3):231–236

[32] Veronesi U, De Cicco C, Galimberti VE, et al. A comparative study on the value of FDG PET and sentinel node biopsy to identify occult axillary metastases. Ann Oncol. 2007; 18(3):473–478

[33] Kim J, Lee J, Chang E, et al. Selective sentinel node plus additional non-sentinel node biopsy based on an FDG PET/CT scan in early breast cancer patients:

single institutional experience. World J Surg. 2009; 33(5):943–949

[34] Quon A, Gambhir SS. FDG PET and beyond: molecular breast cancer imaging. J Clin Oncol. 2005; 23(8):1664–1673

[35] Wahl RL. Current status of PET in breast cancer imaging, staging, and therapy. Semin Roentgenol. 2001; 36(3):250–260

[36] Wahl RL. PET Imaging in Breast Cancer. In: Valk PE, Bailey DL, Townsend DW, et al., eds. Positron Emission Tomography: Basic Science and Clinical Practice. London, UK: Springer-Verlag; 2003:595–610

[37] Tran A, Pio BS, Khatibi B, Czernin J, Phelps ME, Silverman DH. 18F-FDG PET for staging breast cancer in patients with innerquadrant versus outer-quadrant tumors: comparison with long-term clinical outcome. J Nucl Med. 2005; 46(9):1455–1459

[38] Groheux D, Giacchetti S, Delord M, et al. 18F-FDG PET/CT in staging patients with locally advanced or inflammatory breast cancer: comparison to conventional staging. J Nucl Med. 2013; 54(1):5–11

[39] Rieber A, Schirrmeister H, Gabelmann A, et al. Pre-operative staging of invasive breast cancer with MR mammography and/or PET: boon or bunk? Br J Radiol. 2002; 75(898):789–798

[40] Cooper KL, Harnan S, Meng Y, et al. Positron emission tomography (PET) for assessment of axillary lymph node status in early breast cancer: a systematic review and meta-analysis. Eur J Surg Oncol. 2011; 37(3):187–198

[41] Aukema TS, Straver ME, Peeters MJ, et al. Detection of extraaxillary lymph node involvement with FDG PET/CT in patients with stage II-III breast cancer. Eur J Cancer. 2010; 46(18):3205–3210

[42] Eubank WB, Mankoff DA, Takasugi J, et al. 18fluorodeoxyglucose positron emission tomography to detect mediastinal or internal mammary metastases in breast cancer. J Clin Oncol. 2001; 19(15):3516–3523

[43] van der Hoeven JJ, Krak NC, Hoekstra OS, et al. 18F-2-fluoro-2-deoxy-d-glucose positron emission tomography in staging of locally advanced breast cancer. J Clin Oncol. 2004; 22(7):1253–1259

[44] Hong S, Li J, Wang S. 18FDG PET-CT for diagnosis of distant metastases in breast cancer patients. A meta-analysis. Surg Oncol. 2013; 22(2):139–143

[45] Morris PG, Lynch C, Feeney JN, et al. Integrated positron emission tomography/computed tomography may render bone scintigraphy unnecessary to investigate suspected metastatic breast cancer. J Clin Oncol. 2010; 28(19):3154–3159

[46] Caglar M, Kupik O, Karabulut E, Høilund-Carlsen PF. Detection of bone metastases in breast cancer patients in the PET/CT era: do we still need the bone scan? Rev Esp Med Nucl Imagen Mol. 2016; 35(1):3–11

[47] Escalona S, Blasco JA, Reza MM, Andradas E, Gómez N. A systematic review of FDG PET in breast cancer. Med Oncol. 2010; 27(1):114–129

[48] Sahin E, Zincirkeser S, Akcan AB, Elboga U. Is (99m) Tc-MDP whole body bone scintigraphy adjuvant to (18)F-FDG PET for the detection of skeletal metastases? J BUON. 2014; 19(1): 291–296

[49] Shie P, Cardarelli R, Brandon D, Erdman W, Abdulrahim N. Meta-analysis: comparison of F-18 fluorodeoxyglucose-positron emission tomography and bone scintigraphy in the detection of bone metastases in patients with breast cancer. Clin Nucl Med. 2008; 33(2):97–101

[50] Liu T, Cheng T, Xu W, Yan WL, Liu J, Yang HL. A meta-analysis of 18FDG PET, MRI and bone scintigraphy for diagnosis of bone metastases in patients with breast cancer. Skeletal Radiol. 2011; 40(5):523–531

[51] Rong J, Wang S, Ding Q, Yun M, Zheng Z, Ye S. Comparison of 18 FDG PET-CT and bone scintigraphy for detection of bone metastases in breast cancer patients. A meta-analysis. Surg Oncol. 2013; 22(2):86–91

[52] Abe K, Sasaki M, Kuwabara Y, et al. Comparison of 18FDGPET with 99mTc-HMDP scintigraphy for the detection of bone metastases in patients with breast cancer. Ann NuclMed. 2005; 19(7):573–579

[53] Nakai T, Okuyama C, Kubota T, et al. Pitfalls of FDG PET for the diagnosis of osteoblastic bone metastases in patients with breast cancer. Eur J Nucl Med Mol Imaging. 2005; 32(11):1253–1258

[54] Chung A, Liou D, Karlan S, et al. Preoperative FDG PET for axillary metastases in patients with breast cancer. Arch Surg. 2006; 141(8):783–788, discussion 788–789

[55] Dashevsky BZ, Goldman DA, Parsons M, et al. Appearance of untreated bone metastases from breast cancer on FDG PET/CT: importance of histologic subtype. Eur J Nucl Med Mol Imaging. 2015; 42(11):1666–1673

[56] van der Hoeven JJ, Hoekstra OS, Comans EF, et al. Determinants of diagnostic performance of [F-18] fluorodeoxyglucose positron emission tomography for axillary staging in breast cancer. Ann Surg. 2002; 236(5):619–624

[57] Ohta M, Tokuda Y, Suzuki Y, et al. Whole body PET for the evaluation of bony metastases in patients with breast cancer: comparison with 99Tcm-MDP bone

scintigraphy. Nucl Med Commun. 2001; 22(8):875–879

[58] Greco M, Crippa F, Agresti R, et al. Axillary lymph node staging in breast cancer by 2-fluoro-2-deoxy-D-glucose-positron emission tomography: clinical evaluation and alternative management. J Natl Cancer Inst. 2001; 93(8):630–635

[59] Lovrics PJ, Chen V, Coates G, et al. A prospective evaluation of positron emission tomography scanning, sentinel lymph node biopsy, and standard axillary dissection for axillary staging in patients with early stage breast cancer. Ann Surg Oncol. 2004; 11(9):846–853

[60] Eubank WB, Mankoff DA, Vesselle HJ, et al. Detection of locoregional and distant recurrences in breast cancer patients by using FDG PET. Radiographics. 2002; 22(1):5–17

[61] Siggelkow W, Rath W, Buell U, Zimny M. FDG PET and tumour markers in the diagnosis of recurrent and metastatic breast cancer. Eur J Nucl Med Mol Imaging. 2004; 31 Suppl 1:S118–S124

[62] Tafra L. Positron emission tomography (PET) and mammography (PEM) for breast cancer: importance to surgeons. Ann Surg Oncol. 2007; 14(1):3–13

[63] Pennant M, Takwoingi Y, Pennant L, et al. A systematic review of positron emission tomography (PET) and positron emission tomography/computed tomography (PET/CT) for the diagnosis of breast cancer recurrence. Health Technol Assess. 2010; 14(50):1–103

[64] Czernin J, Allen-Auerbach M, Schelbert HR. Improvements in cancer staging with PET/CT: literature-based evidence as of September 2006. J Nucl Med. 2007; 48 Suppl 1:78S–88S

[65] Evangelista L, Cervino AR, Ghiotto C, Al-Nahhas A, Rubello D, Muzzio PC. Tumor marker-guided PET in breast cancer patients-a recipe for a perfect wedding: a systematic literature review and meta-analysis. Clin Nucl Med. 2012; 37(5):467–474

[66] Champion L, Brain E, Giraudet AL, et al. Breast cancer recurrence diagnosis suspected on tumor marker rising: value of whole-body 18FDG PET/CT imaging and impact on patient management. Cancer. 2011; 117(8):1621–1629

[67] Aide N, Huchet V, Switsers O, et al. Influence of CA 15–3 blood level and doubling time on diagnostic performances of 18F-FDG PET in breast cancer patients with occult recurrence. Nucl Med Commun. 2007; 28(4):267–272

[68] Kostakoglu L, Goldsmith SJ. 18F-FDG PET evaluation of the response to therapy for lymphoma and for breast, lung, and colorectal carcinoma. J Nucl Med. 2003; 44(2):224–239

[69] Krak NC, Hoekstra OS, Lammertsma AA. Measuring response to chemotherapy in locally advanced breast cancer: methodological considerations. Eur J Nucl Med Mol Imaging. 2004; 31 Suppl 1:S103–S111

[70] Groheux D, Espié M, Giacchetti S, Hindié E. Performance of FDG PET/CT in the clinical management of breast cancer. Radiology. 2013; 266(2):388–405

[71] Avril N, Sassen S, Roylance R. Response to therapy in breast cancer. J Nucl Med. 2009; 50 Suppl 1:55S–63S

[72] Eubank WB, Mankoff D, Bhattacharya M, et al. Impact of FDG PET on defining the extent of disease and on the treatment of patients with recurrent or metastatic breast cancer. AJR Am J Roentgenol. 2004; 183(2):479–486

[73] Couturier O, Jerusalem G, N'Guyen JM, Hustinx R. Sequential positron emission tomography using [18F]fluorodeoxyglucose for monitoring response to chemotherapy in metastatic breast cancer. Clin Cancer Res. 2006; 12(21):6437–6443

[74] Rousseau C, Devillers A, Sagan C, et al. Monitoring of early response to neoadjuvant chemotherapy in stage II and III breast cancer by [18F]fluorodeoxyglucose positron emission tomography. J Clin Oncol. 2006; 24(34):5366–5372

[75] Schelling M, Avril N, Nährig J, et al. Positron emission tomography using [(18)F]Fluorodeoxyglucose for monitoring primary chemotherapy in breast cancer. J Clin Oncol. 2000; 18(8):1689–1695

[76] Vranjesevic D, Filmont JE, Meta J, et al. Whole-body (18)FFDG PET and conventional imaging for predicting outcome in previously treated breast cancer patients. J Nucl Med. 2002; 43(3):325–329

[77] Stafford SE, Gralow JR, Schubert EK, et al. Use of serial FDG PET to measure the response of bone-dominant breast cancer to therapy. Acad Radiol. 2002; 9(8):913–921

[78] Liu Q, Wang C, Li P, Liu J, Huang G, Song S. The role of (18)FFDG PET/CT and MRI in assessing pathological complete response to neoadjuvant chemotherapy in patients with breast cancer: a systematic review and meta-analysis. BioMed Res Int. 2016; 2016:3746232

[79] Sheikhbahaei S, Trahan TJ, Xiao J, et al. FDG PET/CT and MRI for evaluation of pathologic response to neoadjuvant chemotherapy in patients with breast cancer: a meta-analysis of diagnostic accuracy studies. Oncologist. 2016; 21(8):931–939

[80] Wang Y, Zhang C, Liu J, Huang G. Is 18F-FDG PET accurate to predict neoadjuvant therapy response in breast cancer? A meta-analysis. Breast Cancer Res Treat. 2012; 131(2):357–369

[81] Groheux D, Biard L, Giacchetti S, et al. 18F-FDG PET/CT for the early evaluation of response to neoadjuvant treatment in triple-negative breast cancer: influence of the chemotherapy regimen. J Nucl Med. 2016; 57(4):536–543

[82] Avril S, Muzic RF, Jr, Plecha D, Traughber BJ, Vinayak S, Avril N. 18F-FDG PET/CT for monitoring of treatment response in breast cancer. J Nucl Med. 2016; 57 Suppl 1:34S–39S

[83] Cheng J, Wang Y, Mo M, et al. 18F-fluorodeoxyglucose (FDG) PET/CT after two cycles of neoadjuvant therapy may predict response in HER2-negative, but not in HER2-positive breast cancer. Oncotarget. 2015; 6(30):29388–29395

[84] Koolen BB, Pengel KE, Wesseling J, et al. FDG PET/ CT during neoadjuvant chemotherapy may predict response in ER-positive/HER2-negative and triple negative, but not in HER2-positive breast cancer. Breast. 2013; 22(5):691–697

[85] Chen X, Moore MO, Lehman CD, et al. Combined use of MRI and PET to monitor response and assess residual disease for locally advanced breast cancer treated with neoadjuvant chemotherapy. Acad Radiol. 2004; 11(10):1115–1124

[86] Schwarz-Dose J, Untch M, Tiling R, et al. Monitoring primary systemic therapy of large and locally advanced breast cancer by using sequential positron emission tomography imaging with [18F]fluorodeoxyglucose. J Clin Oncol. 2009; 27(4):535–541

[87] McDermott GM, Welch A, Staff RT, et al. Monitoring primary breast cancer throughout chemotherapy using FDG PET. Breast Cancer Res Treat. 2007; 102(1):75–84

[88] Humbert O, Cochet A, Coudert B, et al. Role of positron emission tomography for the monitoring of response to therapy in breast cancer. Oncologist. 2015; 20(2):94–104

[89] Balasubramanian Harisankar CN, Preethi R, John J. Metabolic flare phenomenon on 18 fluoride-fluorodeoxy glucose positron emission tomography-computed tomography scans in a patient with bilateral breast cancer treated with second-line chemotherapy and bevacizumab. Indian J Nucl Med. 2015; 30 (2):145–147

[90] Krupitskaya Y, Eslamy HK, Nguyen DD, Kumar A, Wakelee HA. Osteoblastic bone flare on F18-FDG PET in non-small cell lung cancer (NSCLC) patients receiving bevacizumab in addition to standard chemotherapy. J Thorac Oncol. 2009; 4(3): 429–431

第 18 章 胃、食管及胃肠道间质瘤

18.1 胃癌

NCCN 指南建议[1] PET/CT 对于未知的 M1 疾病患者的分期是合理的，但 T1 疾病除外。

1. PET 在胃癌患者中的潜在应用包括分期、诊断复发、判断预后和评估治疗效果。

2. 预后

a）原发性肿瘤高 ^{18}F-FDG 摄取患者的生存率明显低于低 FDG 摄取患者[2]。然而，由于黏液和印戒细胞癌的 FDG 摄取通常较低，低 FDG 摄取并不一定意味着更好的预后。FDG 阳性淋巴结的数目也是影响预后的因素之一[3]。

b）肿瘤手术后，PET 扫描阴性明显地与较长生存期有关[2]。

3. 治疗反应（早期预测）。化疗开始后 14 天行 PET 检查预测对治疗的反应[4]。

18.1.1 准确性／与其他成像方式的比较

1. PET。灵敏度为 71%，特异性为 74%（晚期、转移性或复发性胃癌）[5]。

2. 原发性肿瘤。PET 在原发性胃癌的检测中没有作用。一般来说，胃癌的检出率低于食管癌，因为早期胃癌（灵敏度：23% ~ 63%）[6]，以及印戒细胞癌和黏液癌的灵敏度较低。公布的灵敏度从 21% ~ 100% 不等，特异性从 78% ~ 100% 不等[7]。

a）FDG 摄取程度越高意味着浸润深度越深、肿瘤越大和淋巴结转移越明显[2]。

b）印戒细胞和黏液癌的 FDG 摄取较低[8,9]。

3. 淋巴结转移（meta 分析；表 18.1）[6]

a）PET（图 18.1）的灵敏度为 22% ~ 60%，低于 CT 的灵敏度（52% ~ 77%）。尤其是 CT 对 N1 淋巴结更灵敏。但 PET 的特异

性（62% ~ 100%）高于 CT（62% ~ 94%）[7]。

表 18.1 PET 与 CT 检测胃癌淋巴结转移的灵敏度和特异性比较

	灵敏度（%）	特异性（%）	准确性（%）
PET	40	98	60
CT	77	78	66

b）肠型和弥漫性腺癌。淋巴结分期的准确性取决于肿瘤是肠型还是弥漫型腺癌。在一份报告中[10]，对于肠型腺癌转移的检测，FDG 摄取优于淋巴结短径测量；但对于弥漫型腺癌，FDG 摄取的准确性较低。在另一份报告中[11]，PET/CT 对肠 / 混合型肿瘤的局部淋巴结转移和远处转移的检测优于单纯 CT。然而，对新辅助治疗后弥漫性肿瘤的淋巴结灵敏度较低。

4. 胃体部[8]

a）对于原发灶和肝转移（图 18.2）、淋巴结和肺转移的准确性很高。

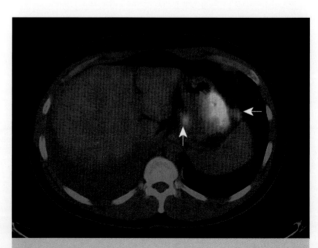

图 18.1 胃癌。轴位 PET/CT 扫描显示原发性胃癌有两个局部淋巴结转移（箭头所示）

对胸膜、腹膜及骨髓转移的准确性较低。

如果被原发肿瘤的摄取所掩盖，胃周小淋巴结的准确性也很低。

5. **远处转移**。在一项 meta 分析中[6]，PET 对 M 分期的总准确率为 88%，CT 为 81%。

　　a）肝转移（系统综述；表 18.2）[12]。

表 18.2 PET 与 CT 检测胃癌肝转移的灵敏度和特异性比较

	灵敏度（%）	特异性（%）
PET	70	96
CT	74	99

　　b）腹膜转移（系统综述；表 18.3）[12]。

表 18.3 PET 与 CT 检测胃癌腹膜转移的灵敏度和特异性比较

	灵敏度（%）	特异性（%）
PET	28	97
CT	33	99

　　c）骨转移（表 18.4）[13]。

　　• 然而，在同一研究中，15% 的孤立骨转移仅在 PET 上是阳性，且 PET 对同时性转移的检测优于骨扫描。

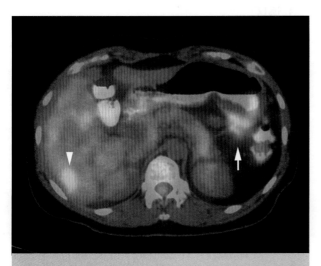

图 18.2 胃癌转移。轴位 PET/CT 扫描显示胃癌（箭头所示）转移到肝脏（无尾箭所示）的摄取

表 18.4 PET 与骨扫描检测胃癌骨转移的灵敏度和特异性比较

	灵敏度（%）	特异性（%）
PET	93.5	25
骨扫描	93.5	37.5

6. **复发性胃癌**。在一项 meta 分析中[14]，PET 对复发性胃癌的灵敏度和特异性分别为 78% 和 82%。一项 PET/CT 的 meta 分析[15] 显示灵敏度为 86%，特异性为 88%。一项 PET 和 PET/CT 对胃癌复发的检测的 meta 分析[16] 显示，灵敏度为 85%，特异性为 78%。

此外，PET/CT 在无症状胃癌患者术后监测中具有良好的诊断准确度[17,18]。然而，原发性肿瘤的 FDG 亲和力影响了 PET/CT 检测胃癌复发的性能。在一份报告中[19]，复发的灵敏度在亲和 FDG 的原发性肿瘤中为 81%，在非亲和的肿瘤中为 52%。但特异性较高（97%），两组间无差异。

18.1.2 要点 / 误区

1. **组织学**。印戒细胞和黏液癌对 FDG 的摄取较低。

2. **形态学**。原发性肿瘤的摄取量可能与组织病理学无关。

　　a）低分化肿瘤由于胃壁的弥漫性浸润，其摄取可能较少。

　　b）分化好的肿瘤可能由于肿块的形成而有更多的摄取。

3. **其他病症**。胃 FDG 摄取增加可能是继发于胃癌以外的病因。

　　a）弥漫性摄取增加可继发于胃炎或淋巴瘤。

　　b）局灶性摄取增加可继发于淋巴瘤（图 18.3）。胃淋巴瘤倾向于弥漫性或节段性 FDG 摄取，而胃癌通常表现为局部摄取。此外，与胃癌相比，胃淋巴瘤具有更高的 SUV_{max} 和 SUV_{max} 与最大壁厚的比值[20]。SUV_{max} 与最大壁厚的高比值是鉴别胃淋巴瘤与胃癌最有效的方法。

4. **胃周淋巴结**。胃周围淋巴结的摄取通常与邻近肿瘤的摄取或邻近胃壁的生理性摄取没有

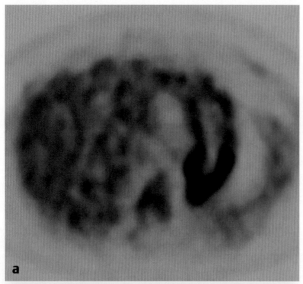

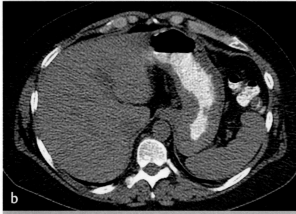

图 18.3 胃淋巴瘤。（a）黏膜相关的淋巴瘤患者轴位 PET 扫描显示与 CT（b）壁增厚相应的节段性摄取增加（SUV_{max} 8.5）。节段性摄取模式和相对于壁厚的高 FDG 摄取提示淋巴瘤而不是癌

区别。但其临床意义有限，因为这些淋巴结在晚期胃癌患者中通常是标准探查的一部分。

5. **残胃。**胃残端的生理性 FDG 摄取可能很难与复发肿瘤相区分。饮水可能有帮助。饮水后，继发于恶性肿瘤的胃 FDG 摄取将持续。

18.2 食管癌

18.2.1 原发性食管肿瘤

PET 在评估原发性食管肿瘤中的作用有限。

1. 诊断

a）PET 可检测浸润深度 T1b 或以上的原发性肿瘤，但不能检出 Tis 和 T1a 肿瘤[21]。

b）PET 对原发性食管癌的总检出率为 80%。然而，这取决于 T 分期。T3 和 T4 期肿瘤的检出率接近 100%，但 T1 期肿瘤的检出率为 43%[22]。

c）PET 不能评估肿瘤穿透食管壁的程度，也不能确定 T 分期。但随着肿瘤浸润深度增加，PET 识别肿瘤的可能性越来越大。

2. 摄取程度[23]

a）摄取量与肿瘤浸润深度、淋巴结转移和淋巴浸润呈正相关。

b）腺癌与鳞状细胞癌的 FDG 摄取程度大致相同，虽然是腺癌的摄取通常较低，特别是在胃食管交界处或附近，继发于弥漫性生长模式和 / 或黏液组织病理类型[24-26]。

c）治疗前高 SUV 与生存率低有关，但它是否是一个独立的预后指标（例如，它可能只是晚期的一个指标）尚不清楚。虽然大多数研究表明，在单因素分析中，治疗前 FDG 摄取是一种预测生存的指标[27]，但两项最大的前瞻性研究没有显示基线 SUV 的独立预后价值[28,29]。

d）有两项研究报告[30,31]，原发性肿瘤摄取率高的患者对新辅助化疗有更好的反应。这表明，如果术前给予放化疗，高基线 SUV 可能无法预测生存，因为肿瘤摄取高的患者可能对新辅助化疗有更好的反应。

3. 误区

a）胃食管交界处的轻度病灶摄取可能是食管炎继发的，也可能是一个正常的变异（图 7.30）。胃食管交界处 SUV 临界值 > 3.5[32] 和 > 4 被认为应怀疑恶性肿瘤[33]。

b）食管裂孔疝可引起胃食管交界处的大面积摄取。

c）良性狭窄在扩张后可有大量的 FDG 摄取。内镜活检后也可发现摄取增加。

d）食管平滑肌瘤可有 FDG 摄取[33,34]。

e）呼吸性配准不良。PET/CT 上的呼吸错误配准伪影（在膈肌周围最大）可能导致食管远端肿瘤的 SUV 测量错误[33,35]。

18.3 分期

NCCN 指南指出 [1]，如果没有 M1 疾病的证据，PET/CT 是适用的。

1. PET 与内镜超声（EUS）联合应用是食管癌分期最具成本 – 效益的方法 [33,36]。

2. PET 的主要价值在于 [37]：

   a）发现远处转移（图 18.4，图 18.5）。

   b）提高淋巴结分期的特异性。

3. 然而，PET 在早期食管癌 (T ≤ 2) 患者中可能没有常规作用，因为这些患者的淋巴转移发生率较低 [38]。

4. 在一项多中心前瞻性研究中 [39]，PET/CT 导致 24% 的患者临床上重要的分期改变：22% 分期上调，2% 分期下调。与 CT 相比，

PET 的分期准确率总体提高了 14% [22]。在 5% ~ 8% 的患者中，PET 在常规检查后无转移证据的情况下识别出未被怀疑的远处转移性疾病 [40]。在 9 项研究中，与传统分期相比，PET 结果改变了 5% ~ 27% 的患者治疗前的分期（所有研究中为 22%）[41]。

5. **预后**。PET 上肿瘤长径越大和 PET 阳性淋巴结的数量越多预示生存率越低 [42]。

18.3.1 准确性 / 与其他成像方式的比较

1. **PET/CT 淋巴结分期**（meta 分析）[43]。灵敏度为 62%，特异性为 96%。

   a）局部淋巴结 [38]。PET 对局部疾病不灵敏，不能代替 CT/EUS 进行局部分期，但对淋巴结疾病的阳性结果比 CT/EUS 更具特异性（图 18.6）。 在 PET 上有很大比例的假阴性淋巴结群位于原发肿瘤附近 [22]。与 PET 或 CT 相比，EUS 能检测到更多的食管周围和腹腔干病理性淋巴结（表 18.5）[44]。

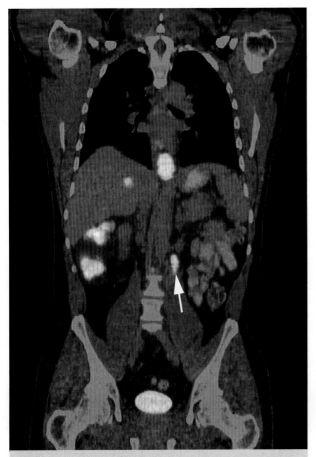

图 18.4 转移性食管癌。1 例远端食管癌患者的冠状位 PET/CT 扫描显示肝和腹膜后淋巴结（箭头所示）转移

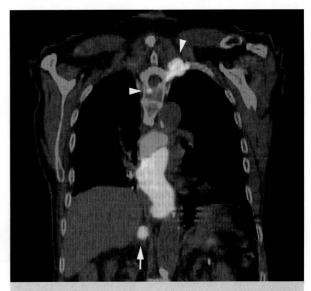

图 18.5 转移性食管癌。1 例食管癌患者的冠状位 PET/CT 扫描显示原发性肿瘤及肾上腺（箭头所示）和骨（无尾箭所示）转移的摄取浓聚

表 18.5 PET 与 CT 和 EUS 检测淋巴结转移的灵敏度和特异性比较

	灵敏度（%）	特异性（%）
PET	57	85
CT	50	83
EUS	80	70

b）远处淋巴结（表 18.6）[38]。

表 18.6 PET 与 CT 和 EUS 检测远处淋巴结的灵敏度和特异性比较

	灵敏度（%）	特异性（%）
PET	77	90
CT/EUS	46	69

2. 远处转移（meta 分析；表 18.7）[45]。

表 18.7 PET 与 CT 检测远处转移的灵敏度和特异性的比较

	灵敏度（%）	特异性（%）
PET	71	93
CT	52	91

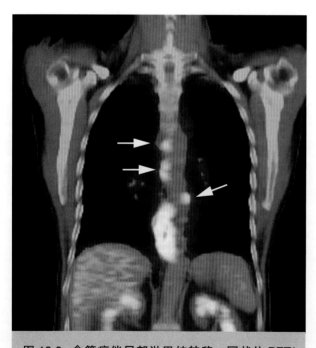

图 18.6 食管癌伴局部淋巴结转移。冠状位 PET/CT 扫描显示远端食管癌食管旁淋巴结（箭头所示）多发转移。虽然内镜超声通常对这些淋巴结的检测更敏感，但 PET 检查阳性对转移性疾病更有特异性

3. **骨转移**。PET对骨转移可能比骨显像更准确（表 18.8，表 18.9）[46]。

表 18.8 PET 与骨扫描检测骨转移的灵敏度和特异性比较

	灵敏度（%）	特异性（%）
PET	92	94
骨扫描	77	84

表 18.9 PET 与 EUS 检测骨转移的灵敏度和特异性比较

	灵敏度（%）	特异性（%）
PET	42 ~ 100	27 ~ 100
EUS	20 ~ 100	36 ~ 100

4. **解剖部位**。PET 在颈部、上胸部和腹部的准确率最高，而在中、下胸部的灵敏度较低[23]。

18.3.2 要点／误区

1. 肺门摄取必须谨慎判读，因为它是最常见的假阳性淋巴结摄取部位，特别是在吸烟者和肉芽肿病流行地区[47,48]。
2. 小网膜囊内局部转移有较高的假阴性率[49]。
3. 原发性肿瘤的摄取可能掩盖其周围的异常淋巴结。
4. PET/CT 对中、下胸段食管旁淋巴结的诊断灵敏度最低。
5. **肝胃与腹腔淋巴结**。可切除的胃肝淋巴结应与不能切除的非局部腹腔淋巴结区分。这可能比较困难，因为较低的肝胃淋巴结可能靠近腹腔干[35]。
6. **同时性肿瘤**。在 5.5% 的食管癌患者中，PET可意外发现同时性原发性肿瘤[50]。病理摄取的部位应通过其他方法确认，然后才能归属于转移。
7. **原发性肿瘤低摄取**。如果食管鳞状细胞癌的原发病变摄取低（一份报告中 SUV < 5）[51]，PET/CT 检测淋巴结转移的灵敏度较低。
8. 食管中下段鳞状细胞癌倾向于转移到右侧气管旁／锁骨上淋巴结[52]。

18.4 复发

PET 对复发性食管癌的诊断是准确的（图 18.7），但它并不明显优于常规成像。复发患者 PET/CT 测得的 SUV 和疾病状态可用于生存率预测[53]。

18.4.1 准确性

以治愈为目的的初步治疗后采用 PET 和 PET/CT 对复发性食管癌进行诊断（meta 分析）[54]，灵敏度为 96%，特异性为 78%。

18.4.2 误区

PET/CT 评估复发的假阴性率低。然而，由于存在相当大的假阳性率[54]，须对疑似 PET 阳性病灶进行组织病理学确认。PET 不能准确诊断吻合口周围复发，因为炎症常造成假阳性结果。对于局部病灶 PET/CT 的特异性仅为 50%，但灵敏度很高[53]。

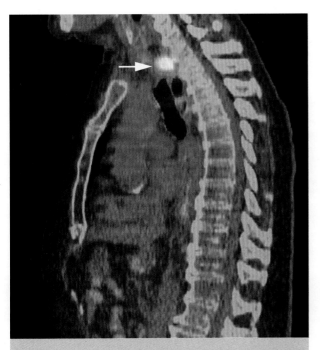

图 18.7 食管癌复发。 矢状位 PET/CT 显示一例食管癌患者食管切除术后状态，后经胃镜检查证实在近端吻合口复发（箭头所示）。

18.5 治疗反应[55]

NCCN 指南建议[1]，在评估术前或术前根治性放化疗或术后开始治疗的反应时应考虑 PET/CT。不推荐 PET/CT 用于术前放化疗后手术患者。

1. **新辅助治疗**。在晚期食管癌患者 (T3 ~ 4 期) 中，单纯食管切除术预后较差。新辅助放化疗或化疗可以降低分期，提高手术的可切除性，并根除隐匿性病变。新辅助疗法可提高晚期食管癌患者的 5 年生存率约 10%，但仅见于组织病理学反应较大的患者。轻微或无反应的患者只会暴露于治疗毒性中。因此，在新辅助治疗的早期发现无反应者是有益的，因为这些患者有可能停止治疗并进行手术[56,57]。

    PET/CT 在新辅助治疗中的首要价值是其阴性预测值——PET/CT 扫描 SUV 无实质性变化，表明预后较差。在一项系统综述中[58]，以 SUV 降低至少 35% 为阈值标准，PET 的中位阴性预测值为 86.5%。关于治疗前 SUV 是否与反应和预后相关，有相互矛盾的数据[59]。

2. **中期 PET**。根据 PET 评估的食管癌化疗反应，MUNICON 试验[60] 评估了根据 PET 结果指导治疗方案制定的可能性。这项试验是第一次评估基于早期代谢反应的 PET 引导治疗算法的可行性。在新辅助化疗开始后 2 周，SUV 的变化大于 35%，可用于预测疗效。有代谢反应者继续新辅助治疗，并有良好的结果。无代谢反应者停止化疗并手术。无代谢反应者预后差，但无反应者停止化疗并不影响预后，而且降低了成本、时间和潜在的不良反应。然而，进行新辅助放射治疗的无代谢反应者，预后不良并未改善[61]。

    值得注意的是，早期疗效评估只有在接受化疗而未接受放射治疗的患者中才能进行。在一些接受化疗同时行放射治疗的患者的研究中，有代谢反应并不能预测肿瘤反应[62]。这可能是由于辐射引起的炎症，以及相对于化疗，放射治疗所致细胞凋亡可能有不同的机制[63]。

3. **治疗结束 PET 检查**。一些研究表明，对于在新辅助治疗后获得病理完全缓解的患者，可以免除手术。然而，总的来说，PET/CT 对长期预后（生存期）的预测优于对组织病理学反应的预测[64]。特别是在没有建立可靠的 PET 标准来确定病理完全缓解的情况下。预测完全病理缓解的通用方法有两种：将治疗后肿瘤 FDG 阴性判读为病理完全缓解，并回顾性地确定临界值。FDG 阴性肿瘤残瘤率为 17.8% ~ 70.6%[41]。在一项仅限于食管腺癌患者的研究中[30]，SUV 改变 < 45% 对不完全病理缓解的阳性预测值为 92%，对完全病理缓解的阳性预测值仅为 38%。其他研究发现，使用回顾性临界值的准确率约为 75%[41]。在一项研究中，2/3 的化疗后 SUV < 2.5 的患者在手术标本中有残瘤，2/3 的患者手术时有阳性淋巴结但未被 PET 检测到。因此，无论治疗后 SUV 在原发性肿瘤中的作用如何，手术切除仍是值得关注的。

4. **跳跃转移**。对于 PET 在食管癌新辅助治疗后检测间隔转移（这可能排除手术切除）的有效性存在矛盾的证据（图 18.8）。在多项研究中[41]，PET/CT 在 8% 的患者中发现了跳跃转移。在另一项研究中，PET 对跳跃转移不灵敏[65]。

18.5.1 准确性／与其他成像方式的比较

1. PET（meta 分析）[66]。灵敏度为 70%，特异性为 70%。

   a）新辅助治疗中期 PET（meta 分析）[67]。灵敏度为 85%，特异性为 59%。

   b）新辅助治疗后的 PET（meta 分析）[67]。灵敏度为 67%，特异性为 69%。

   - 然而，一些分析发现[68,69]，早期 PET 检查和完成治疗后的 PET 检查的准确性没有差别。

2. CT 和 EUS。PET 和 EUS 的准确率相近，但在化疗和放射治疗后，EUS 有时不适用。CT 的准确性明显低于 PET 和 EUS[70]。

3. PET 与 EUS 对比（meta 分析）[68]。

4. SUV。据报道，用于区分有代谢反应和无代谢

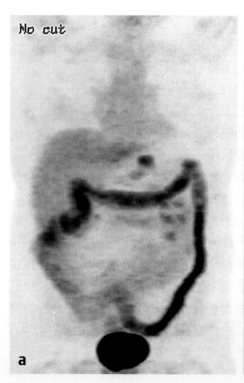
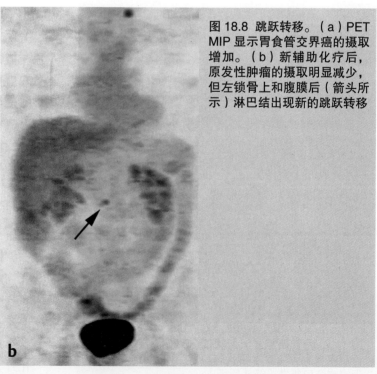

图 18.8 跳跃转移。（a）PET MIP 显示胃食管交界癌的摄取增加。（b）新辅助化疗后，原发性肿瘤的摄取明显减少，但左锁骨上和腹膜后（箭头所示）淋巴结出现新的跳跃转移

反应者[71]SUV减少的临界值范围很广（30%～80%），绝对SUV值和SUV的相对变化都可用于判断预后。在一项Meta分析中[69]，摄取的相对变化是更好的预测指标。治疗后的SUV≥4比EUS预测肿块大小或CT预测壁厚度更能预测预后不良和短的生存期[72]。

5. 预测肿瘤反应的总体准确度在腺癌和鳞状细胞癌之间不存在差异[73]。

18.5.2　误区

1. **食管炎**。在新辅助放射治疗后，放射性食管炎可干扰对治疗反应的最佳评估[74]。与肺不同的是，在放射治疗过程中，食管可能对放射反应较早，并可观察到活性升高[75]。放疗后进行延迟成像，可避免放射性食管炎所致的摄取，但这一点并未得到证实。建议在放射治疗后延迟2～12周扫描[76]。另一种可能的方法是在放射治疗后早期（<2周）食管炎发生之前成像[35]。

2. **食管溃疡**。化、放疗诱发的食管溃疡可导致残留恶性肿瘤的假阳性表现。内镜检查有助于提高这些病例的准确性。如果胃镜检查未见溃疡，则SUV≥4对残留病灶有很高的预测价值[77]。

18.6　放射治疗计划

准确的勾画大体肿瘤体积（GTV）是食管癌放射治疗成功的必要条件。PET可以提高勾画过程的准确性。虽然FDG PET/CT可提高对各种肿瘤（如非小细胞肺癌）GTV的评估，但在食管癌中的证据则较为有限。虽然一些研究表明，PET/CT可以准确地评估食管肿瘤的长度[78]，但一项系统综述认为[79]，在肿瘤勾画的过程中，PET/CT的标准实施之前，还需要进一步的验证。此外，PET/CT对照射野中局部淋巴结的灵敏度也是可变的。

18.7　胃肠道间质瘤

CT是原发性胃肠道间质瘤（GIST）的标准成像模式。PET/CT主要用于评估对甲磺酸伊马替尼的早期反应（图18.9），或在CT或MRI结果不明的情况下有价值[80]。然而，PET在治疗前不如CT灵敏。约20%CT检测到的病灶没有FDG摄取（图18.10）[81]。尤其是PET对肝转移不太灵敏[82]。PET在预测治疗反应方面可能比CT更有用，但CT能检测到更多的病变[83]。

此外，PET可能有助于术前预测GIST的恶性潜能[84]。在一份报告中[85]，SUV>3.0与高恶性潜能有关；在另一份报告中[86]，SUV临界值>5。

在GIST患者治疗反应早期评估时，基于肿瘤大小变化的形态学标准并不是最理想的。伊马替尼治疗可引起血管减少、出血、坏死、囊变或黏液变性等变化，这些变化与治疗活性一致，但不一定与肿瘤体积的变化有关。在FDG亲和型GIST患者中，在伊马替尼治疗期间，FDG摄取的下降先于肿瘤大小的改变。CT检查肿瘤缩小的中位时间为3～4个月，但也可能为6～12个月或更长[87]。一般来说，对伊马替尼等细胞抑制剂反应的成像改变与细胞毒性药物的反应不同。特别是，除了大小变化外，其他影像学表现也是相关的（如

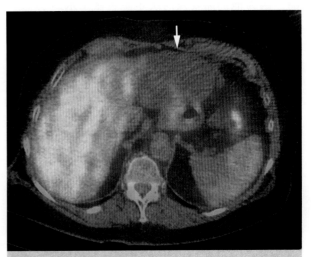

图18.9　胃肠道间质瘤：PET阴性。轴位PET/CT扫描显示一个大的GIST肿瘤（箭头所示），没有实质的FDG摄取

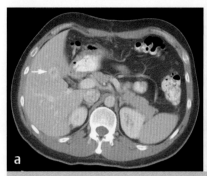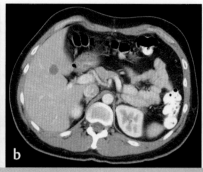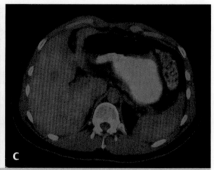

图18.10　胃肠道间质瘤：治疗反应。（a）轴位 CT 扫描显示增强的 GIST 肝脏转移（箭头所示）。（b）经甲磺酸伊马替尼治疗后，转移灶现在完全低密度，并略有增大。CT 很难追踪 GIST 转移，因为它们主要改变的是治疗后密度，而不是大小，而且在治疗后早期可能会增大。治疗后做的 PET/CT（c）检查显示肝转移缺乏摄取

肿瘤密度降低），而且病变的大小甚至可能在反应过程中增加（如黏液样变性、坏死或出血）。CT 评估 GIST 肿瘤反应的 Choi 标准包括肿瘤密度和大小的降低。CT 上肿瘤大小（尤其是肝转移）的改变通常直到治疗后期才比较明显。相反，在 CT 检查上肿瘤的衰减会减少[88]。

PET 可能有助于评估可疑转移灶[88]。假性进展可由继发于黏液样变性或瘤内出血引起的病变大小增加所致。瘤内出血可增加肿瘤密度，掩盖治疗效果。

治疗后 1 周 SUV 的减少预示着无进展生存[89]。PET/CT 的早期反应评估对于可切除的 GIST 患者或具有较大手术风险的患者可能有帮助，因为他们需要及时决定是否做手术。.

调整伊马替尼的剂量后，可能也需要早期监测治疗反应。

一部分 GIST 患者有原发性耐药性，对伊马替尼没有反应，并在前 6 个月显示疾病进展。对于 PET/CT，在治疗的第一个月，大多数有反应的 GIST 的 SUV 下降到小于 2.5，或比基线下降25%[90]。没有表现出这种下降的患者可能有原发性耐药性，并可能受益于替代治疗方案。继发性耐药表现在至少具有 6 个月的初始良好反应患者出现疾病进展。

18.7.1　准确性

PET 用于预测治疗反应（meta 分析），灵敏度为 90%，特异性为 62%[91]。

18.7.2　要点

1. 评价良好反应的 PET 标准包括 SUV 下降 < 70% 和 SUV 绝对值下降 < 2.5[92]。
2. 肿瘤可能在治疗后的前 6 个月内变大（可能继发于出血、水肿或黏液样变性），尽管在临床上和 PET 上显示缩小。
3. 无 FDG 摄取的病灶（约 20%）可通过 CT 随访评估衰减变化。
4. 伊马替尼部分反应后的复发表现为大肿块内 FDG 灶性摄取。这与 CT 上的结节强化相关[93]。

18.7.3　误区

在伊马替尼难治性 GIST 患者中，伊马替尼治疗的终止可能导致一种"闪烁"现象，即在停止治疗的几天内 FDG 摄取增加。这意味着仍有部分肿瘤细胞对伊马替尼有反应，同时也存在对伊马替尼耐药的肿瘤细胞。这些患者有可能继续使用伊马替尼治疗，并与另一种针对耐药克隆的靶向药物联合使用[94]。

（李雪荣　王骏　盛会雪　徐明　孙涛　王艳玲）

参考文献

[1] Ajani JA, D'Amico TA, Almhanna K, et al. Gastric cancer, version 3.2016, NCCN Clinical Practice Guidelines in Oncology. J Natl Compr Canc Netw. 2016; 14(10):1286–1312

[2] Mochiki E, Kuwano H, Katoh H, Asao T, Oriuchi N, Endo K. Evaluation of ^{18}F-2-deoxy-2-fluoro-D-glucose positron emission tomography for gastric cancer. World J Surg. 2004; 28(3):247–253

[3] Wang X, Wei Y, Xue Y, Lu P, Yu L, Shen B. Predictive role of the number of 18F-FDG-positive lymph nodes detected by PET/CT for pre-treatment evaluation of locally advanced gastric cancer. PLoS One. 2016; 11(12):e0166836

[4] Ott K, Fink U, Becker K, et al. Prediction of response to preoperative chemotherapy in gastric carcinoma by metabolic imaging: results of a prospective trial. J Clin Oncol. 2003; 21(24):4604–4610

[5] Yoshioka T, Yamaguchi K, Kubota K, et al. Evaluation of 18F-FDG PET in patients with advanced, metastatic, or recurrent gastric cancer. J Nucl Med. 2003; 44(5):690–699

[6] Seevaratnam R, Cardoso R, McGregor C, et al. How useful is preoperative imaging for tumor, node, metastasis (TNM) staging of gastric cancer? A meta-analysis. Gastric Cancer. 2012; 15 Suppl 1:S3–S18

[7] Smyth EC, Shah MA. Role of 18F 2-fluoro-2-deoxyglucose positron emission tomography in upper gastrointestinal malignancies. World J Gastroenterol. 2011; 17(46):5059–5074

[8] Chen J, Cheong JH, Yun MJ, et al. Improvement in preoperative staging of gastric adenocarcinoma with positron emission tomography. Cancer. 2005; 103(11):2383–2390

[9] Stahl A, Ott K, Weber WA, et al. FDG PET imaging of locally advanced gastric carcinomas: correlation with endoscopic and histopathological findings. Eur J Nucl Med Mol Imaging. 2003; 30(2):288–295

[10] Okumura Y, Aikou S, Onoyama H, et al. Evaluation of 18FFDG uptake for detecting lymph node metastasis of gastric cancer: a prospective pilot study for one-to-one comparison of radiation dose and pathological findings. World J Surg Oncol. 2015; 13:327

[11] Lehmann K, Eshmuminov D, Bauerfeind P, et al. 18FDG PETCT improves specificity of preoperative lymph-node staging in patients with intestinal but not diffuse-type esophagogastric adenocarcinoma. Eur J Surg Oncol. 2017; 43(1):196–202

[12] Wang Z, Chen JQ. Imaging in assessing hepatic and peritoneal metastases of gastric cancer: a systematic review. BMC Gastroenterol. 2011; 11:19

[13] Ma DW, Kim JH, Jeon TJ, et al. 18F-fluorodeoxyglucose positron emission tomography-computed tomography for the evaluation of bone metastasis in patients with gastric cancer. Dig Liver Dis. 2013; 45(9):769–775

[14] Wu LM, Hu JN, Hua J, Gu HY, Zhu J, Xu JR. 18 F-fluorodeoxyglucose positron emission tomography to evaluate recurrent gastric cancer: a systematic review and meta-analysis. J Gastroenterol Hepatol. 2012; 27(3):472–480

[15] Zou H, Zhao Y. 18FDG PET-CT for detecting gastric cancer recurrence after surgical resection: a meta-analysis. Surg Oncol. 2013; 22(3):162–166

[16] Li P, Liu Q, Wang C, et al. Fluorine-18-fluorodeoxyglucose positron emission tomography to evaluate recurrent gastric cancer after surgical resection: a systematic review and meta-analysis. Ann Nucl Med. 2016; 30(3):179–187

[17] Lee DY, Lee CH, Seo MJ, Lee SH, Ryu JS, Lee JJ. Performance of (18)F-FDG PET/CT as a postoperative surveillance imaging modality for asymptomatic advanced gastric cancer patients. Ann Nucl Med. 2014; 28(8):789–795

[18] Lee JW, Lee SM, Son MW, Lee MS. Diagnostic performance of FDG PET/CT for surveillance in asymptomatic gastric cancer patients after curative surgical resection. Eur J Nucl Med Mol Imaging. 2016; 43(5):881–888

[19] Kim SJ, Cho YS, Moon SH, et al. Primary tumor 18F-FDG avidity affects the performance of 18F-FDG PET/CT for detecting gastric cancer recurrence. J Nucl Med. 2016; 57(4):544–550

[20] Li XF, Fu Q, Dong YW, et al. (18)F-fluorodeoxyglucose positron emission tomography/computed tomography comparison of gastric lymphoma and gastric carcinoma. World J Gastroenterol. 2016; 22(34):7787–7796

[21] Himeno S, Yasuda S, Shimada H, Tajima T, Makuuchi H. Evaluation of esophageal cancer by positron emission tomography. Jpn J Clin Oncol. 2002; 32(9):340–346

[22] Kato H, Miyazaki T, Nakajima M, et al. The incremental effect of positron emission tomography on diagnostic accuracy in the initial staging of esophageal carcinoma. Cancer. 2005; 103(1):148–156

[23] Kato H, Kuwano H, Nakajima M, et al. Comparison between positron emission tomography and computed tomography in the use of the assessment of esophageal carcinoma. Cancer. 2002; 94(4):921–928

[24] Dam HQ, Manzone TM, Sagar VV. Evolving role of (18) F-fluorodeoxyglucose positron emission tomography in the management of esophageal carcinoma. Surg Oncol Clin N Am. 2006; 15(4):733–749

[25] Esteves FP, Schuster DM, Halkar RK. Gastrointestinal tract malignancies and positron emission tomography: an overview. Semin Nucl Med. 2006; 36(2):169–181

[26] Piessen G, Petyt G, Duhamel A, Mirabel X, Huglo D, Mariette C. Ineffectiveness of 18F-fluorodeoxyglucose positron emission tomography in the evaluation of tumor response after completion of neoadjuvant

chemoradiation in esophageal cancer. Ann Surg. 2013; 258(1):66–76

[27] Omloo JM, van Heijl M, Hoekstra OS, van Berge Henegouwen MI, van Lanschot JJ, Sloof GW. FDG PET parameters as prognostic factor in esophageal cancer patients: a review. Ann Surg Oncol. 2011; 18(12):3338–3352

[28] Chatterton BE, Ho Shon I, Baldey A, et al. Positron emission tomography changes management and prognostic stratification in patients with oesophageal cancer: results of a multicentre prospective study. Eur J Nucl Med Mol Imaging. 2009; 36(3):354–361

[29] Omloo JM, Sloof GW, Boellaard R, et al. Importance of fluorodeoxyglucose-positron emission tomography (FDG PET) and endoscopic ultrasonography parameters in predicting survival following surgery for esophageal cancer. Endoscopy. 2008; 40(6):464–471

[30] Kukar M, Alnaji RM, Jabi F, et al. Role of repeat 18F-fluorodeoxyglucose positron emission tomography examination in predicting pathologic response following neoadjuvant chemoradiotherapy for esophageal adenocarcinoma. JAMA Surg. 2015; 150(6):555–562

[31] Rizk NP, Tang L, Adusumilli PS, et al. Predictive value of initial PET-SUV$_{max}$ in patients with locally advanced esophageal and gastroesophageal junction adenocarcinoma. J Thorac Oncol. 2009; 4(7):875–879

[32] Stagg J, Farukhi I, Lazaga F, et al. Significance of 18F-fluorodeoxyglucose uptake at the gastroesophageal junction: comparison of PET to esophagogastroduodenoscopy. Dig Dis Sci. 2015; 60(5):1335–1342

[33] Salaun PY, Grewal RK, Dodamane I, Yeung HW, Larson SM, Strauss HW. An analysis of the 18F-FDG uptake pattern in the stomach. J Nucl Med. 2005; 46(1):48–51

[34] Meirelles GS, Ravizzini G, Yeung HW, Akhurst T. Esophageal leiomyoma: a rare cause of false-positive FDG scans. Clin Nucl Med. 2006; 31(6):342–344

[35] Bruzzi JF, Munden RF, Truong MT, et al. PET/CT of esophageal cancer: its role in clinical management. Radiographics. 2007; 27(6):1635–1652

[36] Wallace MB, Nietert PJ, Earle C, et al. An analysis of multiple staging management strategies for carcinoma of the esophagus: computed tomography, endoscopic ultrasound, positron emission tomography, and thoracoscopy/laparoscopy. Ann Thorac Surg. 2002; 74(4):1026–1032

[37] Flamen P, Lerut A, Van Cutsem E, et al. Utility of positron emission tomography for the staging of patients with potentially operable esophageal carcinoma. J Clin Oncol. 2000; 18 (18):3202–3210

[38] Lerut T, Flamen P, Ectors N, et al. Histopathologic validation of lymph node staging with FDG PET scan in cancer of the esophagus and gastroesophageal junction: a prospective study based on primary surgery with extensive lymphadenectomy. Ann Surg. 2000; 232(6):743–752

[39] You JJ, Wong RK, Darling G, Gulenchyn K, Urbain JL, Evans WK. Clinical utility of 18F-fluorodeoxyglucose positron emission tomography/computed tomography in the staging of patients with potentially resectable esophageal cancer. J Thorac Oncol. 2013; 8(12):1563–1569

[40] Meyers BF, Downey RJ, Decker PA, et al. American College of Surgeons Oncology Group Z0060. The utility of positron emission tomography in staging of potentially operable carcinoma of the thoracic esophagus: results of the American College of Surgeons Oncology Group Z0060 trial. J Thorac Cardiovasc Surg. 2007; 133(3):738–745

[41] Schmidt T, Lordick F, Herrmann K, Ott K. Value of functional imaging by PET in esophageal cancer. J Natl Compr Canc Netw. 2015; 13(2):239–247

[42] Choi JY, Jang HJ, Shim YM, et al. 18F-FDG PET in patients with esophageal squamous cell carcinoma undergoing curative surgery: prognostic implications. J Nucl Med. 2004; 45(11):1843–1850

[43] Shi W, Wang W, Wang J, Cheng H, Huo X. Meta-analysis of 18FDG PET-CT for nodal staging in patients with esophageal cancer. Surg Oncol. 2013; 22(2):112–116

[44] Konski A, Doss M, Milestone B, et al. The integration of 18-fluoro-deoxy-glucose positron emission tomography and endoscopic ultrasound in the treatment-planning process for esophageal carcinoma. Int J Radiat Oncol Biol Phys. 2005; 61 (4):1123–1128

[45] van Vliet EP, Heijenbrok-Kal MH, Hunink MG, Kuipers EJ, Siersema PD. Staging investigations for oesophageal cancer: a meta-analysis. Br J Cancer. 2008; 98(3):547–557

[46] Kato H, Miyazaki T, Nakajima M, et al. Comparison between whole-body positron emission tomography and bone scintigraphy in evaluating bony metastases of esophageal carcinomas. Anticancer Res. 2005; 25 6C:4439–4444

[47] Yoon YC, Lee KS, Shim YM, Kim BT, Kim K, Kim TS. Metastasis to regional lymph nodes in patients with esophageal squamous cell carcinoma: CT versus FDG PET for presurgical detection prospective study. Radiology. 2003; 227(3):764–770

[48] Yuan S, Yu Y, Chao KS, et al. Additional value of PET/CT over PET in assessment of locoregional lymph nodes in thoracic esophageal squamous cell cancer. J Nucl Med. 2006; 47(8):1255–1259

[49] Luketich JD, Friedman DM, Weigel TL, et al. Evaluation of distant metastases in esophageal cancer: 100 consecutive positron emission tomography scans. Ann Thorac Surg. 1999; 68(4):1133–1136, discussion 1136–1137

[50] van Westreenen HL, Westerterp M, Jager PL, et

al. Synchronous primary neoplasms detected on 18F-FDG PET in staging of patients with esophageal cancer. J Nucl Med. 2005; 46(8):1321–1325

[51] Manabe O, Hattori N, Hirata K, et al. Diagnostic accuracy of lymph node metastasis depends on metabolic activity of the primary lesion in thoracic squamous esophageal cancer. J Nucl Med. 2013; 54(5):670–676

[52] Liu CJ, Cheng JC, Lee JM, Cheng MF, Tzen KY, Yen RF. Patterns of nodal metastases on 18F-FDG PET/CT in patients with esophageal squamous cell carcinoma are useful to guide treatment planning of radiotherapy. Clin Nucl Med. 2015; 40(5):384–389

[53] Guo H, Zhu H, Xi Y, et al. Diagnostic and prognostic value of 18F-FDG PET/CT for patients with suspected recurrence from squamous cell carcinoma of the esophagus. J Nucl Med. 2007;48(8):1251–1258

[54] Goense L, van Rossum PS, Reitsma JB, et al. Diagnostic performance of 18F-FDG PET and PET/CT for the detection of recurrent esophageal cancer after treatment with curative intent: a systematic review and meta-analysis. J Nucl Med.2015; 56(7):995–1002

[55] Kostakoglu L, Goldsmith SJ. PET in the assessment of therapy response in patients with carcinoma of the head and neck and of the esophagus. J Nucl Med. 2004; 45(1):56–68

[56] Bollschweiler E, Hölscher AH, Schmidt M, Warnecke-Eberz U. Neoadjuvant treatment for advanced esophageal cancer: response assessment before surgery and how to predict response to chemoradiation before starting treatment. Chin J Cancer Res. 2015; 27(3):221–230

[57] Tao CJ, Lin G, Xu YP, Mao WM. Predicting the response of neoadjuvant therapy for patients with esophageal carcinoma: an in-depth literature review. J Cancer. 2015; 6(11):1179–1186

[58] Schröer-Günther M, Scheibler F, Wolff R, Westwood M, Baumert B, Lange S. The role of PET and PET-CT scanning in assessing response to neoadjuvant therapy in esophageal carcinoma. Dtsch Arztebl Int. 2015; 112(33–34):545–552

[59] Ott K, Weber W, Siewert JR. The importance of PET in the diagnosis and response evaluation of esophageal cancer. Dis Esophagus. 2006; 19(6):433–442

[60] Lordick F, Ott K, Krause BJ, et al. PET to assess early metabolic response and to guide treatment of adenocarcinoma of the oesophagogastric junction: the MUNICON phase II trial. Lancet Oncol. 2007; 8(9):797–805

[61] zum Büschenfelde CM, Herrmann K, Schuster T, et al. (18)FFDG PET-guided salvage neoadjuvant radiochemotherapy of adenocarcinoma of the esophagogastric junction: the MUNICON II trial. J Nucl Med. 2011; 52(8):1189–1196

[62] Klaeser B, Nitzsche E, Schuller JC, et al. Limited predictive value of FDG PET for response assessment in the preoperative treatment of esophageal cancer: results of a prospective multi-center trial (SAKK 75/02). Onkologie. 2009; 32(12):724–730

[63] Lordick F. The role of PET in predicting response to chemotherapy in oesophago-gastric cancer. Acta Gastroenterol Belg. 2011; 74(4):530–535

[64] Schollaert P, Crott R, Bertrand C, D'Hondt L, Borght TV, Krug B. A systematic review of the predictive value of (18)FDGPET in esophageal and esophagogastric junction cancer after neoadjuvant chemoradiation on the survival outcome stratification. J Gastrointest Surg. 2014; 18(5):894–905

[65] Downey RJ, Akhurst T, Ilson D, et al. Whole body 18FDG PET and the response of esophageal cancer to induction therapy: results of a prospective trial. J Clin Oncol. 2003; 21(3):428–432

[66] Chen YM, Pan XF, Tong LJ, Shi YP, Chen T. Can 18F-fluorodeoxyglucose positron emission tomography predict responses to neoadjuvant therapy in oesophageal cancer patients? A meta-analysis. Nucl Med Commun. 2011; 32(11):1005–1010

[67] Cong L, Wang S, Gao T, Hu L. The predictive value of 18F-FDG PET for pathological response of primary tumor in patients with esophageal cancer during or after neoadjuvant chemoradiotherapy: a meta-analysis. Jpn J Clin Oncol. 2016; 46(12):1118–1126

[68] Ngamruengphong S, Sharma VK, Nguyen B, Das A. Assessment of response to neoadjuvant therapy in esophageal cancer: an updated systematic review of diagnostic accuracy of endoscopic ultrasonography and fluorodeoxyglucose positron emission tomography. Dis Esophagus. 2010; 23(3):216–231

[69] Zhu W, Xing L, Yue J, et al. Prognostic significance of SUV on PET/CT in patients with localised oesophagogastric junction cancer receiving neoadjuvant chemotherapy/chemoradiation: a systematic review and meta-analysis. Br J Radiol. 2012; 85(1017):e694–e701

[70] Westerterp M, van Westreenen HL, Reitsma JB, et al. Esophageal cancer: CT, endoscopic US, and FDG PET for assessment of response to neoadjuvant therapy—systematic review. Radiology. 2005; 236(3):841–851

[71] Sloof GW. Response monitoring of neoadjuvant therapy using CT, EUS, and FDG PET. Best Pract Res Clin Gastroenterol. 2006; 20(5):941–957

[72] Swisher SG, Maish M, Erasmus JJ, et al. Utility of PET, CT, and EUS to identify pathologic responders in esophageal cancer. Ann Thorac Surg. 2004; 78(4):1152–1160, discussion 1152–1160

[73] Kwee RM. Prediction of tumor response to neoadjuvant therapy in patients with esophageal cancer with use of 18F FDG PET: a systematic review. Radiology. 2010; 254(3):707–717

[74] Gillham CM, Lucey JA, Keogan M, et al. (18) FDG uptake during induction chemoradiation for oesophageal cancer fails to predict histomorphological tumour response. Br J Cancer. 2006; 95(9):1174–1179

[75] Kong FM, Frey KA, Quint LE, et al. A pilot study of [18F]fluorodeoxyglucose positron emission tomography scans during and after radiation-based therapy in patients with non small-cell lung cancer. J Clin Oncol. 2007; 25(21):3116–3123

[76] Wieder HA, Brücher BL, Zimmermann F, et al. Time course of tumor metabolic activity during chemoradiotherapy of esophageal squamous cell carcinoma and response to treatment. J Clin Oncol. 2004; 22(5):900–908

[77] Erasmus JJ, Munden RF, Truong MT, et al. Preoperative chemo-radiation-induced ulceration in patients with esophageal cancer: a confounding factor in tumor response assessment in integrated computed tomographic-positron emission tomographic imaging. J Thorac Oncol. 2006; 1(5):478–486

[78] Rollins KE, Lucas E, Tewari N, James E, Hughes S, Catton JA. PET-CT offers accurate assessment of tumour length in oesophageal malignancy. Eur J Radiol. 2015; 84(2):195–200

[79] Muijs CT, Beukema JC, Pruim J, et al. A systematic review on the role of FDG PET/CT in tumour delineation and radiotherapy planning in patients with esophageal cancer. Radiother Oncol. 2010; 97(2):165–171

[80] Kalkmann J, Zeile M, Antoch G, et al. German GIST Imaging Working Group. Consensus report on the radiological management of patients with gastrointestinal stromal tumours(GIST): recommendations of the German GIST Imaging Working Group. Cancer Imaging. 2012; 12:126–135

[81] Choi H, Charnsangavej C, de Castro Faria S, et al. CT evaluation of the response of gastrointestinal stromal tumors after imatinib mesylate treatment: a quantitative analysis correlated with FDG PET findings. AJR Am J Roentgenol. 2004; 183(6):1619–1628

[82] Goldstein D, Tan BS, Rossleigh M, Haindl W, Walker B, Dixon J. Gastrointestinal stromal tumours: correlation of F-FDG gamma camera-based coincidence positron emission tomography with CT for the assessment of treatment response–an AGITG study. Oncology. 2005; 69(4):326–332

[83] Goerres GW, Stupp R, Barghouth G, et al. The value of PET, CT and in-line PET/CT in patients with gastrointestinal stromal tumours: long-term outcome

of treatment with imatinib mesylate. Eur J Nucl Med Mol Imaging. 2005; 32(2):153–162

[84] Kamiyama Y, Aihara R, Nakabayashi T, et al. 18F-fluorodeoxyglucose positron emission tomography: useful technique for predicting malignant potential of gastrointestinal stromal tumors. World J Surg. 2005; 29(11):1429–1435

[85] Yoshikawa K, Shimada M, Kurita N, et al. Efficacy of PET-CT for predicting the malignant potential of gastrointestinal stromal tumors. Surg Today. 2013; 43(10):1162–1167

[86] Tokumoto N, Tanabe K, Misumi T, Fujikuni N, Suzuki T, Ohdan H. The usefulness of preoperative 18FDG positron-emission tomography and computed tomography for predicting the malignant potential of gastrointestinal stromal tumors. Dig Surg. 2014; 31(2):79–86

[87] Boonsirikamchai P, Podoloff DA, Choi H. Imaging of gastrointestinal stromal tumors and assessment of benefit from systemic therapy. Hematol Oncol Clin North Am. 2009; 23(1):35–48, vii

[88] Blay JY, Bonvalot S, Casali P, et al. GIST Consensus Meeting Panelists. Consensus meeting for the management of gastrointestinal stromal tumors. Report of the GIST Consensus Conference of 20–21 March 2004, under the auspices of ESMO. Ann Oncol. 2005; 16(4):566–578

[89] Schuetze SM. Utility of positron emission tomography in sarcomas. Curr Opin Oncol. 2006; 18(4):369–373

[90] Tirumani SH, Jagannathan JP, Hornick JL, Ramaiya NH. Resistance to treatment in gastrointestinal stromal tumours: what radiologists should know. Clin Radiol. 2013; 68(8):e429–e437

[91] Hassanzadeh-Rad A, Yousefifard M, Katal S, et al. The value of (18) F-fluorodeoxyglucose positron emission tomography for prediction of treatment response in gastrointestinal stromal tumors: a systematic review and meta-analysis. J Gastroenterol Hepatol. 2016; 31(5):929–935

[92] Choi H, Charnsangavej C, Faria SC, et al. Correlation of computed tomography and positron emission tomography in patients with metastatic gastrointestinal stromal tumor treated at a single institution with imatinib mesylate: proposal of new computed tomography response criteria. J Clin Oncol. 2007; 25(13):1753–1759

[93] Shankar S, vanSonnenberg E, Desai J, Dipiro PJ, Van Den Abbeele A, Demetri GD. Gastrointestinal stromal tumor: new nodule-within-a-mass pattern of recurrence after partial response to imatinib mesylate. Radiology. 2005; 235(3):892–898

[94] Van den Abbeele AD. The lessons of GIST–PET and PET/CT: a new paradigm for imaging. Oncologist. 2008; 13 Suppl 2:8–13

第 19 章　淋巴瘤

19.1 分期

1. PET/CT 是鉴别霍奇金病（HD）（图 19.1）和非霍奇金淋巴瘤（NHL）分期的标准方法（图 19.2 至图 19.4）。Lugano 分类[1] 推荐 PET/CT 用于 ^{18}F-FDG 亲和型淋巴瘤的常规分期（除慢性淋巴细胞性白血病 / 小淋巴细胞性淋巴瘤、淋巴浆细胞性淋巴瘤 /Waldenström 巨球蛋白血症、蕈样真菌病和边缘区 NHLs 外的几乎所有组织学类型）。

2. HD。NCCN 指南推荐[2] 基线 PET/CT 作为 HD 的测试。在 HD 中，PET/CT 在任何分期都有价值，但在 Ⅰ 期和 Ⅱ 期疾病中最有用，因为分期的改变会改变疾病的治疗方案。在诊断中应用 PET/CT 比 CT 分期上调的患者多达 13% ~ 24%，只有一小部分患者的分期下调。当患者从分期早期上调为晚期时，7% ~ 15% 患者的治疗方案发生了改变[3-6]。分期检查也可以作为基线与治疗后的检查相比较。

3. NHL。NCCN 指南推荐[7] 基线 PET/CT 作为弥漫性大 B 细胞淋巴瘤（DLBCL）和与艾滋病相关的 B 细胞淋巴瘤的重要检测手段，并作为许多其他亚型 NHL 患者有用的检测手段。在 NHL 中，PET/CT 在任何分期都具有价值，但对侵袭性疾病的分期最有用。15% ~ 20% 的患者改变了临床分期，8% 的患者改变了治疗[7]。分期上调比分期下调更常见[8]。在 CT 表现有限病灶的滤泡性淋巴瘤分期上调后治疗方案的改变最常见[8]。在一项 meta 分析中[9]，PET 与 CT 相比，滤泡性淋巴瘤患者分期上调的总比例为 18.7%，但在一份报告中[10]，PET 对滤泡性淋巴瘤患者的影响在局限期患者中最高，62% 的局限期肿瘤患者的 PET 分期上调。如果要使用 PET/CT 来监测对治疗的反应，分期 PET/CT 也是必要的基线检测。

19.1.1 准确性

1. PET。灵敏度为 90%，特异性为 91%。[11]
   a）HD：灵敏度为 93%，特异性为 88%。
   b）NHL：灵敏度为 87%，特异性为 94%。

2. PET/CT：分期准确率提高 9%。[12]

3. **组织学亚型**。PET/CT 的灵敏度差异取决于淋巴瘤的组织学亚型[13]。一般来说，在临床实践中，PET/CT 对这种恶性肿瘤的三个主要类型——弥漫性大 B 细胞淋巴瘤、滤泡性淋巴瘤和 HD 具有较高的灵敏度。
   a）HD。HD 不同的组织学亚型均有大量的 FDG 摄取，但各亚型间摄取程度有显著性差异。混合细胞型的摄取最多，其次是

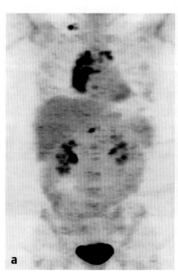

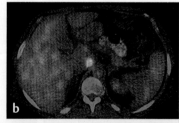

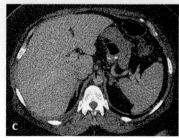

图 19.1　霍奇金病分期。（a）PET MIP 显示右颈部和纵隔淋巴结及一个上腹部淋巴结的摄取增加。（b）轴位 PET/CT 扫描显示胃肝韧带小淋巴结的摄取增加。（c）轴位 CT 扫描显示一个不到 1cm 的淋巴结（箭头所示），根据 CT 大小标准，它不会被识别为异常

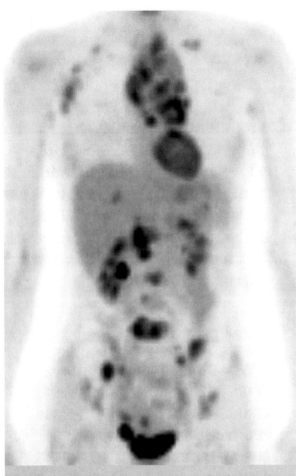

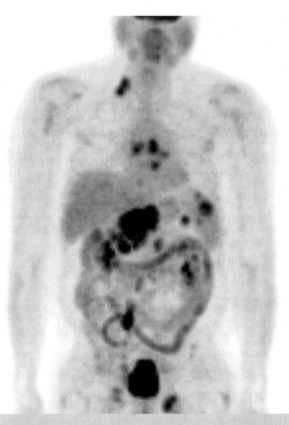

图 19.3 进展期淋巴瘤。一例 NHL 患者冠状位 PET 扫描显示纵隔、锁骨上、腹部、盆腔、腹股沟淋巴结和脾脏的摄取

图 19.2 进展期淋巴瘤。一例 NHL 患者冠状位 PET 扫描显示纵隔、锁骨上、腋窝和腹膜后淋巴结、肝脏和骨髓（骨盆和腰椎）的摄取

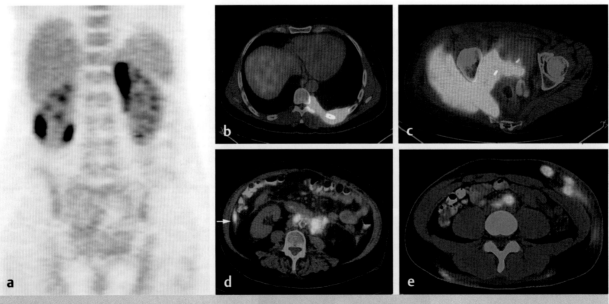

图 19.4 淋巴瘤：疾病谱。不同 NHL 患者的 PET 和 PET/CT 扫描显示病变累及肾周间隙 (a)、胸膜 (b)、肌肉 (c)、腹膜（箭头所示)(d)、皮下脂肪和腹膜后淋巴结 (e)

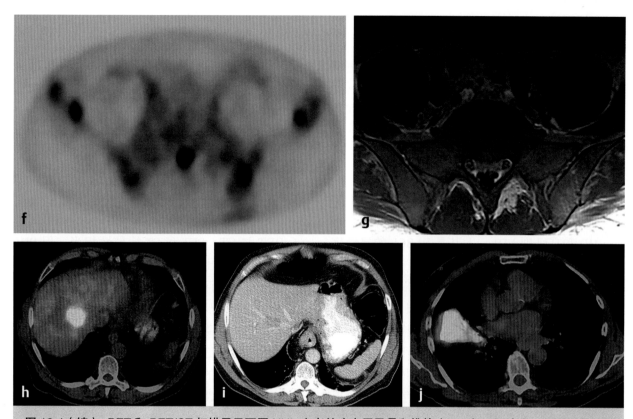

图 19.4（续）　PET 和 PET/CT 扫描显示不同 NHL 患者的病变累及骨和椎管（f、g）、肝脏（h、i）和肺（j）

结节硬化型和结节性淋巴细胞为主型[14]。然而，FDG 亲和性最低的亚型（淋巴细胞为主型）的 FDG 摄取率仍然很高。

b）NHL。大多数惰性淋巴瘤 FDG 亲和力较低，但对滤泡性淋巴瘤的灵敏度较高[15]。高级别淋巴瘤总体上表现为 FDG 阳性，而外周 T 细胞淋巴瘤的灵敏度中等[13]。NHL 和 SUV > 10 的患者具有侵袭性病变的可能性很高[16]。

DLBCL、滤泡性、伯基特（Burkitt）和套细胞淋巴瘤通常具有较高的 FDG 亲和力[17]。DLBCL 通常 FDG 亲和性最高。

边缘区淋巴瘤（MZL）、慢性淋巴细胞白血病 / 小淋巴细胞淋巴瘤和淋巴母细胞淋巴瘤通常 FDG 亲和力有限。

FDG 亲和力在 T 细胞来源的 NHL 中是可变的。侵袭性淋巴结亚型，包括外周 T 细胞和间变性大细胞淋巴瘤具有较高的 FDG 亲和力。

- 滤泡性淋巴瘤。PET/CT 对惰性和侵袭性结节性滤泡淋巴瘤的诊断都是准确的[18]。胃肠道低级别滤泡性淋巴瘤通常有大量的 FDG 摄取[19]，但摄取程度仍低于高级别 NHL。然而，滤泡性淋巴瘤骨髓浸润的灵敏度可能有限[20]。

- MZL。PET/CT 对结节型 MZL 有较好的灵敏度，但对其他类型的 MZL（尤其是脾型 MZL）的灵敏度较差[21,22]。

- 黏膜相关淋巴组织（MALT）淋巴瘤。PET/CT 对 MALT 型淋巴结外 MZL（MALT 淋巴瘤）有不同的灵敏度。晚期疾病的灵敏度明显高于早期疾病[23]。PET/CT 对典型 MALT 淋巴瘤的灵敏度较低，但具有浆细胞特征的 MALT 淋巴瘤通常有大量 FDG 摄取[24]。胃肠道 MALT 淋巴瘤的 FDG 摄取较低[19]。

外周 T 细胞淋巴瘤。PET/CT 对淋巴结和非皮肤结节的灵敏度较高，但对皮肤[25]和骨髓受累的灵敏度较差[26]。皮肤

T细胞淋巴瘤的 FDG 摄取更可能发生在Ⅳ期[27]。

4. **解剖部位**。PET/CT 在胸部比腹部／骨盆更灵敏[28]。

5. **骨髓浸润**。PET/CT 可替代新诊断的 HD 和 DLBCL 的骨髓活检（BMB）。PET/CT 和 BMB 具有相似的高特异性和阳性预测值（PPV），而 PET/CT 具有较好的灵敏度、阴性预测值（NPV）和准确性[29]。PET/CT 能够检测出未做髂嵴活检的骨髓受累部位。对 HD 和高级别 NHL，尤其是 DLBCL 的灵敏度较高。

Lugano 分类表明[30]，如果 HD 行 PET/CT 检查，可不必行 BMB。如果 PET 是阴性的，并且发现组织学类型对患者治疗有影响的情况下，则对 DLBCL 来讲才需要 BMB。在 DLBCL 中，PET/CT 可漏诊小体积浸润（特别是 < 20% 的骨髓浸润）或并存低级别淋巴瘤。然而，在几项研究中，类似于 HD，仅基于 BMBPET/CT 分期的 DLBCL 无一例转为晚期。此外，无论是骨髓中小体积的病灶或惰性 NHL，均未显示影响预后[31]。PET 和 BMB 分期的信息可以结合在一起，以优化 DLBCL 患者的预后预测。在一份报告中[32]，与没有骨髓浸润的患者相比，只有 PET 与骨髓活检同时阳性时预后较差。仅 PET 阳性或骨髓活检阳性的患者预后并不很差。这表明在 PET 分期上骨髓正常的 DLBCL 患者不会从骨髓活检中获得额外的预后信息，但是如果 PET 分期骨髓异常，骨髓活检可以提供预后信息。除 HD 和 DLBCL 外，BMB 仍是淋巴瘤分期的标准检测。

a）PET/CT 应用于 HD：灵敏度为 97%，特异性为 100%[33]。

b）PET/CT 应用于 DLBCL：灵敏度为 89%，特异性为 100%[34]。

c）PET 和 PET/CT 应用于侵袭性 NHL：灵敏度为 74%，特异性为 84%[35]。

d）PET 和 PET/CT 应用于惰性 NHL：灵敏度为 46%，特异性为 93%[35]。

6. **脾脏疾病**。PET/CT 对 HD 累及脾脏的诊断准确率为 97%[36]。在 NHL 中脾脏摄取程度取决于其亚型，DLBCL 的摄取最高[37]。

a）诊断脾摄取异常的可能方法包括：摄取大于肝脏[36] 或 SUV > 4[37]。而 DLBCL 受累的脾摄取多为 SUV > 20。

b）PET/CT 较镓或 CT 能更准确地诊断局灶性脾受累。

19.1.2　与其他成像方式的比较

1. **PET 与 CT**。PET 和 CT 特异性相当，但 PET 的灵敏度高出 15% 左右[28]。

a）PET 相对于 CT 的主要优势是在胸部和周围的淋巴结检测；在腹部和骨盆中，PET 和 CT 结果相当[38,39]。

b）PET 与 CT 在 DLBCL 和滤泡性淋巴瘤分期中的一致性为 80%~90%。相反，PET 与 CT 在 HD 分期上可能不大一致（60% ~ 80%）[40]。在这两种情况下，PET 不一致通常导致分期上调。然而，HD 的不一致率较高，提示在 HD 分期中需要同时进行 PET 和 CT 检查。

2. **PET/CT 与 CT 相比**。PET/CT（低剂量 CT 平扫）对淋巴结和淋巴结外疾病比对比增强 CT 更灵敏、特异性更高。

a）与 CT 相比，PET/CT 在排除疾病方面尤其有价值。

- 一个常见的问题是，CT 上假阳性结果的淋巴瘤，可以通过 PET 准确诊断。

b）淋巴结病（表 19.1）。

表 19.1　PET/CT 与 CT 诊断淋巴结病的灵敏度和特异性的比较

	灵敏度（%）	特异性（%）
PET/CT	94	100
CT	88	86

c）淋巴结外疾病（表 19.2）。

表 19.2　PET/CT 与 CT 检测淋巴结外疾病的灵敏度和特异性比较

	灵敏度（%）	特异性（%）
PET/CT	88	100
CT	50	90

3. **PET 与镓比较**。PET 在淋巴瘤和 NHL 分期和随访中优于镓[41]。

19.1.3　要点／误区

1. **胸腺**。在前纵隔摄取的患者中，识别出胸腺增生很重要。胸腺增生（图 7.20，图 7.21）是化疗后常见的反应，因此是一种预期的现象。

2. **弥漫性骨髓活性**。弥漫性骨髓摄取可以出现在各种非肿瘤引起的病因中，包括粒细胞集落刺激因子（G-CSF）治疗后骨髓增生（图 7.37）。弥漫性骨髓摄取一般不会判读为淋巴瘤浸润，但它可以掩盖淋巴瘤骨髓浸润。

3. **局部骨髓活性**。通常认为既往的 BMB 史是髂骨后部病灶摄取的原因。HD 骨髓浸润的最常见模式是多灶性，至少有一个病灶位于盆腔或椎体，并且没有相应的 CT 病灶[42]。

4. **脾脏**
   a）G-CSF 治疗后脾摄取可类似脾受累（图 7.37）。
   b）脾脏是感染／炎症性病理假阳性表现的常见部位。

5. **低级别恶性淋巴瘤**。某些低级别淋巴瘤，如小细胞淋巴瘤，不存在典型的 FDG 摄取，PET 可能没有高灵敏度地检测到这种低级别淋巴瘤。在这些病例中，PET 扫描阳性常表现为模糊的轻度摄取。

19.2　治疗反应

PET 的预测价值依赖于治疗前疾病的类型。尤其在 HD 早期，通常比 NHL 具有更高的反应率，因此可能对治疗后残留病灶预测性较低。因此，在 HD 的早期 PET 阴性是完全缓解的预测因子，但是 PET 阳性有相当大的假阳性率。相反，在 HD 和 NHL 晚期，对治疗后残瘤病灶具有较高预测性。在这种情况下，PET 阴性并不排除微小的残留病变，但 PET 阳性则预示治疗失败。

虽然 NHL 肿瘤大部分由恶性细胞组成，HD 肿瘤大部分是良性炎症浸润，但 HD 患者 FDG 摄取可能与恶性肿瘤细胞和炎性成分有关[43]。此外，HD 患者常接受放射线照射，也可引起炎症性改变。随着 HD 残余病灶预测的减低，这些因素可能解释了 PET 的 PPV 在 HD 比 NHL 低的原因。但，HD 中 PET 的 PPV 仍显著高于 CT。

19.3　霍奇金病

1. **中期 PET/CT 检查**。中期 PET/CT 的预后价值对晚期疾病非常有用，并优于传统的基于临床和实验室评价的风险分层[6]。然而，目前还不清楚中期 PET 结果是否可以用于安全地改变治疗，因为不确定替代疗法会更好或相似。NCCN 指南提示[2]基于中期 PET/CT 结果的引导治疗是研究性的，而不推荐临床试验范围之外。

   大多数研究评估了两个周期治疗后的中期 PET。然而，4 个周期后的中期 PET 检查的预后价值相当[44]。

   a）局限期 Ⅰ A ～ Ⅱ A 分期（局限期疾病）。中期 PET 检查在局限期 HD 中的作用不如晚期 HD 明显，仅 20% ～ 30 % 中期 PET 阳性 HD 局限期患者复发。因为大多数局限期患者可以被治愈，PET/ CT 的潜在价值主要在于减少治疗毒性（例如，避免放疗和缩短早期良性 PET 反应患者的治疗周期）。尽管初步的研究没有证明中期 PET 对 Ⅰ ～ Ⅱ期良性疾病的预后意义，最近的研究表明，在这种情况下基于 Deauville 标准的中期 PET 检查是一个很好的预后指标[45,46]。PET/CT 在早期疾病中的 PPV 较晚期低[47]，这是因为联合化放疗的预后和疗效更好。尽管在局限期 HD 中 PPV

值已经较低，但肿块的存在进一步降低了PPV。总体而言，在这种情况下，中期PET/CT检查有一个高的NPV和中等可变的PPV[48]。

PET适配疗法在早期HD的作用正在积极的研究中。目前尚不确定PET/CT是否能用于选择不需要行放射治疗的早期HD患者。在一项随机对照试验中[49]，新诊断为ⅠA期或ⅡA期HD的患者接受了阿霉素、博来霉素、长春碱和达卡巴嗪(ABVD)三个周期的化疗，并进行PET扫描。PET结果阴性的患者被随机分配接受放射治疗或不行进一步治疗。PET结果阳性的患者接受第四个周期的ABVD和放射治疗。尽管本研究没有显示无进展生存期不接受进一步治疗的劣效性，PET阴性患者无论是否接受放射治疗，预后都非常好，提示PET阴性患者可免于放射治疗。一项meta分析显示[47,50]，早期HL患者的PET适配治疗组(未行放射治疗)生存率降低。然而，尽管化疗后放射治疗可能会略微提高生存率，缺点是所有PET阴性的患者接受照射时，大部分已经治愈。

b) Ⅰ~Ⅱ期（进展期疾病）和Ⅲ~Ⅳ期。PET反应适配疗法的总体目标是对那些早期PET效果良好的患者进行降级治疗，对PET反应不良者根据初始治疗方案逐步升级治疗。例如，一个强有效的治疗方案(博来霉素、依托泊苷、阿霉素、环磷酰胺、长春新碱、甲基苄肼、强的松、BEACOPP)可以因PET结果阳性而继续，或因PET结果阴性而降级治疗。在回顾性研究中[47]，接受ABVD治疗的晚期HD患者中期PET阴性2年无进展生存率约为95%；然而，在一些前瞻性研究中，无进展生存率约为85%[51]。PET扫描阳性患者无进展生存率为0~53%，晚期患者预后较差[52]。然而，尽管中期PET检查在晚期HD中的预后价值已明确，在采用PET用以安全削减和增加治疗之前，进一步的试验是必要的。

在一项随机对照研究中[51]，新近诊断为晚期经典HD的患者接受了两个疗程的ABVD，并进行了基线和中期PET/CT检查。将中期PET阴性结果的患者随机分为两组，一组继续ABVD治疗，一组去除博来霉素。PET结果阳性的患者给予BEACOPP。尽管结果低于特定的非劣效性边界，但在中期PET阴性后，ABVD中免去博来霉素，显示了较低的肺毒性发生率，而无显著的疗效降低。中期PET/CT阳性患者升级治疗后，显示3年无进展生存率为67.5%，类似于中期PET/CT阳性患者升级治疗的另一个试验，其2年无进展生存率为64%[53]。尽管由于缺乏随机比较，升级的确切效果尚不确定，但其生存率远优于那些没有升级治疗的回顾性研究。

2. **最终反应评估**[6]。英国指南推荐[54]对于所有中期PET阴性无缓解患者进行治疗末PET/CT检查，因为这可能会影响放射治疗计划、活检和随访策略。NCCN指南建议[2]在治疗结束时对残余肿块进行PET/CT评估（图19.5）。

修订的淋巴瘤反应标准[55]包括代谢完全缓解，只要没有FDG摄取，允许肿块残留。由于较高的NPV，具有残留肿块的晚期患者治疗末PET/CT检查为阴性，可免予放射治疗[47,56]。英国指南表明[54]，接受BEACOPP治疗升级的患者在治疗末PET检查阴性时，对残余组织不需要巩固放射治疗。在接受ABVD治疗的患者中，如果CT上残瘤的PET阴性组织 > 1.5 cm，免除放射治疗是否安全目前尚不清楚。

虽然一些报道表明，完全代谢缓解合并完全放射缓解者预后相对较好，但另一些报告则表明预后不受残余肿块的影响[8]。在一项meta分析中[57]，在一线治疗后，残留PET检查为阴性的HD患者其疾病复发率为6.8%，并且没有比无残瘤的完全代谢缓解者结果更差。

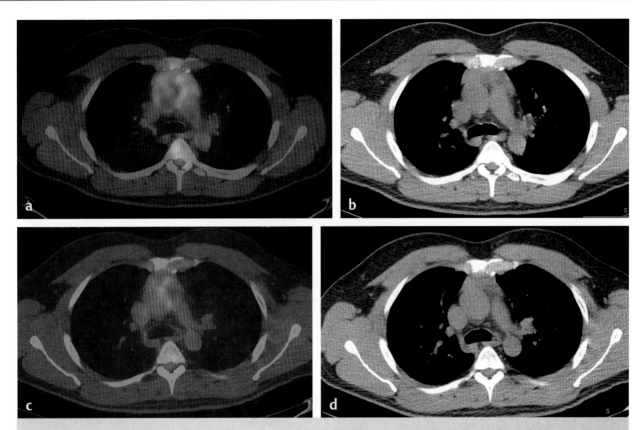

图 19.5 淋巴瘤治疗反应。轴位 PET/CT（a）和 CT(b) 扫描显示霍奇金病治疗后患者前纵隔肿块。此摄取比肝脏明显，应作为残瘤判读。进一步化疗后（c），FDG 摄取与纵隔相等，且在 CT 上肿块更小（d）。可判读为完全代谢缓解

19.4 弥漫性大 B 细胞淋巴瘤

1. **中期 PET 检查**。目前弥漫性大 B 细胞淋巴瘤中期 PET 检查的价值比 HD 的证据少。例如，欧洲肿瘤医学协会专家共识[58]指出中期PET 检查的结果可应用于个别早期或晚期 HD 患者。然而，由于缺乏治疗结果，不推荐在 DLBCL 患者临床常规使用中期 PET 检查。在一项系统性综述中[59]，两项研究报道中期 PET 检查在预测治疗失败方面具有独立价值，除国际预后指数（IPI）外，而另外三项研究并没有指出。在一个报告中[60]，单一的中期 PET 扫描不能区分化疗耐药淋巴瘤与完全缓解，因为一半以上的中期 PET 阳性患者在治疗结束时变成 PET 阴性，而大多数慢反应

者有持久的缓解。在一项前瞻性研究中[61]，DLBCL 任何分期的患者接受了 R-CHOP(利妥昔、环磷酰胺、阿霉素、长春新碱和强的松) 治疗，并进行了治疗前、中期和治疗末的 PET/CT 检查。尽管 2 年无病生存率 PET 阳性显著少于 PET 阴性患者（48% 比 74%），但总生存期无差异。中期 PET/CT 检查 2 年无病生存率的阳性预测值（NPV）为 73%，阴性预测值（PPV）为 59%，比 HD 中期 PET/CT 检查预后价值低。中期 PET 检查的 PPV 比 NPV 的变化更大，范围从 18% ~ 74%，而 NPV 为 73% ~ 86%。有研究表明，这可能是因为利妥昔改善了预后或免疫治疗造成结果改善的假阳性。治疗末 PET 检查可能是更好的预测因子[8]。

虽然中期 PET/CT 检查在 DLBCL 中可能有一定的预测作用 (但低于 HD)，但在中期 PET/CT 检查基础上的检查变化或升级治疗的

研究并没有显示出任何益处[31]。

2. **最终反应评估**。在接受 R-CHOP 治疗的患者中，治疗末 PET 阳性患者无进展生存率为 24% ～ 35%[31]。在一项 meta 分析中[62]，在接受 R-CHOP 治疗的患者中，治疗末 PET 检查完全缓解的患者疾病复发率为 7% ～ 20%，加权汇总比例为 13.7%。然而，标准预后指数（如 NCCN-IPI）高风险的患者，无论是否有完全代谢缓解，复发风险仍然较高[31]。

19.5 滤泡性淋巴瘤

许多研究表明，治疗末 PET/CT 可预测无进展生存期，独立于滤泡性淋巴瘤 IPI，并优于 CT 的评估。中期 PET 检查也具有预测性，但低于治疗末 PET[31]。

19.5.1 准确性／与其他成像方式的比较

1. HD 中期 PET 检查（meta 分析）[9]：灵敏度为 71%，特异性为 90%。

2. R-CHOP 治疗的 DLBCL 中期 PET/CT 检查（Meta 分析）[63]：灵敏度为 52%，特异性为 68%。

3. HD 的最终反应评估：NPV 为 94% ～ 100%，PPV 为 91% ～ 92%[52]。

4. 侵袭性 NHL 的最终反应评估：NPV 为 90% ～ 100%，PPV 为 50% ～ 82%[52]

5. CT。CT 的 PPV 低，因为在 CT 上识别的有残余肿块患者中，通常不能区分肿瘤残存和坏死或纤维化。CT 的 NPV 与 PET 相似，但 PPV 明显较高，因此 PET 的准确性（85%）高于 CT（40%）[64]。

6. **骨显像**。PET 假阳性结果比骨显像少。尤其是骨显像为假阳性时，PET 往往能准确评估骨病变的反应。

19.5.2 要点

1. 中期 PET 检查阴性不应忽略治疗终期评价，因为中期 PET 检查阴性患者约 4% 可转为阳性[65]。

2. 中期 PET 检查应在开始治疗后至少 2 周进行，最好是 3 周，或在随后治疗周期开始前 4 ～ 5 天进行[48]。

3. 在 Lugano 分类中[30]，有持续性肿块的完全代谢缓解被认为是完全缓解。

4. Deauville 标准适用于中期 PET 检查。例如，如果正在考虑治疗升级，可以使用较高的临界值，如肝脏摄取，来增加 PPV 并避免过度治疗。如果考虑治疗逐步降级，可以使用一个较低的临界值，如纵隔血池，以增加 NPV，并将治疗不足的风险降到最低。多数患者在 HD、DLBCL、滤泡性淋巴瘤治疗结束

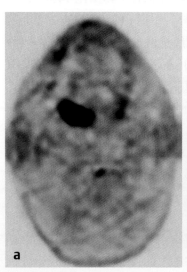
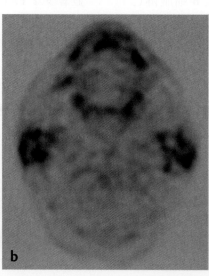

图 19.6 代谢完全缓解。(a) 弥漫性大 B 细胞淋巴瘤患者的轴位 PET 扫描显示右侧扁桃体摄取增加。(b) 治疗后轴位 PET 扫描随访显示扁桃体摄取减少且对称。尽管 Deauville 标准不能应用，因为生理性扁桃体摄取可能大于纵隔或肝脏摄取，如果摄取量不大于周围正常组织，则可以推断代谢完全缓解

时摄取高于纵隔，但小于或等于肝脏（3分），预后良好[30]。然而，在某些情况下，3分被认为是不完全反应，可以不选择进一步治疗。一种更谨慎的方法是选择与反应相适应的降级治疗。

5. 英国指南指出[54]，虽然治疗结束时 Deauville 评分4分或5分可能代表一个不充分的反应，但应建议活检排除假阳性摄取，因为阳性结果不太可靠。假阳性可能出现于治疗后感染、炎症和治疗后反应中。

6. 在 Deauville 分类中，中度（评分4分）和明显（评分5分）这两个术语最初没有被定义，但有学者建议评分4分为正常肝脏大范围摄取 > SUV_{max}，评分5分为摄取 > SUV_{max} 的 2 ~ 3 倍[8]。

7. 如果生理性摄取（如 Waldeyer 环）或继发于骨髓或脾脏激活后的高摄取导致摄取大于纵隔或肝脏，则 Deauville 标准可能不适用。在这些情况下，如果最初受累部位的摄取量不大于周围正常组织，则可推断为完全代谢缓解[8]。

8. 一些研究表明，在化疗过程中肝 SUV_{mean} 和 SUV_{max} 可能发生变化[66-68]，因此，使用肝脏活性辅助判读时应谨慎。特别是肝脏 SUV 在基线和后续检查之间增加。相反，在化疗期间，纵隔血池活性保持稳定。

9. 尽管 Deauville 标准可有效地用于评估 DLBCL 中期 PET/CT 的预后价值，但在一份报告中[69]，SUV_{max} 临界值 66% 的变化具有更好的预后价值和观察者间的可重复性。

10. **治疗前基线扫描**

   a）如果在治疗前 PET 扫描中发现病灶不活跃，则不应使用 FDG PET 进行治疗监测。如果没有常规获得基线 PET 扫描，假阴性结果将增加。

   b）获取基线扫描也将减少假阳性结果。因为复发通常发生在初始检查中所发现的原发灶部位，因此，原发灶外的 PET 随访扫描异常应谨慎判读（例如，应考虑炎症病因）。

   c）基线扫描对常规亲 FDG 亚型淋巴瘤患者

（如 HD 和弥漫性 B 细胞淋巴瘤）有帮助，但不是强制性的。基线扫描对 FDG 亲和力可变的淋巴瘤亚型患者是强制性的，如 MALT 淋巴瘤[55]。

11. **免疫调节剂**。用免疫调节剂治疗的患者，如免疫检查点抑制剂，对治疗可能有非典型反应（图 19.6）。例如，DLBCL 治疗 R-CHOP 方案中使用利妥昔治疗，可引起炎症性"闪烁"反应，并在中期 PET/CT 检查中出现假阳性结果[70]。对这些患者，Lugano 分类淋巴瘤反应标准进行了改进[1]，引入了"不确定反应"术语，以识别非典型反应的潜在病变，直到通过活检或随后的成像检查确认为闪光（假进展）或真进展性疾病。对 FDG PET/CT，一个不确定的反应是一个或多个病灶的 FDG 摄取增加，同时伴有病灶大小或数目的增加。这些患者不被认为是进展性疾病，除非病灶体积增加或有新病灶出现。证据表明是进展性疾病如果最初被归类为有不确定反应的患者，后来被确定为真正的进展性疾病，那么最初的不确定反应被改为进展性疾病。

12. **假阳性结果**

   a）在年轻患者中，反应性胸腺增生是假阳性结果的潜在来源。

   b）在原发灶外的治疗后摄取可能出现假阳性结果。

   c）免疫功能低下的患者应经常考虑感染性病因。

13. **放射治疗后**。一般情况下，不推荐放射治疗后早期行 PET 成像。然而，如果淋巴瘤患者在接受放射野后进行早期扫描，其典型的表现是放射部位的轻度和非局灶性摄取，这通常可以与恶性肿瘤区分[71]。

19.6 移植前

对于常规化疗后复发的 NHL 或 HD 患者，可采用大剂量化疗和自体干细胞移植（HD 和 ASCT）治疗。患者必须保持化疗敏感性。大量研究表明，在补救性化疗后、HCT 和 ASCT 之前，复发或难治性 HD 或 DLBCL 患者中 PET/CT 具有预后价值，并且优于 CT[8]。在一份报告中，在抢救性化疗后达到 Deauville 反应 1～3 分的患者，3 年无进展和总生存率分别为 77% 和 86%，而达到 Deauville 反应 4 分的患者为 49% 和 54%。没有其他 HDT/ASCT 前风险因素对生存期有显著影响。如果在 ASCT 后 PET 仍然呈阳性，治疗失败的风险进一步增加[72]。

然而，并不是所有补救性化疗后 PET 阳性的患者都会复发，而且除了 HCT 和 ASCT 外，治疗方案的选择很少。因此，在补救性化疗后 PET 扫描阳性的患者不排除移植，但可考虑改良评估方法，包括 HCT 和 ASCT 或实验性治疗。在移植前进行连续的 PET 扫描可能比单一的 PET 扫描更能预测结果[73]。

19.6.1 要点

1. 与补救治疗早期进行 PET 相比，在移植前进行 PET 检查可获得更好的 PPV[27]。抢救治疗后，当敏感组织疾病的位点被破坏，耐药克隆会变得更明显。
2. PET 的预后价值在移植前高于移植后，因为葡萄糖代谢可能在强化治疗后短暂下降。
3. ASCT 前 PET 检查阴性的患者在 ASCT 后无须 PET 成像[72]。

19.6.2 准确性

预测难治复发性侵袭性非霍奇金淋巴瘤治疗失败（meta 分析）：灵敏度为 68%，特异性为 72%[74]。

19.7 复发

有限的数据表明，PET 可用于 HD 和 NHL 的亚临床复发的检测。

（于芷轩 李雪荣 王骏 盛会雪 徐明 孙涛）

参考文献

[1] Cheson BD, Kostakoglu L. FDG PET for early response assessment in lymphomas: Part 1-Hodgkin lymphoma. Oncology(Williston Park). 2017; 31(1):45–49

[2] Hoppe RT, Advani RH, Ai WZ, et al. NCCN Hodgkin Lymphoma. Hodgkin lymphoma. J Natl Compr Canc Netw. 2011; 9(9):1020–1058

[3] Cerci JJ, Trindade E, Buccheri V, et al. Consistency of FDG PET accuracy and cost-effectiveness in initial staging of patients with Hodgkin lymphoma across jurisdictions. Clin Lymphoma Myeloma Leuk. 2011; 11(4):314–320

[4] Hutchings M, Loft A, Hansen M, et al. Position emission tomography with or without computed tomography in the primary staging of Hodgkin's lymphoma. Haematologica. 2006; 91(4):482–489

[5] Rigacci L, Vitolo U, Nassi L, et al. Intergruppo Italiano Linfomi. Positron emission tomography in the staging of patients with Hodgkin's lymphoma. A prospective multicentric study by the Intergruppo Italiano Linfomi. Ann Hematol. 2007; 86(12): 897–903

[6] Townsend W, Linch D. Hodgkin's lymphoma in adults. Lancet. 2012; 380(9844):836–847

[7] Zelenetz AD, Abramson JS, Advani RH, et al. NCCN Clinical Practice Guidelines in Oncology: non-Hodgkin's lymphomas. J Natl Compr Canc Netw. 2010; 8(3):288–334

[8] Barrington SF, Mikhaeel NG, Kostakoglu L, et al. Role of imaging in the staging and response assessment of lymphoma: consensus of the International Conference on Malignant Lymphomas Imaging Working Group. J Clin Oncol. 2014; 32(27):3048–3058

[9] Adams HJ, Nievelstein RA, Kwee TC. Systematic review on the additional value of 18F-fluoro-2-deoxy-D-glucose positron emission tomography in staging follicular lymphoma. J Comput Assist Tomogr. 2017; 41(1):98–103

[10] Luminari S, Biasoli I, Arcaini L, et al. The use of FDG PET in the initial staging of 142 patients with follicular lymphoma: a retrospective study from the FOLL05 randomized trial of the Fondazione Italiana Linfomi. Ann Oncol. 2013; 24(8):2108–2112

[11] Isasi CR, Lu P, Blaufox MD. A metaanalysis of 18F-2-deoxy-2-fluoro-D-glucose positron emission tomography in the staging and restaging of patients with lymphoma. Cancer. 2005; 104(5):1066–1074

[12] Allen-Auerbach M, Quon A, Weber WA, et al. Comparison between 2-deoxy-2-[18F]fluoro-D-glucose positron emission tomography and positron emission

tomography/computed tomography hardware fusion for staging of patients with lymphoma. Mol Imaging Biol. 2004; 6(6):411–416

[13] Elstrom R, Guan L, Baker G, et al. Utility of FDG PET scanning in lymphoma by WHO classification. Blood. 2003; 101(10):3875–3876

[14] Hutchings M, Loft A, Hansen M, Ralfkiaer E, Specht L. Different histopathological subtypes of Hodgkin lymphoma show significantly different levels of FDG uptake. Hematol Oncol. 2006; 24(3):146–150

[15] Karam M, Novak L, Cyriac J, Ali A, Nazeer T, Nugent F. Role of fluorine-18 fluoro-deoxyglucose positron emission tomography scan in the evaluation and follow-up of patients with low-grade lymphomas. Cancer. 2006; 107(1):175–183

[16] Schöder H, Noy A, Gönen M, et al. Intensity of 18fluorodeoxyglucose uptake in positron emission tomography distinguishes between indolent and aggressive non-Hodgkin's lymphoma. J Clin Oncol. 2005; 23(21):4643–4651

[17] Kostakoglu L, Cheson BD. State-of-the-art research on "lymphomas: role of molecular imaging for staging, prognostic evaluation, and treatment response". Front Oncol. 2013; 3:212

[18] Wöhrer S, Jaeger U, Kletter K, et al. 18F-fluoro-deoxy-glucose positron emission tomography (18F-FDG PET) visualizes follicular lymphoma irrespective of grading. Ann Oncol. 2006; 17(5):780–784

[19] Phongkitkarun S, Varavithya V, Kazama T, et al. Lymphomatous involvement of gastrointestinal tract: evaluation by positron emission tomography with (18)F-fluorodeoxyglucose. World J Gastroenterol. 2005; 11(46):7284–7289

[20] Fuster D, Chiang S, Andreadis C, et al. Can [18F] fluorodeoxyglucose positron emission tomography imaging complement biopsy results from the iliac crest for the detection of bone marrow involvement in patients with malignant lymphoma? Nucl Med Commun. 2006; 27(1):11–15

[21] Hoffmann M, Kletter K, Becherer A, Jäger U, Chott A, Raderer M. 18F-fluorodeoxyglucose positron emission tomography (18F-FDG PET) for staging and follow-up of marginal zone Bcell lymphoma. Oncology. 2003; 64(4):336–340

[22] Tsukamoto N, Kojima M, Hasegawa M, et al. The usefulness of (18)F-fluorodeoxyglucose positron emission tomography ((18)F-FDG PET) and a comparison of (18)F-FDG PET with (67)gallium scintigraphy in the evaluation of lymphoma: relation to histologic subtypes based on the World Health Organization classification. Cancer. 2007; 110(3):652–659

[23] Perry C, Herishanu Y, Metzer U, et al. Diagnostic accuracy of PET/CT in patients with extranodal marginal zone MALT lymphoma. Eur J Haematol. 2007; 79(3):205–209

[24] Hoffmann M, Wöhrer S, Becherer A, et al. 18F-Fluorodeoxyglucose positron emission tomography in lymphoma of mucosa-associated lymphoid tissue: histology makes the difference. Ann Oncol. 2006; 17(12):1761–1765

[25] Bishu S, Quigley JM, Bishu SR, et al. Predictive value and diagnostic accuracy of F-18-fluoro-deoxy-glucose positron emission tomography treated grade 1 and 2 follicular lymphoma. Leuk Lymphoma. 2007; 48(8):1548–1555

[26] Kako S, Izutsu K, Ota Y, et al. FDG PET in T-cell and NK-cell neoplasms. Ann Oncol. 2007; 18(10):1685–1690

[27] Kirby AM, Mikhaeel NG. The role of FDG PET in the management of lymphoma: what is the evidence base? Nucl Med Commun. 2007; 28(5):335–354

[28] Schiepers C, Filmont JE, Czernin J. PET for staging of Hodgkin's disease and non-Hodgkin's lymphoma. Eur J Nucl Med Mol Imaging. 2003; 30 Suppl 1:S82–S88

[29] Berthet L, Cochet A, Kanoun S, et al. In newly diagnosed diffuse large B-cell lymphoma, determination of bone marrow involvement with 18F-FDG PET/CT provides better diagnostic performance and prognostic stratification than does biopsy. J Nucl Med. 2013; 54(8):1244–1250

[30] Harries N, Loeppky JA, Shaheen S, et al. MESF Project. A stairclimbing test for measuring mechanical efficiency of ambulation in adults with chronic stroke. Disabil Rehabil. 2015; 37 (11):1004–1008

[31] Barrington SF, Mikhaeel NG. PET scans for staging and restaging in diffuse large B-cell and follicular lymphomas. Curr Hematol Malig Rep. 2016; 11(3):185–195

[32] Cerci JJ, Györke T, Fanti S, et al. IAEA Lymphoma Study Group. Combined PET and biopsy evidence of marrow involvement improves prognostic prediction in diffuse large B-cell lymphoma. J Nucl Med. 2014; 55(10):1591–1597

[33] Adams HJ, Kwee TC, de Keizer B, et al. Systematic review and meta-analysis on the diagnostic performance of FDG PET/CT in detecting bone marrow involvement in newly diagnosed Hodgkin lymphoma: is bone marrow biopsy still necessary? Ann Oncol. 2014; 25(5):921–927

[34] Adams HJ, Kwee TC, de Keizer B, Fijnheer R, de Klerk JM, Nievelstein RA. FDG PET/CT for the detection of bone marrow involvement in diffuse large B-cell lymphoma: systematic review and meta-analysis. Eur J Nucl Med Mol Imaging. 2014; 41(3):565–574

[35] Chen YK, Yeh CL, Tsui CC, Liang JA, Chen JH, Kao CH. F-18 FDG PET for evaluation of bone marrow

involvement in nonHodgkin lymphoma: a meta-analysis. Clin Nucl Med. 2011; 36(7):553–559

[36] Rini JN, Manalili EY, Hoffman MA, et al. F-18 FDG versus Ga-67 for detecting splenic involvement in Hodgkin's disease. Clin Nucl Med. 2002; 27(8):572–577

[37] Rutherford SC, Andemariam B, Philips SM, et al. FDG PET in prediction of splenectomy findings in patients with known or suspected lymphoma. Leuk Lymphoma. 2008; 49(4):719–726

[38] Jerusalem G, Beguin Y, Najjar F, et al. Positron emission tomography (PET) with 18F-fluorodeoxyglucose (18F-FDG) for the staging of low-grade non-Hodgkin's lymphoma (NHL). Ann Oncol. 2001; 12(6):825–830

[39] Buchmann I, Reinhardt M, Elsner K, et al. 2-(fluorine-18) fluoro-2-deoxy-D-glucose positron emission tomography in the detection and staging of malignant lymphoma. A bicenter trial. Cancer. 2001; 91(5):889–899

[40] Seam P, Juweid ME, Cheson BD. The role of FDG PET scans in patients with lymphoma. Blood. 2007; 110(10):3507–3516

[41] Jhanwar YS, Straus DJ. The role of PET in lymphoma. J Nucl Med. 2006; 47(8):1326–1334

[42] Weiler-Sagie M, Kagna O, Dann EJ, Ben-Barak A, Israel O. Characterizing bone marrow involvement in Hodgkin's lymphoma by FDG PET/CT. Eur J Nucl Med Mol Imaging. 2014; 41(6):1133–1140

[43] Kasamon YL, Jones RJ, Wahl RL. Integrating PET and PET/CT into the risk-adapted therapy of lymphoma. J Nucl Med. 2007; 48 Suppl 1:19S–27S

[44] Hutchings M, Loft A, Hansen M, et al. FDG PET after two cycles of chemotherapy predicts treatment failure and progression-free survival in Hodgkin lymphoma. Blood. 2006; 107(1):52–59

[45] Kostakoglu L, Schöder H, Johnson JL, et al. Cancer Leukemia Group B. Interim [(18)F]fluorodeoxyglucose positron emission tomography imaging in stage I-II non-bulky Hodgkin lymphoma: would using combined positron emission tomography and computed tomography criteria better predict response than each test alone? Leuk Lymphoma. 2012; 53(11):2143–2150

[46] Zinzani PL, Rigacci L, Stefoni V, et al. Early interim 18F-FDG PET in Hodgkin's lymphoma: evaluation on 304 patients. Eur J Nucl Med Mol Imaging. 2012; 39(1):4–12

[47] Hutchings M. FDG PET response-adapted therapy: is 18F-fluorodeoxyglucose positron emission tomography a safe predictor for a change of therapy? Hematol Oncol Clin North Am. 2014; 28(1):87–103

[48] Kostakoglu L, Gallamini A. Interim 18F-FDG PET in Hodgkin lymphoma: would PET-adapted clinical trials lead to a paradigm shift? J Nucl Med. 2013; 54(7):1082–1093

[49] Radford J, Illidge T, Counsell N, et al. Results of a trial of PETdirected therapy for early-stage Hodgkin's lymphoma. N Engl J Med. 2015; 372(17):1598–1607

[50] Sickinger MT, von Tresckow B, Kobe C, Borchmann P, Engert A, Skoetz N. PET-adapted omission of radiotherapy in early stage Hodgkin lymphoma-a systematic review and metaanalysis. Crit Rev Oncol Hematol. 2016; 101:86–92

[51] Johnson P, Federico M, Kirkwood A, et al. Adapted treatment guided by interim PET-CT scan in advanced Hodgkin's lymphoma. N Engl J Med. 2016; 374(25):2419–2429

[52] Barrington SF, Mikhaeel NG. When should FDG PET be used in the modern management of lymphoma? Br J Haematol. 2014; 164(3):315–328

[53] Press OW, Li H, Schöder H, et al. US Intergroup Trial of Response-adapted therapy for stage III to IV Hodgkin lymphoma using early interim fluorodeoxyglucose-positron emission tomography imaging: Southwest Oncology Group S0816. J Clin Oncol. 2016; 34(17):2020–2027

[54] Follows GA, Ardeshna KM, Barrington SF, et al. British Committee for Standards in Haematology. Guidelines for the first line management of classical Hodgkin lymphoma. Br J Haematol. 2014; 166(1):34–49

[55] Juweid ME, Stroobants S, Hoekstra OS, et al. Imaging Subcommittee of International Harmonization Project in Lymphoma. Use of positron emission tomography for response assessment of lymphoma: consensus of the Imaging Subcommittee of International Harmonization Project in Lymphoma. J Clin Oncol. 2007; 25(5):571–578

[56] Kobe C, Dietlein M, Franklin J, et al. Positron emission tomography has a high negative predictive value for progression or early relapse for patients with residual disease after first-line chemotherapy in advanced-stage Hodgkin lymphoma. Blood. 2008; 112(10):3989–3994

[57] Adams HJ, Nievelstein RA, Kwee TC. Outcome of Hodgkin lymphoma patients with a posttreatment 18F-fluoro-2-deoxy-D-glucose positron emission tomography (FDG PET)-negative residual mass: systematic review and meta-analysis. Pediatr Hematol Oncol. 2015; 32(8):515–524

[58] Ladetto M, Buske C, Hutchings M, et al. ESMO Lymphoma Consensus Conference Panel Members. ESMO consensus conference on malignant lymphoma: general perspectives and recommendations for prognostic tools in mature B-cell lymphomas and chronic lymphocytic leukaemia. Ann Oncol. 2016; 27(12):2149–2160

[59] Adams HJ, Kwee TC. Prognostic value of interim FDG PET in RCHOP-treated diffuse large B-cell lymphoma: systematic review and meta-analysis. Crit Rev Oncol Hematol. 2016; 106:55–63

[60] Carr R, Fanti S, Paez D, et al. IAEA Lymphoma Study Group. Prospective international cohort study demonstrates inability of interim PET to predict treatment failure in diffuse large B-cell lymphoma. J Nucl Med. 2014; 55(12):1936–1944

[61] Mamot C, Klingbiel D, Hitz F, et al. Final results of a prospective evaluation of the predictive value of interim positron emission tomography in patients with diffuse large B-cell lymphoma treated with R-CHOP-14 (SAKK 38/07). J Clin Oncol. 2015; 33(23):2523–2529

[62] Adams HJ, Nievelstein RA, Kwee TC. Prognostic value of complete remission status at end-of-treatment FDG PET in RCHOP-treated diffuse large B-cell lymphoma: systematic review and meta-analysis. Br J Haematol. 2015; 170(2):185–191

[63] Sun N, Zhao J, Qiao W, Wang T. Predictive value of interim PET/CT in DLBCL treated with R-CHOP: meta-analysis. BioMed Res Int. 2015; 2015:648572

[64] Juweid ME. Utility of positron emission tomography (PET) scanning in managing patients with Hodgkin lymphoma. Hematology (Am Soc Hematol Educ Program). 2006; 259–265–510–511

[65] Dann EJ. PET/CT adapted therapy in Hodgkin disease: current state of the art and future directions. Curr Oncol Rep. 2012; 14(5):403–410

[66] Boktor RR, Walker G, Stacey R, Gledhill S, Pitman AG. Reference range for intrapatient variability in blood-pool and liver SUV for 18F-FDG PET. J Nucl Med. 2013; 54(5):677–682

[67] Ceriani L, Suriano S, Ruberto T, Zucca E, Giovanella L. 18FFDG uptake changes in liver and mediastinum during chemotherapy in patients with diffuse large B-cell lymphoma. Clin Nucl Med. 2012; 37(10):949–952

[68] Chiaravalloti A, Danieli R, Abbatiello P, et al. Factors affecting intrapatient liver and mediastinal blood pool 18F-FDG standardized uptake value changes during ABVD chemotherapy in Hodgkin's lymphoma. Eur J Nucl Med Mol Imaging. 2014; 41(6):1123–1132

[69] Itti E, Meignan M, Berriolo-Riedinger A, et al. An international confirmatory study of the prognostic value of early PET/CT in diffuse large B-cell lymphoma: comparison between Deauville criteria and ΔSUV_{max}. Eur J Nucl Med Mol Imaging. 2013; 40(9):1312–1320

[70] Johnson SA, Kumar A, Matasar MJ, Schöder H, Rademaker J. Imaging for staging and response assessment in lymphoma. Radiology. 2015; 276(2):323–338

[71] Castellucci P, Zinzani P, Nanni C, et al. 18F-FDG PET early after radiotherapy in lymphoma patients. Cancer Biother Radiopharm. 2004; 19(5):606–612

[72] Filmont JE, Gisselbrecht C, Cuenca X, et al. The impact of preand post-transplantation positron emission tomography using 18-fluorodeoxyglucose on poor-prognosis lymphoma patients undergoing autologous stem cell transplantation. Cancer. 2007; 110(6):1361–1369

[73] Schot BW, Pruim J, van Imhoff GW, Sluiter WJ, Vaalburg W, Vellenga E. The role of serial pre-transplantation positron emission tomography in predicting progressive disease in relapsed lymphoma. Haematologica. 2006; 91(4):490–495

[74] Adams HJ, Kwee TC. Pretransplant FDG PET in aggressive non-Hodgkin lymphoma: systematic review and meta-analysis. Eur J Haematol. 2017; 98(4):337–347

第20章 黑色素瘤

20.1 初次分期／复发

PET 在诊断高风险疾病分期和评估复发疾病是否计划手术最具价值。它在评估反应和监测复发方面具有潜在的作用，但其确切价值还没有明确的定义。

20.2 初始分期

1. PET 是初步诊断高风险黑色素瘤局部和远处分期的一个有用的方法（图 20.1 至图 20.4）[1,2]。
2. PET 对初始分期的价值取决于疾病的分期。
   a）PET 对局部淋巴结转移的 III 期疾病最具价值。检测到远处疾病可能影响预后和治疗。PET/CT 对 10% ~ 49% 的 III 期疾病患者改变了治疗方案[3]，多数为分期提高。22% ~ 27 % 的患者通过 PET 提高了分期[4,5]。在一项分析中[5]，III 期患者增加

PET 检查导致真阳性分期上调 27%，成本增加了 7.2%。

   b）PET 对 I 期和 II 期疾病几乎没有作用。在这两期中，淋巴结转移的发生率较小，前哨淋巴结活检比 PET 具有更高的阴性预测值。在一项对 I 期和 II 期疾病患者的 meta 分析中[6]，其灵敏度为 0 ~ 67%，特异性为 77% ~ 100%。与前哨淋巴结活检相比，PET 对黑色素瘤局部淋巴结转移的灵敏度仅为 17%。

PET 在远处转移可能性较高的患者中具有潜在价值。例如，位于躯干和上肢的黑色素瘤、Breslow 厚度 > 4mm、溃疡形成、

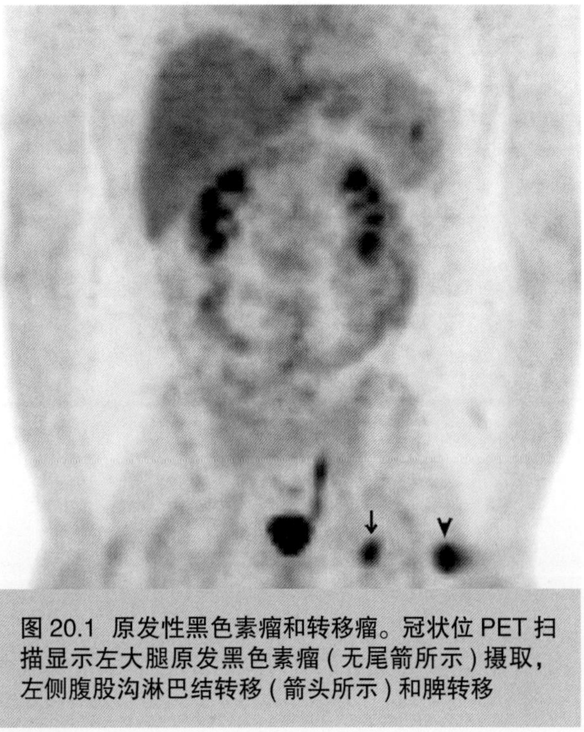

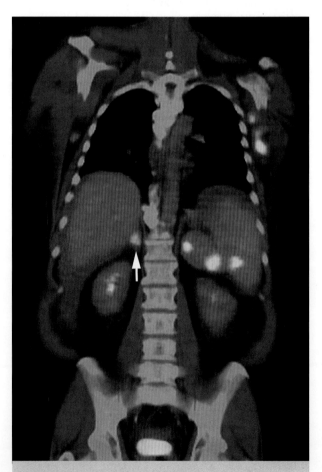

图 20.1 原发性黑色素瘤和转移瘤。冠状位 PET 扫描显示左大腿原发黑色素瘤（无尾箭所示）摄取，左侧腹股沟淋巴结转移（箭头所示）和脾转移

图 20.2 黑色素瘤转移。冠状位 PET/CT 扫描显示黑色素瘤转移到右侧肾上腺（箭头所示）、脾脏和腋窝淋巴结

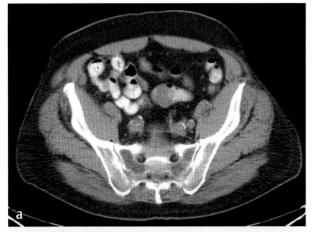

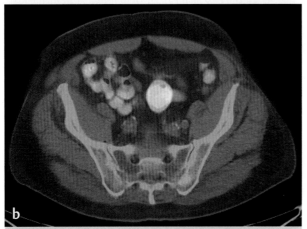

图 20.3 肠转移。轴位 CT(a) 和 PET/CT(b) 显示肠转移来自黑色素瘤。转移性病灶的高摄取 PET 比 CT 更容易识别

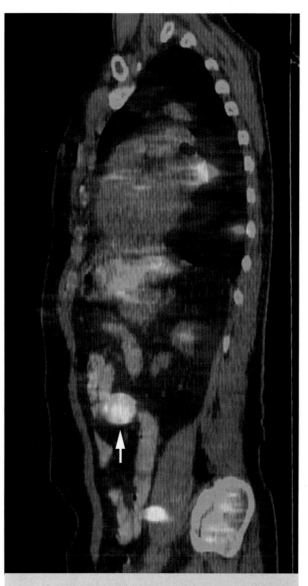

图 20.4 转移性黑色素瘤。矢状位 PET/CT 扫描显示转移到肺门、肺底、腰大肌和肠系膜淋巴结（箭头所示）

出血、淋巴结病或高有丝分裂率[7,8]。然而，对 I 期和 II 期疾病，PET 识别远处转移性疾病具有较高的假阳性率[9]。

　　PET 在 IV 期疾病中可能偶尔有价值。在手术可治愈的疾病（孤立性或局限性远处转移）患者中，PET 有助于发现额外的疾病，从而避免手术。如果为多处转移，PET 通常是没有参考价值的，因为多处转移灶的情况下通常不能改变治疗。然而，如果采用经验性治疗，PET 对确定反应是有用的。

3. PET 更适于识别远处病灶，而通过前哨淋巴结显像和活检确定局部转移更有用。PET 或其他全部成像技术不能取代前哨淋巴结活检，因为这些技术不能检测微小转移[10]。

　　a）然而，如果用于中、高风险的病变，阳性

的 PET 检查可以引导局部淋巴结活检[11]。

　　b）如果 PET 因可能漏诊微小转移而呈阴性，则必须进行前哨淋巴结活检。

　　c）总之，PET 和前哨淋巴结活检各有其明确适合的作用，可单独或同时使用。

4. 肢体隔离灌注疗法。肢体隔离灌注疗法常被用于治疗恶性黑色素瘤（III B/C 期）。在前瞻性多中心试验中[12]，仅有 59％ 的患者有完全缓解，其中 41％ 患者残留代谢活性。然而，PET/CT 仍然有助于识别局部无进展但生存期较差的亚组患者。经临床 / 病理检查及

PET/CT 检查完全缓解的 3 年无病率为 62%，29% 的患者完全缓解但 PET/CT 显示残留活性。另外，PET/CT 在肢体隔离灌注治疗后对 Ⅲ B/ Ⅲ C 期患者是一种优质的监测方法，因为它可以识别手术切除后的疾病复发。

5. **非皮肤黑色素瘤**。PET 用于非皮肤黑色素瘤的数据非常有限。虽然一些研究已经表明 PET/CT 在诊断葡萄膜黑色素瘤转移是准确的[13,14]，但一项研究指出葡萄膜黑色素瘤肝转移比皮肤黑色素瘤转移的 FDG 摄取少很多[15]。MRI 诊断葡萄膜黑色素瘤肝转移优于 PET/CT[16,17]。

20.3 疾病复发

NCCN 指南指出[18]，对 Ⅱ B ～ Ⅳ 期黑色素瘤患者的随访[1,2]，每 3 ～ 12 个月应考虑一次影像学检查（包括 PET/CT），以筛查复发或转移性疾病，但不建议在 3 ～ 5 年后常规筛查无症状患者。

1. PET 是评估黑色素瘤复发的标准模式。用于：

   a）复发性或转移性疾病的诊断。

   b）复发疾病治疗前分期。

2. PET 在肿瘤复发、计划进行手术时的检测价值：

   a）检测其他部位疾病，可避免不必要的手术。

   b）检测常规成像的不明确病灶，可明确诊断。

20.4 预后

淋巴结转移的高 SUV 是无病生存的独立阴性预后因子[19]。但是，这对总体生存率没有影响。

20.5 准确性／与其他成像方式的比较

1. **Ⅲ期皮肤黑色素瘤全身转移**（meta 分析）[20]：灵敏度为 89%，特异性为 89%

2. **高复发风险的无症状患者**（PET 和 PET/CT）[21]：灵敏度为 96%，特异性为 92%。

3. **与其他成像模式比较**。在一项比较 PET/CT、PET、CT 和超声的 meta 分析中[22]，PET/CT 对远处转移瘤的分期和检测具有最高的灵敏度、特异性和诊断优势比。

4. **体部**

   a）PET 对皮肤病变、淋巴结、软组织、肝脏、骨髓、肠转移瘤比 CT 更灵敏（图 20.3）[23,24]。而 MRI 对肝转移比 PET 更灵敏[25]。

   b）CT 对肺、脑转移更为灵敏。

20.6 要点／误区

1. PET 对脑、肺和肝脏黑色素瘤的作用有限。如果担心有脑和肺转移，PET 必须辅以头部 CT 或 MRI 和胸部 CT（图 20.5）。黑色素瘤肺转移通常很小，PET 难以检测。虽然 PET 对肺转移的灵敏度有限，但对肺的评估仍然有用。PET 比 CT 的特异性高（92% 比 70%）[24]，有助于判断 CT 上不确定的肺部病变。肝脏 MRI 对黑色素瘤肝脏转移比 PET 更灵敏[25]。

2. **黑色素含量**。黑色素含量并不影响 PET 对病变的检测能力[25]。

3. **外周病变**。皮肤或皮下病变在非衰减校正图像上可能会被忽略，归因于这些图像上的高皮肤活性。然而，也可能在非衰减校正图像上更好地显示外周皮下病变，归因于相对于中心结构的衰减缺乏。

4. 和大多数肿瘤组织相比，黑色素瘤转移更为广泛，它的假阳性结果往往比其他恶性肿瘤具有更多的问题。大范围的正常／良性变异和伪影在 PET 成像中可能导致假阳性结果。

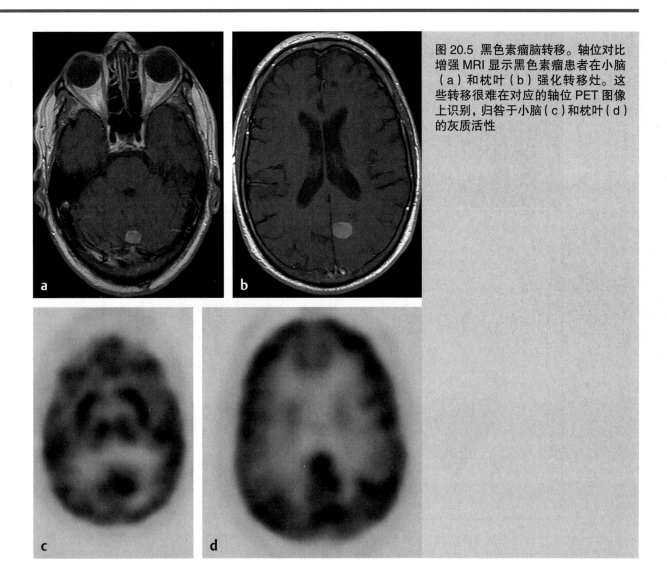

图 20.5　黑色素瘤脑转移。轴位对比增强 MRI 显示黑色素瘤患者在小脑（a）和枕叶（b）强化转移灶。这些转移很难在对应的轴位 PET 图像上识别，归咎于小脑（c）和枕叶（d）的灰质活性

因此，密切结合临床和放射线校正是必要的，以避免这些错误。为了优化管理，如果可能的话要对可疑的病变进行确认。

5. **判读**。PET/CT 检查对黑色素瘤的诊断准确性可通过高阈值的方法提高判读（即：细微的发现被解释为阴性）[26]。特别是假阳性，常常只出现在疑似局部复发的患者，表明更高的判读阈值可用于本组 [3]。

6. **扫描容积**。一项研究表明 [27]，扫描黑色素瘤患者的下肢和颅骨是获益降低。有学者建议，"真正的"全身 PET/CT 只适用于下肢黑色素瘤 [28]。

7. **免疫调节疗法**。免疫调节使用单克隆抗体通过靶向调节 T 淋巴细胞活性抑制肿瘤细胞的免疫耐受。易普利单抗是一种单克隆抗体，已被批准用于不能切除或晚期黑色素瘤的一线和二线治疗。作为免疫调节增强 T 淋巴细胞，它可以产生多种免疫相关反应，从而导致 FDG 摄取假阳性（图 20.6）。包括结肠炎、皮炎、垂体炎、关节炎、甲状腺炎和胰腺炎 [29,30]。有学者建议 [29] 免疫调节治疗后轻度淋巴结 FDG 摄取多考虑是炎症，并建议在 1～3 个月内 PET/CT 随访。

8. **肿瘤标志物**。对黑色素瘤的随访患者 [31,32]，PET/CT 比血清蛋白 S100B 或黑色素瘤抑制蛋白有更高的诊断准确性和预测能力。

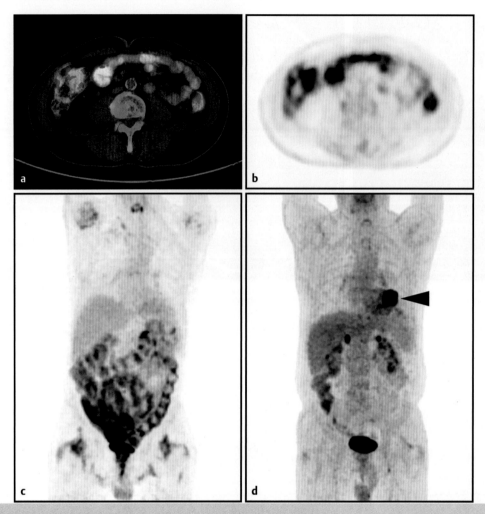

图 20.6 一名 68 岁男性重度吸烟者，有既往左肺下叶低分化非小细胞肺癌病史，化疗、放射治疗和最近的免疫疗法后的状况。一年前接受了卡铂和紫杉醇治疗，但反应不佳。在最近的 6 个月里一直在服用单抗，反应良好。复查 FDG PET/CT(a ~ c) 显示消化道内新的弥漫性 FDG 摄取（继发于免疫疗法），在免疫治疗前（d）PET/CT 未见。臀部活性也有增加。肿瘤位于左肺下叶 (d 中无尾箭所示)，体积明显缩小，无 FDG 摄取（图片提供者：Gang Cheng 医学博士，Philadelphia,PA)

（于芷轩　王骏　盛会雪　徐明　孙涛　蔡树华）

参考文献

[1] Friedman KP, Wahl RL. Clinical use of positron emission tomography in the management of cutaneous melanoma. Semin Nucl Med. 2004; 34(4):242–253

[2] Kumar R, Alavi A. Clinical applications of fluorodeoxyglucose–positron emission tomography in the management of malignant melanoma. Curr Opin Oncol. 2005; 17(2):154–159

[3] Bourgeois AC, Chang TT, Fish LM, Bradley YC. Positron emission tomography/computed tomography in melanoma. Radiol Clin North Am. 2013; 51(5):865–879

[4] Bastiaannet E, Oyen WJ, Meijer S, et al. Impact of [18F]fluorodeoxyglucose positron emission tomography on surgical management of melanoma patients. Br J Surg. 2006; 93(2):243–249

[5] Bastiaannet E, Uyl-de Groot CA, Brouwers AH, et al. Cost-effectiveness of adding FDG PET or CT to the diagnostic work up of patients with stage III melanoma. Ann Surg. 2012; 255(4):771–776

[6] Schröer-Günther MA, Wolff RF, Westwood ME, et al. F-18-fluoro-2-deoxyglucose positron emission tomography (PET) and PET/computed tomography imaging in primary staging of patients with malignant melanoma: a systematic review. Syst Rev. 2012; 1:62

[7] Belhocine TZ, Scott AM, Even-Sapir E, Urbain JL, Essner R.Role of nuclear medicine in the

management of cutaneous malignant melanoma. J Nucl Med. 2006; 47(6):957–967

[8] Danielsen M, Kjaer A, Wu M, et al. Prediction of positron emission tomography/computed tomography (PET/CT) positivity in patients with high-risk primary melanoma. Am J Nucl Med Mol Imaging. 2016; 6(5):277–285

[9] Wagner JD. Fluorodeoxyglucose positron emission tomography for melanoma staging: refining the indications. Ann Surg Oncol. 2006; 13(4):444–446

[10] Wagner JD, Schauwecker D, Davidson D, et al. Prospective study of fluorodeoxyglucose-positron emission tomography imaging of lymph node basins in melanoma patients undergoing sentinel node biopsy. J Clin Oncol. 1999; 17(5):1508–1515

[11] Abella-Columna E, Valk PE. Positron emission tomography imaging in melanoma and lymphoma. Semin Roentgenol. 2002; 37(2):129–139

[12] Beasley GM, Parsons C, Broadwater G, et al. A multicenter prospective evaluation of the clinical utility of F-18 FDG PET/CT in patients with AJCC stage IIIB or IIIC extremity melanoma. Ann Surg. 2012; 256(2):350–356

[13] Francken AB, Fulham MJ, Millward MJ, Thompson JF. Detection of metastatic disease in patients with uveal melanoma using positron emission tomography. Eur J Surg Oncol. 2006;32(7):780–784

[14] Klingenstein A, Haug AR, Nentwich MM, Tiling R, Schaller UC.Whole-body F-18-fluoro-2-deoxyglucose positron emission tomography/computed tomography imaging in the follow-up of metastatic uveal melanoma. Melanoma Res. 2010; 20(6):511–516

[15] Strobel K, Bode B, Dummer R, et al. Limited value of 18F-FDG PET/CT and S-100B tumour marker in the detection of liver metastases from uveal melanoma compared to liver metastases from cutaneous melanoma. Eur J Nucl Med Mol Imaging. 2009; 36(11):1774–1782

[16] Orcurto V, Denys A, Voelter V, et al. (18) F-fluorodeoxyglucose positron emission tomography/computed tomography and magnetic resonance imaging in patients with liver metastases from uveal melanoma: results from a pilot study. Melanoma Res. 2012; 22(1):63–69

[17] Servois V, Mariani P, Malhaire C, et al. Preoperative staging of liver metastases from uveal melanoma by magnetic resonance imaging (MRI) and fluorodeoxyglucose-positron emission tomography (FDG PET). Eur J Surg Oncol. 2010; 36(2):189–194

[18] Coit DG, Thompson JA, Algazi A, et al. NCCN Guidelines Insights: Melanoma, Version 3.2016. J Natl Compr Canc Netw. 2016; 14(8):945–958

[19] Bastiaannet E, Hoekstra OS, Oyen WJ, Jager PL, Wobbes T, Hoekstra HJ. Level of fluorodeoxyglucose uptake predicts risk for recurrence in melanoma patients presenting with lymph node metastases. Ann Surg Oncol. 2006; 13(7):919–926

[20] Rodriguez Rivera AM, Alabbas H, Ramjaun A, Meguerditchian AN. Value of positron emission tomography scan in stage III cutaneous melanoma: a systematic review and meta-analysis. Surg Oncol. 2014; 23(1):11–16

[21] Danielsen M, Højgaard L, Kjær A, Fischer BM. Positron emission tomography in the follow-up of cutaneous malignant melanoma patients: a systematic review. Am J Nucl Med Mol Imaging. 2013; 4(1):17–28

[22] Xing Y, Bronstein Y, Ross MI, et al. Contemporary diagnostic imaging modalities for the staging and surveillance of melanoma patients: a meta-analysis. J Natl Cancer Inst. 2011; 103(2):129–142

[23] Holder WD, Jr, White RL, Jr, Zuger JH, Easton EJ, Jr, Greene FL. Effectiveness of positron emission tomography for the detection of melanoma metastases. Ann Surg. 1998; 227(5):764–769, discussion 769–771

[24] Fuster D, Chiang S, Johnson G, Schuchter LM, Zhuang H, Alavi A. Is 18F-FDG PET more accurate than standard diagnostic procedures in the detection of suspected recurrent melanoma? J Nucl Med. 2004; 45(8):1323–1327

[25] Ghanem N, Altehoefer C, Högerle S, et al. Detectability of liver metastases in malignant melanoma: prospective comparison of magnetic resonance imaging and positron emission tomography. Eur J Radiol. 2005; 54(2):264–270

[26] Falk MS, Truitt AK, Coakley FV, Kashani-Sabet M, Hawkins RA, Franc B. Interpretation, accuracy and management implications of FDG PET/CT in cutaneous malignant melanoma. Nucl Med Commun. 2007; 28(4):273–280

[27] Niederkohr RD, Rosenberg J, Shabo G, Quon A. Clinical value of including the head and lower extremities in 18F-FDG PET/CT imaging for patients with malignant melanoma. Nucl Med Commun. 2007; 28(9):688–695

[28] Lazaga FJ, Oz OK, Adams-Huet B, Anderson J, Mathews D.Comparison of whole-body versus limited whole-body 18FFDG PET/CT scan in malignant cutaneous melanoma. Clin Nucl Med. 2013; 38(11):882–884

[29] Perng P, Marcus C, Subramaniam RM. (18)F-FDG PET/CT and melanoma: staging, immune modulation and mutation-targeted therapy assessment, and prognosis. AJR Am J Roentgenol. 2015; 205(2):259–270

[30] Wachsmann JW, Ganti R, Peng F. Immune-mediated disease in ipilimumab immunotherapy of melanoma with FDG PETCT. Acad Radiol. 2017; 24(1):111–115

[31] Essler M, Link A, Belloni B, et al. Prognostic value of [18F]-fluoro-deoxy-glucose PET/CT, S100 or MIA for assessment of cancer-associated mortality in patients with high risk melanoma. PLoS One. 2011; 6(9):e24632

[32] Wieder HA, Tekin G, Rosenbaum-Krumme S, et al. 18FDGPET to assess recurrence and long term survival in patients with malignant melanoma. Nucl Med (Stuttg). 2013; 52(5):198–203

第 21 章　肝胆肿瘤

21.1　肝细胞癌

PET 的主要价值在于肝外疾病的检测和监测治疗[1,2]。在一份报告中[3]，PET/CT 为初始分期为巴塞罗那临床肝癌分期（BCLC）A 期和 B 期，以及美国癌症联合委员会 T2 和 T3 期患者提供了补充信息。

1. 原发肿瘤检测

    a）PET 对分化良好的肝细胞癌（HCC）的灵敏度有限（图 21.1）。

    b）PET 对肝硬化患者的 HCC 筛查无作用[4]。

2. 肝外疾病

    a）PET 显示，原发性肿瘤具有 FDG 摄取的结论是有效的。

    b）PET 可以发现远处病变用于分期和提示复发，使多达 30% 患者的管理发生变化[5]。

    c）PET 可能对治疗后的 HCC、血清甲胎蛋白升高和常规成像正常的患者具有价值。在这些患者中，PET 对复发的诊断准确性为 74%[6]。

3. **监测治疗**。PET 比 CT（碘油注射后）评价化疗栓塞后肿瘤活性更准确（图 21.2）[7]。PET

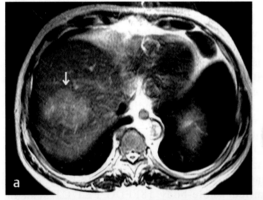
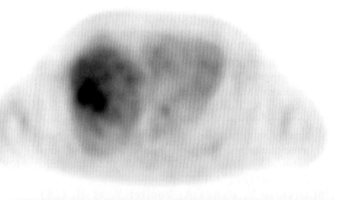
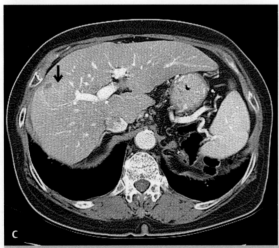
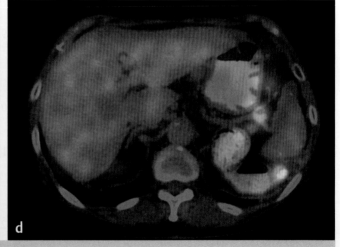

图 21.1　肝细胞癌：高级别与低级别。(a) 轴位 T2 加权 MRI 扫描显示局部高信号区与肝脏右穹隆肝癌（箭头所示）对应高信号病灶区。(b) 轴位 PET 扫描显示高级别肝癌的摄取增加。(c) 轴位 CT 显示不同患者肝右叶几乎等密度病变，伴囊性增强，边缘低密度区（箭头所示）。(d) 同一层面轴位 PET/CT 扫描显示低级别肝癌的摄取量与正常肝脏相当

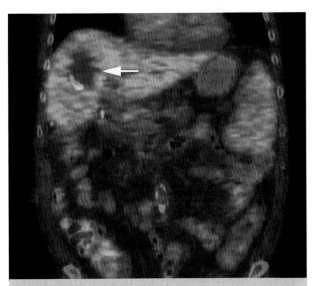

图 21.2　肝癌化疗栓塞。冠状位 PET/CT 扫描显示化疗栓塞后肝癌缺乏氟脱氧葡萄糖的摄取（箭头所示）

也可能在射频消融术后比 CT 更早地发现复发[8]。在一项经动脉化疗栓塞（TACE）后 PET/CT 与 CT 对比增强扫描对照研究显示，PET/CT 对伴有碘油沉积的肿瘤的活性优于 CT，PET /CT 高于 20%，CT 为 20% 或以下[9]。肿瘤和肝脏 SUV 比值可作为 TACE 疗效的独立预测指标。

4. **预后**。FDG PET/CT 对 HCC 患者具有潜在的独立预后价值。在肝移植[10-12]、TACE[13,14] 和根治性切除术中[15]，它已被证明可以预测总生存期和无复发生存期。

在一项 meta 分析中[16]，高肿瘤 SUV/肝脏 SUV 比值与总生存期和无病生存期较差相关，高肿瘤 SUV 与总生存期较差相关。门静脉癌栓的 FDG 摄取是无肝外转移的 HCC 患者无进展和总生存期的独立预后因子[17]。

肿瘤与肝脏的标准摄取比是 BCLC 分期 0 期或 A 期 HCC 患者经过根治性治疗[18] 和 BCLC 分期 C 期伴有肝内 / 外转移的 HCC 患者[19] 总生存期的独立预后因子。

在 HCC 患者中，肿瘤特征，如分化和微血管浸润，是肝移植后总生存期和无病生存期的独立预后因子，但不能用常规成像模式评估。PET/CT FDG 阳性结果显示与分化和微血管浸润有很好的相关性，并且可用于预测肝移植术后的预后[20,21]。FDG PET 结果与加州大学旧金山分校 (UCSF) 标准相结合，可用于预测活体肝移植术后 HCC 复发的风险[23]。在一份报告中[23]，血清甲胎蛋白和 FDG PET 阳性相结合，预测肿瘤在活体肝移植 (LDLT) 中的复发优于米兰标准。

PET 阴性可用于扩大移植受体池。通过回顾性分析，NCCK 利用 FDG PET 阴性和肿瘤大小 < 10 cm 这两个重要预后因子制定了新标准[21]。在对接受 LDLT 治疗的 HCC 患者的研究中，受体池扩大，因为符合 NCCK 标准的患者比米兰标准要多。达到 NCCK 标准的患者生存率与 UCSF 和米兰标准相似。在多中心研究中[24]，超出米兰标准的 PET 阴性，且甲胎蛋白 < 115 ng/ml 的患者复发率与米兰标准相当。

21.1.1　准确性 / 与其他成像方式的比较

1. 原发灶检测

a）PET：灵敏度为 50% ~ 70%[25,26]。

- 低灵敏度归咎于分化良好的 HCC 的低摄取。
- PET 中可见的肿瘤（图 21.1）通常具有更高的分级或更大的尺寸，伴甲胎蛋白升高。

b）PET 比 CT、MRI 和超声灵敏度更低。

c）在一份报告中，PET 更容易在血清甲胎蛋白水平 > 200ng/ml 且超过米兰标准的患者中[27] 检测到 HCC 原发病灶。

2. 肝外疾病[28]

a）转移性 HCC 的检测（meta 分析）[29]：灵敏度为 77%，特异性为 98%：

- 对于肝外 > 1 cm 的转移瘤，PET 具有相对高的检出率，但对 < 1 cm 的转移检出率低。
- PET 能发现在常规成像上为阴性或可疑的病灶。
- 肿瘤标志物升高和 PET 检查阴性的患者通常没有肝外转移；但常常在几个月内在肝

脏发现 HCC。因此，这些患者应密切随访肝脏成像。

- 如果原发灶的摄取率高，PET 更有可能发现肝外转移：一份报告 $SUV_{max} \geqslant 4.0^{[27]}$，另一份报告为 $3.4^{[30]}$。病灶 > 5 cm[30] 是另一个因素。

  b）骨转移：与其他成像方式相比，PET/CT 在骨转移灶的检出中可能起到主要作用。与 CT、PET/CT 及骨显像相比较，CT 对肺转移的检出更为灵敏，PET/CT 对骨转移瘤的检出优于 CT 和骨显像[31]。CT 与 PET/CT 对淋巴结转移的检出相当。在另外两项研究中[32,33]，基于病变的分析和基于患者的分析 FDG PET/CT 对骨转移瘤的检出率高于骨显像。

3. HCC 复发的检测（meta 分析）[29]：灵敏度为82%，特异性为89%

21.1.2 要点

1. **SUV**。HCC 的 SUV 通常低于转移瘤或胆管癌[34]。一般来说，肿瘤与肝脏的 SUV 比相对于肿瘤 SUV 更有用[9,35]。

2. **纤维板层 HCC**。病理分级低的纤维板层 HCC 可增加 FDG 摄取 (这些肿瘤的瘤内纤维间质与 FDG 摄取增加有关)[5]。

3. **延迟成像**。2 或 3 小时的延迟成像可能会发现更多的病灶[36]。

4. **TACE 后**。TACE 后肿瘤的存活状态可能表现为肿瘤外周的弧形或点状摄取。较大的活性环可能继发于炎症，而偏心性病灶更可能继发于肿瘤[9]。

21.1.3 误区

1. **肝硬化／肝炎**。继发于肝硬化的结构改变对 CT 准确性的影响要比 PET/CT 高。例如，再生结节没有 FDG 摄取[37]。然而，肝硬化和慢性肝炎患者的肝脏 FDG 活性略有增加，这可能会限制 HCC 的检出。

2. **TACE 后**。高衰减材料，如碘油，可导致继

发于衰减校正伪影的假阳性结果[35]。因此，有必要对非衰减校正的图像进行回顾。

3. **时机**。PET/CT 应在介入治疗后至少 1 个月进行，以减少继发于炎症的假阳性结果的发生率[9]。

21.2 胆囊癌和胆管癌

PET 可检出原发性肿瘤、局部淋巴结（图21.3）及远处转移（图21.4）。其主要价值在于检测远处转移。在一项对胆囊癌和胆管癌患者的研究中[1]，PET/CT 影响了 28％患者的治疗方案[38]。在一项对胆管癌和胆囊癌患者的研究中，PET/CT 的结果改变了 17％患者的治疗方案，这些患者的初次检查认为可以切除[39]。国家肿瘤学 PET 登记局的数据表明[40]，FDG PET 结果导致了 41.3％的胆囊癌患者治疗方案的改变，14.2% 的患者影像学诊断结果发生了改变。

NCCN[41] 对胆囊癌和胆管癌的分期表明，PET/CT 对胆囊癌和胆管癌的灵敏度有限，但对淋巴结转移具有较高的特异性，CT 或 MRI 结果不明确，以及考虑胆管癌切除的患者可考虑 PET/CT 检查以评估远处的肝外转移。

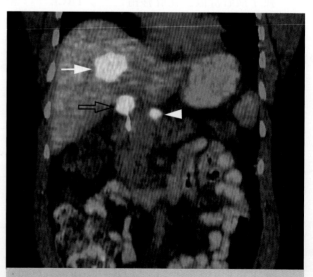

图 21.3 转移性胆管癌。冠状位 PET/CT 扫描显示肝内胆管癌（箭头所示）和肝外胆管癌（空心箭头所示）以及局部淋巴结转移（无尾箭头所示）

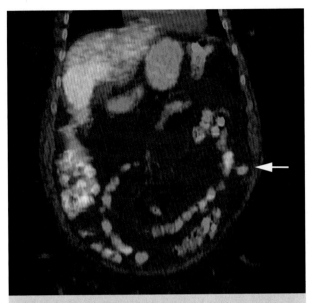

图 21.4　转移性胆管癌。冠状位 PET/CT 扫描显示右肝内大的胆管细胞癌，伴左侧结肠旁沟腹膜转移（箭头所示）

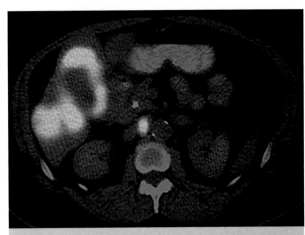

图 21.5　胆囊癌。轴位 PET/CT 显示胆囊癌的摄取增加，并累及肝实质和腹膜后淋巴结转移

1. **原发性肿瘤**。虽然 PET/CT 对原发性肝内胆管癌和胆囊癌的诊断是准确的，但对原发性肿瘤的诊断是否优于常规成像仍存在不同的观点。与胆管癌发生的部位有关，PET/CT 对肝内胆管癌的诊断比肝门或肝外胆管癌更灵敏[42,43]。在一项研究中[43]，SUV_{max} 和肿瘤肝脏摄取比在肝内胆管癌明显高于肝门胆管癌。在一份报告中[44]，PET/CT 对胆道癌的诊断与 CT 相比没有明显的优势，而在另一份报告中[45]，PET/CT 与 CT 或 MRI/ 胰胆管成像（MRCP）相比在诊断胆管癌方面没有明显的优势。在一项研究中[46]，PET/CT 比对比增强 CT 可检测到更多的原发病灶。

   a）胆囊癌。PET 对胆囊癌的诊断具有较高的灵敏度（图 21.5)[47]。

   • 然而，良性胆囊息肉可能有 FDG 摄取。

   b）当其他成像技术诊断不明确时，PET 特别有用。

   c）原发性硬化性胆管炎。有限的数据表明，PET 对于胆管狭窄和 / 或原发性硬化性胆管炎患者胆管癌的检出可能是有价值的（图 21.6）[47-49]。然而，在原发性硬化性胆管炎的情况下，继发于炎症的假阳性已

有报道[49]。FDG 代谢清除的动态扫描测定有助于避免假阳性[48]。

   • SUV 3.6 的临界值对肝门区良性狭窄与恶性狭窄的鉴别诊断有帮助[47]。

2. **转移性疾病**。在一项评估胆囊癌和胆管癌患者的研究中[44]，PET/CT 在诊断局部淋巴结转移方面，比 CT 具有更高的阳性预测值(94% 比 77%)，对远处转移具有更高的灵敏度（95% 比 63%）。然而，与原发性肿瘤的位置有关。例如，肝门部胆管癌对 FDG 的摄取较低，PET/CT 很少改变肝门部胆管癌患者的治疗方案（如果没有先前可疑发现或 CA19-9 升高）[50]。PET/CT 对肝内胆管癌更有价值，可发现 20%～30% 的患者有隐匿性转移病灶[51]。

   a）PET 对远处转移性疾病的灵敏度高于局部淋巴结转移。

   b）特别是远处转移经常在肝内胆管癌周围检测到[52]。

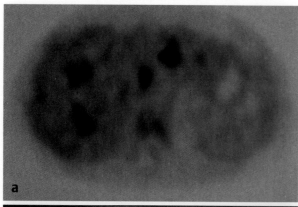

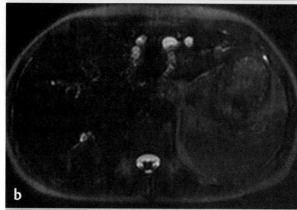

图 21.6 原发性硬化性胆管炎。(a) 轴位 PET 扫描显示多发性肝摄取部位与轴位脂肪饱和 T2 加权 MRI 上显示的肝内胆管狭窄相对应。（b）PET 在基于 FDG 摄取的原发性硬化性胆管炎的良恶性狭窄的鉴别中具有潜在价值。此患者的狭窄是良性的

21.2.1 准确性／与其他 成像方式的比较

1. **原发性肿瘤**（胆管癌；meta 分析）[42]：灵敏度为 81%，特异性为 82%：

  a）肝内胆管癌：灵敏度为 95%，特异性为 83%。

  b）肝门胆管癌：灵敏度为 84%，特异性为 95%。

  c）肝外胆管癌：灵敏度为 76%，特异性为 74%：

  • 总体 PET 要比 CT 准确；然而，门周癌灵敏度要低于 CT[53]。

2. **原发性肿瘤**（胆囊癌；meta 分析）[42]：灵敏度为 87%，特异性为 78%。

3. **局部淋巴结**（表 21.1）[54]

表 21.1 PET 与 CT 在检测局部淋巴结转移中的灵敏度和特异性比较

	灵敏度（%）	特异性（%）
PET	38	100
CT	59	54

  a）对于局部淋巴结转移，PET 比 CT 具有更低的灵敏度和更高的特异性。

  b）在一项报告中[43]，PET/CT 对于局部淋巴结转移的灵敏度和特异性分别为 70% 和 92%，相对应的 MRI 为 50% 和 83%。

4. **远处病变**：PET/CT 对远处病变的检测要比 CT 灵敏得多[39]。

21.2.2 要点

建议将 SUV 值 3.65 和 3.62 作为胆道恶性肿瘤的临界值[44,55]。为了鉴别肝外胆管癌与良性狭窄，建议 SUV 临界值分别为 2.5 和 3.1[56]。

21.2.3 误区

1. 在肝外、肝门、黏液性和浸润性胆管癌中灵敏度降低。

2. 黏液腺癌可能表现为假阴性。

3. 假阳性的胆道摄取可见于最近的支架置放（图 7.36）。

4. 炎症性疾病，如原发性硬化性胆管炎，任何病因的胆管炎以及胆囊炎（图 21.7）可导致假阳性。

5. 癌症的灵敏度有限[57]。

6. 肝外胆管癌最常见的类型是扁平和浸润性癌。浸润性胆管癌的灵敏度远低于结节性胆管癌[57]。

7. **假阳性胆囊摄取**。虽然大多数腺肌瘤病并没有显示 FDG 摄取增加，但有局灶性腺肌瘤病活性增强的报告[58]。其他报道的假阳性胆囊摄取包括黄色肉芽肿性胆囊炎和结核性肉芽肿。

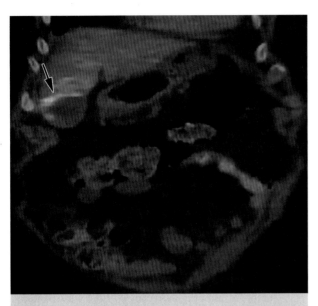

图21.7　胆囊炎。冠状位 PET/CT 扫描显示继发于胆囊炎的胆囊壁（箭头所示）的 FDG 摄取增加

8. **胆囊息肉**。PET/CT 有助于 1 ~ 2 cm 胆囊息肉的风险分层。视觉活性 ≥ 肝脏，或胆囊息肉的 SUV_{max} 与肝内 SUV_{mean} 的临界值比为 1.14，可用来提示恶性病变[59]。

（于芷轩　王骏　盛会雪　徐明　孙涛　李建军）

参考文献

[1] Hustinx R. PET imaging in assessing gastrointestinal tumors.Radiol Clin North Am. 2004; 42(6):1123-1139, ix

[2] Lin EC, Kuni CC. Radionuclide imaging of hepatic and biliary disease. Semin Liver Dis. 2001; 21(2):179-194

[3] Cho Y, Lee DH, Lee YB, et al. Does 18F-FDG positron emission tomography-computed tomography have a role in initial staging of hepatocellular carcinoma? PLoS One. 2014; 9(8): e105679

[4] Teefey SA, Hildeboldt CC, Dehdashti F, et al. Detection of primary hepatic malignancy in liver transplant candidates: prospective comparison of CT, MR imaging, US, and PET. Radiology. 2003; 226(2):533–542

[5] Wudel LJ, Jr, Delbeke D, Morris D, et al. The role of [18F]fluorodeoxyglucose positron emission tomography imaging in the evaluation of hepatocellular carcinoma. Am Surg. 2003; 69(2):117–124, discussion 124–126

[6] Chen YK, Hsieh DS, Liao CS, et al. Utility of FDG PET for investigating unexplained serum AFP elevation in patients with suspected hepatocellular carcinoma recurrence. Anticancer Res. 2005; 25 6C:4719–4725

[7] Torizuka T, Tamaki N, Inokuma T, et al. Value of fluorine-18-FDG PET to monitor hepatocellular carcinoma after interventional therapy. J Nucl Med. 1994; 35(12):1965–1969

[8] Paudyal B, Oriuchi N, Paudyal P, et al. Early diagnosis of recurrent hepatocellular carcinoma with 18F-FDG PET after radiofrequency ablation therapy. Oncol Rep. 2007; 18(6):1469–1473

[9] Song HJ, Cheng JY, Hu SL, Zhang GY, Fu Y, Zhang YJ. Value of 18F-FDG PET/CT in detecting viable tumour and predicting prognosis of hepatocellular carcinoma after TACE. Clin Radiol. 2015; 70(2):128–137

[10] Detry O, Govaerts L, Deroover A, et al. Prognostic value of (18)F-FDG PET/CT in liver transplantation for hepatocarcinoma. World J Gastroenterol. 2015; 21(10):3049–3054

[11] Kornberg A, Küpper B, Thrum K, et al. Increased 18F-FDG uptake of hepatocellular carcinoma on positron emission tomography independently predicts tumor recurrence in liver transplant patients. Transplant Proc. 2009; 41(6):2561–2563

[12] Lee JW, Paeng JC, Kang KW, et al. Prediction of tumor recurrence by 18F-FDG PET in liver transplantation for hepatocellular carcinoma. J Nucl Med. 2009; 50(5):682–687

[13] Cho E, Jun CH, Kim BS, Son DJ, Choi WS, Choi SK. 18F-FDG PET CT as a prognostic factor in hepatocellular carcinoma. Turk J Gastroenterol. 2015; 26(4):344–350

[14] Kim BK, Kang WJ, Kim JK, et al. 18F-fluorodeoxyglucose uptake on positron emission tomography as a prognostic predictor in locally advanced hepatocellular carcinoma. Cancer. 2011; 117(20):4779–4787

[15] Han JH, Kim DG, Na GH, et al. Evaluation of prognostic factors on recurrence after curative resections for hepatocellular carcinoma. World J Gastroenterol. 2014; 20(45):17132–17140

[16] Sun DW, An L, Wei F, et al. Prognostic significance of parameters from pretreatment (18)F-FDG PET in hepatocellular carcinoma: a meta-analysis. Abdom Radiol (NY). 2016; 41(1):33-41

[17] Lee JW, Hwang SH, Kim DY, Han KH, Yun M. Prognostic value of FDG uptake of portal vein

tumor thrombosis in patients with locally advanced hepatocellular carcinoma. Clin Nucl Med. 2017; 42(1):e35-e40

[18] Hyun SH, Eo JS, Lee JW, et al. Prognostic value of (18)F-fluorodeoxyglucose positron emission tomography/computed tomography in patients with Barcelona Clinic Liver Cancer stages 0 and A hepatocellular carcinomas: a multicenter retrospective cohort study. Eur J Nucl Med Mol Imaging. 2016; 43(9):1638-1645

[19] Na SJ, Oh JK, Hyun SH, et al. 18F-FDG PET/CT can predict survival of advanced hepatocellular carcinoma patients: a multicenter retrospective cohort study. J Nucl Med. 2017; 58(5): 730–736

[20] Bailly M, Venel Y, Orain I, Salamé E, Ribeiro MJ. 18F-FDG PET in liver transplantation setting of hepatocellular carcinoma: predicting histology? Clin Nucl Med. 2016; 41(3):e126–e129

[21] Lee SD, Lee B, Kim SH, et al. Proposal of new expanded selection criteria using total tumor size and (18)F-fluorodeoxyglucose: positron emission tomography/computed tomography for living donor liver transplantation in patients with hepatocellular carcinoma: the National Cancer Center Korea criteria. World J Transplant. 2016; 6(2):411–422

[22] Hsu CC, Chen CL, Wang CC, et al. Combination of FDG PET and UCSF criteria for predicting HCC recurrence after living donor liver transplantation. Transplantation. 2016; 100(9):1925–1932

[23] Hong G, Suh KS, Suh SW, et al. Alpha-fetoprotein and (18)F-FDG positron emission tomography predict tumor recurrence better than Milan criteria in living donor liver transplantation. J Hepatol. 2016; 64(4):852–859

[24] Takada Y, Kaido T, Shirabe K, et al. LTx-PET study group of the Japanese Society of Hepato-Biliary-Pancreatic Surgery and the Japanese Liver Transplantation Society. Significance of preoperative fluorodeoxyglucose-positron emission tomography in prediction of tumor recurrence after liver transplantation for hepatocellular carcinoma patients: a Japanese multicenter study. J Hepatobiliary Pancreat Sci. 2017; 24(1):49–57

[25] Khan MA, Combs CS, Brunt EM, et al. Positron emission tomography scanning in the evaluation of hepatocellular carcinoma. J Hepatol. 2000; 32(5):792–797

[26] Trojan J, Schroeder O, Raedle J, et al. Fluorine-18 FDG positron emission tomography for imaging of hepatocellular carcinoma. Am J Gastroenterol. 1999; 94(11):3314–3319

[27] Kawamura E, Shiomi S, Kotani K, et al. Positioning of 18F-fluorodeoxyglucose-positron emission tomography imaging in the management algorithm of hepatocellular carcinoma. J Gastroenterol Hepatol. 2014; 29(9):1722–1727

[28] Sugiyama M, Sakahara H, Torizuka T, et al. 18F-FDG PET in the detection of extrahepatic metastases from hepatocellular carcinoma. J Gastroenterol. 2004; 39(10):961–968

[29] Lin CY, Chen JH, Liang JA, Lin CC, Jeng LB, Kao CH. 18F-FDG PET or PET/CT for detecting extrahepatic metastases or recurrent hepatocellular carcinoma: a systematic review and meta-analysis. Eur J Radiol. 2012; 81(9):2417–2422

[30] Lee JE, Jang JY, Jeong SW, et al. Diagnostic value for extrahepatic metastases of hepatocellular carcinoma in positron emission tomography/computed tomography scan. World J Gastroenterol. 2012; 18(23):2979–2987

[31] Kawaoka T, Aikata H, Takaki S, et al. FDG positron emission tomography/computed tomography for the detection of extrahepatic metastases from hepatocellular carcinoma. Hepatol Res. 2009; 39(2):134–142

[32] Seo HJ, Choi YJ, Kim HJ, et al. Evaluation of bone metastasis from hepatocellular carcinoma using (18)F-FDG PET/CT and (99m)Tc-HDP bone scintigraphy: characteristics of soft tissue formation. Nucl Med Mol Imaging. 2011; 45(3):203–211

[33] Seo HJ, Kim GM, Kim JH, Kang WJ, Choi HJ. 18F-FDG PET/CT in hepatocellular carcinoma: detection of bone metastasis and prediction of prognosis. Nucl Med Commun. 2015; 36(3):226–233

[34] Shiomi S, Nishiguchi S, Ishizu H, et al. Usefulness of positron emission tomography with fluorine-18-fluorodeoxyglucose for predicting outcome in patients with hepatocellular carcinoma. Am J Gastroenterol. 2001; 96(6):1877–1880

[35] Ortega López N. PET/computed tomography in evaluation of transarterial chemoembolization. PET Clin. 2015; 10(4):507–517

[36] Lin WY, Tsai SC, Hung GU. Value of delayed 18F-FDG PET imaging in the detection of hepatocellular carcinoma. Nucl Med Commun. 2005; 26(4):315–321

[37] Cheung TT, Ho CL, Lo CM, et al. 11C-acetate and 18F-FDG PET/CT for clinical staging and selection of patients with hepatocellular carcinoma for liver transplantation on the basis of Milan criteria: surgeon's perspective. J Nucl Med. 2013; 54(2):192–200

[38] Albazaz R, Patel CN, Chowdhury FU, Scarsbrook AF. Clinical impact of FDG PET-CT on management

decisions for patients with primary biliary tumours. Insights Imaging. 2013; 4(5): 691–700

[39] Petrowsky H, Wildbrett P, Husarik DB, et al. Impact of integrated positron emission tomography and computed tomography on staging and management of gallbladder cancer and cholangiocarcinoma. J Hepatol. 2006; 45(1):43–50

[40] Hillner BE, Siegel BA, Shields AF, et al. Relationship between cancer type and impact of PET and PET/CT on intended management: findings of the national oncologic PET registry. J Nucl Med. 2008; 49(12):1928–1935

[41] Benson AB, III, Abrams TA, Ben-Josef E, et al. NCCN clinical practice guidelines in oncology: hepatobiliary cancers. J Natl Compr Canc Netw. 2009; 7(4):350–391

[42] Annunziata S, Pizzuto DA, Caldarella C, Galiandro F, Sadeghi R, Treglia G. Diagnostic accuracy of fluorine-18-fluorodeoxyglucose positron emission tomography in gallbladder cancer:A meta-analysis. World J Gastroenterol. 2015; 21(40):11481–11488

[43] Jiang L, Tan H, Panje CM, Yu H, Xiu Y, Shi H. Role of 18F-FDG PET/CT Imaging in Intrahepatic Cholangiocarcinoma. Clin Nucl Med. 2016; 41(1):1–7

[44] Lee SW, Kim HJ, Park JH, et al. Clinical usefulness of 18F-FDG PET-CT for patients with gallbladder cancer and cholangiocarcinoma. J Gastroenterol. 2010; 45(5):560–566

[45] Kim JY, Kim MH, Lee TY, et al. Clinical role of 18F-FDG PETCT in suspected and potentially operable cholangiocarcinoma: a prospective study compared with conventional imaging. Am J Gastroenterol. 2008; 103(5):1145–1151

[46] Elias Y, Mariano AT, Jr, Lu Y. Detection of primary malignancy and metastases with FDG PET/CT in patients with cholangiocarcinomas: lesion-based comparison with contrast enhanced CT. World J Nucl Med. 2016; 15(3):161–166

[47] Reinhardt MJ, Strunk H, Gerhardt T, et al. Detection of Klatskin's tumor in extrahepatic bile duct strictures using delayed 18F-FDG PET/CT: preliminary results for 22 patient studies. J Nucl Med. 2005; 46(7):1158–1163

[48] Prytz H, Keiding S, Björnsson E, et al. Swedish Internal Medicine Liver Club. Dynamic FDG PET is useful for detection of cholangiocarcinoma in patients with PSC listed for liver transplantation. Hepatology. 2006; 44(6):1572–1580

[49] Wakabayashi H, Akamoto S, Yachida S, et al. Significance of fluorodeoxyglucose PET imaging in the diagnosis of malignancies in patients with biliary stricture. Eur J Surg Oncol. 2005; 31(10):1175–1179

[50] Mansour JC, Aloia TA, Crane CH, Heimbach JK, Nagino M, Vauthey JN. Hilar cholangiocarcinoma: expert consensus statement. HPB. 2015; 17(8):691–699

[51] Weber SM, Ribero D, O'Reilly EM, Kokudo N, Miyazaki M,Pawlik TM. Intrahepatic cholangiocarcinoma: expert consensus statement. HPB. 2015; 17(8):669–680

[52] Kim YJ, Yun M, Lee WJ, Kim KS, Lee JD. Usefulness of 18F-FDG PET in intrahepatic cholangiocarcinoma. Eur J Nucl Med Mol Imaging. 2003; 30(11):1467–1472

[53] Moon CM, Bang S, Chung JB, et al. Usefulness of 18F-fluorodeoxyglucose positron emission tomography in differential diagnosis and staging of cholangiocarcinomas. J Gastroenterol Hepatol. 2008; 23(5):759–765

[54] Kato T, Tsukamoto E, Kuge Y, et al. Clinical role of (18)F-FDG PET for initial staging of patients with extrahepatic bile duct cancer. Eur J Nucl Med Mol Imaging. 2002; 29(8):1047–1054

[55] Ramos-Font C, Gómez-Rio M, Rodríguez-Fernández A, Jimé-nez-Heffernan A, Sánchez Sánchez R, Llamas-Elvira JM. Ability of FDG PET/CT in the detection of gallbladder cancer. J Surg Oncol. 2014; 109(3):218–224

[56] Choi EK, Yoo IeR, Kim SH, et al. The clinical value of dual-time point 18F-FDG PET/CT for differentiating extrahepatic cholangiocarcinoma from benign disease. Clin Nucl Med. 2013; 38(3):e106–e111

[57] Anderson CD, Rice MH, Pinson CW, Chapman WC, Chari RS, Delbeke D. Fluorodeoxyglucose PET imaging in the evaluation of gallbladder carcinoma and cholangiocarcinoma. J Gastrointest Surg. 2004; 8(1):90–97

[58] Maldjian PD, Ghesani N, Ahmed S, Liu Y. Adenomyomatosis of the gallbladder: another cause for a "hot" gallbladder on 18F-FDG PET. AJR Am J Roentgenol. 2007; 189(1):W36–8

[59] Lee J, Yun M, Kim KS, Lee JD, Kim CK. Risk stratification of gallbladder polyps (1–2 cm) for surgical intervention with 18F-FDG PET/CT. J Nucl Med. 2012; 53(3):353–358

第 22 章 胰腺肿瘤

22.1 胰腺肿块

22.1.1 腺癌

PET/CT 在胰腺癌的早期诊断中具有潜在的作用，尤其是胆道狭窄在常规影像学上未发现肿块或常规影像或活检结果不明确时。PET/CT 评估的一个特殊情况是鉴别良性肿块形成局灶性慢性胰腺炎和胰腺癌。然而，由于 PET 的阴性预测值为 65%～78%[1]，阴性结果并不能排除恶性肿瘤。而阳性预测值很高且有高 FDG 亲和力的病灶一般应尽可能切除。

准确性／与其他成像方式的比较

1.PET/CT 用于胰腺成像（meta 分析）：见表 22.1，表 22.2[2,3]。

表 22.1　PET/CT 与 CT 检测胰腺癌的灵敏度和特异性比较

	灵敏度（%）	特异性（%）
PET/CT	90	76
CT	91	85

表 22.2　PET/CT 与 EUS 检测胰腺癌的灵敏度和特异性比较

	灵敏度（%）	特异性（%）
PET/CT	90	80
EUS	82	93

2. 慢性胰腺炎与胰腺癌（meta 分析）：灵敏度为 90%，特异性为 84%[2]。

3. **位置**。壶腹周围肿瘤的灵敏度比胰腺其他部位的肿瘤都低[4]。

4. **肿瘤大小**。如果病灶 > 1cm，PET 的灵敏度受肿瘤大小影响不大。

5. **与 CT 相比**

　　a）与 CT 相比 PET 对 < 2cm 的病灶最有帮助[5]。

　　b）对于 > 4 cm 的病灶，CT 表现更好，因为大的胰腺肿瘤常含有低代谢区。

　　c）如果 CT 没有显示不连续性肿块，PET 阳性高度预示恶性[6]。

　　d）如果 CT 不确定，PET 阳性对恶性肿瘤的特异性较低，但敏感性高[6]。

22.2 要点

1. **病史**[7]

　　a）缺乏急性胰腺炎临床和实验室证据，并不能排除胰腺肿块的炎症病因。

　　b）C 反应蛋白的获得可能有帮助，因为炎症产生的假阳性结果在 C 反应蛋白升高时更容易发生。

2. **恶性与炎性肿块的特征比较**

　　a）炎症性病变比局灶性病变更弥漫。

　　b）然而，继发于导管梗阻的急性或慢性胰腺炎可合并胰腺恶性肿瘤。在这些患者中，PET 上很难区分肿瘤和胰腺炎（图 22.1）。

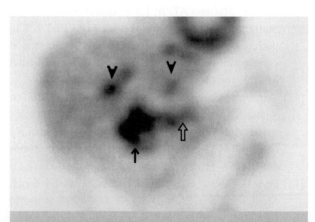

图 22.1　伴慢性胰腺炎的胰腺癌转移。冠状位 PET 扫描显示胰头部腺癌灶性摄取（实性箭头所示）。胰腺体部摄取增加（空心箭头所示）不是肿瘤，而是继发于胰头部肿块梗阻引起的慢性胰腺炎。肝转移存在于左、右叶（箭头所示）

c）虽然慢性胰腺炎可导致假阳性结果，但大多数慢性胰腺炎患者(87%)PET检查阴性。慢性胰腺炎和PET阳性患者仍应该跟踪恶性肿瘤的可能性 [8]。

3. SUV

a）在鉴别良、恶性病变方面，目前还没有公认的SUV临界值：公布的数值为2.0 ~ 4.0 [9,10]。

b）如果患者有胰腺炎病史，使用较高范围的SUV临界值有助于避免假阳性结果的发生，因为胰腺炎性病变可有大量的摄取。

4. 自身免疫性胰腺炎与胰腺癌。自身免疫性胰腺炎偶尔与胰腺癌相似，表现为胰腺局灶性肿大和胰管局部狭窄。 PET/CT（图 22.2）在这些病例中可能有助于区分胰腺癌和自身免疫性胰腺炎。在一项研究中 [11]，所有自身免疫性胰腺炎患者的胰腺FDG摄取增加。超过一半病例的摄取是弥漫性的，而胰腺癌仅有3%的患者表现为弥漫性摄取。但如果自身免疫性胰腺炎表现为局灶性摄取，就不能与胰腺癌相鉴别。在这些病例中，涎腺摄取增加有时可与自身免疫性胰腺炎一起出现，这有助于提示诊断。唾液腺摄取量（平均SUV 4.7）高于常见的生理性（1.9 ~ 2.9），并在类固醇治疗后会消失。

5. 延迟成像 [12]

a）2小时延迟成像可以帮助区分恶性病变和良性炎症性病变。

b）随着时间的推移，恶性病变的摄取将增加，而炎症性病灶的摄取将减少。

c）然而，19%的恶性胰腺肿瘤1 ~ 2小时摄取下降 [13]。

22.3 误区

1. **高血糖症**。高血糖症是所有肿瘤PET的混杂因素，但它在胰腺PET中最麻烦，因为它可导致高假阴性率。对于高血糖伴胰腺肿块患者的PET应谨慎判读。

a）在一项报告中 [14]，非糖尿病患者的灵敏度

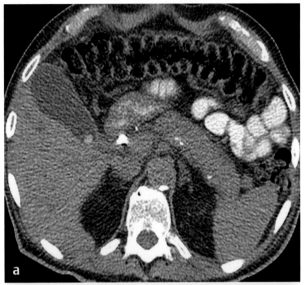

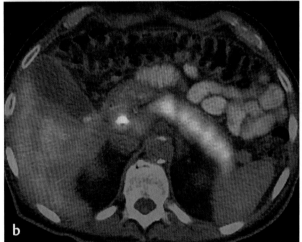

图 22.2 自身免疫性胰腺炎。(a) 相应的轴位 CT 平扫显示胰腺尾部周围衰减增加，继发于炎性细胞浸润。这是自身免疫性胰腺炎的典型表现。（b）轴位 PET/CT 显示胰尾自身免疫性胰腺炎时 FDG 摄取弥漫性增加

为90%，在空腹血糖7 ~ 11.1mmol/L的患者中灵敏度为82%。在另一项报告中，如果血糖高于7.2mmol/L，胰腺癌的检出率只有42% [15]。

2. **假阳性**。胰腺炎（慢性，急性，自身免疫性）和良性病变（浆液性囊腺瘤，出血性假性囊肿）。

3. **假阴性**。早期肿瘤和血糖升高。

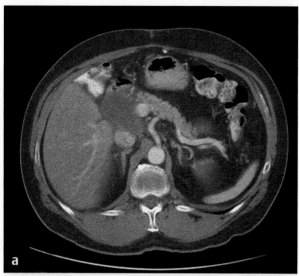

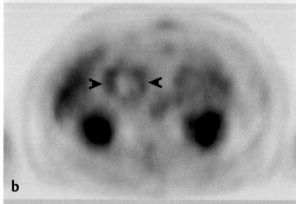

图 22.3 胰腺假性囊肿。(a)CT 扫描显示胰头部有囊性病变。(b) 稍低水平的轴位 PET 扫描，显示囊肿周围有摄取（无尾箭所示），但囊内没有摄取。这种表现与假性囊肿是一致的

22.4 囊性肿瘤

1. **总体准确性**。PET 或 PET/CT 可以区分良性和恶性囊性肿瘤（图 22.3），其准确率高于 CT，SUV 临界值为 2.5（表 22.3）[16,17]。

表 22.3 PET/CT 与 CT 检测恶性囊性胰腺肿瘤的灵敏度与特异性比较

	灵敏度（%）	特异性（%）
PET/CT	86	91
CT	67 ~ 71	87 ~ 90

2. **导管内乳头状黏液瘤（IPMT）**。IPMT 患者

通常使用国际共识指南（ICG）进行管理。两个相关的问题是病变是良性还是恶性，以及良性病变恶变的风险。指南建议对直径 > 10 mm 的主导管 IPMT 进行切除，而分支导管 IPMT 则根据囊肿大小和壁结节等标准进行切除和观察。IPMT 通常 FDG 摄取增加 [18,19]。因为恶性 IPMT 通常比良性病灶有更高的 FDG 摄取，PET/CT 可有助于辨别良恶性 IPMT。在两个报告中 [20,21]，PET 检测恶性肿瘤的灵敏度比吲哚菁绿低（ICG），但具有相对较高的特异性和更高的准确性。PET 与 ICG 相结合可获得最准确的结果 [21]。

PET/CT 与 ICG 联合应用能提高鉴别良、恶性 IPMN 的准确性，但 ICG 更有助于预测恶变的风险。因此，PET/CT 主要有助于避免老年和 / 或中高手术风险患者不必要的 IPMT 切除。然而，年轻患者 PET/CT 可能比 ICG 使用得更少，因为这些患者即使 PET/CT 阴性也可能会根据 ICG 标准进行切除，因为存在恶变的风险。

由于 IPMN 与胰腺外恶性肿瘤之间存在相关性 [21]，PET/CT 在检测未知的恶性肿瘤方面可能具有额外的价值。

a）实性成分比囊性成分摄取更多。

b）囊性成分通常比正常胰腺具有更大的弥漫性摄取。

c）SUV 临界值。SUV 临界值范围 2.0[22] ~ 3.0[21] 已被采用。因为大多数患者将首先进行形态学评估检查，一些作者建议 [23]，形态检查应最大限度地提高灵敏度，而 PET 应最大限度地通过较高的 SUV 临界值提高特异性。

d）准确性 / 与其他成像模式的比较。鉴别 IPMN 内的恶变（meta 分析）（表 22.4）[24]。

表 22.4 PET、CT/MRI 鉴别导管内乳头状黏液性肿瘤恶变的灵敏度和特异性比较

	灵敏度（%）	特异性（%）
PET	97	91
CT/MRI	81	76

3. **实性假乳头状瘤（SPT）**。对于 SPT 的 PET/CT 报告有限。良性和恶性 SPT FDG 摄取 SUV 均大于 3[25]，且摄取程度通常大于导管腺癌和神经内分泌肿瘤[25,26]。

22.5　胰腺神经内分泌肿瘤

与 CT、MRI 和超声相比[19]，PET 的灵敏度可能相对较低（图 22.4）。其他成像方法未识别的小肿瘤通常也不能被 PET 识别。

胰腺神经内分泌瘤（PNET）的 FDG 摄取程度与 WHO 肿瘤分级有关。SUV 较高（≥ 2.5）的肿瘤通常为 WHO 三级肿瘤（低分化）[27]。摄取程度也与肿瘤大小和 TNM（肿瘤大小，淋巴结受累程度和转移情况）分期相关[28]。PET/CT 也能检测到无功能 PNET[28]。

对于分化良好的 PNET，奥曲肽显像的灵敏度高于 FDG PET（80%：60%）。而对于分化较差的 PNETs，奥曲肽显像的灵敏度要比 FDG PET 低（57%：100%）[29]。因此，FDG PET 常用于奥曲肽显像阴性、肿瘤进展迅速或高增殖指数（Ki67）的高级别肿瘤。

FDG PET/CT 对胃肠胰的转移性 NET 具有预后价值。在一份报告中[30]，肿瘤/非肿瘤 SUV 比 2.5 与预后不良（4 年生存率为 0%）相关。FDG PET 对奥曲肽显像阳性患者仍有预后价值，有 25% 的患者奥曲肽显像阳性，FDG PET 阳性且预后不良。

22.6　分期

PET 不能取代 CT，因为它不能评估局部可切除性。PET 在转移性疾病高风险（如 CA19-9 > 200U/ml）的患者中最具价值[31]。NCCN 指南[32]指出，在高危患者（临界可切除疾病，CA19-9 明显升高，较大原发性肿瘤或大范围淋巴结）接受正规的胰腺 CT 检查方案后，可考虑使用 PET/CT 检测胰外疾病（图 22.5、图 22.6）。

PET 对远处转移癌的分期更有帮助，因为它对局部淋巴结转移的检测可能较差。在一份报告中，PET/CT 对晚期胰腺癌的 N 期和 M 期的灵敏度分别为 30% 和 88%[33]。PET 可识别 CT 上未见的远处病灶（图 22.7），有助于避免不必要的手术。原本被 CT 和血管造影认为可切除，约 17% 的患者使用 PET 或 PET/CT 被调高分期避免了不必要的手术[34,35]。PET 也有助于评价 CT 上不确定的肝脏病灶[36,37]。

在国家肿瘤学 PET 管理处，使用 PET 分期改变了 39.2% 病例的治疗方案，成像调整的影响（从治疗变为不治疗或从不治疗转变为治疗）为 13.4%[38]。

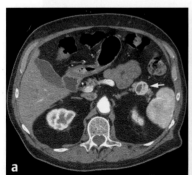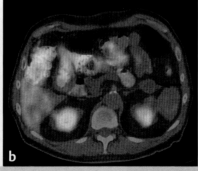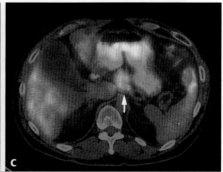

图 22.4　胰岛细胞瘤伴不同程度的 FDG 摄取。(a) 轴位 CT 扫描显示胰尾高血供性胰岛细胞瘤（箭头所示）。(b) 轴位 PET/CT 扫描显示胰岛细胞瘤中缺乏 FDG 摄取（箭头所示）。（c）另一位患者的轴位 PET/CT 扫描显示胰体的胰岛细胞瘤中度 FDG 摄取（箭头所示）

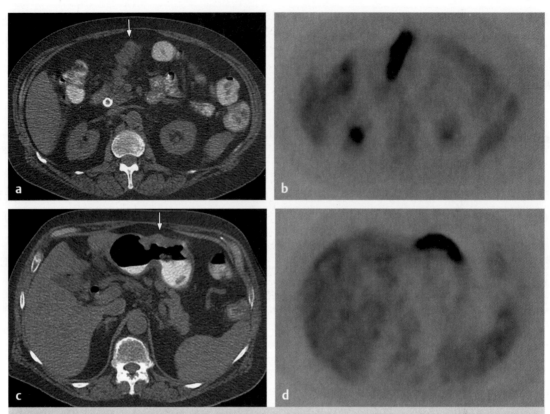

图 22.5　累及胃结肠韧带的胰腺癌 (a) 轴位 CT 和轴位 PET（b）扫描显示胃结肠韧带的胰腺癌直接播散（箭头所示）。(c) 轴位 CT 与轴位 PET(d) 扫描显示肿瘤从胃结肠韧带浸润至胃前部（箭头所示）

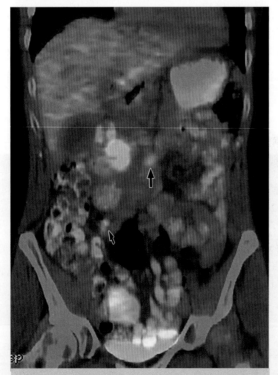

图 22.6　胰腺癌伴淋巴结转移。冠状位 PET/CT 扫描显示胰头癌坏死周围摄取，合并淋巴结转移（箭头所示）

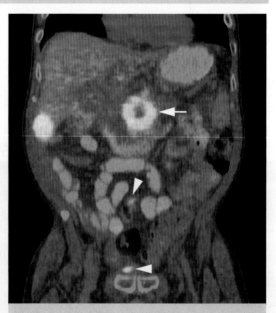

图 22.7　胰腺癌转移。冠状位 PET/CT 扫描显示坏死性胰腺癌呈环状摄取（箭头所示）。合并肝转移以及多发性腹膜转移（无尾箭所示）

22.7　准确性 / 与其他成像方式的比较

1. **PET**：灵敏度为 70%，特异性为 93%[39]。
2. **部位准确性**
   a）PET 和 PET/CT 用于肝转移瘤（meta 分析）[40]：灵敏度为 67%，特异性为 96%。
   - 对 1 cm 以上转移非常敏感（97%）[41]。
   - < 1 cm 转移灵敏度低（43%）。
   - 高特异性（95%）。
   b）PET 和 PET/CT 用于淋巴结转移（meta 分析）[40]：灵敏度为 64%，特异性为 81%。
   c）腹膜转移。关于 PET 和 CT 对腹膜转移的相对灵敏度存在相互矛盾的证据，有报道认为 CT 的灵敏度更高，而有些则认为 PET 更灵敏[1]。
3. PET 和 CT 在胰腺癌远处转移的诊断中具有互补性。PET 可能遗漏肝和肺转移，但能发现 CT 检查漏诊的淋巴结、腹膜和骨转移[42]。

22.8　误区

1. **胆汁淤积**。胆汁淤积继发于肝内胆管扩张可引起假阳性肝病变。

2. **胆道支架**。近期胆道支架置入可导致沿着支架路径的摄取增加。这可能混淆了淋巴结或肝转移，尤其在轴位影像上（图 7.36）。这可能使沿支架摄取与胰腺病变相鉴别变得困难（图 22.8）。
3. **新辅助疗法**。新辅助疗法与低代谢活性有关[31]。

22.9　治疗反应 / 预后

1. **治疗反应**。PET 可以评估新辅助化放疗和术中放射治疗的反应[5,35]。PET 可在 CT 检查前预测肿瘤的反应。
2. **术后复发**。一些研究表明，PET 识别复发早于 CT[1]，尽管一项研究认为准确性相当[43]。在国家肿瘤 PET 管理处（NOPR），PET 的使用导致 38.3% 的患者再分期和 39.3% 的患者诊断疑似复发，从而改变了治疗方案[38]。成像调整后的影响（由治疗改为不治疗或不治疗改为治疗）分别为 11.3% 及 22.1%。

　　PET/CT 在肿瘤复发检测中的特殊应用包括对难以活检的肝脏病变和肿瘤标志物上升常规检查阴性患者的评估，以及在外科手术中纤维化和肿瘤的鉴别（图 22.9）[44]。

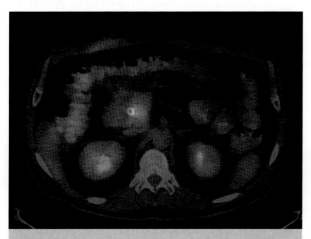

图 22.8　胰腺癌。小的胰头癌可见摄取，它可通过相对于支架的偏心位置来区别支架周围的炎症摄取

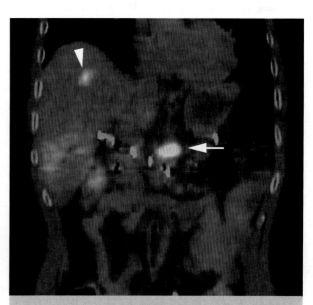

图 22.9　复发性胰腺癌。冠状位 PET/CT 扫描显示 Whipple 术后在胰腺原发灶处肿瘤复发（箭头所示）。出现肝转移（无尾箭所示）

a）用 CT 评价胰腺术后或放射治疗后瘢痕和炎症困难，在这种情况下 PET 很有价值。

b）CT 应作为随访的首选成像模式。如果 CT 不明确或 CT 阴性，且肿瘤标志物升高，则进行 PET 检查。

c）PET 对局部、非结肠、腹腔外复发的检出率优于 CT。CT 或 MRI 对诊断肝转移瘤具有较高的价值 [45]。

d）由于术后炎性改变可导致假阳性结果，建议手术后至少延迟 6 周再检查。

3. **预后**。初始 FDG 摄取程度 [46-48] 和化疗后一个月 FDG 摄取程度与生存期 [49] 相关。大量研究表明，SUV_{max} 是可切除和不可切除患者总体和无进展生存期的有效预测因子 [1]。较高的 SUV_{max} 也与术后早期复发有关。然而，公布的 SUV 临界值变化很大，从 3.0 到 10.0 不等。

（于芷轩　王骏　盛会雪　孙涛　徐明　王艳玲）

参考文献

[1] Nunna P, Sheikhbahaei S, Ahn S, Young B, Subramaniam RM. The role of positron emission tomography/computed tomography in management and prediction of survival in pancreatic cancer. J Comput Assist Tomogr. 2016; 40(1):142–151

[2] Rijkers AP, Valkema R, Duivenvoorden HJ, van Eijck CH. Usefulness of F-18-fluorodeoxyglucose positron emission tomography to confirm suspected pancreatic cancer: a metaanalysis. Eur J Surg Oncol. 2014; 40(7):794–804

[3] Tang S, Huang G, Liu J, et al. Usefulness of 18F-FDG PET, combined FDG PET/CT and EUS in diagnosing primary pancreatic carcinoma: a meta-analysis. Eur J Radiol. 2011; 78(1):142–150

[4] Kalady MF, Clary BM, Clark LA, et al. Clinical utility of positron emission tomography in the diagnosis and management of periampullary neoplasms. Ann Surg Oncol. 2002; 9(8): 799–806

[5] Rose DM, Delbeke D, Beauchamp RD, et al. 18Fluorodeoxyglucose-positron emission tomography in the management of patients with suspected pancreatic cancer. Ann Surg. 1999; 229(5):729–737, discussion 737–738

[6] Orlando LA, Kulasingam SL, Matchar DB. Meta-analysis: the detection of pancreatic malignancy with positron emission tomography. Aliment Pharmacol Ther. 2004; 20(10):1063–1070

[7] Shreve PD. Focal fluorine-18 fluorodeoxyglucose accumulation in inflammatory pancreatic disease. Eur J Nucl Med. 1998; 25(3):259–264

[8] van Kouwen MC, Jansen JB, van Goor H, de Castro S, Oyen WJ, Drenth JP. FDG PET is able to detect pancreatic carcinoma in chronic pancreatitis. Eur J Nucl Med Mol Imaging. 2005; 32 (4):399–404

[9] Delbeke D, Rose DM, Chapman WC, et al. Optimal interpretation of FDG PET in the diagnosis, staging and management of pancreatic carcinoma. J Nucl Med. 1999; 40(11):1784–1791

[10] Imdahl A, Nitzsche E, Krautmann F, et al. Evaluation of positron emission tomography with 2-[18F]fluoro-2-deoxy-Dglucose for the differentiation of chronic pancreatitis and pancreatic cancer. Br J Surg. 1999; 86(2):194–199

[11] Lee TY, Kim MH, Park DH, et al. Utility of 18F-FDG PET/CT for differentiation of autoimmune pancreatitis with atypical pancreatic imaging findings from pancreatic cancer. AJR Am J Roentgenol. 2009; 193(2):343–348

[12] Nakamoto Y, Higashi T, Sakahara H, et al. Delaycd (18)F-fluoro-2-deoxy-D-glucose positron emission tomography scan for differentiation between malignant and benign lesions in the pancreas. Cancer. 2000; 89(12):2547–2554

[13] Higashi T, Saga T, Nakamoto Y, et al. Diagnosis of pancreatic cancer using fluorine-18 fluorodeoxyglucose positron emission tomography (FDG PET) –usefulness and limitations in "clinical reality". Ann Nucl Med. 2003; 17(4):261–279

[14] Hamidian Jahromi A, Fallahzadeh MK, Takalkar A, Sheng J, Zibari G, Shokouh Amiri H. Impact of plasma glucose level at the time of fluorodeoxyglucose administration on the accuracy of FDG PET/CT in the diagnosis of pancreatic lesions. Int J Endocrinol Metab. 2014; 12(4):e16429

[15] Diederichs CG, Staib L, Glatting G, Beger HG, Reske SN. FDG PET: elevated plasma glucose reduces both uptake and detection rate of pancreatic malignancies. J Nucl Med. 1998; 39(6): 1030–1033

[16] Sperti C, Pasquali C, Decet G, Chierichetti F, Liessi G, Pedrazzoli S. F-18-fluorodeoxyglucose positron emission tomography in differentiating malignant from benign pancreatic cysts: a prospective study. J Gastrointest Surg. 2005; 9(1):22–28, discussion 28–29

[17] Tann M, Sandrasegaran K, Jennings SG, Skandarajah A, McHenry L, Schmidt CM. Positron-emission

tomography and computed tomography of cystic pancreatic masses. Clin Radiol. 2007; 62(8):745–751

[18] Yoshioka M, Sato T, Furuya T, et al. Positron emission tomography with 2-deoxy-2-[(18)F] fluoro- d-glucose for diagnosis of intraductal papillary mucinous tumor of the pancreas with parenchymal invasion. J Gastroenterol. 2003; 38(12):1189–1193

[19] Nakamoto Y, Higashi T, Sakahara H, et al. Evaluation of pancreatic islet cell tumors by fluorine-18 fluorodeoxyglucose positron emission tomography: comparison with other modalities. Clin Nucl Med. 2000; 25(2):115–119

[20] Pedrazzoli S, Sperti C, Pasquali C, Bissoli S, Chierichetti F. Comparison of International Consensus Guidelines versus 18-FDG PET in detecting malignancy of intraductal papillary mucinous neoplasms of the pancreas. Ann Surg. 2011; 254 (6):971–976

[21] Roch AM, Barron MR, Tann M, et al. Does PET with CT have clinical utility in the management of patients with intraductal papillary mucinous neoplasm? J Am Coll Surg. 2015; 221 (1):48–56

[22] Takanami K, Hiraide T, Tsuda M, et al. Additional value of FDG PET/CT to contrast-enhanced CT in the differentiation between benign and malignant intraductal papillary mucinous neoplasms of the pancreas with mural nodules. Ann Nucl Med. 2011; 25(7):501–510

[23] Baiocchi GL, Bertagna F, Gheza F, et al. Searching for indicators of malignancy in pancreatic intraductal papillary mucinous neoplasms: the value of 18FDG PET confirmed. Ann Surg Oncol. 2012; 19(11):3574–3580

[24] Sultana A, Jackson R, Tim G, et al. What is the best way to identify malignant transformation within pancreatic IPMN: a systematic review and meta-analyses. Clin Transl Gastroenterol. 2015; 6:e130

[25] Guan ZW, Xu BX, Wang RM, Sun L, Tian JH. Hyperaccumulation of (18)F-FDG in order to differentiate solid pseudopapillary tumors from adenocarcinomas and from neuroendocrine pancreatic tumors and review of the literature. Hell J Nucl Med. 2013; 16(2):97–102

[26] Kim YI, Kim SK, Paeng JC, Lee HY. Comparison of F-18-FDG PET/CT findings between pancreatic solid pseudopapillary tumor and pancreatic ductal adenocarcinoma. Eur J Radiol. 2014; 83(1):231–235

[27] Tomimaru Y, Eguchi H, Tatsumi M, et al. Clinical utility of 2-[(18)F] fluoro-2-deoxy-D-glucose positron emission tomography in predicting World Health Organization grade in pancreatic neuroendocrine tumors. Surgery. 2015; 157(2):269–276

[28] Luo G, Liu Z, Guo M, et al. (18)F-FDG PET/CT can be used to detect non-functioning pancreatic neuroendocrine tumors. Int J Oncol. 2014; 45(4):1531–1536

[29] Squires MH, III, Volkan Adsay N, Schuster DM, et al. Octreoscan versus FDG PET for neuroendocrine tumor staging: a biological approach. Ann Surg Oncol. 2015; 22(7):2295–2301

[30] Bahri H, Laurence L, Edeline J, et al. High prognostic value of 18F-FDG PET for metastatic gastroenteropancreatic neuroendocrine tumors: a long-term evaluation. J Nucl Med. 2014; 55(11):1786–1790

[31] Crippa S, Salgarello M, Laiti S, et al. The role of (18) fluoro-deoxyglucose positron emission tomography/computed tomography in resectable pancreatic cancer. Dig Liver Dis. 2014; 46 (8):744–749

[32] Tempero MA, Malafa MP, Behrman SW, et al. Pancreatic adenocarcinoma, version 2.2014: featured updates to the NCCN guidelines. J Natl Compr Canc Netw. 2014; 12(8):1083–1093

[33] Kauhanen SP, Komar G, Seppänen MP, et al. A prospective diagnostic accuracy study of 18F-fluorodeoxyglucose positron emission tomography/computed tomography, multidetector row computed tomography, and magnetic resonance imaging in primary diagnosis and staging of pancreatic cancer. Ann Surg. 2009; 250(6):957–963

[34] Heinrich S, Goerres GW, Schäfer M, et al. Positron emission tomography/computed tomography influences on the management of resectable pancreatic cancer and its cost-effectiveness. Ann Surg. 2005; 242(2):235–243

[35] Kalra MK, Maher MM, Boland GW, Saini S, Fischman AJ. Correlation of positron emission tomography and CT in evaluating pancreatic tumors: technical and clinical implications. AJR Am J Roentgenol. 2003; 181(2):387–393

[36] Hustinx R. PET imaging in assessing gastrointestinal tumors. Radiol Clin North Am. 2004; 42(6):1123–1139, ix

[37] Mertz HR, Sechopoulos P, Delbeke D, Leach SD. EUS, PET, and CT scanning for evaluation of pancreatic adenocarcinoma. Gastrointest Endosc. 2000; 52(3):367–371

[38] Hillner BE, Siegel BA, Shields AF, et al. Relationship between cancer type and impact of PET and PET/CT on intended management: findings of the national oncologic PET registry. J Nucl Med. 2008; 49(12):1928–1935

[39] Gambhir SS, Czernin J, Schwimmer J, Silverman DH, Coleman RE, Phelps ME. A tabulated summary

of the FDG PET literature. J Nucl Med. 2001; 42(5) S uppl:1S–93S

[40] Wang Z, Chen JQ, Liu JL, Qin XG, Huang Y. FDG PET in diagnosis, staging and prognosis of pancreatic carcinoma: a metaanalysis. World J Gastroenterol. 2013; 19(29):4808–4817

[41] Fröhlich A, Diederichs CG, Staib L, Vogel J, Beger HG, Reske SN. Detection of liver metastases from pancreatic cancer using FDG PET. J Nucl Med. 1999; 40(2):250–255

[42] Nishiyama Y, Yamamoto Y, Yokoe K, et al. Contribution of whole body FDG PET to the detection of distant metastasis in pancreatic cancer. Ann Nucl Med. 2005; 19(6):491–497

[43] Hamidian Jahromi A, Sangster G, Zibari G, et al. Accuracy of multi-detector computed tomography, fluorodeoxyglucose positron emission tomography-CT, and CA 19–9 levels in detecting recurrent pancreatic adenocarcinoma. JOP. 2013; 14 (4):466–468

[44] Franke C, Klapdor R, Meyerhoff K, Schauman M. 18-FDG positron emission tomography of the pancreas: diagnostic benefit in the follow-up of pancreatic carcinoma. Anticancer Res. 1999; 19

4A:2437–2442

[45] Ruf J, Lopez Hänninen E, Oettle H, et al. Detection of recurrent pancreatic cancer: comparison of FDG PET with CT/MRI. Pancreatology. 2005; 5(2–3):266–272

[46] Nakata B, Chung YS, Nishimura S, et al. 18F-fluorodeoxyglucose positron emission tomography and the prognosis of patients with pancreatic adenocarcinoma. Cancer. 1997; 79(4): 695–699

[47] Sperti C, Pasquali C, Chierichetti F, Ferronato A, Decet G, Pedrazzoli S. 18-Fluorodeoxyglucose positron emission tomography in predicting survival of patients with pancreatic carcinoma. J Gastrointest Surg. 2003; 7(8):953–959, discussion 959–960

[48] Zimny M, Fass J, Bares R, et al. Fluorodeoxyglucose positron emission tomography and the prognosis of pancreatic carcinoma. Scand J Gastroenterol. 2000; 35(8):883–888

[49] Maisey NR, Webb A, Flux GD, et al. FDG PET in the prediction of survival of patients with cancer of the pancreas: a pilot study. Br J Cancer. 2000; 83(3):287–293

第 23 章 妇科肿瘤

23.1 子宫颈癌

PET 在宫颈癌诊断中的主要价值在于对盆腔外疾病早期分期和复发的检出[1,2]。

23.1.1 原发性肿瘤

PET 可发现大多数原发性肿瘤（图 23.1，图 23.2）。但在评估局部受累方面，它不如 MRI 精确[3]。鳞状细胞和低分化肿瘤对 FDG 的摄取高于非鳞状上皮细胞癌[4]。原发性肿瘤诊断时的摄取程度与治疗反应和预后呈负相关[5]。

23.1.2 分期

NCCN 指南指出[6]，可对 I B2 期（肉眼可见病灶 > 4cm，未侵犯子宫）患者进行 PET/CT 检查。然而，PET/CT 在 II A2 及以上（肉眼可见病灶 > 4cm，侵及子宫）的患者中最有价值，而对早期病变的灵敏度较低，且临床影响最小[7-9]。PET/CT 的主要价值在于对局部晚期宫颈癌患者的主动脉旁淋巴结分期（图 23.1，图 23.2）。此外，PET/CT 尤其对主动脉淋巴结转移患病率相对较高（ > 15%）的人群最有用[8]。

NOPR 的数据表明[10]，FDG PET 导致 32.7% 的宫颈癌患者治疗方案发生了变化，成像调整影响为 11.9%。

局部晚期宫颈癌患者的淋巴结转移（连同肿瘤体积和临床分期）是生存期最强的预后因子。30% ~ 50% 的病例累及盆腔淋巴结，10% ~ 15% 的病例累及主动脉旁淋巴结[11]。虽然盆腔淋巴结通常包括在照射野内，但把照射野扩大到主动脉旁淋巴结会造成并发症发生率增加。主动脉旁淋巴结可以通过手术或成像进行分期。如果将 PET/CT 用于是否进行侵入性手术的分期标准，它将会是一个有价值的分期工具。当 CT 和 MRI 不能显示淋巴结肿大，或仅显示有盆腔淋巴结病变时，PET 对评价主动脉旁淋巴结疾病特别有用[12]。

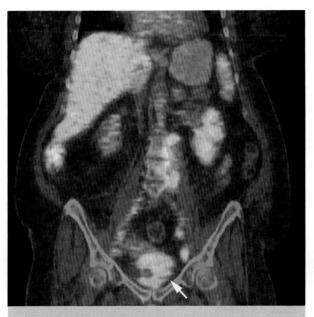

图 23.1 宫颈癌转移。冠状位 PET/CT 扫描显示原发性宫颈癌（箭头所示）有多发性盆腔和腹膜后淋巴结转移灶的摄取

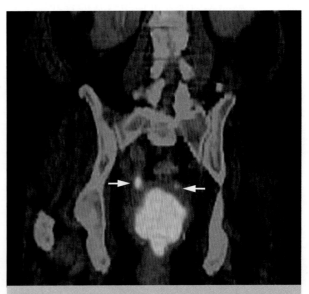

图 23.2 原发性宫颈癌伴盆腔淋巴结转移。冠状位 PET/CT 扫描显示原发性宫颈癌合并盆腔淋巴结转移灶（箭头所示）的高摄取。考虑到这些淋巴结转移的位置，如果存在输尿管活性可能降低灵敏度（图片提供者：Bruce Higginbotham 博士，Seattle, WA)

PET/CT 在宫颈癌分期中的潜在应用策略已被提出 [8,11]。PET/CT 的高真阳性率提示，如果主动脉旁淋巴结是 PET 阳性（或发现远处转移），手术分期是不必要的。然而，在罕见的主动脉旁淋巴结阳性而盆腔淋巴结阴性的病例，可以考虑手术分期。

PET/CT 对主动脉旁淋巴结受累的总假阴性率为 12% 左右，如果有盆腔淋巴结摄取则上升到 22%。因此，分期手术一般应在有盆腔淋巴结摄取但没有主动脉旁淋巴结摄取的患者中实施。然而，如果无盆腔淋巴结摄取，主动脉旁淋巴结转移的假阴性率降到约 9%，而且分期手术是否有益仍存在争议 [13,14]。

预后。主动脉旁淋巴结 SUV ≥ 3.3 是阴性预后因子 [15]。即使 CT 阴性，PET 上淋巴结的摄取增加与不良预后相关 [16]。

准确性／与其他成像方式的比较

1. **总体淋巴结病变**（meta 分析）[17]：灵敏度为 82%，特异性为 95%。
2. **主动脉旁淋巴结**（meta 分析）[8]：灵敏度为 34%（范围：10% ~ 72%），特异性为 97%（范围：93% ~ 99%）：

   虽然主动脉旁淋巴结转移的特异性一直很高，但灵敏度低且不一致。
3. **CT 和 MRI**。在一项 meta 分析中 [17]，PET 和 PET/CT 对淋巴结转移的诊断性能全面优于 CT 或 MRI。关于 PET 和 MRI 对盆腔淋巴结转移的相对准确性存在相互矛盾的证据 [18]。有报道表明，PET/CT 对盆腔淋巴结转移的灵敏度高于 MRI，但在特异性上无差异 [19]。然而，PET 对主动脉旁淋巴结转移的诊断比 MRI 更准确 [18]。

   宫颈癌淋巴结转移（meta 分析见表 23.1）[17]。

表 23.1 PET 与 CT 和 MRI 检测宫颈癌淋巴结转移的灵敏度和特异性比较

	灵敏度（%）	特异性（%）
PET	82	95
CT	50	92
MRI	56	89

4. **早期宫颈癌**。PET 和 PET/CT 对早期宫颈癌淋巴结转移的灵敏度较低，但特异性高。PET 对早期（ⅠA ~ ⅡA）宫颈癌盆腔淋巴结转移的灵敏度为 53%，特异性为 90%。主动脉旁淋巴结的灵敏度甚至更低（25%）[20]。因此，如果 MRI 为阴性，PET 在宫颈癌早期的价值有限 [21]。PET/CT 在早期宫颈癌分期中的显像价值较高，灵敏度为 73%，特异性为 97% [22]。

要点

1. **播散模式**。宫颈癌通常在盆腔内通过三条淋巴通路播散：沿着髂外血管和髂内血管以及骶前的子宫骶骨韧带。这些通路汇入髂总淋巴结、主动脉旁淋巴结和左锁骨上淋巴结。左锁骨上区是重要的评价部位，因为转移到这一区域与预后不良有关。8% 的患者经 PET 发现了锁骨上淋巴结转移。血行播散最常见于肺、肝和骨骼，在无盆腔淋巴结受累的情况下比较少见 [23]。
2. **泌尿系统活性**。减少宫颈癌患者膀胱和输尿管中尿液的放射性很重要，因为膀胱和输尿管附近有盆腔和主动脉旁淋巴结（图 23.2）。
3. **双时间点成像**。双时间点成像（额外地延迟 3 小时扫描）提高了主动脉旁淋巴结准确性，特别是低级别主动脉旁淋巴结 [22]。

误区

1. 在疾病早期患者中，在盆腔内会见到很多假阴性结果。
2. 在疾病晚期患者中，更多的假阴性结果出现在主动脉旁淋巴结。
3. 淋巴管造影术可导致假阳性淋巴结摄取 [24]。
4. 短轴直径 > 0.5 cm 是 PET/CT 准确识别宫颈癌淋巴结转移的阈值 [22]。
5. 孤立性纵隔淋巴结摄取常为假阳性发现 [25]。

23.1.3 复发

NCCN 指南表明 [6]，在高风险的局部（中央或主动脉旁）失败的患者中，在化、放疗后 3 ~ 6 个月行 PET/CT 扫描有助于发现有可能治愈的早期或无症状的疾病。在一项综述中 [26]，PET/CT 检查的推荐时机是放射治疗后 3 个月。

有分析认为 [27]，对局部晚期疾病采用化、放疗的患者，3 个月后用 PET/CT 分层出子宫全部切除术可能的患者，这可能是常规监测的一种经济有效的替代方法。

有限的数据表明，PET 比常规成像对复发性宫颈癌更灵敏。PET 最好应用于预后较好的患者［如由鳞状细胞癌抗原（SCC Ag）水平和症状决定］和可能行换救性疗法的患者。在这些患者中，准确地确定复发部位有助于在挽救治疗和化、放疗之间作出选择 [28,29]。

准确性 / 与其他成像模式的比较

1. **PET/CT**（meta 分析）[30]：灵敏度为 92%，特异性为 88%。
2. **局部复发**（PET 和 PET/CT；meta 分析）[31]：灵敏度为 82%，特异性为 98%。
3. **远处转移**（PET 和 PET/CT；meta 分析）：灵敏度为 87%，特异性为 97%
4. **身体部位**：复发的灵敏度在肺部、膀胱后、主动脉旁淋巴结较低 [32]。
5. **CT/MRI**：PET 比 CT/MRI 更灵敏，但特异性相当。

   　　PET 比 CT/MRI 对转移瘤更灵敏（89% 比 39%），但对局部病灶检出没有差异 [29]。

要点

1. **症状**。PET/CT 对检测有症状患者的复发更有用。在一份报告中，无症状患者的真阳性率为 44%，而有症状患者为 71% [33]。
2. **鳞癌抗原**。如果血清鳞状细胞癌抗原升高 [34]，PET 对于检测复发是有效的。PET/CT 在鳞状细胞癌抗原（SCCAg）升高患者中的准确度高于癌胚抗原升高患者 [35]。PET 阴性通常表示鳞状细胞癌抗原升高患者无病变 [36]。

误区

PET 上局部直肠活性可能是导致局部复发疾病假阳性结果的原因。

23.1.4　治疗反应 / 预后

PET/CT 可用于评估无疾病生存期、总生存期和复发时间。在一项 meta 分析中 [37]，在原发性肿瘤或盆腔转移或主动脉旁淋巴结转移的高 SUV_{max} 患者，预后较差，不良事件多，生存期较短。根据 PET 上确定的淋巴结转移越远，疾病复发的风险越高。例如，盆腔淋巴结受累的危险比为 2.4，而锁骨上淋巴结受累危险比为 30.3 [38]。术前瘤内 FDG 摄取不均性与复发风险增加相关 [39]。

在一项 meta 分析中 [40]，对治疗的代谢反应能够预测无事件和无疾病生存期。

治疗反应

a）放射治疗作用 [41]。放疗后，FDG 活性的增加通常由炎症引起，因此 FDG 活性的增加是灵敏的，但对肿瘤活性无特异性。

b）新辅助化疗 [42]。在根治性子宫切除术前接受新辅助治疗的患者，SUV 的降低与组织学反应的相关性优于 MRI。

预后

a）治疗前。依据 PET 视觉分级系统包含原发肿瘤大小、形态、FDG 摄取不均匀程度、盆腔或主动脉旁淋巴结受累的程度可估测预后 [43]。

b）治疗后。治疗后持续 FDG 摄取，尤其是主动脉旁淋巴结，是不良预后的强预测因子 [44]。

23.2　卵巢癌

23.2.1　卵巢肿块

PET 评估原发性卵巢肿块的作用较小 [1,2]。

1. 单独使用 PET 会导致大量假阳性和假阴性结果。虽然良性肿瘤典型的特点是微摄取，但子宫内膜异位、纤维瘤、畸胎瘤常有轻度到中度的摄取。尽管恶性淋巴瘤为典型的高摄取，但是实性成分小的肿瘤摄取很少。在恶性肿瘤中，黏液癌和透明细胞腺癌的摄取低于其他亚型[46,47]。

2. 在一项 meta 分析中，单独 PET 在识别可疑卵巢肿块方面的表现不如 CT、MRI 或超声[48]。而在一项研究中[49]，PET/CT 在鉴别卵巢良恶性或交界性肿瘤方面比 CT、MRI 或超声具有更高的准确性。PET/CT 对鉴别卵巢良、恶性肿瘤[50,51]，以及鉴别交界性卵巢肿瘤和 I 期恶性卵巢肿瘤[52]具有相当高的诊断价值。在鉴别交界性和良性肿瘤时，诊断的准确性较低。然而，PET 可以补充超声和／或 MRI 的结果，提高卵巢肿块患者影像学诊断的整体准确性。

准确性／与其他成像方式的比较

可疑附件肿块的术前鉴别见表 23.2[48]。

表 23.2　PET 与超声、MRI、CT 对可疑附件肿块术前识别的灵敏度和特异性比较

	灵敏度（％）	特异性（％）
PET	67	79
US	85	87
MRI	92	88
CT	87	84

要点

1. SUV。目前还没有确定的 SUV 阈值可以区分良、恶性卵巢病变：公布值范围为 3.25 ～ 7.9[53,54]。
2. **视觉阈值**。恶性的视觉阈值包括任何等于或大于肝的摄取。
3. **绝经后摄取**。卵巢在绝经后妇女比绝经前妇女摄取多，应高度怀疑恶性肿瘤[54]。

误区

1. **假阴性**。交界性肿瘤、早期卵巢癌、黏液性和透明细胞腺癌。
2. **假阳性**
   a）炎症过程、子宫内膜异位、良性囊肿（如黄体囊肿、皮样囊肿、浆液性囊肿）、卵泡膜瘤、生理摄取。
   b）在绝经前妇女中，生理性卵巢摄取在排卵

期和月经周期的早期黄体期最常见[55]。在月经周期后行 PET 检查可减少生理性卵巢摄取。

在 PET 上有时很难区分卵巢活性和肠或髂淋巴结活性（图 11.15）。

23.2.2　初始分期

PET 主要的作用是对复发性疾病的检测和再分期，而不是初始分期。PET 在早期的主要作用是检测腹部外疾病，特别是膈上淋巴结，这比 CT 更准确[56,57]。PET 使大部分病人的妇科和产科的国际联合会（FIGO）分期从 III 期（腹膜和／或腹膜后淋巴结受累）调整到 IV 期（腹膜外的远处转移）[58,59]。PET/CT 在选择新辅助化疗的患者时具有潜在的应用价值。然而，PET/CT 在这方面的临床应用尚不明确，因为 PET/CT 上调分期的患者预后相似[58]，且 PET/CT 的因素如 SUV_{max}，可能不是原发性手术后细胞完全减少的预后变量[60]。

23.2.3　复发

NCCN 指南指出[61]，PET/CT 可用于疑似复发病例的监测和随访。

1. **成本 - 效益**。在一项成本 - 效益分析中[62]，对疑似卵巢癌复发的患者单纯 CT 与 PET/CT 方案两种检查进行比较：CT 检查阴性行 PET/CT 检查和全部行 PET/CT 检查。全部行 PET/CT 检查的方案是成本 - 效益最高的。虽然全部行 PET/CT 检查费用昂贵，但改变了 62% 患者（CT 阴性 PET/CT 阳性者为 31%）的治疗方案，避免了更多的手术。
2. NOPR 的数据表明[10]，FDG PET 改变了 41.4% 的卵巢癌患者的治疗方案，成像调整的影响为 16.2%。
3. **二次剖腹探查术**。虽然 PET 能准确诊断卵巢癌复发（特别是与传统影像技术结合使用），但它的作用仍然是有限的，如果强烈怀疑复发，二次剖腹探查术仍然是必要的。对于小病灶（＜ 1cm），PET 与二次剖腹探查术相

比灵敏度较低[63]。尽管如此，由于PET具有较高的阳性预测值，它可以改变治疗方案[64,65]。

a）PET扫描阳性可以排除侵入性手术评估的需要。

b）肿瘤残存大到足以被PET识别，可考虑手术切除，因为这些病变可能对化疗没有反应。

c）PET检查漏诊的小病灶也许对化疗有反应。

4. CA-125。PET在常规成像结果不明确而CA-125升高的情况下是最有效的。但有些证据表明[66,67]，即使在CA-125正常的病例中，PET/CT也是有价值的，在下列情况下，其灵敏度略高于CT。

a）如果有临床疑似复发，特别是这种怀疑基于CA-125水平的升高，则PET灵敏度高。

- 当CA-125 ≥ 30U/ml时，PET用处最大[68]。

b）如果PET用于基于临床评估被认为是无复发患者，则灵敏度较低。然而，在少数CA-125正常的患者中，只有PET能确定复发[69]。

c）结合PET和CA-125检查的灵敏度较高（98%）[69]。

5. **预后**。PET对疑似复发性卵巢癌的预后价值的证据有限。关于半定量代谢参数，如SUV_{max}是否为预后因子，存在相互矛盾的数据[70,71]。经PET确定为局限性或无疾病患者生存率较高[72,73]，但CA-125在预后方面可能比PET更有用[72]。

准确性 / 与其他成像方式的比较

1. PET/CT（meta分析）[74]：灵敏度为89%，特异性为90%。

2. **临床情况**。PET的准确性取决于临床情况。

a）临床疑似复发：灵敏度为90%，特异性为86%。

b）CA-125上升，常规成像阴性：灵敏度为96%，特异性为80%。

c）常规成像和CA-125均为阴性：灵敏度为54%，特异性为73%。

3. PET结合常规成像模式（CT、MRI）判读最具价值[64]。

a）当PET与常规成像模式联合使用时，准确性从79%增至94%[64]。

b）PET比CT具有更高的特异性（94%比77%）[75]。

4. **身体部位**

a）淋巴结（meta分析）[76]

- 灵敏度：PET和PET/CT为73%；CT为43%；MRI为55%。

- 特异性：PET和PET/CT为97%；CT为95%；MRI为88%。

b）腹膜后淋巴结。在卵巢癌患者中，PET在腹膜后比腹膜更灵敏[77]。然而，PET/CT对孤立的腹膜后淋巴结病变的灵敏度仅为41%，特异性为94%[78]。因此，即使PET检查阴性，局部淋巴结活检仍有必要，但PET对腹膜后淋巴结阴性病变或CT不明确的结果有很高的阳性预测值。

c）腹膜转移。大多数发表的报道认为[79-81]，PET/CT对腹膜转移比CT更灵敏，虽然也有少数报道表明[82,83]其准确性相当。在一份报告中[83]，PET/CT与MRI具有相似的准确性，尽管MRI具有更高的灵敏度而PET/CT具有更高的特异性。PET对于淋巴结转移比腹膜转移更灵敏（图23.3至图23.5）。PET/CT可检测到小至0.5 cm的病灶[65]，但即使采用PET/CT成像，< 1cm的腹膜转移的灵敏度也比较低[75]。

- 腹膜腔内的某些部位（右上腹部、小肠肠系膜和盆腔）的灵敏度最低[65]。

要点

1. 当评估卵巢癌患者时（见第11章），了解典型的腹膜播散模式是很重要的。

2. 在大量病例中[56]，在初期和复发再分期中，膈上淋巴结转移可以被PET/CT识别。初始转移通常发生在心膈淋巴结，然后转移至胸骨旁淋巴结。

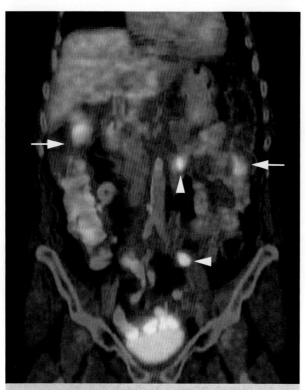

图 23.3　转移性卵巢癌。冠状位 PET/CT 扫描显示卵巢癌的淋巴结转移（无尾箭所示）和腹膜转移（箭头所示）。PET 对卵巢癌淋巴结转移的灵敏度高于腹膜转移（图片提供者：Carolyn Meltzer 博士，Pittsburg, PA）

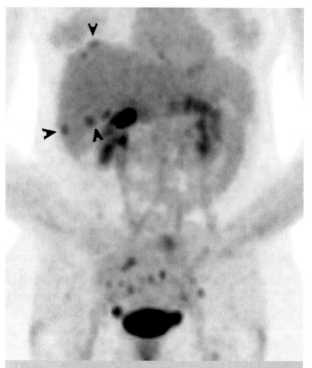

图 23.4　转移性卵巢癌。冠状位 PET 扫描显示卵巢癌患者在肝脏周围有多个浆膜转移（无尾箭所示）和多发性盆腔腹膜转移 （图片提供者：Ronald Kom 博士，Scttsdale, AZ）

误区

弥漫性腹膜癌（图 23.5；图 11.11）可能不会引起局灶性摄取，如果是窗口设置不正确，则可能被判读为假阴性。

23.2.4　治疗反应

有限的资料表明，PET 可应用于早期预测新辅助化疗疗效。在第一个新辅助化疗周期后的连续 PET 检查可能比临床或病理反应标准（包括 CA-125）预测反应和生存期更准确[84]。

23.3　子宫内膜癌

NCCN 指南指出[85]，如果怀疑有转移，PET/CT 可以考虑用于子宫内膜癌患者的分期和随访／监测。

在大多数病例中（图 23.6）[86]，原发性肿瘤在 PET 上可见。PET 有助于进一步评估 CT 或 MRI 上显示的子宫外可疑病灶。PET 在原发性癌症晚期（3 或 4 期）中可能更有价值[87]。来自国家肿瘤 PET 注册中心的数据表明[10]，FDG PET 导致 36.5% 的子宫癌患者的治疗发生改变，成像调整的影响为 15.1%。

PET 同样具有预后评估价值。在一项系统综述中[88]，术前原发性肿瘤的 SUV_{max} 是一个独立的复发和死亡的预后指标。高 FDG 摄取也被报道可预测子宫肌层深部浸润、宫颈间质浸润和淋巴结转移[89]。

对于其他类型的子宫肿瘤，如平滑肌肉瘤，FDG PET/CT 的应用数据有限（图 23.7）。

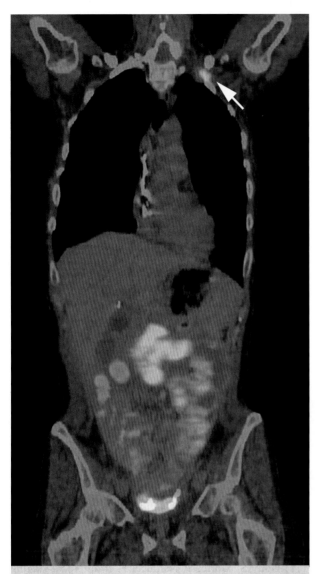

图 23.5　卵巢癌转移。冠状位 PET/CT 显示卵巢癌继发性广泛腹膜癌。这种癌症既有中心网膜的局灶性软组织成分，也有弥漫性液体成分（不是肝脏下缘显示欠佳），左锁骨上淋巴结转移（箭头所示）

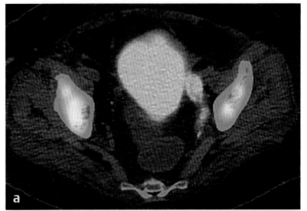

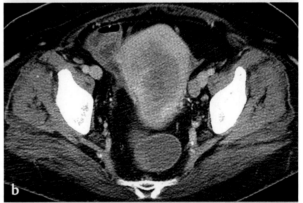

图 23.6　子宫内膜癌。轴位 PET/CT（a）与对比增强 CT（b）扫描显示大的子宫内膜癌伴左髂外淋巴结转移

准确性

1. **原发性肿瘤**（meta 分析）[90]：灵敏度为 82%，特异性为 90%。

2. **术前淋巴结转移评估**（meta 分析）[91]：灵敏度为 72%，特异性为 94%。PET/CT 比 CT 或 MRI 对子宫内膜癌淋巴结转移更灵敏。在两项研究中[92,93]，PET/CT 比 MRI 具有更高的灵敏度（79% 比 52%，74% 比 59%）。在这两项研究中，MRI 和 PET/CT 均具有相当高的特异性。在对高风险子宫内膜癌患者进行的一项前瞻性多中心试验中[94]，在诊断性 CT 中添加 PET 显著提高了腹部和骨盆淋巴结转移的灵敏度（65%，而单 CT 仅为 48% ~ 50%），同时保持了特异性。然而，对于 < 1 cm 的淋巴结转移灵敏度则较差[45]。

3. **远处转移**（meta 分析）[90]：灵敏度为 96%，特异性为 95%。

4. **复发**（meta 分析）[91]：灵敏度为 95%，特异性为 91%。

a）在治疗后的监测中，PET 可能比 CT 或 MRI 更准确[87,95]，有助于疑似复发和无症状复发的检测[96]。在一份报道中[97]，PET/CT 比常规成像（CT 和 MRI）具有更高的特异性（96% 比 62%）和相当的灵敏度（89%

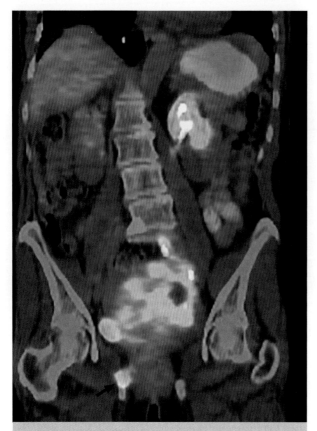

图 23.7 子宫平滑肌肉瘤。冠状位 PET/CT 显示子宫平滑肌肉瘤摄取增加，伴骨转移（箭头所示）

比 85%）。

要点

与宫颈癌不同，子宫内膜癌可以转移到主动脉旁和腔静脉旁淋巴结，而不累及盆腔淋巴结。

（于芝轩 方惠娴 盛会雪 吴虹桥 孙涛 徐明）

参考文献

[1] Dehdashti F, Siegel BA. Evaluation of breast and gynecologic cancers by positron emission tomography. Semin Roentgenol. 2002; 37(2):151–168

[2] Zimny M, Siggelkow W. Positron emission tomography scanning in gynecologic and breast cancers. Curr Opin Obstet Gynecol. 2003; 15(1):69–75

[3] Belhocine T, Thille A, Fridman V, et al. Contribution of wholebody 18FDG PET imaging in the management of cervical cancer. Gynecol Oncol. 2002; 87(1):90–97

[4] Mirpour S,Mhlanga JC, Logeswaran P, Russo G,Mercier G, Subramaniam RM. The role of PET/CT in the management of cervical cancer. AJR Am J Roentgenol. 2013; 201(2):W192–W205

[5] Kidd EA, Siegel BA, Dehdashti F, Grigsby PW. The standardized uptake value for F-18 fluorodeoxyglucose is a sensitive predictive biomarker for cervical cancer treatment response and survival. Cancer. 2007; 110(8):1738–1744

[6] Koh WJ, Greer BE, Abu-Rustum NR, et al. Cervical cancer, version 2.2015. J Natl Compr Canc Netw. 2015; 13(4):395–404, quiz 404

[7] Bansal V, Damania K, Sharma AR. Fluorodeoxyglucose positron emission tomography-computed tomography in evaluation of pelvic and para-aortic nodal involvement in early stage and operable cervical cancer: comparison with surgicopathological findings. Indian J Nucl Med. 2011; 26(4):177–180

[8] Kang S, Kim SK, Chung DC, et al. Diagnostic value of (18)FFDG PET for evaluation of paraaortic nodal metastasis in patients with cervical carcinoma: a metaanalysis. J Nucl Med. 2010; 51(3):360–367

[9] Signorelli M, Guerra L, Montanelli L, et al. Preoperative staging of cervical cancer: is 18-FDG PET/CT really effective in patients with early stage disease? Gynecol Oncol. 2011; 123(2): 236–240

[10] Hillner BE, Siegel BA, Shields AF, et al. Relationship between cancer type and impact of PET and PET/CT on intended management: findings of the national oncologic PET registry. J Nucl Med. 2008; 49(12):1928–1935

[11] Gouy S, Morice P, Narducci F, et al. Nodal-staging surgery for locally advanced cervical cancer in the era of PET. Lancet Oncol. 2012; 13(5):e212–e220

[12] Lin WC, Hung YC, Yeh LS, Kao CH, Yen RF, Shen YY. Usefulness of (18)F-fluorodeoxyglucose positron emission tomography to detect para-aortic lymph nodal metastasis in advanced cervical cancer with negative computed tomography findings. Gynecol Oncol. 2003; 89(1):73–76

[13] Margulies AL, Peres A, Barranger E, et al. Selection of patients with advanced-stage cervical cancer for para-aortic lymphadenectomy in the era of PET/CT. Anticancer Res. 2013; 33(1): 283–286

[14] Takayanagi I, Goromaru N, Koike K, et al. Interaction of newly synthesized N-cyclopropylmethyl derivatives of (-)-6 betaacetylthionormorphine with opioid receptors. Gen Pharmacol. 1990; 21(4):541–546

[15] Yen TC, See LC, Lai CH, et al. Standardized uptake value in para-aortic lymph nodes is a significant prognostic factor in patients with primary advanced

squamous cervical cancer. Eur J Nucl Med Mol Imaging. 2008; 35(3):493–501

[16] Grigsby PW, Siegel BA, Dehdashti F. Lymph node staging by positron emission tomography in patients with carcinoma of the cervix. J Clin Oncol. 2001; 19(17):3745–3749

[17] Choi HJ, Ju W, Myung SK, Kim Y. Diagnostic performance of computer tomography, magnetic resonance imaging, and positron emission tomography or positron emission tomography/computer tomography for detection of metastatic lymph nodes in patients with cervical cancer: meta-analysis. Cancer Sci. 2010; 101(6):1471–1479

[18] Monteil J, Maubon A, Leobon S, et al. Lymph node assessment with (18)F-FDG PET and MRI in uterine cervical cancer. Anticancer Res. 2011; 31(11):3865–3871

[19] Choi HJ, Roh JW, Seo SS, et al. Comparison of the accuracy of magnetic resonance imaging and positron emission tomography/computed tomography in the presurgical detection of lymph node metastases in patients with uterine cervical carcinoma: a prospective study. Cancer. 2006; 106(4):914–922

[20] Wright JD, Dehdashti F, Herzog TJ, et al. Preoperative lymph node staging of early-stage cervical carcinoma by [18F]-fluoro-2-deoxy-D-glucose-positron emission tomography. Cancer. 2005; 104(11):2484–2491

[21] Chou HH, Chang TC, Yen TC, et al. Low value of [18F]-fluoro-2-deoxy-D-glucose positron emission tomography in primary staging of early-stage cervical cancer before radical hysterectomy. J Clin Oncol. 2006; 24(1):123–128

[22] Sironi S, Buda A, Picchio M, et al. Lymph node metastasis in patients with clinical early-stage cervical cancer: detection with integrated FDG PET/CT. Radiology. 2006; 238(1):272–279

[23] Grant P, Sakellis C, Jacene HA. Gynecologic oncologic imaging with PET/CT. Semin Nucl Med. 2014; 44(6):461–478

[24] Reinhardt MJ, Ehritt-Braun C, Vogelgesang D, et al. Metastatic lymph nodes in patients with cervical cancer: detection with MR imaging and FDG PET. Radiology. 2001; 218(3):776–782

[25] Onal C, Oymak E, Findikcioglu A, Reyhan M. Isolated mediastinal lymph node false positivity of [18F]-fluorodeoxyglucose-positron emission tomography/computed tomography in patients with cervical cancer. Int J Gynecol Cancer. 2013; 23(2):337–342

[26] Amit A, Person O, Keidar Z. FDG PET/CT in monitoring response to treatment in gynecological malignancies. Curr Opin Obstet Gynecol. 2013; 25(1):17–22

[27] Phippen NT, Havrilesky LJ, Barnett JC, Hamilton CA, Stany MP, Lowery WJ. Does routine posttreatment PET/CT add value to the care of women with locally advanced cervical cancer? Int J Gynecol Cancer. 2016; 26(5):944–950

[28] Belhocine TZ. 18F-FDG PET imaging in posttherapy monitoring of cervical cancers: from diagnosis to prognosis. J Nucl Med. 2004; 45(10):1602–1604

[29] Yen TC, See LC, Chang TC, et al. Defining the priority of using 18F-FDG PET for recurrent cervical cancer. J Nucl Med. 2004; 45(10):1632–1639

[30] Meads C, Auguste P, Davenport C, et al. Positron emission tomography/computerised tomography imaging in detecting and managing recurrent cervical cancer: systematic review of evidence, elicitation of subjective probabilities and economic modelling. Health Technol Assess. 2013; 17(12):1–323

[31] Chu Y, Zheng A, Wang F, et al. Diagnostic value of 18F-FDG PET or PET-CT in recurrent cervical cancer: a systematic review and meta-analysis. Nucl Med Commun. 2014; 35(2): 144–150

[32] Ryu SY, Kim MH, Choi SC, Choi CW, Lee KH. Detection of early recurrence with 18F-FDG PET in patients with cervical cancer. J Nucl Med. 2003; 44(3):347–352

[33] Mittra E, El-Maghraby T, Rodriguez CA, et al. Efficacy of 18F-FDG PET/CT in the evaluation of patients with recurrent cervical carcinoma. Eur J Nucl Med Mol Imaging. 2009; 36(12): 1952–1959

[34] Chang TC, Law KS, Hong JH, et al. Positron emission tomography for unexplained elevation of serum squamous cell carcinoma antigen levels during follow-up for patients with cervical malignancies: a phase II study. Cancer. 2004; 101(1): 164–171

[35] Chong A, Ha JM, Jeong SY, et al. Clinical usefulness of (18)F-FDG PET/CT in the detection of early recurrence in treated cervical cancer patients with unexplained elevation of serum tumor markers. Chonnam Med J. 2013; 49(1):20–26

[36] Jao MS, Chang TC, Chang HP, Wu TI, Chao A, Lai CH. Longterm follow up of cervical cancer patients with unexplained squamous cell carcinoma antigen elevation after post-therapy surveillance using positron emission tomography. J Obstet Gynaecol Res. 2010; 36(5):1003–1008

[37] Sarker A, Im HJ, Cheon GJ, et al. Prognostic implications of the SUV_{max} of primary tumors and metastatic lymph node measured by 18F-FDG PET in patients with uterine cervical cancer: a meta-analysis. Clin Nucl Med. 2016; 41(1):34–40

[38] Kidd EA, Siegel BA, Dehdashti F, et al. Lymph node staging by positron emission tomography in cervical cancer: relationship to prognosis. J Clin Oncol. 2010; 28(12):2108–2113

[39] Chung HH, Kang SY, Ha S, et al. Prognostic value of

preoperative intratumoral FDG uptake heterogeneity in early stage uterine cervical cancer. J Gynecol Oncol. 2016; 27(2):e15

[40] Zhao Q, Feng Y, Mao X, Qie M. Prognostic value of fluorine-18-fluorodeoxyglucose positron emission tomography or PET-computed tomography in cervical cancer: a meta-analysis. Int J Gynecol Cancer. 2013; 23(7):1184–1190

[41] Nakamoto Y, Eisbruch A, Achtyes ED, et al. Prognostic value of positron emission tomography using F-18-fluorodeoxyglucose in patients with cervical cancer undergoing radiotherapy. Gynecol Oncol. 2002; 84(2):289–295

[42] Yoshida Y, Kurokawa T, Kawahara K, et al. Metabolic monitoring of advanced uterine cervical cancer neoadjuvant chemotherapy by using [F-18]-Fluorodeoxyglucose positron emission tomography: preliminary results in three patients. Gynecol Oncol. 2004; 95(3):597–602

[43] Miller TR, Pinkus E, Dehdashti F, Grigsby PW. Improved prognostic value of 18F-FDG PET using a simple visual analysis of tumor characteristics in patients with cervical cancer. J Nucl Med. 2003; 44(2):192–197

[44] Grigsby PW, Siegel BA, Dehdashti F, Mutch DG. Posttherapy surveillance monitoring of cervical cancer by FDG PET. Int J Radiat Oncol Biol Phys. 2003; 55(4):907–913

[45] Kitajima K, Ueno Y, Maeda T, et al. Spectrum of fluorodeoxyglucose-positron emission tomography/computed tomography and magnetic resonance imaging findings of ovarian tumors. Jpn J Radiol. 2011; 29(9):605–608

[46] Tanizaki Y, Kobayashi A, Shiro M, et al. Diagnostic value of preoperative SUV_{max} on FDG PET/CT for the detection of ovarian cancer. Int J Gynecol Cancer. 2014; 24(3):454–460

[47] Tsuboyama T, Tatsumi M, Onishi H, et al. Assessment of combination of contrast-enhanced magnetic resonance imaging and positron emission tomography/computed tomography for evaluation of ovarian masses. Invest Radiol. 2014; 49(8): 524–531

[48] Dodge JE, Covens AL, Lacchetti C, et al. Gynecology Cancer Disease Site Group. Preoperative identification of a suspicious adnexal mass: a systematic review and meta-analysis. Gynecol Oncol. 2012; 126(1):157–166

[49] Nam EJ, Yun MJ, Oh YT, et al. Diagnosis and staging of primary ovarian cancer: correlation between PET/CT, Doppler US, and CT or MRI. Gynecol Oncol. 2010; 116(3):389–394

[50] Kitajima K, Suzuki K, Senda M, et al. FDG PET/CT for diagnosis of primary ovarian cancer. Nucl Med Commun. 2011; 32 (7):549–553

[51] Yamamoto Y, Oguri H, Yamada R, Maeda N, Kohsaki S, Fukaya T. Preoperative evaluation of pelvic masses with combined 18F-fluorodeoxyglucose positron emission tomography and computed tomography. Int J Gynaecol Obstet. 2008; 102(2): 124–127

[52] Kim C, Chung HH, Oh SW, Kang KW, Chung JK, Lee DS. differential diagnosis of borderline ovarian tumors from stage i malignant ovarian tumors using FDG PET/CT. Nucl Med Mol Imaging. 2013; 47(2):81–88

[53] Hubner KF, McDonald TW, Niethammer JG, Smith GT, Gould HR, Buonocore E. Assessment of primary and metastatic ovarian cancer by positron emission tomography (PET) using 2-[18F]deoxyglucose (2-[18F]FDG). Gynecol Oncol. 1993; 51 (2):197–204

[54] Lerman H, Metser U, Grisaru D, Fishman A, Lievshitz G, Even-Sapir E. Normal and abnormal 18F-FDG endometrial and ovarian uptake in pre- and postmenopausal patients: assessment by PET/CT. J Nucl Med. 2004; 45(2):266–271

[55] Kim SK, Kang KW, Roh JW, Sim JS, Lee ES, Park SY. Incidental ovarian 18F-FDG accumulation on PET: correlation with the menstrual cycle. Eur J Nucl Med Mol Imaging. 2005; 32(7): 757–763

[56] Hynninen J, Auranen A, Carpén O, et al. FDG PET/CT in staging of advanced epithelial ovarian cancer: frequency of supradiaphragmatic lymph node metastasis challenges the traditional pattern of disease spread. Gynecol Oncol. 2012; 126 (1):64–68

[57] Hynninen J, Kemppainen J, Lavonius M, et al. A prospective comparison of integrated FDG PET/contrast-enhanced CT and contrast-enhanced CT for pretreatment imaging of advanced epithelial ovarian cancer. Gynecol Oncol. 2013; 131 (2):389–394

[58] Fruscio R, Sina F, Dolci C, et al. Preoperative 18F-FDG PET/CT in the management of advanced epithelial ovarian cancer. Gynecol Oncol. 2013; 131(3):689–693

[59] Risum S, Høgdall C, Loft A, et al. Does the use of diagnostic PET/CT cause stage migration in patients with primary advanced ovarian cancer? Gynecol Oncol. 2010; 116(3):395–398

[60] Risum S, Loft A, Høgdall C, et al. Standardized FDG uptake as a prognostic variable and as a predictor of incomplete cytoreduction in primary advanced ovarian cancer. Acta Oncol. 2011; 50(3):415–419

[61] Morgan RJ, Jr, Armstrong DK, Alvarez RD, et al. Ovarian cancer, version 1.2016, NCCN Clinical Practice Guidelines in Oncology. J Natl Compr Canc Netw. 2016; 14(9):1134–1163

[62] Mansueto M, Grimaldi A, Mangili G, et al. Positron emission tomography/computed tomography introduction in the clinical management of patients

with suspected recurrence of ovarian cancer: a cost-effectiveness analysis. Eur J Cancer Care (Engl). 2009; 18(6):612–619

[63] Rose PG, Faulhaber P, Miraldi F, Abdul-Karim FW. Positive emission tomography for evaluating a complete clinical response in patients with ovarian or peritoneal carcinoma: correlation with second-look laparotomy. Gynecol Oncol. 2001; 82(1):17–21

[64] Nakamoto Y, Saga T, Ishimori T, et al. Clinical value of positron emission tomography with FDG for recurrent ovarian cancer. AJR Am J Roentgenol. 2001; 176(6):1449–1454

[65] Sironi S, Messa C, Mangili G, et al. Integrated FDG PET/CT in patients with persistent ovarian cancer: correlation with histologic findings. Radiology. 2004; 233(2):433–440

[66] Bhosale P, Peungjesada S, Wei W, et al. Clinical utility of positron emission tomography/computed tomography in the evaluation of suspected recurrent ovarian cancer in the setting of normal CA-125 levels. Int J Gynecol Cancer. 2010; 20 (6):936–944

[67] Evangelista L, Palma MD, Gregianin M, et al. Diagnostic and prognostic evaluation of fluorodeoxyglucose positron emission tomography/computed tomography and its correlation with serum cancer antigen-125 (CA125) in a large cohort of ovarian cancer patients. J Turk Ger Gynecol Assoc. 2015; 16 (3):137–144

[68] Menzel C, Döbert N, Hamscho N, et al. The influence of CA 125 and CEA levels on the results of (18) F-deoxyglucose positron emission tomography in suspected recurrence of epithelial ovarian cancer. Strahlenther Onkol. 2004; 180(8):497–501

[69] Murakami M, Miyamoto T, Iida T, et al. Whole-body positron emission tomography and tumor marker CA125 for detection of recurrence in epithelial ovarian cancer. Int J Gynecol Cancer. 2006; 16 Suppl 1:99–107

[70] Caobelli F, Alongi P, Evangelista L, et al. Young AIMN Working Group. Predictive value of (18) F-FDG PET/CT in restaging patients affected by ovarian carcinoma: a multicentre study. Eur J Nucl Med Mol Imaging. 2016; 43(3):404–413

[71] Kim CY, Jeong SY, Chong GO, et al. Quantitative metabolic parameters measured on F-18 FDG PET/CT predict survival after relapse in patients with relapsed epithelial ovarian cancer. Gynecol Oncol. 2015; 136(3):498–504

[72] Kurosaki H, Oriuchi N, Okazaki A, et al. Prognostic value of FDG PET in patients with ovarian carcinoma following surgical treatment. Ann Nucl Med. 2006; 20(3):171–174

[73] Simcock B, Neesham D, Quinn M, Drummond E, Milner A, Hicks RJ. The impact of PET/CT in the management of recurrent ovarian cancer. Gynecol Oncol. 2006; 103(1):271–276

[74] Limei Z, Yong C, Yan X, Shuai T, Jiangyan X, Zhiqing L. Accuracy of positron emission tomography/computed tomography in the diagnosis and restaging for recurrent ovarian cancer: a meta-analysis. Int J Gynecol Cancer. 2013; 23(4): 598–607

[75] Pannu HK, Cohade C, Bristow RE, Fishman EK, Wahl RL. PETCT detection of abdominal recurrence of ovarian cancer: radiologic-surgical correlation. Abdom Imaging. 2004; 29(3): 398–403

[76] Yuan Y, Gu ZX, Tao XF, Liu SY. Computer tomography, magnetic resonance imaging, and positron emission tomography or positron emission tomography/computer tomography for detection of metastatic lymph nodes in patients with ovarian cancer: a meta-analysis. Eur J Radiol. 2012; 81(5):1002–1006

[77] Drieskens O, Stroobants S, Gysen M, Vandenbosch G, Mortelmans L, Vergote I. Positron emission tomography with FDG in the detection of peritoneal and retroperitoneal metastases of ovarian cancer. Gynecol Obstet Invest. 2003; 55(3):130–134

[78] Bristow RE, Giuntoli RL, II, Pannu HK, Schulick RD, Fishman EK, Wahl RL. Combined PET/CT for detecting recurrent ovarian cancer limited to retroperitoneal lymph nodes. Gynecol Oncol. 2005; 99(2):294–300

[79] Kim HW, Won KS, Zeon SK, Ahn BC, Gayed IW. Peritoneal carcinomatosis in patients with ovarian cancer: enhanced CT versus 18F-FDG PET/CT. Clin Nucl Med. 2013; 38(2):93–97

[80] Panagiotidis E, Datseris IE, Exarhos D, Skilakaki M, Skoura E, Bamias A. High incidence of peritoneal implants in recurrence of intra-abdominal cancer revealed by 18F-FDG PET/CT in patients with increased tumor markers and negative findings on conventional imaging. Nucl Med Commun. 2012; 33 (4):431–438

[81] Rubini G, Altini C, Notaristefano A, et al. Role of 18F-FDG PET/CT in diagnosing peritoneal carcinomatosis in the restaging of patient with ovarian cancer as compared to contrast enhanced CT and tumor marker Ca-125. Rev Esp Med Nucl Imagen Mol. 2014; 33(1):22–27

[82] Funicelli L, Travaini LL, Landoni F, Trifirò G, Bonello L, Bellomi M. Peritoneal carcinomatosis from ovarian cancer: the role of CT and [18F]FDG PET/CT. Abdom Imaging. 2010; 35(6):701–707

[83] Schmidt S, Meuli RA, Achtari C, Prior JO. Peritoneal carcinomatosis in primary ovarian cancer staging: comparison between MDCT, MRI, and 18F-FDG PET/CT. Clin Nucl Med. 2015; 40(5):371–377

[84] Avril N, Sassen S, Schmalfeldt B, et al. Prediction of response to neoadjuvant chemotherapy by

sequential F-18-fluorodeoxyglucose positron emission tomography in patients with advanced-stage ovarian cancer. J Clin Oncol. 2005; 23(30): 7445–7453

[85] Koh WJ, Greer BE, Abu-Rustum NR, et al. Uterine neoplasms, version 1.2014. J Natl Compr Canc Netw. 2014; 12(2):248–280

[86] Suzuki R, Miyagi E, Takahashi N, et al. Validity of positron emission tomography using fluoro-2-deoxyglucose for the preoperative evaluation of endometrial cancer. Int J Gynecol Cancer. 2007; 17(4):890–896

[87] Chao A, Chang TC, Ng KK, et al. 18F-FDG PET in the management of endometrial cancer. Eur J Nucl Med Mol Imaging. 2006; 33(1):36–44

[88] Ghooshkhanei H, Treglia G, Sabouri G, Davoodi R, Sadeghi R. Risk stratification and prognosis determination using (18)FFDG PET imaging in endometrial cancer patients: a systematic review and meta-analysis. Gynecol Oncol. 2014; 132(3): 669–676

[89] Haldorsen IS, Salvesen HB. What is the best preoperative imaging for endometrial cancer? Curr Oncol Rep. 2016; 18 (4):25

[90] Kakhki VR, Shahriari S, Treglia G, et al. Diagnostic performance of fluorine 18 fluorodeoxyglucose positron emission tomography imaging for detection of primary lesion and staging of endometrial cancer patients: systematic review and meta-analysis of the literature. Int J Gynecol Cancer. 2013; 23(9):1536–1543

[91] Bollineni VR, Ytre-Hauge S, Bollineni-Balabay O, Salvesen HB, Haldorsen IS. High diagnostic value of 18F-FDG PET/CT in endometrial cancer: systematic review and meta-analysis of the literature. J Nucl Med. 2016; 57(6):879–885

[92] Antonsen SL, Jensen LN, Loft A, et al. MRI, PET/CT and ultrasound in the preoperative staging of endometrial cancer: a multicenter prospective comparative study. Gynecol Oncol. 2013; 128(2):300–308

[93] Kim HJ, Cho A, Yun M, Kim YT, Kang WJ. Comparison of FDG PET/CT and MRI in lymph node staging of endometrial cancer. Ann Nucl Med. 2016; 30(2):104–113

[94] Atri M, Zhang Z, Dehdashti F, et al. Utility of PET/CT to evaluate retroperitoneal lymph node metastasis in high-risk endometrial cancer: results of ACRIN 6671/GOG 0233 trial. Radiology. 2017; 283(2):450–459

[95] Saga T, Higashi T, Ishimori T, et al. Clinical value of FDG PET in the follow up of post-operative patients with endometrial cancer. Ann Nucl Med. 2003; 17(3):197–203

[96] Belhocine T, De Barsy C, Hustinx R, Willems-Foidart J. Usefulness of (18)F-FDG PET in the post-therapy surveillance of endometrial carcinoma. Eur J Nucl Med Mol Imaging. 2002; 29 (9):1132–1139

[97] Sharma P, Kumar R, Singh H, et al. Carcinoma endometrium: role of 18-FDG PET/CT for detection of suspected recurrence. Clin Nucl Med. 2012; 37(7):649–655

第 24 章　泌尿系统肿瘤

24.1　肾细胞癌 [1]

24.1.1　肾脏肿块

PET 评估肾脏肿块的作用有限。但对肾实性和囊性肿块均可评价。有时在 PET 图像上偶可发现肾脏肿块。

1. **实性病灶**。FDG PET 成像在常规成像显示为实性的病灶中应用价值有限，因为通常需要手术切除。在一项系统综述中 [2]，实性肾肿块的灵敏度为 22% ～ 77%，SUV_{max} 中位数较低（2.6 ～ 2.9；图 24.1）。此外，FDG PET 的灵敏度低于 CT。

2. **不确定性肾囊肿**

   a）在不确定性肾囊肿中，PET 扫描阳性（图 24.2）对恶性肿瘤具有非常高的特异性，在切除前可避免进一步的诊断性检测，如囊肿抽吸 [3]。

   b）但是，PET 扫描阴性不能完全排除恶性。

3. **肾转移瘤**。有限的数据表明 PET 可用于检测肾转移瘤 [4]。原发性和转移性肾肿瘤的 FDG 摄取程度相似 [5]。

准确性 / 与其他成像方式的比较

FDG PET 对恶性肾肿瘤的诊断具有相当高的特异性，但灵敏度会随病变大小和位置而变化。

1. PET 和 PET/CT 对肾脏病灶的诊断（meta 分析）[6]：灵敏度为 62%，特异性为 88%。

2. PET 与 CT（表 24.1）[7]。

表 24.1　PET 与 CT 检测肾肿瘤的灵敏度和特异性比较

	灵敏度（%）	特异性（%）
PET	60	100
CT	92	100

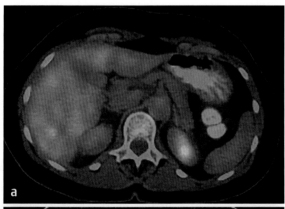
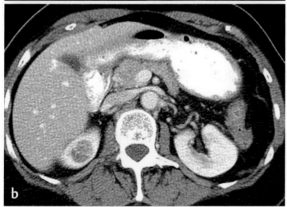

图 24.1　肾细胞癌。轴位 PET/CT（a）和对比增强 CT（b）扫描显示右肾上极透明细胞癌，不伴有 FDG 摄取增加

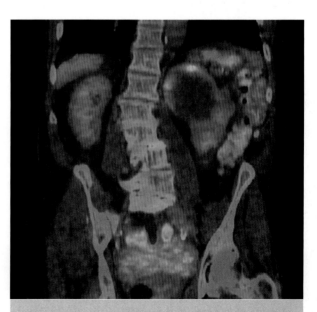

图 24.2　囊性肾细胞癌。冠状位 PET/CT 扫描显示左肾上极一个大的囊肿有局灶性周围摄取，与囊性肾细胞癌一致。然而，在一个复杂的肾囊肿中缺乏 FDG 并不能排除肾细胞癌

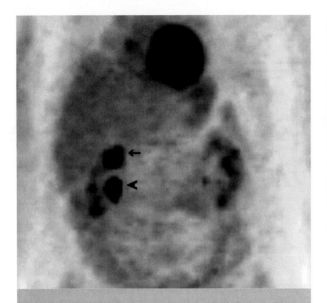

图24.3 肾肿块或肾集合系统。冠状位 PET 扫描显示右肾上极有局灶性活性（箭头所示）。注意外观与肾集合系统活性相似（无尾箭所示）。在这种情况下，很难确定这是在肾肿块中的摄取还是在上极集合系统中淤滞。在本例中，摄取是继发于肾细胞癌

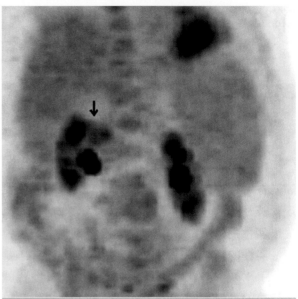

图24.4 微小肾细胞癌。冠状位 PET 扫描显示一个微小的右肾上极内侧肿块（箭头所示）。注意，这个病灶只比正常肾实质稍强，只能通过轮廓畸形来诊断。大多数肾细胞癌摄取比这个更强

要点 / 误区

1. **利尿的必要性**。如果用 PET 对肾肿块进行评估，利尿是非常重要的。

　　a）假阴性结果可能是由于病变附近有尿液活性，并使病变模糊不清（图 24.3）。

　　b）假阳性结果可能是由于尿液局限性聚积，类似于病变。

2. **邻近病灶**。肾外但邻近肾脏的病变有时在 PET 上表现为外生性肾肿块（图 8.5）。外生性肾脏肿块诊断前必须进行相关的解剖成像。

3. **摄取程度**。大多数肾细胞癌（RCCs）的 FDG 摄取大于肾实质，但摄取程度有时仅比周围组织略高，可能难以与正常肾实质区分（图 24.4）。肾肿块 FDG 摄取大于正常肾提示高级别透明细胞或乳头状 RCC[8]。低级别透明细胞和嫌色细胞肾细胞癌的 SUV 可能与正常肾组织重叠。

4. **嗜酸细胞瘤**。嗜酸细胞瘤通常与邻近肾实质等强度，尽管有假阳性摄取增加的报道[9-11]。

肾上腺皮质嗜酸细胞瘤也被报道具有极强的活性[12,13]。

5. **血管平滑肌脂肪瘤**。在一项最大的肾血管平滑肌脂肪瘤的系列研究中，21 例患者[14]没有一处病灶的 $SUV_{max} > 1.98$。但有两例报道[15]肾血管平滑肌脂肪瘤假阳性摄取增加。

6. **炎性病灶**。炎性病变，如黄色肉芽肿性肾盂肾炎，可有假阳性摄取增加[16]。

7. **预后**。治疗前 SUV_{max} 可预测肿瘤分级和生存期[17-19]。

24.1.2 分期 / 再分期

来自国家肿瘤 PET 管理处的数据表明[20]，FDG PET 改变了 35.8% 的肾癌患者的治疗方案，成像调整的影响为 16%。

1. PET 主要用于以下方面：

　　a）确定远处转移（图 24.5）。

　　b）评估解剖成像技术上不确定性病灶。

　　c）考虑切除的孤立性转移。

2. PET 对组织学分级低、局限性分期（≤ T2）

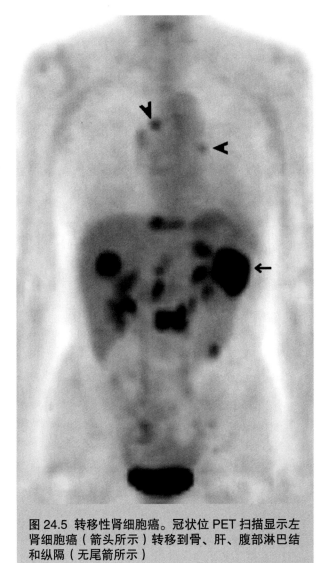

图 24.5　转移性肾细胞癌。冠状位 PET 扫描显示左肾细胞癌（箭头所示）转移到骨、肝、腹部淋巴结和纵隔（无尾箭所示）

的肿瘤没有太大帮助[9]。

3. **再分期**。PET 最有助于进一步评估解剖成像上不明确的病灶。

准确性／与其他成像方式的比较

1. **PET/CT 用于评估外周病变**（meta 分析）[6]：灵敏度为 91%，特异性为 88%。

2. **PET 用于再分期**：灵敏度为 71%，特异性为 75%[21]。

3. **骨转移**。与其他方法相比，FDG PET 用于评价骨转移的准确性的文献存在冲突。在一份报告中[22]，FDG PET 比骨扫描更灵敏和准确。在另一份报告中[7]，FDG PET 的灵敏度较低，

但比联合 CT 和骨扫描特异性更高。

4. **预后**。在具有较高 Furman 级别、TNM（肿瘤大小、淋巴结受累和转移状态）分期、静脉和淋巴浸润的 RCC 患者中，FDG 摄取较高。较高的 SUV_{max} 和更多的 PET 阳性病灶与较短的总生存期和无病生存期相关[23]。

治疗随访

FDG PET/CT 可用于晚期肾细胞癌患者接受酪氨酸激酶抑制剂治疗后的反应评估[24]。FDG PET 用于治疗后的代谢评估，可以预测总生存期和无进展生存期。然而，目前还没有很好地界定这一作用，因为治疗后成像时机[25-27]以及测量代谢反应的方法（SUV_{max} 对 SUV_{peak} 和总病灶糖酵解）[25]的文献存在异质性。

24.2　睾丸癌

在睾丸癌中，PET/CT 的主要价值在于评估化疗后残留的肿块，特别是精原细胞瘤患者和 > 3 cm 的肿块。

其他潜在的应用包括初始分期，识别肿瘤标志物升高的疑似复发，以及预测对治疗的反应。

24.2.1　分期

PET 在检测到的睾丸肿瘤中的准确性尚不明确，但有时 PET 可以检测到未被怀疑的睾丸肿瘤（图 24.6）。虽然在Ⅰ期和Ⅱ期疾病的初期时，PET 的效果略好于 CT[28]，但由于大多数继发复发的患者仍能通过化疗治愈，因此在常规临床实践中的价值有限[29]。此外，虽然 PET 可识别出一些 CT 未检测到的疾病，但由于 PET 阴性患者的复发率相当高，小体积和微病变仍然经常出现[30]。在 CT 结果不明确的情况下，或在最初出现时怀疑有远处转移的患者中，PET 可能在初期时具有价值。PET 在Ⅱ期睾丸生殖细胞肿瘤中的价值较高（图 24.7），而在Ⅰ期肿瘤中的价值较低[31]。

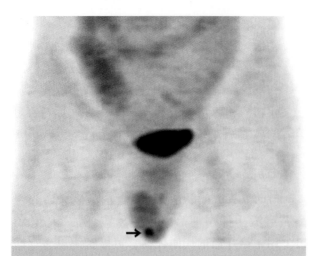

图 24.6 睾丸肿瘤。在冠状位 PET 扫描中发现局灶性睾丸摄取（箭头所示）。这是偶然发现的右侧睾丸精原细胞瘤

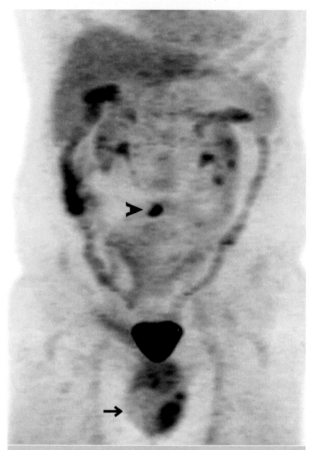

图 24.7 转移性睾丸癌。冠状位 PET 扫描显示腹膜后淋巴结转移（无尾箭所示）的摄取。患者为睾丸癌右睾丸切除术后状态（箭头所示）

准确性／与其他成像方式的比较

1. PET：灵敏度为 82%，特异性为 94%[32]。

2. **腹膜后淋巴结**。PET 用于检测精原细胞瘤和非精原细胞瘤睾丸癌腹膜后淋巴结转移的灵敏度为 67% ~ 91%[29]。

3. 与 CT 相比，PET 的主要价值在于减少假阳性结果。

4. 在对临床 Ⅰ／Ⅱ 期非精原性生殖细胞瘤（NSGCT）患者进行的多中心试验中[28]，PET 和 CT 均具有很高的特异性，而 CT 则更常出现假阴性。在 83% 的患者中，PET 达到了正确的淋巴结分期，而 CT 为 71%。

误区

1. PET 和 CT 都会忽略腹膜后小的淋巴结（≤ 1cm）。

2. PET 不能检测到成熟畸胎瘤。

24.2.2 复发

明确原发性肿瘤是精原细胞瘤还是 NSGCT 是非常重要的。成熟畸胎瘤没有摄取增加。由于 NSGCT 切除的肿块中有 40% 以上存在成熟畸胎瘤，因此它是假阴性结果的主要来源（成熟畸胎瘤是良性的，但由于恶化的风险而被切除）。精原细胞瘤中，只有 4% 的残余病灶是成熟畸胎瘤。因此，与 NSGCT 相比，FDG PET 在精原细胞瘤复发评估中具有更大的作用[33,34]。

精原细胞瘤

在进展期精原细胞瘤患者中，60% 左右在治疗后可检测到残留肿块。这些残存肿块常表现为纤维化和坏死，但 CT 不能将其与肿瘤鉴别。对 < 3cm 的病灶常规影像随访。对 > 3 cm 的残余肿块的处理是有争议的，有人建议手术，有人建议继续观察。NCCN 指南建议[35]，对精原细胞瘤患者进行 PET 扫描，以肿块 > 3 cm 和化疗后约 6 周标志物水平正常作为决定监测或恢复治疗的依据。

欧洲生殖细胞癌诊断和治疗共识会议（欧洲共识）建议[36]精原细胞瘤 > 3 cm 的患者在化疗后不早于 8 周进行 PET 扫描。考虑到 PET 的高阴性预测值（NPV），NCCN 和欧洲共识指南都表明，无论残余病灶大小，PET 扫描阴性的患者都可以随访。虽然 NCCN 指南建议 PET 阳性的患者应考虑切除术，但欧洲共识指南认为，PET 的阳性预测值（PPV）不太可靠，应考虑活检或连续 CT 扫描或重复 PET/CT 扫描的密切观察。Decoene 等提出[37]，只有少数 PET 结果阳性的患者需要手术（如复发风险高、输尿管压迫或初始组织学不清楚的患者）。在其他情况下，作者建议在最初的 PET 扫描后至少 6 周重复一次 PET 检查，继续进行积极的监测，除非疾病进展或 SUV 增加。

在一项最大型的前瞻性试验（SEMPET）中[33,34]，PET 对 > 3 cm 的肿块的评估比 CT 更准确。然而，一项回顾性研究发现[38]，虽然研究表明阴性的 PET 判读表示没有残留病灶，但假阳性的 PET 结果并不少见。在对化疗后精原细胞瘤残留肿块（SEMPET 试验的回顾性验证）的最大系列 PET 评估中[39]，如果在最后一次化疗周期后 6 周以上进行，PET 的准确率从 73% 提高到 88%，表明在治疗后过早进行 PET 是导致假阳性的重要因素。在正确时机进行 PET 扫描的 PPV 为 78%。该研究也不支持在 < 3 cm 的肿块中使用 PET，因为即使在适当的时间，其灵敏度也只有 67%。

因此，在 > 3 cm 的病灶中，化疗后 6 周以上进行的 PET 在区分残余肿瘤与纤维化 / 坏死比 CT 更准确（图 24.8）。虽然假阳性率（PPV 78%）表明活检和随访成像可以作为备选，但 PET 扫描阴性的患者（NPV 96%）可以继续观察，而阳性患者是手术的候选者。有个案报道表明[39]，PET 不明确或假阳性的判读可能在重复判读时为阴性。

非精原性生殖细胞肿瘤

在一份报告中[40]，NSGCT 患者化疗后 PET 扫描阴性的 NPV 为 81.7%。在另一份报告中[41]，PET/CT 对非精原细胞瘤病灶检测的灵敏度低于精原细胞瘤（77% 比 92%）。然而，在一项研究中，临床 I 期 NSGST 和 PET 阴性的高风险（淋巴血管侵犯阳性）患者复发的风险较高[42]。因此，在这

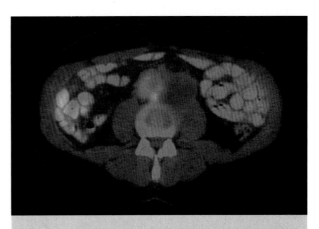

图 24.8 精原细胞瘤伴腹膜后肿块。精原细胞瘤患者的轴位 PET/CT 显示腹膜后一个大肿块。右侧有与肿瘤一致的 FDG 摄取，左侧为囊性，无 FDG 摄取

种情况下，PET 可能不够灵敏。尽管 NCCN 和欧洲共识指南均不建议 PET 在 NSGST 中作为常规检查，但 PET 有助于检测肿瘤标志物升高而 CT 扫描为阴性的患者的复发[43]。

肿瘤标志物升高

无论 CT 上是否显示有残留肿块，PET 都有助于检测肿瘤标志物升高的患者。在有标志物升高并伴残余肿块的患者中，NPV 较低（50%），但在随访检查中，PET 通常是识别复发的首选方式[44]。

准确性 / 与其他成像方式的比较

1. PET 和 PET/CT 对精原细胞瘤化疗后的管理（meta 分析）[45]：灵敏度为 78%，特异性为 86%。

   a）与 < 3 cm 的病灶相比，> 3 cm 的残余 / 复发性病灶诊断准确度更高。

2. 精原细胞瘤的 PET 与 CT 比较（表 24.2）[34]

   a）PET 比 CT 更准确，主要是因为 PET 的特异性更高。

   b）然而，据报道，有些 > 3 cm 的残留肿块，存在继发性坏死或炎症的假阳性摄取[38]。

3. PET 用于 NSGST（I 期）：灵敏度为 70%，特异性为 100%[46]。

表 24.2 PET 与 CT 检测复发性精原细胞瘤的灵敏度和特异性的比较

	灵敏度（％）	特异性（％）
PET	80	100
CT	70	74

要点

1. SUV

  a）精原细胞瘤通常比非精原性病灶具有更高的 SUV[47]。

  b）如果一个病灶的 SUV > 5，那么它更有可能是残存肿瘤而不是成熟畸形瘤或坏死／纤维化[48]。

误区

1. PET 不能检测出成熟畸胎瘤。

2. 残余肿块中可能有继发于坏死或炎症的假阳性摄取，有些大小超过 3 cm。

24.3 膀胱癌

PET 可以检测到局部淋巴结病变（图 24.9）和肌肉浸润性膀胱癌的远处转移。检测局部淋巴结病变的一个主要障碍是膀胱活性，因此膀胱导尿和／或强制利尿往往是必要的。潜在用途包括术前分期、治疗优化、再分期、转移性疾病反应评估、治疗反应早期评估和预后[23]。

来自国家肿瘤 PET 管理处的数据表明[20]，FDG PET 改变了 37.9% 的前列腺癌患者的治疗方案，成像调整的影响为 15.4%。

对于术前分期，PET 比 CT 更灵敏，特异性较高[49,50]。在一份报告中[51]，PET 能检测骨闪烁显像检测到的所有骨转移。Soubra 等认为[50]，PET 在分期治疗中的主要用途是在转移性疾病风险较低的患者身上，在这些患者身上，PET/CT 扫描结果阳性会改变治疗方案。根据他们的 meta 分析，假设患者淋巴结阳性的验前概率很高（50%），那么在 PET 阴性后，其验后概率仍然为 33%。尽

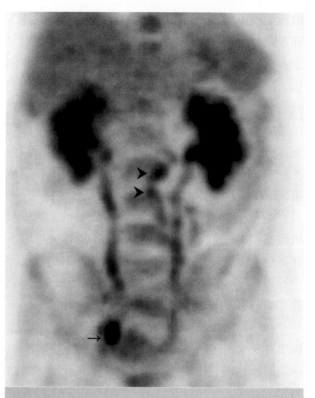

图 24.9 膀胱癌转移。冠状位 PET 扫描显示右侧膀胱癌（箭头所示）转移到后腹膜淋巴结（无尾箭头所示）。因为 Foley 管置放膀胱变空，仅显示膀胱癌

管采用强制利尿等技术，PET 对膀胱病灶的检测仍具有合理的准确性，但在这方面并不优于 CT 或 MRI[52]。

PET 阳性患者术前分期中位数生存时间较低，可能具有预后价值。在一份报告中[53]，膀胱外亲 FDG 病灶是死亡率的独立预测因子。

24.3.1 准确性

1. **PET 和 PET/CT 检测膀胱癌**（meta 分析）[52]：灵敏度为 80%，特异性为 84%。

2. **淋巴结转移的术前分期**（meta 分析；表 24.3）[50]。

表 24.3 PET/CT 与 CT 对膀胱癌淋巴结转移术前分期的灵敏度和特异性比较

	灵敏度（％）	特异性（％）
PET/CT	57	95
CT	35	95

3. 在一份报告中 [51]，对于术前分期和监测，PET 的灵敏度略高于 CT，但特异性稍弱。

4. 在一份报告中 [54]，PET/CT 和 MRI 对尿路上皮性膀胱癌 N 期的诊断没有统计学差异，尽管有趋势表明了 PET/CT 的优势。

24.3.2 误区

虽然在一项研究中 [55]，前期的化疗降低了灵敏度，但另一项研究中 [56] 没有发现化疗后至少 2 个月进行该检查的准确性差异。

24.4 前列腺癌

24.4.1 偶然发现前列腺 FDG 摄取

在一项 meta 分析中 [57]，偶然发现前列腺摄取的总体患病率为 1.8%。恶性肿瘤的风险很难确定，因为许多患者没有进一步的评估，但在 meta 分析中，进一步评估的患者恶性肿瘤的总体风险为 17%。而活检患者的恶性肿瘤风险为 62%。在一份报告中 [58]，通过数字直肠检查（DRE）和 / 或前列腺特异性抗原（PSA）异常而偶然检测到前列腺高代谢的病例，活检结果显示阳性率较高。较高的平均年龄和摄取活性出现的位置是恶性肿瘤的预测因素。尽管有一份报告表明 [59]，SUV_{max} 为 6 有助于鉴别恶性前列腺摄取，而且与良性病因相比，恶性肿瘤中 SUV 有更高的趋势，但 SUV 临界值对于区分良性和恶性摄取并不可靠。

关于摄取区域没有钙化是否与恶性肿瘤相关，存在着相互矛盾的证据。两份报告表明 [60,61]，没有钙化增加了恶性肿瘤的风险，而在其他两份报告中没有发现关联 [57,62]。良性和恶性病变的多样性无显著差异 [62]。

因此，在前列腺外周偶然发现摄取的患者中，应考虑进一步的 DRE 和 / 或 PSA 检查、患者年龄、SUV、无钙化和其他可能被考虑的因素。如果 DRE 和 / 或 PSA 异常，应考虑活检。

24.4.2 分期 / 再分期

由于大多数前列腺癌细胞的 FDG 亲和力较低，FDG PET 在前列腺癌中的应用价值有限。此外，除非使用膀胱导尿和利尿，否则尿液活性将限制对盆腔的评估。FDG 也可积聚在良性前列腺增生（BPH）和炎症中。氨基酸 PET/CT 对前列腺癌生化复发患者的再分期有更有力的证据 [63]。在对四种放射性示踪剂诊断准确性的 meta 分析中 [64]，$^{18}F-$氟胆碱的曲线下面积最高，其次是 $^{11}C-$ 胆碱、$^{11}C-$乙酸酯和 $^{18}F-FDG$。然而，还有其他标记化合物可能比天然存在的氨基酸具有更高的准确性，特别是合成氨基酸抗 -1- 氨基 3-F-18- 氟丙酰丁烷 1- 羧酸（FACBC 或 Fluciclovine，氟西洛维；图 24.10）和标记前列腺特异性膜抗原（PMSA）。目前只有前者得到了美国食品与药品监督管理局的批准。

$^{18}F-fluciclovine$ 和 $^{68}Ga-PMSA$

在前列腺癌中氨基酸转运被上调。前列腺癌可以用放射性标记的天然和合成氨基酸成像。fluciclovine 是一种合成氨基酸。fluciclovine 转运最接近谷氨酰胺，在前列腺癌细胞系中的摄取量高于蛋氨酸、谷氨酰胺、胆碱和醋酸盐 [65]。

PMSA 是一种跨膜蛋白，在良性前列腺组织分泌管的顶端上皮中表达。前列腺恶性肿瘤导致 PMSA 向质膜的上调和迁移，特别是在向激素难治性疾病过渡期间。前列腺癌细胞膜上 PSMA 的表达是正常细胞的 100 ～ 1000 倍。PMSA 表达的增加与更高级别和肿瘤进展风险增加相关 [66-68]。研究最多的配体是镓 -68（^{68}Ga）。

24.4.3 生化复发

$^{18}F-fluciclovine$（图 24.11）和 $^{68}Ga-PMSA$ PET 主要用于根治性前列腺切除术后生化复发的情况，特别是在 PSA 值较低（＜ 10 ng/ml）的患者中 [65,66]。这一点很重要，因为大多数指南不建议在 PSA 值小于 10 时进行常规成像。

$^{18}F-fluciclovine$ 和 $^{68}Ga-PMSA$ PET 没有直接进行过比较。然而，$^{68}Ga-PMSA$ PET 可能在非常低的 PSA 水平（如＜ 1 ng/ml）下检测复发和骨转

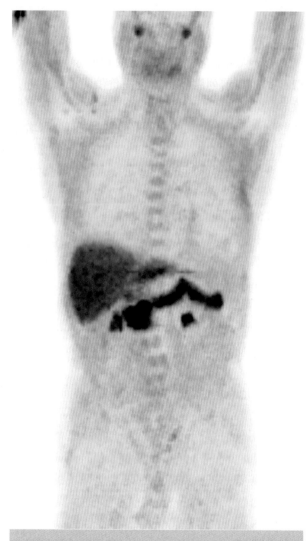

图24.10 ^{18}F-Fluciclovine 正常分布。^{18}F-Fluciclovine 常规扫描的最大密度投影（MIP）图像显示肝脏、胰腺、骨髓、骨骼肌和肾脏收集系统中有活性（图片提供者：Evan Sirc 医学博士，Walnut Creek, CA.）

移方面更有优势。

在一项对 596 例生化复发患者的多部位研究中[69]，68% 的患者 ^{18}F-fluciclovine 呈阳性。PSA 水平在最低的四分位数（≤ 0.79 ng/ml）时，阳性率为 41%。在另一份报告中[70]，37% 的 PSA 水平低于 1 ng/ml 的患者，fluciclovine PET 呈阳性，且随着 PSA 的增加和倍增时间的加快，fluciclovine PET 的阳性率将增加[65]。在一项 meta 分析中[71]，有 76% 的生化复发患者的 ^{68}Ga-PMSA PET 呈阳性。PSA 倍增时间越短，阳性率越高。对于 0 ~ 0.2、

0.2 ~ 1、1 ~ 2 和 > 2 ng/ml 的 PSA 水平，阳性率分别为 42%、58%、76% 和 95%。PSA 倍增时间越短，阳性率也越高。一份报告指出[72]，执行 PMSA PET 的 PSA 最佳临界值是 0.83 ng/ml 和 PSA 倍增时间 6.5 个月。

在一项对疑似复发性前列腺癌的骨扫描阴性患者的研究中[70]，fluciclovine PET/CT 对前列腺／床的灵敏度为 89%，特异性为 56%，而 CT 的灵敏度为 11%，特异性为 87%。在前列腺外区域，fluciclovine PET 的灵敏度为 46%，特异性为 100%，而 CT 的灵敏度为 11%，特异性为 100%。在一项对生化复发患者（中位 PSA 1.31ng/ml）的研究中[73]，PMSA PET 检测到 78% 病理证实的淋巴结转移，而形态学成像（CT 或 MRI）仅检测到 27%。

在 ^{18}F-fluciclovine 和 ^{11}C- 胆碱的前瞻性比较中[74]，PSA 水平小于 1、1 ~ 2、2 ~ 3 和 ≥ 3 时，胆碱 PET 检出率分别为 14%、29%、36% 和 50%，Fluciclovine PET 检出率分别为 21%、29%、45% 和 59%。在 ^{18}F-fluoromethycholine 和 ^{68}Ga-PMSA PET 的前瞻性比较中[75]，当 PSA 水平低于 0.5、0.5 ~ 2 和 > 2 ng/ml 时，fluoromethyl- choline PET 检出率分别为 12.5%、31% 和 57%，PMSA PET 检出率分别为 50%、69% 和 86%。

在一项对疑似复发性前列腺癌患者的前瞻性研究中[76]，^{18}F-fluciclovine 对前列腺／床的灵敏度为 90%，特异性为 40%，而 ^{111}In-capromab pendetide 的灵敏度为 67%，特异性为 57%。对于前列腺外疾病，^{18}F-fluciclovine 的灵敏度为 55%，特异性为 97%，而 ^{111}In-capromab pendetide 的灵敏度为 10%，特异性为 87%。

24.4.4 初始分期

尽管一项综述表明 PMSA PET 在高风险疾病的初始分期具有很高的临床收益率[66]，但 ^{18}F-fluciclovine 和 ^{68}Ga-PMSA PET 都没有很好地在初期执行。

在一项 meta 分析中[71]，40% 的初始分期患者 PMSA PET 呈阳性。然而，在对 130 例中高风险前列腺癌患者进行根治性前列腺切除术和淋巴结清

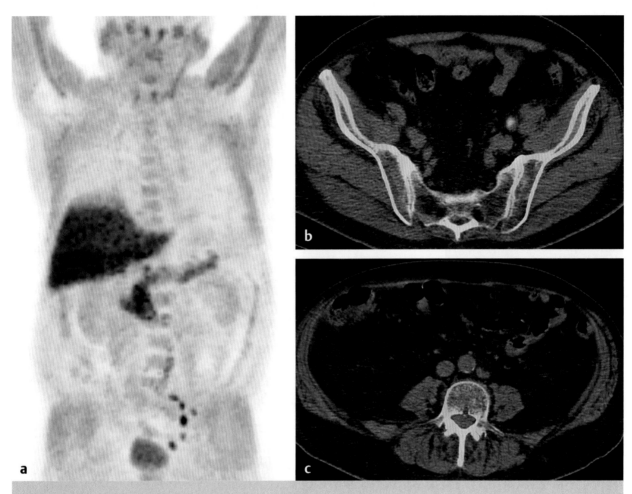

图24.11　转移性前列腺癌。前列腺癌生化复发患者(PSA: 42.2 ng/ml)^{18}F-fluciclovine 最大密度投影(MIP; a)和轴位 PET/CT(b、c)扫描显示盆腔和腹膜后淋巴结转移中摄取增加(图片提供者: Jonathan Posin 医学博士, Walnut Creek, CA)

除术前的最大研究中[77]，^{68}Ga-PMSA PET 的灵敏度和特异性分别为 66% 和 99%，而形态学成像的灵敏度和特异性分别为 44% 和 85%。

24.4.5　骨转移

一份报告[78]比较了骨闪烁显像和^{68}Ga-PMSA PET 用于前列腺癌患者的初始分期、生化复发和转移性去势难治性前列腺癌。PET 的局部灵敏度和特异性分别为 99% 和 99% ~ 100%，骨闪烁显像的局部灵敏度和特异性分别为 82% ~ 87% 和 92% ~ 98%。在初始分期和生化复发阶段，PET 优于骨闪烁显像。关于 ^{18}F-fluciclovine 诊断骨转移（图 24.12）的准确性的数据很少，因为通过骨

闪烁显像证实的已知骨转移患者被排除在初试之外。然而，一些作者注意到[65]，根据他们的经验，fluciclovine 在溶骨性病灶中表现出强摄取，但在高密度成骨性病灶中可能没有摄取，因此他们不建议用 fluciclovine 代替骨闪烁显像。

24.4.6　^{18}F-fluciclovine 判读[79]

^{68}Ga-PMSA 判读将在第 28 章中讨论。

生理摄取

- 最强的放射性示踪剂活性在胰腺和肝脏可见，胰腺摄取比肝脏摄取更强[76]。
- 脾脏、肾实质和肠内通常有轻度到中度的活性。

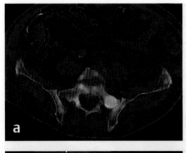
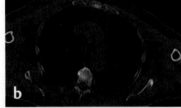
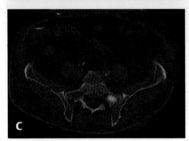
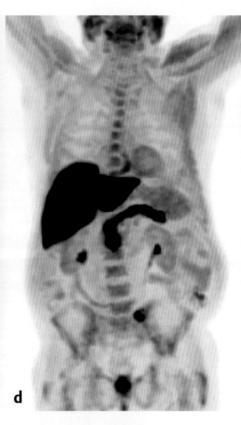

图 24.12 ^{18}F-fluciclovine 显示的骨转移。一名 88 岁男性患者，前列腺癌前列腺切除术后 8 年，Gleason 9 分，PSA 升高至 12.42。最初的 ^{18}F NaF 扫描显示骶骨（a）和左肩胛骨（b）的活性病灶增加，称为不确定病灶，因为局部 CT 上没有相应的成骨性病灶。轴位融合（c）和最大密度投射（MIP；d）Axumin 检查显示骶骨病变阳性，由于缺乏摄取，肩胛骨病变可能是假阳性（图片提供者：Barry Engelstad 医学博士，Walnut Creek，CA）

- 在早期的时间点扫描中，肾盂或膀胱中排泄的放射性示踪剂活性通常很小；然而，少数患者可以表现出轻度到中度的摄取。
- 轻度到中度肾上腺摄取是正常改变。
- 骨髓活性是中等的，可能是不均匀的。
- 在早期采集中，骨骼肌呈轻微活性，随着时间的推移，活性增加。
- 心肌呈轻度到中度摄取。
- 腹股沟、髂外远端、肺门和腋窝淋巴结的轻度对称性活性可被视为一种正常改变。
- 脑和肺实质活性最小（低于血池）。脑垂体可显示中度活性。

炎性摄取

- fluciclovine 成像显示炎症部位的摄取量通常低于 FDG。
- 然而，由于与炎症相关的氨基酸转运体的细胞表达增加，仍然可以看到轻微的活性。

淋巴结转移

- 仔细检查前列腺癌转移播散典型部位的盆腔和腹膜后淋巴结。
- 对于大淋巴结（＞ 1 cm），淋巴结摄取大于骨髓摄取被认为是转移性病变。对于较小的淋巴结（＜ 1 cm），转移性淋巴结摄取大于血池活性[79]。
- 轻度活性可被视为一种正常的改变，包括腹股沟、髂外远端、肺门和腋窝淋巴结。

前列腺切除床

- 局部摄取大于骨髓活性是疾病复发的可疑征象（或小病灶的摄取大于血池活性）[79]。
- 不应混淆直肠正常的生理活性与前列腺床的活性。
- 冠状位和矢状位 PET 扫描有助于区分该部位的生理活性和病理活性。

非前列腺切除术

- 病灶摄取大于骨髓活性疑似为恶性肿瘤（或小病灶摄取大于血池活性）[79]。
- 不均匀摄取比均匀活性更可疑。
- 良性摄取出现在前列腺炎和前列腺增生中，

类似前列腺癌。

骨转移

- 必须仔细检查在最大密度投影（MIP）成像上明显的骨活性病灶，以评估骨转移。
- 在透明或轻度成骨性病灶中摄取通常更高，在更密集的成骨性病灶中摄取可能较低或不易被发现[79]。
- fluciclovine活性不增加的CT显示骨病灶是不确切的，建议使用常规骨扫描、^{18}F NaF PET成像或MRI专用骨影像。
- 与FDG相比，与退行性关节疾病相关的骨骼摄取较少见。

用于分始分期/再分期的FDG PET

尽管与其他示踪剂相比，FDG的价值相对有限，但来自国家肿瘤PET管理处的数据表明[20]，FDG PET改变35.1%的前列腺癌患者的治疗方案，成像调整的影响为15%。

FDG PET可能有价值的具体情况包括原发性肿瘤分化较差（Gleason评分 > 7）和较高的PSA水平的患者[80]。在一份报告中[81]，研究了FDG PET/CT对活检时Gleason ≥ 8的患者的术前分期和预后分层，并改进了治疗前预后分层。在生化复发的情况下的再分期[82]和治疗反应的评估[80]也是其潜在的应用。

FDG PET主要适用于去势难治性疾病。与去势敏感的疾病相比，它在去势难治性转移性肿瘤中与其他成像方式同用具有更好的一致性[83]，而且对去势难治性患者具有预后价值[84,85]。也有可能有助于预测从去势敏感向去势难治状态的转变。

1. 原发性肿瘤：大多数（81%）原发性前列腺肿瘤（图24.13）具有低FDG摄取[86]。
2. 术前分期
   a）FDG PET对术前盆腔淋巴结分期不灵敏。
   b）FDG PET不适合作为评估常规检查明确的器官局限性前列腺癌。
3. 复发
   a）临床/成像因素。FDG PET具有以下适用的潜在价值[87-89]。

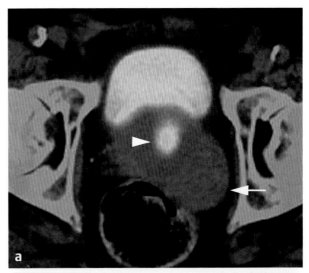
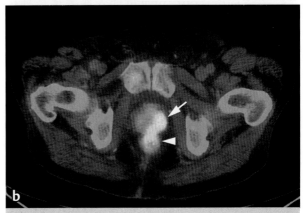

图24.13 前列腺癌的摄取改变。（a）轴位PET/CT扫描显示一个大的左侧外生性前列腺癌（箭头所示），没有FDG摄取。中央前列腺活性（无尾箭所示）在尿道。（此图片由医学博士Bruce Higginbotham提供 Seattle,WA.）（b）轴位PET/CT显示左前列腺癌（箭头所示）存在局灶性摄取。许多前列腺癌没有表现出这种程度的摄取。在评估局部复发时，注意假阳性结果的常见原因是邻近前列腺和直肠活性（无尾箭所示）

- PSA > 4 ng/ml 或 PSA 增加每月 > 0.2 ng/ml。
- 晚期癌症。
- 未经治疗的患者。
- 治疗不完全或对治疗无反应。
- 骨扫描阴性。
- 骨盆CT检查结果不明确。
   b）局部复发
- FDG PET在鉴别局部复发和瘢痕方面的准

确性较差[90]。

c）转移性病变

- FDG PET 对转移性病变的灵敏度有限。

- 然而，比起局部复发，FDG PET 更容易发现远处转移[91]。

4. 预后。FDG PET 对去势难治性前列腺癌患者有预后价值。在去势难治性前列腺癌患者中，PET 显示的骨病灶数量和最大 SUV 的总和[84,85] 可用于预测总生存期。在活检时 Gleason ≥ 8 的患者中，前列腺内 FDG 摄取可预测原发性肿瘤的病理分级和根治性前列腺切除术后的生存期[81]。

5. 治疗反应。FDG PET 可能在激素抵抗性疾病中作为化疗反应的替代标志物具有一定作用[92]。

FDG PET 在监测抗雄激素治疗中有一定的价值[91]。雄激素消融可降低肿瘤葡萄糖利用率[93]。在接受抗雄激素治疗的患者中，PET 的灵敏度较低。然而，PET 可能在预测抗雄激素治疗的反应方面有价值。由于前列腺肿瘤中 FDG 的摄取取决于雄激素的存在和活性，因此 PET 可能有助于预测达到雄激素难治状态的时间[94]。

在骨扫描中可见闪烁现象的患者可以用 PET 进行更准确的评估。

准确性／与其他成像方式的比较

1. **复发**（FDG PET）：灵敏度为 79%，特异性为 66%[91]。

a）这些值均在 PSA > 2.4 ng/ml 时获得。

b）在 31% 的 PSA 复发患者中，FDG PET 检测到局部或全身复发[95]。

c）检测前列腺床的复发情况，FDG PET 优于 CT，但劣于 MRI。

d）在疑似复发的情况下，FDG PET 可以替代 CT，但其他方式，如直肠内局部复发时的 MRI 和骨转移时的骨扫描仍然是必要的。

2. **身体部位**。与骨转移相比，PET 对软组织和淋巴结转移更具价值（图 24.14 至图 24.16）。

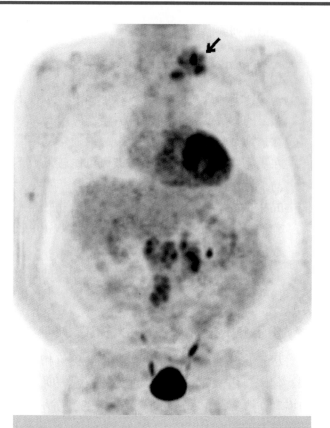

图 24.14 转移性前列腺癌。冠状位 PET 扫描显示前列腺癌转移到腹膜后和左锁骨上淋巴结（箭头所示）。左锁骨上淋巴结是前列腺癌非局部淋巴结播散（经胸导管）的常见部位（图片提供者：Ronald Korn 医学博士，Scottsdale,AZ）

3. **骨转移**

a）硬化性前列腺癌转移，FDG PET 的灵敏度明显低于骨扫描，但特异性高。

b）报道的 FDG PET 灵敏度与骨扫描相似，低至 18%（雄激素非依赖性疾病）[96]。

c）仅在骨扫描中看到的病变通常是静止的（与之前的扫描相比稳定）。

d）仅在 FDG PET 扫描中发现的病变通常是活跃的（并且在随后的骨扫描中变为阳性）。

4. **与 CT 比较**。在全身检测转移性疾病时，FDG PET 与 CT 一样灵敏或比 CT 更灵敏（然而，CT 对前列腺癌的灵敏度较差）。

5. **与单克隆抗体比较**。在高 PSA 水平（> 4ng/ml）或高 PSA 速率的患者中，FDG PET 对转移性疾病的检出率高于 ^{111}In-capromab pendetide[88]。

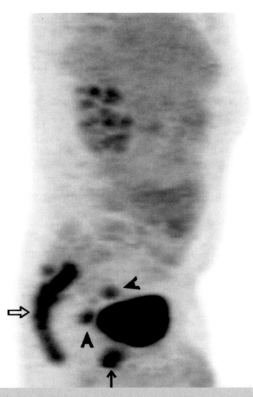

图 24.15 转移性前列腺癌。矢状位 PET 扫描显示原发性前列腺癌（箭头所示）发生骶骨（空心箭头所示）和盆腔淋巴结（无尾箭所示）转移

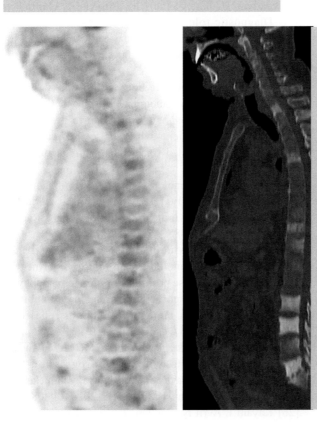

图 24.16 前列腺癌骨转移。（a）矢状位 PET 和 CT（b）扫描显示轻微的 FDG 摄取与前列腺癌成骨性骨转移相符（图片提供者: Evan Sirc 医学博士，Walnut Creek，CA）

（方惠娴 王骏 李慧君 孙涛 徐明 周建国）

参考文献

[1] Mathews D, Oz OK. Positron emission tomography in prostate and renal cell carcinoma. Curr Opin Urol. 2002; 12(5): 381–385

[2] Gofrit ON, Orevi M. Diagnostic challenges of kidney cancer: a systematic review of the role of positron emission tomography-computerized tomography. J Urol. 2016; 196(3):648–657

[3] Goldberg MA, Mayo-Smith WW, Papanicolaou N, Fischman AJ, Lee MJ. FDG PET characterization of renal masses: preliminary experience. Clin Radiol. 1997; 52(7):510–515

[4] Kaneta T, Hakamatsuka T, Yamada T, et al. FDG PET in solitary metastastic/secondary tumor of the kidney: a report of three cases and a review of the relevant literature. Ann Nucl Med. 2006; 20(1):79–82

[5] Kumar R, Chauhan A, Lakhani P, Xiu Y, Zhuang H, Alavi A. 2-Deoxy-2-[F-18]fluoro-D-glucose-positron emission tomography in characterization of solid renal masses. Mol Imaging Biol. 2005; 7(6):431–439

[6] Wang HY, Ding HJ, Chen JH, et al. Meta-analysis of the diagnostic performance of [18F]FDG PET and PET/CT in renal cell carcinoma. Cancer Imaging. 2012; 12:464–474

[7] Kang DE, White RL, Jr, Zuger JH, Sasser HC, Teigland CM. Clinical use of fluorodeoxyglucose F 18 positron emission tomography for detection of renal cell carcinoma. J Urol. 2004; 171 (5):1806–1809

[8] Takahashi M, Kume H, Koyama K, et al. Preoperative evaluation of renal cell carcinoma by using 18F-FDG PET/CT. Clin Nucl Med. 2015; 40(12):936–940

[9] Aide N, Cappele O, Bottet P, et al. Efficiency of [(18)F] FDG PET in characterising renal cancer and detecting distant metastases: a comparison with CT. Eur J Nucl Med Mol Imaging. 2003; 30(9):1236–1245

[10] Raman A, Campbell T, McLeod N. An interesting case of F-18 fluorodeoxyglucose positron emission tomography avid renal oncocytoma. ANZ J Surg. 2016; 86(1–2):99–100

[11] Ramdave S, Thomas GW, Berlangieri SU, et al. Clinical role of F-18 fluorodeoxyglucose positron emission tomography for detection and management of renal cell carcinoma. J Urol. 2001; 166(3):825–830

[12] Kim DJ, Chung JJ, Ryu YH, Hong SW, Yu JS, Kim JH. Adrenocortical oncocytoma displaying intense activity on 18F-FDGPET: a case report and a literature review. Ann Nucl Med. 2008; 22(9):821–824

[13] Sato N, Nakamura Y, Takanami K, et al. Case report: adrenal oncocytoma associated with markedly increased FDG uptake and immunohistochemically positive for GLUT1. Endocr Pathol. 2014; 25(4):410–415

[14] Lin CY, Chen HY, Ding HJ, Yen KY, Kao CH. FDG PET or PET/CT in evaluation of renal angiomyolipoma. Korean J Radiol. 2013; 14(2):337–342

[15] Arnold RT, Myers DT. Visualization of renal angiomyolipoma on F-18 FDG PET/CT. Clin Nucl Med. 2009; 34(8):539–540

[16] Ak I, Can C. F-18 FDG PET in detecting renal cell carcinoma. Acta Radiol. 2005; 46(8):895–899

[17] Ferda J, Ferdova E, Hora M, et al. 18F-FDG PET/ CT in potentially advanced renal cell carcinoma: a role in treatment decisions and prognosis estimation. Anticancer Res. 2013; 33 (6):2665–2672

[18] Nakaigawa N, Kondo K, Tateishi U, et al. FDG PET/ CT as a prognostic biomarker in the era of molecular-targeting therapies: max SUV_{max} predicts survival of patients with advanced renal cell carcinoma. BMC Cancer. 2016; 16:67

[19] Ozülker T, Ozülker F, Ozbek E, Ozpaçaci T. A prospective diagnostic accuracy study of F-18 fluorodeoxyglucose-positron emission tomography/ computed tomography in the evaluation of indeterminate renal masses. Nucl Med Commun. 2011; 32(4):265–272

[20] Hillner BE, Siegel BA, Shields AF, et al. Relationship between cancer type and impact of PET and PET/ CT on intended management: findings of the national oncologic PET registry. J Nucl Med. 2008; 49(12):1928–1935

[21] Jadvar H, Kherbache HM, Pinski JK, Conti PS. Diagnostic role of [F-18]-FDG positron emission tomography in restaging renal cell carcinoma. Clin Nephrol. 2003; 60(6):395–400

[22] Wu HC, Yen RF, Shen YY, Kao CH, Lin CC, Lee CC. Comparing whole body 18F-2-deoxyglucose positron emission tomography and technetium-99m methylene diphosphate bone scan to detect bone metastases in patients with renal cell carcinomas-a preliminary report. J Cancer Res Clin Oncol. 2002; 128(9):503–506

[23] Kitajima K, Yamamoto S, Fukushima K, Minamimoto R, Kamai T, Jadvar H. Update on advances in molecular PET in urological oncology. Jpn J Radiol. 2016; 34(7):470–485

[24] Caldarella C, Muoio B, Isgrò MA, Porfiri E, Treglia G, Giovanella L. The role of fluorine-18-fluorodeoxyglucose positron emission tomography in evaluating the response to tyrosinekinase inhibitors in patients with metastatic primary renal cell carcinoma. Radiol Oncol. 2014; 48(3):219–227

[25] Farnebo J, Grybäck P, Harmenberg U, et al. Volumetric FDGPET predicts overall and progression-free survival after 14 days of targeted therapy in metastatic renal cell carcinoma. BMC Cancer. 2014; 14:408

[26] Kayani I, Avril N, Bomanji J, et al. Sequential FDG PET/CT as a biomarker of response to Sunitinib in

metastatic clear cell renal cancer. Clin Cancer Res. 2011; 17(18):6021–6028

[27] Ueno D, Yao M, Tateishi U, et al. Early assessment by FDG PET/CT of patients with advanced renal cell carcinoma treated with tyrosine kinase inhibitors is predictive of disease course. BMC Cancer. 2012; 12:162

[28] de Wit M, Brenner W, Hartmann M, et al. [18F]-FDG PET in clinical stage I/II non-seminomatous germ cell tumours: results of the German multicentre trial. Ann Oncol. 2008; 19 (9):1619–1623

[29] Avril N, Dambha F, Murray I, Shamash J, Powles T, Sahdev A. The clinical advances of fluorine-2-D-deoxyglucose–positron emission tomography/computed tomography in urological cancers. Int J Urol. 2010; 17(6):501–511

[30] Sohaib SA, Cook G, Koh DM. Imaging studies for germ cell tumors. Hematol Oncol Clin North Am. 2011; 25(3):487–502, vii

[31] Albers P, Bender H, Yilmaz H, Schoeneich G, Biersack HJ, Mueller SC. Positron emission tomography in the clinical staging of patients with stage I and II testicular germ cell tumors. Urology. 1999; 53(4):808–811

[32] Gambhir SS, Czernin J, Schwimmer J, Silverman DH, Coleman RE, Phelps ME. A tabulated summary of the FDG PET literature. J Nucl Med. 2001; 42(5) Suppl:1S–93S

[33] De Santis M, Bokemeyer C, Becherer A, et al. Predictive impact of 2–18fluoro-2-deoxy-D-glucose positron emission tomography for residual postchemotherapy masses in patients with bulky seminoma. J Clin Oncol. 2001; 19 (17):3740–3744

[34] De Santis M, Becherer A, Bokemeyer C, et al. 2–18fluoro-deoxy- D-glucose positron emission tomography is a reliable predictor for viable tumor in postchemotherapy seminoma: an update of the prospective multicentric SEMPET trial. J Clin Oncol. 2004; 22(6):1034–1039

[35] Motzer RJ, Jonasch E, Agarwal N, et al. Testicular cancer, version 2.2015. J Natl Compr Canc Netw. 2015; 13(6):772–799

[36] Beyer J, Albers P, Altena R, et al. Maintaining success, reducing treatment burden, focusing on survivorship: highlights from the third European consensus conference on diagnosis and treatment of germ-cell cancer. Ann Oncol. 2013; 24(4): 878–888

[37] Decoene J, Winter C, Albers P. False-positive fluorodeoxyglucose positron emission tomography results after chemotherapy in patients with metastatic seminoma. Urol Oncol. 2015; 33(1):23.e15–23.e21

[38] Lewis DA, Tann M, Kesler K, McCool A, Foster RS, Einhorn LH. Positron emission tomography scans in postchemotherapy seminoma patients with residual masses: a retrospective review from Indiana University Hospital. J Clin Oncol. 2006; 24 (34):e54–e55

[39] Bachner M, Loriot Y, Gross-Goupil M, et al. 2–18fluoro-deoxy-D-glucose positron emission tomography (FDG PET) for postchemotherapy seminoma residual lesions: a retrospective validation of the SEMPET trial. Ann Oncol. 2012; 23(1):59–64

[40] Buchler T, Simonova K, Fencl P, Jarkovsky J, Abrahamova J. Clinical outcomes of patients with nonseminomatous germ cell tumours and negative postchemotherapy positron emission tomography. Cancer Invest. 2012; 30(6):487–492

[41] Ambrosini V, Zucchini G, Nicolini S, et al. 18F-FDG PET/CT impact on testicular tumours clinical management. Eur J Nucl Med Mol Imaging. 2014; 41(4):668–673

[42] Huddart RA, O'Doherty MJ, Padhani A, et al. NCRI Testis Tumour Clinical Study Group. 18fluorodeoxyglucose positron emission tomography in the prediction of relapse in patients with high-risk, clinical stage I nonseminomatous germ cell tumors: preliminary report of MRC Trial TE22: the NCRI Testis Tumour Clinical Study Group. J Clin Oncol. 2007; 25(21):3090–3095

[43] Cook GJ, Sohaib A, Huddart RA, Dearnaley DP, Horwich A, Chua S. The role of 18F-FDG PET/CT in the management of testicular cancers. Nucl Med Commun. 2015; 36(7):702–708

[44] Hain SF, O'Doherty MJ, Timothy AR, Leslie MD, Harper PG, Huddart RA. Fluorodeoxyglucose positron emission tomography in the evaluation of germ cell tumours at relapse. Br J Cancer. 2000; 83(7):863–869

[45] Treglia G, Sadeghi R, Annunziata S, Caldarella C, Bertagna F, Giovanella L. Diagnostic performance of fluorine-18-fluorodeoxyglucose positron emission tomography in the postchemotherapy management of patients with seminoma: systematic review and meta-analysis. BioMed Res Int. 2014; 2014:852681

[46] Lassen U, Daugaard G, Eigtved A, Højgaard L, Damgaard K, Rørth M. Whole-body FDG PET in patients with stage I nonseminomatous germ cell tumours. Eur J Nucl Med Mol Imaging. 2003; 30(3):396–402

[47] Cremerius U, Effert PJ, Adam G, et al. FDG PET for detection and therapy control of metastatic germ cell tumor. J Nucl Med. 1998; 39(5):815–822

[48] Stephens AW, Gonin R, Hutchins GD, Einhorn LH. Positron emission tomography evaluation of residual radiographic abnormalities in postchemotherapy germ cell tumor patients. J Clin Oncol. 1996; 14(5):1637–1641

[49] Goodfellow H, Viney Z, Hughes P, et al. Role of fluorodeoxyglucose positron emission tomography (FDG PET)-computed tomography (CT) in the staging of bladder cancer. BJU Int. 2014;

114(3):389–395

[50] Soubra A, Hayward D, Dahm P, et al. The diagnostic accuracy of 18F-fluorodeoxyglucose positron emission tomography and computed tomography in staging bladder cancer: a single-institution study and a systematic review with metaanalysis. World J Urol. 2016; 34(9):1229–1237

[51] Lodde M, Lacombe L, Friede J, Morin F, Saourine A, Fradet Y. Evaluation of fluorodeoxyglucose positron-emission tomography with computed tomography for staging of urothelial carcinoma. BJU Int. 2010; 106(5):658–663

[52] Wang N, Jiang P, Lu Y. Is fluorine-18 fluorodeoxyglucose positron emission tomography useful for detecting bladder lesions? A meta-analysis of the literature. Urol Int. 2014; 92(2):143–149

[53] Mertens LS, Mir MC, Scott AM, et al. 18F-fluorodeoxyglucose–positron emission tomography/computed tomography aids staging and predicts mortality in patients with muscleinvasive bladder cancer. Urology. 2014; 83(2):393–398

[54] Jensen TK, Holt P, Gerke O, et al. Preoperative lymph-node staging of invasive urothelial bladder cancer with 18F-fluorodeoxyglucose positron emission tomography/computed axial tomography and magnetic resonance imaging: correlation with histopathology. Scand J Urol Nephrol. 2011; 45(2):122–128

[55] Liu IJ, Lai YH, Espiritu JI, et al. Evaluation of fluorodeoxyglucose positron emission tomography imaging in metastatic transitional cell carcinoma with and without prior chemotherapy. Urol Int. 2006; 77(1):69–75

[56] Yang Z, Pan L, Cheng J, et al. Clinical value of whole body fluorine-18 fluorodeoxyglucose positron emission tomography/computed tomography in the detection of metastatic bladder cancer. Int J Urol. 2012; 19(7):639–644

[57] Bertagna F, Sadeghi R, Giovanella L, Treglia G. Incidental uptake of 18F-fluorodeoxyglucose in the prostate gland. Systematic review and meta-analysis on prevalence and risk of malignancy. Nucl Med (Stuttg). 2014; 53(6):249–258

[58] Hwang I, Chong A, Jung SI, et al. Is further evaluation needed for incidental focal uptake in the prostate in 18-fluoro-2-deoxyglucose positron emission tomography-computed tomography images? Ann Nucl Med. 2013; 27(2):140–145

[59] Brown AM, Lindenberg ML, Sankineni S, et al. Does focal incidental 18F-FDG PET/CT uptake in the prostate have significance? Abdom Imaging. 2015; 40(8):3222–3229

[60] Han EJ, H O J, Choi WH, Yoo IR, Chung SK. Significance of incidental focal uptake in prostate on 18-fluoro-2-deoxyglucose positron emission tomography CT images. Br J Radiol. 2010; 83(995):915–920

[61] Seino H, Ono S, Miura H, et al. Incidental prostate 18F-FDG uptake without calcification indicates the possibility of prostate cancer. Oncol Rep. 2014; 31(4):1517–1522

[62] Cho SK, Choi JY, Yoo J, et al. Incidental focal (18) F-FDG uptake in the prostate: clinical significance and differential diagnostic criteria. Nucl Med Mol Imaging. 2011; 45(3):192–196

[63] Jadvar H. Positron emission tomography in prostate cancer: summary of systematic reviews and meta-analysis. Tomography. 2015; 1(1):18–22

[64] Liu J, Chen Z, Wang T, et al. Influence of four radiotracers in PET/CT on diagnostic accuracy for prostate cancer: a bivariate random-effects meta-analysis. Cell Physiol Biochem. 2016; 39(2):467–480

[65] Savir-Baruch B, Zanoni L, Schuster DM. Imaging of prostate cancer using fluciclovine. PET Clin. 2017; 12(2):145–157

[66] Hofman MS, Iravani A. Gallium-68 prostate-specific membrane antigen PET imaging. PET Clin. 2017; 12(2):219–234

[67] Maurer T, Eiber M, Schwaiger M, Gschwend JE. Current use of PSMA-PET in prostate cancer management. Nat Rev Urol. 2016; 13(4):226–235

[68] Sathianathen NJ, Lamb A, Nair R, et al. Updates of prostate cancer staging: Prostate-specific membrane antigen. Investig Clin Urol. 2016; 57 Suppl 2:S147–S154

[69] Bach-Gansmo T, Nanni C, Nieh PT, et al. Multisite experience of the safety, detection rate and diagnostic performance of fluciclovine (18F) positron emission tomography/computerized tomography imaging in the staging of biochemically recurrent prostate cancer. J Urol. 2017; 197(3, Pt 1):676–683

[70] Odewole OA, Tade FI, Nieh PT, et al. Recurrent prostate cancer detection with anti-3-[(18)F]FACBC PET/CT: comparison with CT. Eur J Nucl Med Mol Imaging. 2016; 43(10):1773–1783

[71] Perera M, Papa N, Christidis D, et al. Sensitivity, specificity, and predictors of positive 68Ga-prostate-specific membrane antigen positron emission tomography in advanced prostate cancer: a systematic review and meta-analysis. Eur Urol. 2016; 70(6):926–937

[72] Ceci F, Uprimny C, Nilica B, et al. (68)Ga-PSMA PET/CT for restaging recurrent prostate cancer: which factors are associated with PET/CT detection rate? Eur J Nucl Med Mol Imaging. 2015; 42(8):1284–1294

[73] Rauscher I, Maurer T, Beer AJ, et al. Value of 68Ga-PSMA HBED-CC PET for the assessment of lymph node metastases in prostate cancer patients with biochemical recurrence: comparison with

histopathology after salvage lymphadenectomy. J Nucl Med. 2016; 57(11):1713–1719

[74] Nanni C, Zanoni L, Pultrone C, et al. (18)F-FACBC (anti1-amino-3-(18)F-fluorocyclobutane-1-carboxylic acid) versus (11) C-choline PET/CT in prostate cancer relapse: results of a prospective trial. Eur J Nucl Med Mol Imaging. 2016; 43(9): 1601–1610

[75] Morigi JJ, Stricker PD, van Leeuwen PJ, et al. Prospective comparison of 18F-fluoromethylcholine versus 68Ga-PSMA PET/ CT in prostate cancer patients who have rising PSA after curative treatment and are being considered for targeted therapy. J Nucl Med. 2015; 56(8):1185–1190

[76] Schuster DM, Nieh PT, Jani AB, et al. Anti-3-[(18)F] FACBC positron emission tomography-computerized tomography and (111)In-capromab pendetide single photon emission computerized tomography-computerized tomography for recurrent prostate carcinoma: results of a prospective clinical trial. J Urol. 2014; 191(5):1446–1453

[77] Maurer T, Gschwend JE, Rauscher I, et al. Diagnostic efficacy of (68)gallium-PSMA positron emission tomography compared to conventional imaging for lymph node staging of 130 consecutive patients with intermediate to high risk prostate cancer. J Urol. 2016; 195(5):1436–1443

[78] Pyka T, Okamoto S, Dahlbender M, et al. Comparison of bone scintigraphy and 68Ga-PSMA PET for skeletal staging in prostate cancer. Eur J Nucl Med Mol Imaging. 2016; 43(12):2114–2121

[79] SNMMI. Axumin (Fluciclovine F 18) Image Interpretation Training. 2016. Available at: https://www.snmmilearningcenter.org/ Activity/4521746/Detail.aspx. Accessed May 23, 2017

[80] Jadvar H. Imaging evaluation of prostate cancer with 18F-fluorodeoxyglucose PET/CT: utility and limitations. Eur J Nucl Med Mol Imaging. 2013; 40 Suppl 1:S5–S10

[81] Beauregard JM, Blouin AC, Fradet V, et al. FDG PET/CT for pre-operative staging and prognostic stratification of patients with high-grade prostate cancer at biopsy. Cancer Imaging. 2015; 15:2

[82] Öztürk H, Karapolat I. 18F-fluorodeoxyglucose PET/CT for detection of disease in patients with prostate-specific antigen relapse following radical treatment of a local-stage prostate cancer. Oncol Lett. 2016; 11(1):316–322

[83] Jadvar H. Molecular imaging of prostate cancer: PET radiotracers. AJR Am J Roentgenol. 2012; 199(2):278–291

[84] Jadvar H, Desai B, Ji L, et al. Baseline 18F-FDG PET/CT parameters as imaging biomarkers of overall survival in castrate-resistant metastatic prostate cancer. J Nucl Med. 2013; 54(8): 1195–1201

[85] Vargas HA, Wassberg C, Fox JJ, et al. Bone metastases in castration-resistant prostate cancer: associations between morphologic CT patterns, glycolytic activity, and androgen receptor expression on PET and overall survival. Radiology. 2014; 271(1):220–229

[86] Effert PJ, Bares R, Handt S,Wolff JM, Büll U, Jakse G. Metabolic imaging of untreated prostate cancer by positron emission tomography with 18fluorine-labeled deoxyglucose. J Urol. 1996; 155(3):994–998

[87] Chang CH, Wu HC, Tsai JJ, Shen YY, Changlai SP, Kao A. Detecting metastatic pelvic lymph nodes by 18F-2-deoxyglucose positron emission tomography in patients with prostate-specific antigen relapse after treatment for localized prostate cancer. Urol Int. 2003; 70(4):311–315

[88] Seltzer MA, Barbaric Z, Belldegrun A, et al. Comparison of helical computerized tomography, positron emission tomography and monoclonal antibody scans for evaluation of lymph node metastases in patients with prostate specific antigen relapse after treatment for localized prostate cancer. J Urol. 1999; 162(4):1322–1328

[89] Sung J, Espiritu JI, Segall GM, Terris MK. Fluorodeoxyglucose positron emission tomography studies in the diagnosis and staging of clinically advanced prostate cancer. BJU Int. 2003; 92(1):24–27

[90] Hofer C, Laubenbacher C, Block T, Breul J, Hartung R, Schwaiger M. Fluorine-18-fluorodeoxyglucose positron emission tomography is useless for the detection of local recurrence after radical prostatectomy. Eur Urol. 1999; 36(1): 31–35

[91] Schöder H, Larson SM. Positron emission tomography for prostate, bladder, and renal cancer. Semin Nucl Med. 2004; 34(4):274–292

[92] Powles T, Murray I, Brock C, Oliver T, Avril N. Molecular positron emission tomography and PET/CT imaging in urological malignancies. Eur Urol. 2007; 51(6):1511–1520, discussion 1520–1521

[93] Oyama N, Akino H, Suzuki Y, et al. FDG PET for evaluating the change of glucose metabolism in prostate cancer after androgen ablation. Nucl Med Commun. 2001; 22(9):963–969

[94] Jadvar H. Prostate cancer: PET with 18F-FDG, 18F- or 11Cacetate, and 18F- or 11C-choline. J Nucl Med. 2011; 52(1): 81–89

[95] Schöder H, Herrmann K, Gönen M, et al. 2-[18F] fluoro-2-deoxyglucose positron emission tomography for the detection of disease in patients with prostate-specific antigen relapse after radical prostatectomy. Clin Cancer Res. 2005; 11(13): 4761–4769

[96] Morris MJ, Akhurst T, Osman I, et al. Fluorinated deoxyglucose positron emission tomography imaging in progressive metastatic prostate cancer. Urology. 2002; 59(6):913–918

第 25 章 结直肠肿瘤

25.1 原发性结肠肿瘤

前文已经介绍了 PET/CT 结肠影像技术 [1]；与 CT 结肠影像技术相比，PET/CT 结肠影像技术的优点是不需要肠道准备即可进行，对息肉具有较高的阳性预测值。然而，一般来说，PET/CT 在结肠肿瘤的筛查中作用不大，但在其他适应证的 PET/CT 扫描中，可偶然发现结肠病变（图 25.1）。尽管 PET/CT 对结直肠肿瘤的灵敏度是变化的，但其特异性和阳性预测值足够高，如果癌前病变或恶性病变的检测会影响治疗，则有必要对局灶性结肠摄取患者进行结肠镜检查。

在一项 meta 分析中 [2]，局灶性结直肠偶然摄取患者恶性或癌前病变的合并风险为 68%。与欧洲和美洲相比，亚洲－大洋洲地区的风险更低。

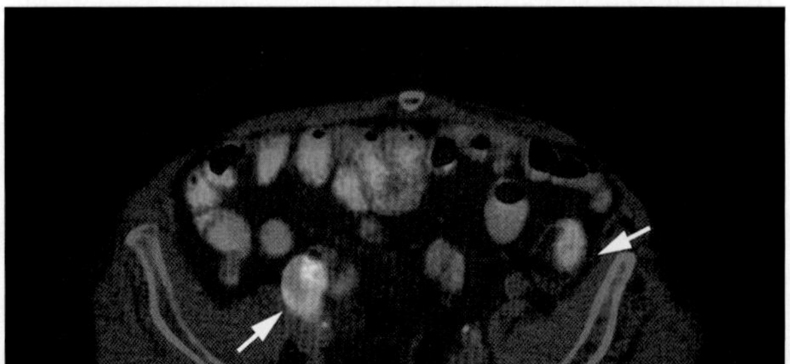

图 25.1 结肠息肉。轴位 PET/CT 扫描显示两个结肠息肉有摄取（箭头所示）。局灶性结肠摄取通常需要进一步评估。然而，在约 30% 的病例中，PET/CT 上的局灶性结肠摄取为假阳性，SUV 对于区分病理摄取和生理摄取没有帮助。升结肠或盲肠的局灶性摄取比结肠其他部位更可能是生理性的

25.2 准确性／与其他成像方式的比较

1. 已公布的 PET/CT 检测率范围广泛，为 20% ～ 90%[3]。一项研究表明，PET 不可能漏诊结肠癌，而另一项研究表明，PET 对 < 2cm 的结肠癌的灵敏度是有限的 [4]。然而，在大多数已知的结直肠癌患者中，PET/CT 可检测到原发性肿瘤。

2. PET：与结肠镜检查相比 [5]，检出结肠肿瘤（腺瘤或癌）的灵敏度为 74%，特异性为 84%。

   a）影响检出率的因素有肿瘤大小、绒毛成分、形状（扁平形态的灵敏度降低，有蒂息肉的灵敏度最高），以及组织学级别，其中组织学级别为最强因子 [6]。

   b）息肉 ≥ 11 mm，检出率为 59% ～ 85%[6,7]。

25.3 要点／误区

1. **摄取程度**。在 PET/CT 上，腺瘤（图 25.1）和癌（图 25.2）的摄取都可能增加。尽管恶性病灶的摄取程度 [8]、肿瘤大小和浸润深度与更高的 SUV 相关 [9]，但已发表的评估结肠摄取的 SUV 临界值范围为 4.35 ～ 11.4[8,10]，表明在一般临床实践中没有有评估价值的特定临界值。一研究组建议，为了避免漏诊恶性肿瘤或高度异型增生，结肠镜检查应在 SUV_{max} 为 2.5 时进行，尽管最佳临界值更高 [11]。在一项 meta 分析中 [2]，局灶性结肠摄取的病因中，恶性、癌前病变和良性（图 25.3）之间的平均 SUV 存在明显重叠。

2. **非恶性摄取原因** [12]

   a）局部生理摄取可导致假阳性结果。

   • 在 PET/CT 检查中，局灶性肠道摄取呈假

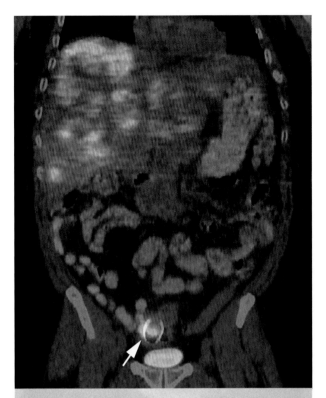

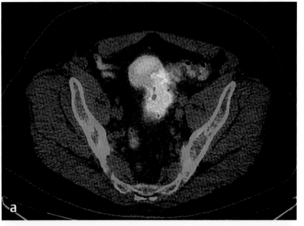

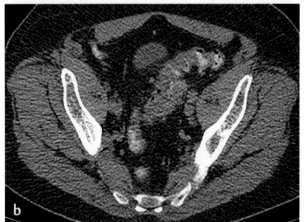

图 25.2 发生转移的原发性结肠癌。冠状位 PET/CT 扫描显示原发性乙状结肠癌（箭头所示）伴有广泛的肝转移。在肿瘤部位放置了一个支架以减轻梗阻

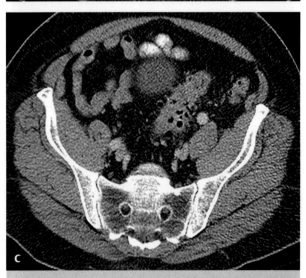

阳性的约占 1/3[13]。单用 PET 的假阳性率更高。

- SUV 值不能区分局部生理摄取和肿瘤[13]。

b）痔疮可能增加继发于炎症的摄取。

c）增生性息肉通常没有 FDG 摄取，有报道在罕见病例中有摄取。

3. **摄取模式**。摄取模式有助于鉴别诊断。

  a）结节性结肠摄取常由病灶引起。

  b）节段性摄取通常继发于炎症。

  c）弥漫性摄取通常是正常的。通常右结肠摄取更多，尤其是盲肠[14]。

4. **摄取部位**。右结肠的假阳性率高于远端结肠[15,16]。在盲肠尤其如此，盲肠的局部摄取因淋巴摄取等因素而可见。

5. **结肠镜检查和结肠 FDG 摄取**。即使局灶性 FDG 摄取仅限于左结肠，但在这些患者的右结肠中仍可能发现晚期腺瘤和癌症，因此有必要通过结肠镜检查进行完整的结肠评估[17]。然而，如果患者最近进行了一次结肠镜检查，

图 25.3 类似结肠癌的憩室炎。（a）一位霍奇金病患者的轴位 PET/CT 扫描显示乙状结肠内摄取强烈，与 CT（b）上显示的憩室和肠壁增厚部位相对应。考虑到在 CT 上没有周围炎症改变，结肠癌比憩室炎更可疑。然而，结肠镜检查没有显示恶性肿瘤，与非常轻微的憩室炎一致。约 3 个月后的随访 CT（c）显示肠壁增厚消退

在 FDG 摄取部位没有发现病变，一般不需要再进行一次结肠镜检查来重新评估不匹配的 FDG 摄取部位[18]。

6. **KRAS 突变**。KRAS 基因突变发生在约 40% 的结直肠癌中，与抗表皮生长因子受体抗体治疗的抵抗有关。大多数研究表明[19-22]，有 KRAS 突变的结直肠癌中 FDG 的累积更高，表明 PET/CT 可能补充基因组分析，但这可能受到肿瘤不均匀性或原发性和转移之间不一致的限制。

25.4 初始分期

1. **结肠癌**。NCCN 指南指出[23]，PET/CT 仅应用于肿瘤初始分期，以评估 CT 上有可疑发现或静脉造影禁忌证的患者。大多数手术候选者都没有出现转移，特别是横断面成像为阴性时，而且这些患者的 PET 成本 - 获益比很低。此外，患者通常会接受结肠切除术以解除梗阻，术中分期可以在手术中完成。循证医学指南[24]不建议在临床 Ⅰ～Ⅲ 期结直肠癌分期中常规使用 PET/CT。然而，PET/CT 对有可能行切除术的 Ⅳ 期患者有潜在的帮助。一个国际共识小组认为[25]，PET/CT 可能有助于在最初诊断时检测同步肝转移患者的肝外疾病，特别是在肿瘤负荷高或计划行困难的肝切除术时。PET/CT 也可能有助于 CT 正常但癌胚抗原（CEA）高的患者，在这些患者中，肿瘤转移的表现可能会影响手术。对于晚期患者（图 25.2），与手术期间得到的结果相比，PET 可允许最优分期。

与单纯 CT 检查相比，PET/CT 结肠成像能更准确地定义 TNM（肿瘤大小、淋巴结受累和转移状态）分期，主要是可更准确地定义 T 分期。PET/CT 结肠造影时的肠扩张有助于评估肠壁和周围软组织。然而，在结肠癌中，T 分期临床相关性往往是次要的（准确评估术前 T 分期在直肠癌中更为重要）。因此，在结直肠癌分期中，因 PET/CT 检查引起患者治疗的变化往往是由于检测到同时存在的肿瘤[26]。在一份报告中[27]，PET/CT 对梗阻性结直肠癌患者近端同时存在病变的检测具有较高的灵敏度和阴性预测值。

2. **直肠癌**。NCCN 指南指出[28]，PET/CT 仅应用于初步分期，以评估 CT 上有可疑发现或静脉造影禁忌证的患者。PET 可能对晚期原发性直肠癌具有价值，特别是在考虑新辅助化放疗时作为基本检查。在这些患者中，8%～24% 可以检测到远处转移或同时存在的疾病和晚期疾病[29-31]。

a）在低位直肠癌中，PET/CT 和 CT 之间结果不一致（通常是淋巴结转移）比在中、高位直肠癌中更常见；因此，PET/CT 在低位直肠癌中会增加额外的分期信息[32]。

b）有直肠 MRI 不良特征的患者同时存在转移性疾病的风险会增加，这些患者可能会从额外的 PET/CT 评估中获益[33]。

准确性 / 与其他成像方式的比较

淋巴结分期（meta 分析）[34]：灵敏度为 43%，特异性为 88%。

肝转移（meta 分析）：

- 灵敏度为 93%，特异性为 93%（基于患者分析）。

- 灵敏度为 60%，特异性为 79%（基于病灶分析）。灵敏度较低，但比 MRI 或 CT 的特异性高。

25.5 复发 / 再分期

PET 是评估结肠癌复发的标准方法[35,36]。其主要用途如下。

1. **CEA 升高**。当解剖成像不明确或阴性时（图 25.4～图 25.6），PET/CT 对 CEA 升高和疑似复发性疾病的患者具有价值。在一项对 CEA 水平升高患者的研究中[37]，55% 的患者 PET/CT 检测到复发被认为符合接受进一步的治疗。PET 检测复发与 CA 19-9 水平无关[38]。

a）PET 的确切用途取决于 CEA 升高的水平。

如果 CEA 低于 25 ng/ml，PET 有助于分

诊患者以进行适当的治疗。如果 CEA 高于 25ng/ml，PET 主要有助于确认晚期疾病的存在，偶尔也有助于识别潜在的可切除疾病[39]。虽然一项研究表明[38]，对于

3.5ng/ml 的 CEA 水平，在灵敏度和特异性之间达成最佳折衷，但利用 PET 评估不明原因的 CEA 升高的有成本 – 效益的临界值可能为 10 ng/ml。

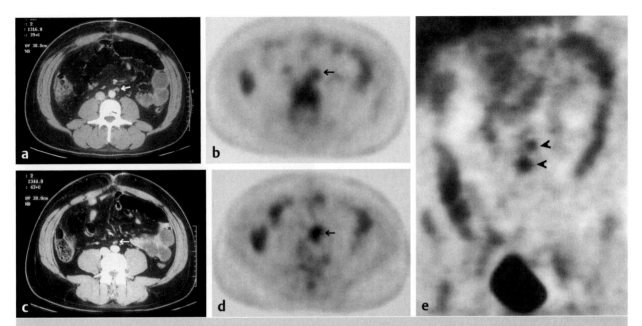

图 25.4　结肠癌小转移灶。（a、c）结肠癌患者的轴位 CT 扫描显示腹膜后淋巴结（箭头所示）。这些测量值在短轴尺寸上约为 5 mm，CT 认定为正常。（b、d）轴位 PET 扫描显示与这些淋巴结对应的局灶性摄取增强（箭头所示）。这种小尺寸淋巴结的摄取程度对恶性肿瘤具有高度的提示作用。低 SUV 值不会改变恶性肿瘤的诊断，因为部分容积效应会显著降低 SUV。（e）冠状位 PET 扫描显示两个淋巴结摄取（无尾箭所示）。注意，即使 CT 上的淋巴结 < 1 cm，PET 上的对比度噪声比也很大，而且淋巴结非常清晰。在运动和周围生理活性很少的部位（如腹膜后），PET 的病变检测得到改善。虽然在 CT 上中线左侧的上淋巴结的大小与中线下淋巴结相当，但下淋巴结的密度更大，在 PET 上表现为"更大"。PET 测定病灶大小不准确

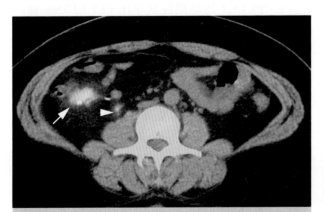

图 25.5　复发性结肠癌。对结肠癌患者进行的轴位 PET/CT 扫描显示在吻合口附近有复发（箭头所示）。输尿管有一个小的活性病灶（无尾箭所示）

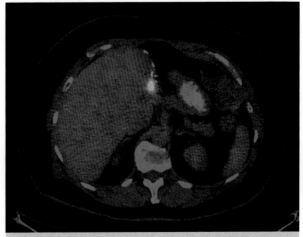

图 25.6　复发性结肠癌。一位结肠癌患者的轴位 PET/CT 扫描显示在先前的肝切除边缘有复发

2. PET/CT 也可以检测到 CEA 值正常或偏低，但临床症状或成像结果可疑的患者的复发[40,41]。

3. **肝转移灶明显可切除的患者的再分期**。PET/CT 在已知的结直肠癌肝转移患者中的主要价值是检测肝外转移，减少无效的剖腹手术，在较小程度上减少无效的肝切除。在某些情况下 PET/CT 可用于评估是否需要进行肝外疾病的切除，因为肝转移患者的肝门淋巴结和腹膜转移的额外切除可能提高生存期，但肝外转移的检测可能会阻止手术[42]。在对 10 项研究的一篇综述中[42]，PET 的发现改变了 25% 患者的治疗方案，约 2/3 病例是由于检测到了肝外疾病。然而，这仅包含 2 项随机研究。在一项研究中[43]，使用 PET 可以使 1/6 的患者避免不必要的手术。另一项随机研究[44]与以前的研究相比更为离群，因为只有 8.7% 的病例随 PET 结果发生了治疗方案的改变，其中 2.7% 的患者避免了无效的手术。然而，该研究中约有一半的患者在术后 12 周内接受化疗，这会降低 PET 的灵敏度[45]。

在肝切除术前用 PET 筛查的患者中，PET 在 25% 的患者中检测到未预料到的肿瘤，减少了不必要的剖腹手术[46]。接受 PET 检查的结肠癌患者肝切除术后 5 年总生存率为 58%（相比之下，接受传统技术评估的患者为 30%）[47]。

4. **治疗后变化与复发的鉴别**。这是直肠癌常见的问题，因为复发和放射后瘢痕都会导致骶前间隙的异常软组织肿块（图 25.7）。

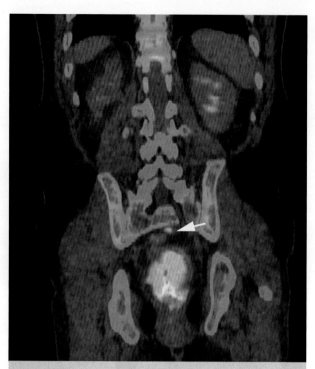

图 25.7 复发性直肠癌。冠状位 PET/CT 显示直肠癌的骶前大的复发病灶，局部小淋巴结转移（箭头所示）

25.5.1 准确性

1. **PET（肝）**：灵敏度为 80%，特异性为 92%[48]。

   PET（肝外）：灵敏度为 91%，特异性为 98%。

   a）病变大小。对于 < 1 cm 的肝脏病变，PET 的灵敏度要低得多。

   b）黏液性肿瘤。对黏液性肿瘤的灵敏度较低（58%），可能是由于恶性肿块的细胞数量过少[49]。

c）人体局部。对肝脏和盆腔局部复发的特异性很高，在人体其他部位较低。

2. **局部复发的 PET/CT**（meta 分析）[50]：灵敏度为 94%，特异性为 94%。

3. **CEA 升高的 PET/CT**（meta 分析）：灵敏度为 94%，特异性为 77%[51]。

   a）PET/CT 将准确性从单用 PET 的 75% 提高到 90%[52]。

   b）与 PET 相比，PET/CT 的主要优点是提升了对腹外和肝脏复发检测的特异性。

4. 局部复发与瘢痕

   a）PET：灵敏度为 84%，特异性为 88%[53]。

   • 在放射治疗后 12 个月以上时进行 PET 效果最好。

   • PET 比免疫闪烁扫描更精确，灵敏度与 MRI 相当或更高。

   b）PET/CT：与单独 PET 检查相比，PET/CT 提高了鉴别骨盆和骶前肿块良恶性摄取的准确性（图 25.3）[54]。

   c）盆腔摄取：灵敏度为 96%，特异性为

90%。

d）骶前肿块：灵敏度为 100%，特异性为 96%。

与其他成像方式的比较

1. **肝转移**。在一项对结直肠癌肝转移患者的 meta 分析中[55]，基于患者和基于病灶分析，PET 的灵敏度略低于 MRI 和 CT，但特异性高于 MRI 和 CT。

   a）对鉴别肝转移，CT 门静脉造影比 PET 灵敏度高，但特异性更低[56]。

   b）具有肝脏特异性对比剂的 MRI，如锰福地吡三钠、超顺磁性氧化铁粒子或 Eovist（钆–EOB–DTPA，Schering AG），可比 PET 检测更多的肝脏病变（图 25.8）[57,58]。

2. **肝外转移**

   PET：灵敏度为 91%，特异性为 98%[48]。

   CT：灵敏度为 61%，特异性为 91%。

   a）腹膜复发：PET 灵敏度为 88%，CT 灵敏度为 38%[48,59]。

   b）体部：对于腹部、骨盆和腹膜后，PET 比 CT 更灵敏，对于肺部与 CT 相当[48,60]。

   c）免疫闪烁扫描：与免疫闪烁扫描（[99mTc] 抗 CEA 抗体）相比，PET 在检测远处转移方面具有显著优势[61]。

3. **局部和远处复发**[62]。PET/CT 在检测肝外转移和局部复发方面优于 CT。在一项对疑似局部或远处复发的结直肠癌患者成像的 meta 分析中[63]，PET 和 PET/CT 比 CT 更准确，其曲线下面积为 0.94，而 CT 为 0.83。

   a）肝外转移（灵敏度）：PET/CT 为 89%；CT 为 64%。

   b）原发性结直肠癌切除部位局部复发（灵敏度）：PET/CT 为 93%；CT 为 53%。

   c）PET/CT 改变了 21% 患者的治疗方案。

要点

1. 通过解剖成像，在已知有肝转移的患者中，PET 可以检测到额外的肝转移，但最有助于检测肝外转移，从而避免肝切除。

2. 如果计划进行肝切除，很难在 PET 上将肝脏

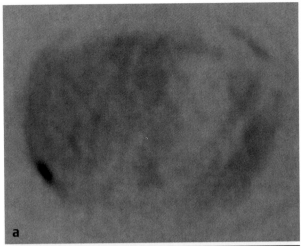
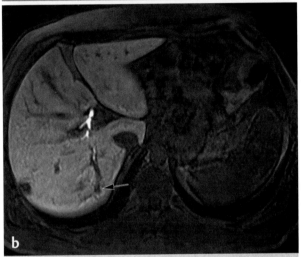

图 25.8 肝转移。（a）直肠腺癌患者的轴位 PET 扫描显示有肝转移。（b）用肝细胞对比剂 Eovist（钆–EOB–DTPA，Schering AG）进行的轴位肝胆相 MRI 显示，与 PET 上的肝脏右侧外周有相同的转移，以及在 PET 上未发现其他转移（箭头所示）

病灶定位到具体节段，因为无法看到肝静脉等解剖标志物。因此，手术前必须结合解剖成像。PET/CT 非常适用于这一目的。

3. **预后**。PET 成像后原发性肿瘤分级和肝转移的 SUV 是肝切除患者的预后变量。

   a）如果已经进行了 PET，对于肝转移瘤切除术后的预后标准变量，如病灶数量、大小和同步性，可能不那么重要。这些预后变量表明可能存在肝外疾病，但 PET 通常可以检测到这种肝外疾病。如果进行 PET 检查，原发性肿瘤分级作为一个预后变量

可能更具价值，因为较差的分化可能提示 PET 无法检测到的小体积病灶的可能性更大。因此，即使 PET 显示肝外疾病呈阴性，分化较差的原发性肿瘤患者仍有很高的复发机会和不良预后[47]。

b）肝转移中 SUV 水平低的患者的存活时间明显长于 SUV 水平高的患者[64]。

25.5.2 误区

1. **CEA 正常**。即使症状提示复发，对于 PET 阳性而 CEA 正常的患者仍需谨慎判读，因为大多数情况下随访检查没有发现疾病。

2. **术后**。评估直肠癌盆腔复发出现假阳性结果的一个常见原因是术后盆腔内容物的后移。PET/CT 有助于减少此类干预导致的假阳性结果[54]。通过排尿／导尿减少膀胱活性也是有益的。

3. **新辅助化疗**。新辅助化疗后，PET 检测结直肠癌肝转移的灵敏度会降低[65]。即使在化疗后 2 周的最小间隔时间内进行 PET 成像，结果也如此。这可能与糖酵解下调导致的转移瘤的体积减小和摄取减少有关。在一项 meta 分析中[45]，PET/CT 检测肝转移的灵敏度在未治疗的情况下为 71%，而新辅助化疗后为 52%。

4. **黏液性肿瘤**。由于 FDG 摄取量低，PET/CT 在评价黏液性结直肠癌方面受限。然而，在一份报告中[66]，黏液性和非黏液性直肠腺癌的 FDG 摄取相似。

25.6 治疗反应 [67]

在一项 meta 分析中[68]，PET/CT 评估对治疗的代谢反应可预测结直肠癌肝转移患者的无事件生存期和总生存期。无反应者的死亡风险约为有反应者的 2.5 倍。此外，治疗前 SUV 是总生存期的独立预测因子。然而，治疗后 SUV 不能预测总生存期。

PET 在评估结直肠癌的治疗反应中有多种用途[69]。

1. **晚期结直肠癌的化疗反应**。PET 可用于预测不可切除型结直肠癌肝转移患者对化疗的反应。

a）治疗中 PET。在肝转移化疗的早期，PET 可以区分有反应者和无反应者。治疗开始后至少 4 周才能进行 PET 检查，因为在治疗的前 2 周可能看到炎症导致的假阳性结果[70]。

b）治疗后 PET。治疗结束后，PET 表现与病理反应的相关性优于 CT。然而，一项研究表明，在 PET 上有完全代谢反应并在 CT 或 MRI 上消失的肝转移瘤仍然可能含有存活的肿瘤[71]。因此，如果不可切除型肝转移患者被治疗使其可切除，PET 结果不应排除治疗性切除。

c）预后。结直肠癌转移中 FDG 摄取低的患者有显著的生存期[72]。对于接受切除手术的患者和接受化疗的患者同样如此。

2. **监测局部消融治疗肝转移的反应**。PET 可用于监测射频消融术（RFA）和动脉间 ^{90}Y 微球放射性栓塞等微创治疗的结果。一些报告表明[73-75]，PET 比对比增强 CT 更准确地评估 RFA 术后的治疗成功率，而且更节约成本[73]。在一项 meta 分析中[76]，PET/CT 对放射治疗后疾病进展的灵敏度高于 CT（分别为 85% 和 53%），而特异性相似（分别为 92% 和 96%）。与 CT 相比，PET/CT 能更准确、更早期地评估 ^{90}Y 放射性栓塞的治疗反应[77]。由于残瘤继发的局部肿瘤进展在 > 3cm 的肿瘤中最常见，因此在 < 2cm 的病变中，PET/CT 意义不大[11]。PET/CT 可能对多发性和双叶肿瘤患者最有价值[75]。

a）在 CT 和 MRI 上，RFA 术后即发现的非病理性增强边缘，通常无法与残瘤区分[78]。RFA 术后，坏死部位外周的炎症和组织增生会出现中低强度 FDG 摄取，通常在 RFA 术后 2 ～ 3 天开始，但约 6 个月后降至正常[79,80]。这种摄取可以掩盖残留疾病的病灶。因此，在 RFA 后 2 天内进行 PET/CT 检查是最准确的。然而，在一份报告中[81]，RFA术后24小时在完全消融的肿瘤中偶尔发现环形FDG摄取，这表明RFA术后应尽快进行成像检查。在一项meta分析中[82]，如果在RFA后2天内进行，PET和PET/CT检测RFA术后残瘤的灵敏度和特异性分别为79%和84%。治疗1周后进行成像检查，灵敏度、特异性分别为48%和94%，3个月时灵敏度、特异性分别为52%和94%。消融术后PET阴性的病灶不太可能局部复发。

b）局部肿瘤进展的最具体模式是消融区周围的局灶性结节性摄取[81]。

3. 原发性直肠癌术前化放疗反应的评价。新辅助化疗（CRT）加全直肠系膜切除术是局部晚期中低位直肠癌的标准治疗方案。约20%的患者将获得完全的病理反应，这可以预测局部控制和无病生存期的改善。肿瘤退缩也是一个预后因素。术前的CRT完成12天后进行PET检查可预测病理反应[83]。一项meta分析认为，相比完全的病理反应，PET更适用于预测肿瘤的退缩[84]。对CRT的准确反应评估可能有助于优化手术方案或选择非手术方法，识别不适合器官存活的无反应者，并预测长期预后。形态学成像方式如CT或MRI在反应评估方面受到限制，因为很难区分治疗相关的炎症和纤维化与残瘤中存活的肿瘤细胞[84]。在一份报告中[85]，与CT或常规MRI相比，PET对新辅助治疗后CRT患者的治疗影响更大。然而，在这些情况下，弥散加权MRI可能成为PET/CT的替代或补充。在一份报告中[86]，弥散加权MRI在预测病理反应方面优于PET/CT。少数报告表明[87,88]，PET/CT和弥散加权MRI相结合时最有用。然而，欧洲肿瘤医学会的指南指出，目前手术的范围不应根据PET或MRI进行调整。

在一项meta分析中[55]，用于预测新辅助治疗反应的PET总的灵敏度和特异性分别为73%和77%。然而，在已发表的文献中，PET扫描的时机和分析方法存在很大的差异。在先前的meta分析中，如果在CRT开始后1～2周进行PET，那么总的灵敏度和特异性分别为84%和81%。与其他meta分析结果一致[84,89]，这表明在治疗过程中进行PET比治疗结束后的准确度更高。

可用于评估反应的参数包括SUV_{max}，治疗后SUV_{max}的变化和视觉分析。一项系统综述表明[90]，SUV和治疗后SUV的变化与无病生存期和总生存期密切相关，并能预测病理完全反应。在一项meta分析中，SUV变化的总值为63%，治疗后SUV的总值为4.4%[55]。

（方惠娴　王骏　李慧君　孙涛　徐明　周建国）

参考文献

[1] Taylor SA, Bomanji JB, Manpanzure L, et al. Nonlaxative PET/CT colonography: feasibility, acceptability, and pilot performance in patients at higher risk of colonic neoplasia. J Nucl Med. 2010; 51(6):854–861

[2] Treglia G, Taralli S, Salsano M, Muoio B, Sadeghi R, Giovanella L. Prevalence and malignancy risk of focal colorectal incidental uptake detected by (18) F-FDG PET or PET/CT: a meta-analysis. Radiol Oncol. 2014; 48(2):99–104

[3] Huang SW, Hsu CM, Jeng WJ, Yen TC, Su MY, Chiu CT. A comparison of positron emission tomography and colonoscopy for the detection of advanced colorectal neoplasms in subjects undergoing a health check-up. PLoS One. 2013; 8(7): e69111

[4] Friedland S, Soetikno R, Carlisle M, Taur A, Kaltenbach T, Segall G. 18-Fluorodeoxyglucose positron emission tomography has limited sensitivity for colonic adenoma and early stage colon cancer. Gastrointest Endosc. 2005; 61(3):395–400

[5] Drenth JP, Nagengast FM, Oyen WJ. Evaluation of (pre-)malignant colonic abnormalities: endoscopic validation of FDGPET findings. Eur J Nucl Med. 2001; 28(12):1766–1769

[6] Nakajo M, Jinnouchi S, Tashiro Y, et al. Effect of clinicopathologic factors on visibility of colorectal polyps with FDG PET. AJR Am J Roentgenol. 2009; 192(3):754–760

[7] Hirakawa T, Kato J, Okumura Y, et al. Detectability of colorectal neoplasia with fluorine-18–2-fluoro-2-deoxy-D-glucose positron emission tomography and computed tomography (FDG PET/CT). J Gastroenterol. 2012; 47(2):127–135

[8] van Hoeij FB, Keijsers RG, Loffeld BC, Dun G, Stadhouders PH, Weusten BL. Incidental colonic

focal FDG uptake on PET/CT: can the maximum standardized uptake value (SUV_{max}) guide us in the timing of colonoscopy? Eur J Nucl Med Mol Imaging. 2015; 42(1):66–71

[9] Gu J, Yamamoto H, Fukunaga H, et al. Correlation of GLUT-1 overexpression, tumor size, and depth of invasion with 18F-2-fluoro-2-deoxy-D-glucose uptake by positron emission tomography in colorectal cancer. Dig Dis Sci. 2006; 51(12): 2198–2205

[10] Cho SH, Kim SW, Kim WC, et al. Incidental focal colorectal 18F-fluorodeoxyglucose uptake on positron emission tomography/computed tomography. World J Gastroenterol. 2013; 19(22):3453–3458

[11] Na SY, Kim KJ, Han S, et al. Who should undergo a colonoscopy among patients with incidental colon uptake on PET-CT? Scand J Gastroenterol. 2015; 50(8):1045–1053

[12] Kamel EM, Thumshirn M, Truninger K, et al. Significance of incidental 18F-FDG accumulations in the gastrointestinal tract in PET/CT: correlation with endoscopic and histopathologic results. J Nucl Med. 2004; 45(11):1804–1810

[13] Gutman F, Alberini JL, Wartski M, et al. Incidental colonic focal lesions detected by FDG PET/CT. AJR Am J Roentgenol. 2005; 185(2):495–500

[14] Tatlidil R, Jadvar H, Bading JR, Conti PS. Incidental colonic fluorodeoxyglucose uptake: correlation with colonoscopic and histopathologic findings. Radiology. 2002; 224(3):783–787

[15] Peng J, He Y, Xu J, Sheng J, Cai S, Zhang Z. Detection of incidental colorectal tumours with 18F-labelled 2-fluoro-2-deoxyglucose positron emission tomography/computed tomography scans: results of a prospective study. Colorectal Dis. 2011; 13(11):e374–e378

[16] Seivert M, Plomteux O, Colard A, et al. Endoscopic findings in case of incidental colonic uptake in PET-CT how to improve PET-CT specificity? Acta Gastroenterol Belg. 2014; 77(4): 413–417

[17] Lee C, Koh SJ, Kim JW, et al. Incidental colonic 18F-fluorodeoxyglucose uptake: do we need colonoscopy for patients with focal uptake confined to the left-sided colon? Dig Dis Sci. 2013; 58(1):229–235

[18] Yun CY, Jung JO, Suh SO, et al. Is it useful to perform additional colonoscopy to detect unmatched lesion between positron emission tomography/computed tomography and colonoscopy? Korean J Gastroenterol. 2013; 61(6):319–326

[19] Iwamoto M, Kawada K, Nakamoto Y, et al. Regulation of 18FFDG accumulation in colorectal cancer cells with mutated KRAS. J Nucl Med. 2014; 55(12):2038–2044

[20] Kawada K, Nakamoto Y, Kawada M, et al. Relationship between 18F-fluorodeoxyglucose accumulation and KRAS/BRAF mutations in colorectal cancer. Clin Cancer Res. 2012; 18(6):1696–1703

[21] Kawada K, Toda K, Nakamoto Y, et al. Relationship between 18F-FDG PET/CT scans and KRAS mutations in metastatic colorectal cancer. J Nucl Med. 2015; 56(9):1322–1327

[22] Lee JH, Kang J, Baik SH, et al. Relationship between 18F-fluorodeoxyglucose uptake and V-Ki-ras2 Kirsten rat sarcoma viral oncogene homolog mutation in colorectal cancer patients: variability depending on C-reactive protein level. Medicine (Baltimore). 2016; 95(1):e2236

[23] Benson AB, III, Venook AP, Bekaii-Saab T, et al. National Comprehensive Cancer Network. Colon cancer, version 3.2014. J Natl Compr Canc Netw. 2014; 12(7):1028–1059

[24] Chan K, Welch S, Walker-Dilks C, Raifu A, Ontario provincial Gastrointestinal Disease Site Group. Evidence-based guideline recommendations on the use of positron emission tomography imaging in colorectal cancer. Clin Oncol (R Coll Radiol). 2012; 24(4):232–249

[25] Adam R, de Gramont A, Figueras J, et al. of the EGOSLIM (Expert Group on OncoSurgery management of Liver Metastases) group. Managing synchronous liver metastases from colorectal cancer: a multidisciplinary international consensus. Cancer Treat Rev. 2015; 41(9):729–741

[26] Veit-Haibach P, Kuehle CA, Beyer T, et al. Diagnostic accuracy of colorectal cancer staging with whole-body PET/CT colonography. JAMA. 2006; 296(21):2590–2600

[27] Kim WS, Lee HS, Lee JM, et al. Fluoro-2-deoxy-d-glucose positron emission tomography/computed tomography for the detection of proximal synchronous lesions in patients with obstructive colorectal cancer. J Gastroenterol Hepatol. 2017; 32(2):401–408

[28] Benson AB, III, Venook AP, Bekaii-Saab T, et al. Rectal Cancer, Version 2.2015. J Natl Compr Canc Netw. 2015; 13(6):719–728, quiz 728

[29] Heriot AG, Hicks RJ, Drummond EG, et al. Does positron emission tomography change management in primary rectal cancer? A prospective assessment. Dis Colon Rectum. 2004; 47 (4):451–458

[30] Nahas CS, Akhurst T, Yeung H, et al. Positron emission tomography detection of distant metastatic or synchronous disease in patients with locally advanced rectal cancer receiving preoperative chemoradiation. Ann Surg Oncol. 2008; 15(3):704–711

[31] Muthusamy VR, Chang KJ. Optimal methods for staging rectal cancer. Clin Cancer Res. 2007; 13(22, Pt 2):6877s–6884s

[32] Gearhart SL, Frassica D, Rosen R, Choti M, Schulick R, Wahl R. Improved staging with pretreatment positron emission tomography/ computed tomography in low rectal cancer. Ann Surg Oncol. 2006; 13(3):397–404

[33] Hunter CJ, Garant A, Vuong T, et al. Adverse features on rectal MRI identify a high-risk group that may benefit from more intensive preoperative staging and treatment. Ann Surg Oncol. 2012; 19(4):1199–1205

[34] Lu YY, Chen JH, Ding HJ, Chien CR, Lin WY, Kao CH. A systematic review and meta-analysis of pretherapeutic lymph node staging of colorectal cancer by 18F-FDG PET or PET/CT. Nucl Med Commun. 2012; 33(11):1127–1133

[35] Vitola J, Delbeke D. Positron emission tomography for evaluation of colorectal carcinoma. Semin Roentgenol. 2002; 37(2): 118–128

[36] Chin BB, Wahl RL. 18F-Fluoro-2-deoxyglucose positron emission tomography in the evaluation of gastrointestinal malignancies. Gut. 2003; 52 Suppl 4:iv23–iv29

[37] Khan K, Athauda A, Aitken K, et al. Survival outcomes in asymptomatic patients with normal conventional imaging but raised carcinoembryonic antigen levels in colorectal cancer following positron emission tomography-computed tomography imaging. Oncologist. 2016; 21(12):1502–1508

[38] Chiaravalloti A, Fiorentini A, Palombo E, et al. Evaluation of recurrent disease in the re-staging of colorectal cancer by 18F-FDG PET/CT: use of CEA and CA 19–9 in patient selection. Oncol Lett. 2016; 12(5):4209–4213

[39] Liu FY, Chen JS, Changchien CR, et al. Utility of 2-fluoro-2-deoxy-D-glucose positron emission tomography in managing patients of colorectal cancer with unexplained carcinoembryonic antigen elevation at different levels. Dis Colon Rectum. 2005; 48(10):1900–1912

[40] Agarwal A, Marcus C, Xiao J, Nene P, Kachnic LA, Subramaniam RM. FDG PET/CT in the management of colorectal and anal cancers. AJR Am J Roentgenol. 2014; 203(5):1109–1119

[41] Laurens ST, Oyen WJ. Impact of fluorodeoxyglucose PET/computed tomography on the management of patients with colorectal cancer. PET Clin. 2015; 10(3):345–360

[42] Strasberg SM, Dehdashti F. Role of FDG PET staging in selecting the optimum patient for hepatic resection of metastatic colorectal cancer. J Surg Oncol. 2010; 102(8):955–959

[43] Ruers TJ, Wiering B, van der Sijp JR, et al. Improved selection of patients for hepatic surgery of colorectal liver metastases with (18)F-FDG PET: a randomized study. J Nucl Med. 2009; 50(7):1036–1041

[44] Moulton CA, Gu CS, Law CH, et al. Effect of PET before liver resection on surgical management for colorectal adenocarcinoma metastases: a randomized clinical trial. JAMA. 2014; 311(18):1863–1869

[45] van Kessel CS, Buckens CF, van den Bosch MA, van Leeuwen MS, van Hillegersberg R, Verkooijen HM. Preoperative imaging of colorectal liver metastases after neoadjuvant chemotherapy: a meta-analysis. Ann Surg Oncol. 2012; 19(9):2805–2813

[46] Wiering B, Krabbe PF, Dekker HM, Oyen WJ, Ruers TJ. The role of FDG PET in the selection of patients with colorectal liver metastases. Ann Surg Oncol. 2007; 14(2):771–779

[47] Fernandez FG, Drebin JA, Linehan DC, Dehdashti F, Siegel BA, Strasberg SM. Five-year survival after resection of hepatic metastases from colorectal cancer in patients screened by positron emission tomography with F-18 fluorodeoxyglucose (FDG PET). Ann Surg. 2004; 240(3):438–447, discussion 447–450

[48] Wiering B, Krabbe PF, Jager GJ, Oyen WJ, Ruers TJ. The impact of fluor-18-deoxyglucose-positron emission tomography in the management of colorectal liver metastases. Cancer. 2005; 104(12):2658–2670

[49] Whiteford MH, Whiteford HM, Yee LF, et al. Usefulness of FDG PET scan in the assessment of suspected metastatic or recurrent adenocarcinoma of the colon and rectum. Dis Colon Rectum. 2000; 43(6):759–767, discussion 767–770

[50] Yu T, Meng N, Chi D, Zhao Y, Wang K, Luo Y. Diagnostic value of (18)F-FDG PET/CT in detecting local recurrent colorectal cancer: a pooled analysis of 26 individual studies. Cell Biochem Biophys. 2015; 72(2):443–451

[51] Lu YY, Chen JH, Chien CR, et al. Use of FDG PET or PET/CT to detect recurrent colorectal cancer in patients with elevated CEA: a systematic review and meta-analysis. Int J Colorectal Dis. 2013; 28(8):1039–1047

[52] Votrubova J, Belohlavek O, Jaruskova M, et al. The role of FDG PET/CT in the detection of recurrent colorectal cancer. Eur J Nucl Med Mol Imaging. 2006; 33(7):779–784

[53] Moore HG, Akhurst T, Larson SM, Minsky BD, Mazumdar M, Guillem JG. A case-controlled study of 18-fluorodeoxyglucose positron emission tomography in the detection of pelvic recurrence in previously irradiated rectal cancer patients. J Am Coll Surg. 2003; 197(1):22–28

[54] Even-Sapir E, Parag Y, Lerman H, et al. Detection of recurrence in patients with rectal cancer: PET/CT after abdominoperineal or anterior resection. Radiology. 2004; 232(3):815–822

[55] Maffione AM, Marzola MC, Capirci C, Colletti PM, Rubello D. Value of (18)F-FDG PET for predicting response to neoadjuvant therapy in rectal cancer:

systematic review and meta-analysis. AJR Am J Roentgenol. 2015; 204(6):1261–1268

[56] Delbeke D, Vitola JV, Sandler MP, et al. Staging recurrent metastatic colorectal carcinoma with PET. J Nucl Med. 1997; 38(8):1196–1201

[57] Sahani DV, Kalva SP, Fischman AJ, et al. Detection of liver metastases from adenocarcinoma of the colon and pancreas: comparison of mangafodipir trisodium-enhanced liver MRI and whole-body FDG PET. AJR Am J Roentgenol. 2005; 185 (1):239–246

[58] Rappeport ED, Loft A, Berthelsen AK, et al. Contrast-enhanced FDG PET/CT vs. SPIO-enhanced MRI vs. FDG PET vs. CT in patients with liver metastases from colorectal cancer: a prospective study with intraoperative confirmation. Acta Radiol. 2007; 48(4):369–378

[59] Tanaka T, Kawai Y, Kanai M, Taki Y, Nakamoto Y, Takabayashi A. Usefulness of FDG-positron emission tomography in diagnosing peritoneal recurrence of colorectal cancer. Am J Surg. 2002; 184(5):433–436

[60] Valk PE, Abella-Columna E, Haseman MK, et al. Whole-body PET imaging with [18F] fluorodeoxyglucose in management of recurrent colorectal cancer. Arch Surg. 1999; 134(5):503–511, discussion 511–513

[61] Willkomm P, Bender H, Bangard M, Decker P, Grünwald F, Biersack HJ. FDG PET and immunoscintigraphy with 99mTclabeled antibody fragments for detection of the recurrence of colorectal carcinoma. J Nucl Med. 2000; 41(10):1657–1663

[62] Selzner M, Hany TF, Wildbrett P, McCormack L, Kadry Z, Clavien PA. Does the novel PET/CT imaging modality impact on the treatment of patients with metastatic colorectal cancer of the liver? Ann Surg. 2004; 240(6):1027–1034, discussion 1035–1036

[63] Maas M, Rutten IJ, Nelemans PJ, et al. What is the most accurate whole-body imaging modality for assessment of local and distant recurrent disease in colorectal cancer? A meta-analysis:imaging for recurrent colorectal cancer. Eur J Nucl Med Mol Imaging. 2011; 38(8):1560–1571

[64] Riedl CC, Akhurst T, Larson S, et al. 18F-FDG PET scanning correlates with tissue markers of poor prognosis and predicts mortality for patients after liver resection for colorectal metastases. J Nucl Med. 2007; 48(5):771–775

[65] Lubezky N, Metser U, Geva R, et al. The role and limitations of 18-fluoro-2-deoxy-D-glucose positron emission tomography (FDG PET) scan and computerized tomography (CT) in restaging patients with hepatic colorectal metastases following neoadjuvant chemotherapy: comparison with operative and pathological findings. J Gastrointest Surg. 2007; 11(4):472–478

[66] Dos Anjos DA, Habr-Gama A, Vailati BB, et al.

(18)F-FDG uptake by rectal cancer is similar in mucinous and nonmucinous histological subtypes. Ann Nucl Med. 2016; 30(8):513–517

[67] Kostakoglu L, Goldsmith SJ. 18F-FDG PET evaluation of the response to therapy for lymphoma and for breast, lung, and colorectal carcinoma. J Nucl Med. 2003; 44(2):224–239

[68] Xia Q, Liu J, Wu C, et al. Prognostic significance of (18) FDG PET/CT in colorectal cancer patients with liver metastases: a meta-analysis. Cancer Imaging. 2015; 15:19

[69] de Geus-Oei LF, Ruers TJ, Punt CJ, Leer JW, Corstens FH, Oyen WJ. FDG PET in colorectal cancer. Cancer Imaging. 2006; 6:S71–S81

[70] Findlay M, Young H, Cunningham D, et al. Noninvasive monitoring of tumor metabolism using fluorodeoxyglucose and positron emission tomography in colorectal cancer liver metastases: correlation with tumor response to fluorouracil. J Clin Oncol. 1996; 14(3):700–708

[71] Tan MC, Linehan DC, Hawkins WG, Siegel BA, Strasberg SM. Chemotherapy-induced normalization of FDG uptake by colorectal liver metastases does not usually indicate complete pathologic response. J Gastrointest Surg. 2007; 11(9):1112–1119

[72] de Geus-Oei LF, Wiering B, Krabbe PF, Ruers TJ, Punt CJ, Oyen WJ. FDG PET for prediction of survival of patients with metastatic colorectal carcinoma. Ann Oncol. 2006; 17(11):1650–1655

[73] Chen W, Zhuang H, Cheng G, Torigian DA, Alavi A. Comparison of FDG PET, MRI and CT for post radiofrequency ablation evaluation of hepatic tumors. Ann Nucl Med. 2013; 27(1): 58–64

[74] Cornelis F, Sotirchos V, Violari E, et al. 18F-FDG PET/CT is an immediate imaging biomarker of treatment success after liver metastasis ablation. J Nucl Med. 2016; 57(7):1052–1057

[75] Sahin DA, Agcaoglu O, Chretien C, Siperstein A, Berber E. The utility of PET/CT in the management of patients with colorectal liver metastases undergoing laparascopic radiofrequency thermal ablation. Ann Surg Oncol. 2012; 19(3):850–855

[76] Samim M, Molenaar IQ, Seesing MF, et al. The diagnostic performance of 18F-FDG PET/CT, CT and MRI in the treatment evaluation of ablation therapy for colorectal liver metastases: A systematic review and meta-analysis. Surg Oncol. 2017; 26 (1):37–45

[77] Bienert M, McCook B, Carr BI, et al. 90Y microsphere treatment of unresectable liver metastases: changes in 18F-FDG uptake and tumour size on PET/CT. Eur J Nucl Med Mol Imaging. 2005; 32(7):778–787

[78] Antoch G, Vogt FM, Veit P, et al. Assessment of liver tissue after radiofrequency ablation: findings with different imaging procedures. J Nucl Med. 2005; 46(3):520–525

[79] Purandare NC, Rangarajan V, Shah SA, et al. Therapeutic response to radiofrequency ablation of neoplastic lesions: FDG PET/CT findings. Radiographics. 2011; 31(1):201–213

[80] Sainani NI, Gervais DA, Mueller PR, Arellano RS. Imaging after percutaneous radiofrequency ablation of hepatic tumors: part 1, normal findings. AJR Am J Roentgenol. 2013; 200(1): 184–193

[81] Vandenbroucke F, Vandemeulebroucke J, Ilsen B, et al. Predictive value of pattern classification 24 hours after radiofrequency ablation of liver metastases on CT and positron emission tomography/CT. J Vasc Interv Radiol. 2014; 25(8): 1240–1249

[82] Zheng JH, Chang ZH, Han CB, et al. Detection of residual tumor following radiofrequency ablation of liver metastases using 18F-FDG PET/PET-CT: a systematic review and metaanalysis. Nucl Med Commun. 2014; 35(4):339–346

[83] Cascini GL, Avallone A, Delrio P, et al. 18F-FDG PET is an early predictor of pathologic tumor response to preoperative radiochemotherapy in locally advanced rectal cancer. J Nucl Med. 2006; 47(8):1241–1248

[84] Li C, Lan X, Yuan H, Feng H, Xia X, Zhang Y. 18F-FDG PET predicts pathological response to preoperative chemoradiotherapy in patients with primary rectal cancer: a meta-analysis. Ann Nucl Med. 2014; 28(5):436–446

[85] Schneider DA, Akhurst TJ, Ngan SY, et al. Relative value of restaging MRI, CT, and FDG PET scan after preoperative chemoradiation for rectal cancer. Dis Colon Rectum. 2016; 59(3):179–186

[86] Li YL, Wu LM, Chen XX, Delproposto Z, Hu JN, Xu JR. Is diffusion- weighted MRI superior to FDG PET or FDG PET/CT in evaluating and predicting pathological response to preoperative neoadjuvant therapy in patients with rectal cancer? J Dig Dis. 2014; 15(10):525–537

[87] Ippolito D, Fior D, Trattenero C, et al. Combined value of apparent diffusion coefficient-standardized uptake value max in evaluation of post-treated locally advanced rectal cancer. World J Radiol. 2015; 7(12):509–520

[88] Song I, Kim SH, Lee SJ, Choi JY, Kim MJ, Rhim H. Value of diffusion-weighted imaging in the detection of viable tumour after neoadjuvant chemoradiation therapy in patients with locally advanced rectal cancer: comparison with T2 weighted and PET/CT imaging. Br J Radiol. 2012; 85(1013):577–586

[89] Zhang C, Tong J, Sun X, Liu J, Wang Y, Huang G. 18F-FDG PET evaluation of treatment response to neo-adjuvant therapy in patients with locally advanced rectal cancer: a meta-analysis. Int J Cancer. 2012; 131(11):2604–2611

[90] Memon S, Lynch AC, Akhurst T, et al. Systematic review of FDG PET prediction of complete pathological response and survival in rectal cancer. Ann Surg Oncol. 2014; 21(11): 3598–3607

第 26 章 肌肉骨骼肿瘤

26.1 区分良性和恶性肿瘤

在已知的骨骼或软组织病变中，PET 在确定病变是良性还是恶性以及对恶性病变进行分级方面具有一定的价值。此外，PET 用于其他适应证时偶然发现骨或软组织病变。当与常规成像（CI）模式相关联时，病变中的 FDG 摄取程度有助于鉴别诊断。

26.2 良性和恶性骨肿瘤

恶性骨肿瘤比良性骨肿瘤更倾向于摄取 FDG，但这主要适用于组织学上相似的肿瘤（如软骨样肿瘤），可能不适用于比较在组织学上不同的肿瘤。良性侵袭性病变，如巨细胞瘤，其摄取 FDG 的程度可能与恶性肿瘤相似，但不比高分级恶性肿瘤 FDG 摄取程度高。许多高 FDG 摄取的良性肿瘤含有大量的组织细胞或巨细胞[1]。

1. **低摄取**。低摄取水平表明骨病变可能是良性的（但浆细胞瘤和低分级软骨肉瘤有假阴性结果）。

2. **高摄取**。高摄取水平的特异性较低。高摄取的病灶更可能代表恶性肿瘤（原发性或转移性），不过高摄取也可见于大量良性病变（见误区部分）。

3. **软骨肉瘤与内生软骨瘤**[2]

   a）软骨肉瘤（图26.1）摄取通常比其他肉瘤少，但多于内生软骨瘤。

   b）PET 不能区分良性肿瘤和Ⅰ级软骨肉瘤。

   c）Ⅱ级和Ⅲ级软骨肉瘤的糖代谢高于低分级软骨肿瘤。

   • SUV 临界值为 2.3 有助于区分Ⅱ级和Ⅲ级软骨肉瘤和低分级肿瘤。

4. **软骨肉瘤与骨软骨瘤**[3]。有限的数据表明，SUV 临界值为 2.0 可以区分良性和恶性骨软骨瘤[3]。

26.2.1 准确性

PET 和 PET/CT 用于鉴别原发性骨肉瘤与良性病变（meta 分析）[4]：灵敏度为 96%，特异性为 79%。

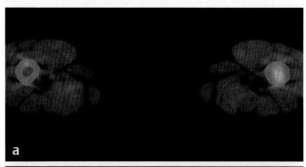

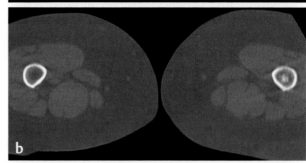

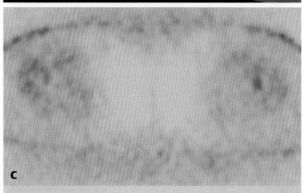

图26.1 软骨肉瘤。（a）轴位 PET/CT 扫描显示左股骨低分级软骨肉瘤的摄取。由于 CT（b）显示该部位存在致密的软骨样基质，因此应回顾非衰减校正图像（c），可确定看到的活性不是伪影所致，然而，这不太可能是软骨样基质中表减度增加导致的伪活性的增加

26.2.2　要点

1. 一般来说，恶性骨病变比良性骨病变具有更高的FDG摄取。
2. 转移瘤的摄取量最高，通常比原发性恶性骨病变高[5]。
3. 良性骨肿瘤可以有大量的FDG积聚（ > 2.0 SUV ）：
　　　　尤其适用于组织细胞或含有巨细胞的病变（图26.2）。
4. 肿瘤内FDG摄取的不均匀性与恶性肿瘤相关[6]。

26.2.3　误区

1. **假阴性**[7,8]。低分级软骨肉瘤、骨肉瘤、Ewing肉瘤、浆细胞瘤和黏液样肿瘤。
2. **假阳性**[1,9,10]。巨细胞瘤、软骨母细胞瘤、纤维性结构不良（图26.3）、结节病、朗格汉斯（Langerhans）细胞组织细胞增生症、非骨化纤维瘤、成骨细胞瘤、骨样骨瘤、动脉瘤性骨囊肿、Paget病（活性；图26.4）、内生软骨瘤、软骨黏液样纤维瘤、促结缔组织增生性纤维瘤、褐色肿瘤（治疗前）、纤维骨缺损、骨髓炎、骨梗死和急性或亚急性骨折。

26.2.4　良性和恶性软组织肿瘤

1. **低摄取**。低FDG摄取在区分良性和恶性软组织肿瘤中的价值有限，因为它可能是非恶性病变或低分级肉瘤。
2. **高摄取**。高摄取更有意义，因为它通常表明是中或高分级恶性肿瘤。虽然一些良性病变可以有很高的摄取，但放射学检查相关联往往可以区分这些病变与肉瘤。
3. **脂肪肉瘤与脂肪瘤**。有限的数据表明SUV临界值0.81可以区分脂肪肉瘤（图26.5）和脂肪瘤[11]。

26.2.5　准确性

PET和PET/CT（meta分析）[12]：灵敏度为96%，特异性为77%。

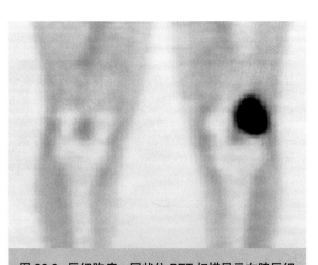

图26.2　巨细胞瘤。冠状位PET扫描显示左膝巨细胞瘤摄取强烈（SUV10.8）。这是典型的巨细胞瘤累及干骺端及关节面。许多良性骨肿瘤可有高水平的FDG摄取（图片提供者：Janet Eary医学博士，Seattle，WA）

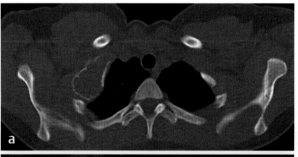
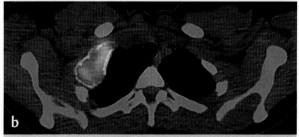

图26.3　骨纤维结构不良。（a）轴位CT图像显示一名28岁无癌症史的男性右肋骨膨胀性病变。（b）轴位PET/CT扫描显示肋骨病变有中度FDG摄取，SUV$_{max}$为4.0。切除后诊断为骨纤维性结构不良

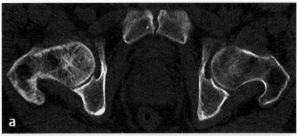

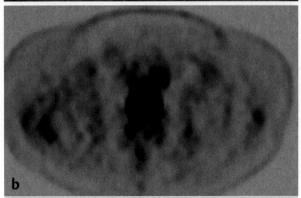

图 26.4　Paget 病。（a）轴位 CT 扫描显示皮质和小梁增厚，与 Paget 病的混合期一致。Paget 病中的 FDG 摄取是可变的，在轴位 PET 扫描（b）中，摄取仅在 CT 异常的一部分（转子）中被发现

26.2.6　要点／误区

1. **肿瘤分级**。FDG 摄取与肿瘤分级相关[13]。

   a）SUV ≥ 1.6 或 SUV_peak /SUV_肝脏 大于 2.4[14] 提示为高分级肿瘤。然而，FDG 摄取的程度不能可靠地提示复发时的高分级肉瘤[14]。

   b）SUV ＜ 1.6 的病变通常为低分级或良性。

2. **良性病变**。良性软组织病变通常没有明显的 FDG 摄取[15]。

   a）脂肪瘤和血管瘤的摄取最低。

   b）假阳性。肌腱鞘巨细胞瘤、肉瘤、硬纤维瘤和神经鞘瘤的摄取较高。冬眠瘤的摄取类似脂肪肉瘤（图 26.6）[16]。

   c）假阴性。恶性黏液样病变和分化良好的脂肪肉瘤具有较低的 FDG 摄取[17]。

3. **延迟成像**。延迟成像有助于区分良性肿瘤和恶性肿瘤，因为恶性病变在延迟成像时摄取增加。

   a）良性病变早期达到最大摄取（30 分钟），高分级恶性病变晚期达到最大摄取（4

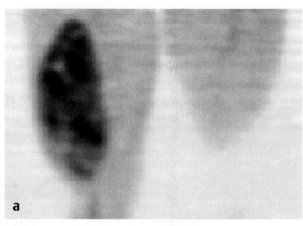

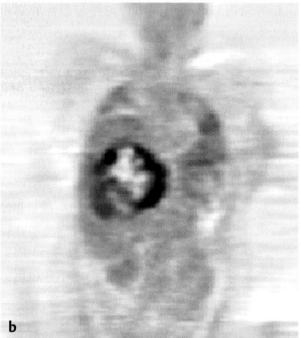

图 26.5　脂肪肉瘤。冠状位 PET 扫描显示大腿（a）和腹部（b）脂肪肉瘤有 FDG 摄取。腹部脂肪肉瘤呈不均匀性，SUV 为 11.7，预后不良。鉴于摄取的不均匀性，PET 扫描将有助于指导活检。大腿脂肪肉瘤的 SUV 值低得多，为 2.7，预后良好。然而，有一定程度的不均匀性提示黏液样变性，预后较单一的 SUV 肿瘤差。（图片提供者：Janet Eary 医学博士，Seattle，WA）

小时）[18]。

26.3　已知肌肉骨骼肿瘤的评估

　　PET 对骨性和软组织恶性肿瘤的评估都有价值。其主要用途如下。

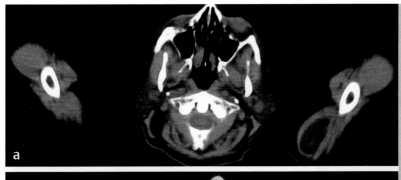
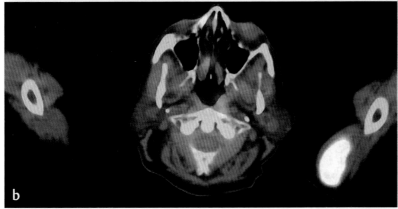

图 26.6　冬眠瘤。有子宫癌病史的 80 岁女性患者。轴位 CT（a）和 PET/CT（b）扫描显示左侧三角肌中存在 FDG 亲和含脂肪病变，稳定 2 年以上。临床诊断为冬眠瘤。分化良好的脂肪肉瘤应当作为鉴别诊断，特别是当没有以前的比较（图片提供者：Gang Cheng 医学博士，Philadelphia，PA）

a）分期。

b）引导活检。

c）检测复发。

d）治疗反应。

e）肿瘤分级。

26.3.1　骨肉瘤和软组织肉瘤[19,20]

PET 的主要应用是指导活检、治疗监测和诊断局部复发。

1. **分期**。PET 对骨肉瘤的分期具有一定的价值（图 26.7）。

   a）在骨肉瘤骨转移的检测中，PET/CT 比骨扫描更灵敏、更准确[21-23]。

   b）在骨肉瘤肺转移中，PET 不能替代 CT[24]。虽然 PET/CT 比 CT 对肺转移的检测灵敏度低（84% 比 94%），但 PET/CT 的特异性稍高（79% 比 71%）[23]，可以区分转移和良性病变[23]。

2. **肿瘤分级**

   a）在已知的肉瘤中，高 SUV 与高组织肿瘤分级（图 26.5）和肿瘤坏死相关[1]。在高分级肉瘤的亚群中，诊断时 FDG 摄取程度（基线 SUV_{max}）是患者预后的不利预测因子[25]。

   b）良性病变的摄取水平有时与肉瘤相当。

3. **引导不均匀性肿瘤的活检**（图 26.5）。结合 CT 或 MRI 是有用的，与 MRI 相比，PET 可能具有额外的价值，因为 MRI 上信号不均匀的部位不一定与最高的代谢活性相关，高代谢活性部位的活检具有最高的诊断率[26]。

4. **治疗监测**

   a）PET 可预测术前新辅助化疗后的肿瘤反应和最终结果（图 26.8）[19]。在一项 meta 分析中[27]，治疗后 SUV ≤ 2.5，SUV 减少 50% 或更多对于预测新辅助化疗的组织学反应具有价值。SUV ≤ 2.5 具有较好的预测性，灵敏度为 73%，特异性为 86%。在一份报告中[28]，PET 在骨肉瘤患者的反应评估方面优于 MRI。

   b）PET 在监测骨肉瘤治疗方面可能优于骨闪烁扫描[29]。

   c）骨肉瘤与 Ewing 肉瘤。对于骨肉瘤和 Ewing 肉瘤，FDG PET 对新辅助治疗的反应应是不同的。在一份报告中[30]，代谢肿瘤体积减少 50% 与骨肉瘤患者的良好组织学

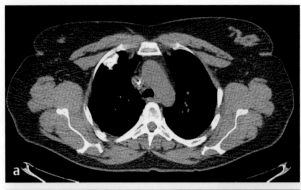

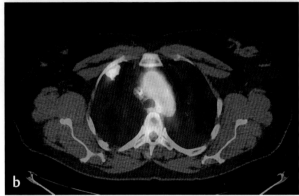

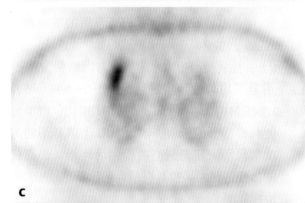

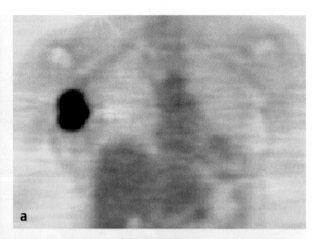

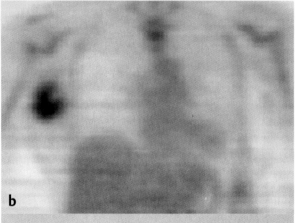

图 26.8 肉瘤对治疗的反应。冠状位 PET 扫描显示右腋窝软组织肉瘤治疗前（a）和治疗后（b）的治疗反应（图片提供者：Janet Eary Seattle 医学博士，WA）

图 26.7 骨肉瘤肺转移。（a）骨肉瘤患者的 CT 扫描显示右肺上叶钙化。（b）轴位 PET/CT 扫描显示病灶内摄取与转移一致。在这种情况下，重要的是回顾非衰减校正图像（c），以确定摄取不是继发于病变密度增加的伪影。虽然 PET 可以检测骨肉瘤的肺转移，但 CT 对此更为灵敏

反应有关，而 Ewing 肉瘤患者代谢肿瘤体积减少 90% 才能预示良好的组织学反应。

5. **局部复发的诊断**（图 26.9）。PET/CT 比 CT 或 MRI 能更准确地检测骨肉瘤患者的局部复发，因为 CT 和 MRI 难以区分治疗后组织变化、纤维化与局部复发[25]。在一项 meta 分析中[4]，检测所有骨肉瘤复发的总灵敏度和特异性分别为 92% 和 93%。

6. **预后**。肉瘤中 FDG 的摄取与生存呈负相关，与疾病进展呈正相关[31]。在一项关于骨和软组织肉瘤患者的研究的 meta 分析中[32]，化疗前 SUV、化疗后 SUV、SUV 比率、总病变糖酵解和代谢肿瘤体积对无疾病进展和总生存具有预后意义。总病变糖酵解具有最高的危险率，化疗前 SUV 也与较高的转移率和局部复发显著相关。

准确性／与其他成像方式的比较

初始分期

在 97% 的患者中，PET/CT 和常规成像（CI）联合诊断可获得正确的 N 分期，而在 93% 的患者中，可获得正确的 M 分期[33]。准确性明显高于单独进行 PET 检查。

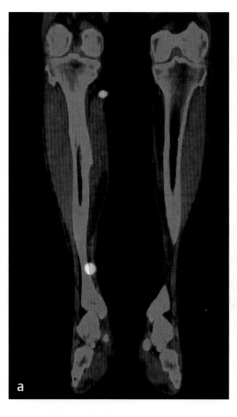
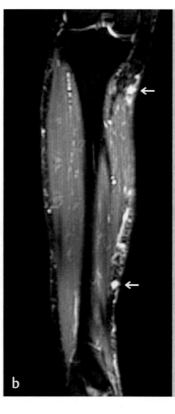

图 26.9　复发性肉瘤。（a）冠状位 PET/CT 扫描显示右小腿内侧软组织中继发于复发性肉瘤的两个局灶性摄取病灶。（b）同一患者冠状位短 tau 反转恢复（STIR）MRI 显示两个对应于 FDG 摄取的高信号病灶（箭头所示）

肿瘤复发

1. CI 。对于软组织和骨转移的检测，PET 较 CI 略占优势（表 26.1）[34]。

表 26.1　PET 与 CI 检测复发性肉瘤在软组织和骨转移中的灵敏度和特异性比较

	灵敏度（%）	特异性（%）
PET	96	81
CI	100	56

2. MRI。PET 可用于评估 MRI 不能明确的潜在复发[35]。

　　a）当金属假体伪影限制了 MRI 的使用时，PET 扫描很有价值。

　　b）PET 对全身远处转移部位的评估优于 MRI。

3. 甲氧基异丁基异腈。PET 比甲氧基异丁基异腈更为准确（表 26.2）[36]。

表 26.2　PET 与甲氧基异丁基异腈对复发性肉瘤的灵敏度和特异性比较

	灵敏度（%）	特异性（%）
PET	98	90
甲氧基异丁基异腈	82	80

误区

1. **肺转移**。CT 有疑似发现而 PET 扫描阴性时并不能排除肺部转移，因为对于 < 1 cm 的肺部转移灶 PET 扫描为阴性[37]。

2. **截肢后评估**[38]：

　　a）弥漫性摄取：截肢 18 个月后肢体残端依然可见弥漫性摄取增加。

　　b）局灶性摄取：在压力所致的皮肤破裂部位可观察到局灶性摄取。因不伴皮肤破裂的局灶性摄取通常提示复发，故其临床相关性重要。

3. **治疗反应**[15]。完全反应病变有时会出现周边 FDG 摄取，与含有炎症组织的假性纤维囊有关。

26.3.2　Ewing 肉瘤

　　PET/CT 扫描可用于 Ewing 肉瘤患者的分期、再分期及治疗反应评估。

预后

治疗前 SUV_{max} 可预测 Ewing 肉瘤患者的总生存。一项研究发现[39]，$SUV_{max} > 5.8$ 的患者总生存较差。

复发

一项 meta 分析中[4]，PET/CT 对检测骨肉瘤复发的总体灵敏度和特异性分别为 92% 和 93%。在一份报告中[40]，PET/CT 检测骨骼 Ewing 肉瘤复发的灵敏度为 95%，特异性为 87%。在另一项报告中[23]，PET/CT 在 Ewing 肉瘤患者随访中的表现优于初始分期。此外，与骨肉瘤相比，PET/CT 对 Ewing 肉瘤的随访诊断价值更高。这与已知的复发转移模式一致：骨肉瘤转移主要发生于肺部，Ewing 肉瘤主要发生于肺和骨。

治疗反应

FDG PET 对于骨肉瘤和 Ewing 肉瘤接受新辅助疗法的反应各不相同。在一项报告中[30]，骨肉瘤患者的肿瘤代谢体积减少 50% 可产生对总体生存有利的组织学反应，而 Ewing 肉瘤患者必须减少 90% 方可达到有利的组织学反应。

准确性／与其他成像方式的比较

1. **PET 和 PET/CT**（meta 分析）[41]：灵敏度为 96%，特异性为 92%。
2. **骨转移**。一项前瞻性多中心研究发现[42]，PET 对骨转移的检测比常规成像（骨扫描、CT 和 MRI）更为灵敏。然而，在一项研究中发现[43]，当骨转移灶出现硬化时，骨扫描检测到了骨转移灶，而 PET/CT 却未检测到。作者建议初始分期使用 FDG PET/CT。如果骨性病变是溶骨性的则无须进行骨扫描，而成骨性骨病变的患者应进行额外的骨扫描。
3. **肺转移**。PET 对肺转移的灵敏度低于 CT[42,44]，但 PET 特异性更高[23]，且能够区分良性病变和转移灶[45]。
4. **淋巴结转移**。对于淋巴结转移 PET 比 CT 更灵敏[42]。

26.3.3 多发性骨髓瘤

PET 可用于评估疾病初始的严重程度和治疗反应。而对于非分泌性骨髓瘤、乳酸脱氢酶升高、无本 – 周蛋白、疑似髓外浆细胞瘤或其他快速复发的患者，PET/CT 则尤其有效[46]。PET 对那些移植后的患者同样有效，这些患者为非分泌性者，但病灶仍存在 FDG 摄取[47]。

未明单克隆丙种球蛋白病和冒烟型多发性骨髓瘤

未明单克隆丙种球蛋白病（MGUS）患者通常没有 FDG 摄取的增加。如 FDG PET 阴性，则预示 MGUS 稳定[48]。此外，大多数低水平冒烟型多发性骨髓瘤（SMM）患者的 FDG 摄取并未增加[49]。国际骨髓瘤工作组（IMWG）建议，所有疑似 SMM 的患者均应进行 PET/CT、低剂量全身 CT 或 MRI 检查。IMWG 标准[50]指出，通过 PET/CT 或 CT 发现一个或多个 5 mm 大小的溶骨性骨破坏，即符合多发性骨髓瘤骨病的标准。然而，在 IMWG 标准中，在没有潜在溶骨性骨破坏的情况下，仅 FDG 摄取增加不足以明确诊断。但在一项研究发现[51]，有 SMM 和局灶性 FDG 摄取而无溶骨性病变的患者中，有 58% 的可能性在 2 年内发生多发性骨髓瘤，而 PET 阴性患者则为 33%。

预后

基线 FDG 阳性与预后不良相关（无事件生存和总体生存）。在一项当前最大的比较骨扫描、MRI 与 PET 的研究中[52]，存在 3 个以上 FDG 摄取病灶是预后不良相关的主要独立参数，髓外疾病和高 SUV（> 4.2）也具有独立的阴性预测值[53]。

治疗反应

PET/CT 有助于评估治疗反应。与 CT 或 MRI 相比，PET 的优势在于可区分新陈代谢活性和非活性溶骨性病变（图 26.10）。通过 CT 或 X 线摄片确定的继发于多发性骨髓瘤（MM）的溶骨性病变很少能完全治愈。由于骨髓信号异常可能需要数周至数年的时间才能消失，因此 MRI 反应延迟。而且 MRI 在区分现存疾病和骨重塑方面的特异性

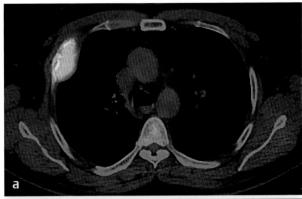

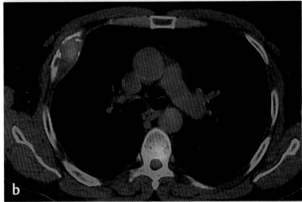

图26.10　多发性骨髓瘤的治疗反应。（a）轴位PET/CT扫描显示继发于骨髓瘤的膨胀性肋骨病变大量摄取。（b）治疗后随访的轴位PET/CT扫描显示FDG的摄取显著下降，而CT表现上变化很小

也较低[54]。鉴于其他大量阳性结果，IMWG共识声明指出[55]，在这种情况下，PET/CT对治疗随访价值更高，不建议应用MRI。在一项研究中发现[56]，在对治疗有反应的患者中，约2/3的患者在PET/CT上表现正常化的时间较MRI更短。PET/CT在80%的患者中检测到了复发，而MRI仅为50%。目前，有关治疗反应的数据主要源于符合移植条件的患者。在接受诱导治疗和自体干细胞移植（ASCT）的患者中，基线FDG阳性和治疗后持续阳性与总生存期和无进展生存期缩短相关[53]，治疗后PET阴性提示预后良好。ASCT后FDG PET扫描完全正常化与无进展生存期和总生存期改善相关[57]。即使在达到常规定义的完全缓解的患者当中，ASCT后PET/CT仍然具有对病情进展和死亡风险的预测意义[51]。在一项分析中[58]，PET CT在明确ASCT后缓解状态的总体准确率为74%，而MRI仅为52%。

病理性骨折

一项针对骨髓瘤患者的研究[59]发现，SUV > 3.2可区分陈旧和新发病理性骨折，而SUV > 3.5联合MRI发现弥漫性或多灶性椎体受累可预测即将发生骨折。

准确性/与其他成像方式的比较

1. PET和PET/CT（meta分析）[60]
    a）髓内病变：灵敏度为61%，特异性为94%。
    b）髓外病变：灵敏度为96%，特异性为78%。
2. X线摄片：有7项研究评估了PET与X线摄片之间的一致性[61]。其中有6项研究表明，PET可识别出更多的溶骨性病变（图26.11）。应用PET/CT可避免骨骼检查。但因PET/CT、CT和MRI在检测颅骨和肋骨病变方面有局限性，一些学者建议对这些部位应进行额外的X线摄片检查[62]。
    a）PET可识别髓外病变。
    b）PET无法检测颅骨更多的溶骨性病变，可能因颅脑FDG高摄取所致。
3. MRI：在5项评估PET与MRI一致性的研究中[61]，有4项研究发现PET不如MRI，尤其是针对脊柱和骨盆弥漫性骨髓浸润的检测（图26.12）。但对于不在MRI视野中的髓外疾病以及肋骨和阑尾病变，PET/CT检测更为灵敏。
4. 髓外疾病：髓外骨髓瘤疾病与疾病进展和预后不良有关。它可以影响任何器官和系统，且成像特征通常无特异性。PET/CT在识别髓外疾病方面比其他成像方式更为灵敏（图26.12），在MRI诊断为孤立性浆细胞瘤的患者中，有将近30%出现了髓外病变[63]。
5. 甲氧基异丁基异腈：对于甲氧基异丁基异腈和PET哪个可识别出更多病灶，研究数据相互矛盾[64,65]。在一项系统评价中，甲氧基异丁基异腈和FDG PET在灵敏度或特异性上均无显著的统计学差异[66]。
    a）相比PET，甲氧基异丁基异腈摄取与骨髓

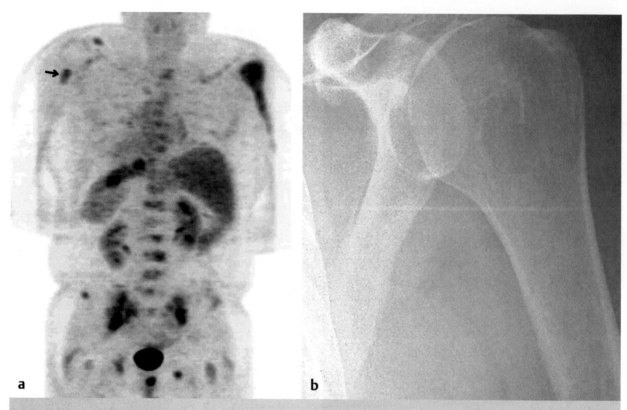

图 26.11 多发性骨髓瘤：PET 与平片。（a）一位多发性骨髓瘤患者冠状位 PET 扫描（后投影）显示多发性骨病变。尽管在 PET 上可见左肱骨干近端病变（箭头所示），但相应的 X 线摄片（b）为阴性

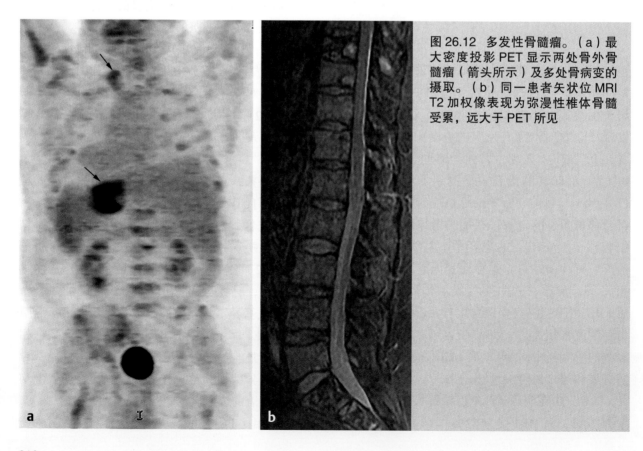

图 26.12 多发性骨髓瘤。（a）最大密度投影 PET 显示两处骨外骨髓瘤（箭头所示）及多处骨病变的摄取。（b）同一患者矢状位 MRI T2 加权像表现为弥漫性椎体骨髓受累，远大于 PET 所见

浸润程度的相关性更好。

b）FDG 摄取与活动性疾病进展相关。

误区

1. 将 PET/CT 作为骨髓瘤的唯一成像方法，会漏诊一些小的溶骨性病变，并可能漏诊弥漫性脊柱受累[67]。在新诊断为多发性骨髓瘤的患者当中，24％的 FDG PET 扫描结果为阴性[57]。在诊断脊柱浸润性疾病方面，MRI 可能优于 PET/CT[68]。

2. 当存在弥散性骨髓活性时 PET 检查受限，因为 PET 很难区分广泛的病变与活性正常的骨髓。

3. 10 天内服用大剂量类固醇可导致假阴性结果[54]。

4. 尽管复发性患者存在活性疾病，但仍有 25％的 FDG PET 结果为阴性[57]。

（李百强　方惠娴　王骏　李慧君　孙涛　徐明）

参考文献

[1] Costelloe CM, Chuang HH, Madewell JE. FDG PET/CT of primary bone tumors. AJR Am J Roentgenol. 2014; 202(6): W521–W531

[2] Lee FY, Yu J, Chang SS, Fawwaz R, Parisien MV. Diagnostic value and limitations of fluorine-18 fluorodeoxyglucose positron emission tomography for cartilaginous tumors of bone. J Bone Joint Surg Am. 2004; 86-A(12):2677–2685

[3] Feldman F, Vanheertum R, Saxena C. 18Fluorodeoxyglucose positron emission tomography evaluation of benign versus malignant osteochondromas: preliminary observations. J Comput Assist Tomogr. 2006; 30(5):858–864

[4] Liu F, Zhang Q, Zhu D, et al. Performance of positron emission tomography and positron emission tomography/computed tomography using fluorine-18-fluorodeoxyglucose for the diagnosis, staging, and recurrence assessment of bone sarcoma: a systematic review and meta-analysis. Medicine (Baltimore). 2015; 94(36):e1462

[5] Watanabe H, Shinozaki T, Yanagawa T, et al. Glucose metabolic analysis of musculoskeletal tumours using 18fluorine-FDG PET as an aid to preoperative planning. J Bone Joint Surg Br. 2000; 82(5):760–767

[6] Nakajo M, Nakajo M, Jinguji M, et al. The value of intratumoral heterogeneity of (18)F-FDG uptake to differentiate between primary benign and malignant musculoskeletal tumours on PET/CT. Br J Radiol. 2015; 88(1055):20150552

[7] Schulte M, Brecht-Krauss D, Heymer B, et al. Grading of tumors and tumorlike lesions of bone: evaluation by FDG PET. J Nucl Med. 2000; 41(10):1695–1701

[8] Hicks RJ, Toner GC, Choong PF. Clinical applications of molecular imaging in sarcoma evaluation. Cancer Imaging. 2005; 5: 66–72

[9] Aoki J, Watanabe H, Shinozaki T, et al. FDG PET of primary benign and malignant bone tumors: standardized uptake value in 52 lesions. Radiology. 2001; 219(3):774–777

[10] Goodin GS, Shulkin BL, Kaufman RA, McCarville MB. PET/CT characterization of fibroosseous defects in children: 18F-FDG uptake can mimic metastatic disease. AJR Am J Roentgenol. 2006; 187(4):1124–1128

[11] Suzuki R, Watanabe H, Yanagawa T, et al. PET evaluation of fatty tumors in the extremity: possibility of using the standardized uptake value (SUV) to differentiate benign tumors from liposarcoma. Ann Nucl Med. 2005; 19(8):661–670

[12] Etchebehere EC, Hobbs BP, Milton DR, et al. Assessing the role of 18F-FDG PET and 18F-FDG PET/CT in the diagnosis of soft tissue musculoskeletal malignancies: a systematic review and meta-analysis. Eur J Nucl Med Mol Imaging. 2016; 43(5): 860–870

[13] Adler LP, Blair HF, Makley JT, et al. Noninvasive grading of musculoskeletal tumors using PET. J Nucl Med. 1991; 32(8): 1508–1512

[14] Fendler WP, Chalkidis RP, Ilhan H, et al. Evaluation of several FDG PET parameters for prediction of soft tissue tumour grade at primary diagnosis and recurrence. Eur Radiol. 2015; 25(8):2214–2221

[15] Aoki J, Endo K, Watanabe H, et al. FDG PET for evaluating musculoskeletal tumors: a review. J Orthop Sci. 2003; 8(3): 435–441

[16] Lin D, Jacobs M, Percy T, Dowdy Y, Mantil J. High 2-deoxy-2 [F-18]fluoro-D-glucose uptake on positron emission tomography in hibernoma originally thought to be myxoid liposarcoma. Mol Imaging Biol. 2005; 7(3):201–202

[17] Nose H, Otsuka H, Otomi Y, et al. Correlations between F-18 FDG PET/CT and pathological findings in soft tissue lesions. J Med Invest. 2013; 60(3–4):184–190

[18] Lodge MA, Lucas JD, Marsden PK, Cronin BF, O'Doherty MJ, Smith MA. A PET study of 18FDG uptake in soft tissue masses. Eur J Nucl Med. 1999; 26(1):22–30

[19] Brenner W, Bohuslavizki KH, Eary JF. PET imaging

of osteosarcoma. J Nucl Med. 2003; 44(6):930–942

[20] Jadvar H, Gamie S, Ramanna L, Conti PS. Musculoskeletal system. Semin Nucl Med. 2004; 34(4):254–261

[21] Byun BH, Kong CB, Lim I, et al. Comparison of (18)F-FDG PET/CT and (99 m)Tc-MDP bone scintigraphy for detection of bone metastasis in osteosarcoma. Skeletal Radiol. 2013; 42 (12):1673–1681

[22] Hurley C, McCarville MB, Shulkin BL, et al. Comparison of (18) F-FDG PET-CT and bone scintigraphy for evaluation of osseous metastases in newly diagnosed and recurrent osteosarcoma. Pediatr Blood Cancer. 2016; 63(8):1381–1386

[23] Quartuccio N, Treglia G, Salsano M, et al. The role of fluorine-18-Fluorodeoxyglucose positron emission tomography in staging and restaging of patients with osteosarcoma. Radiol Oncol. 2013; 47(2):97–102

[24] Franzius C, Daldrup-Link HE, Sciuk J, et al. FDG PET for detection of pulmonary metastases from malignant primary bone tumors: comparison with spiral CT. Ann Oncol. 2001; 12(4): 479–486

[25] Schuetze SM. Utility of positron emission tomography in sarcomas. Curr Opin Oncol. 2006; 18(4):369–373

[26] Becher S, Oskouei S. PET imaging in sarcoma. Orthop Clin North Am. 2015; 46(3):409–415, xi

[27] Hongtao L, Hui Z, Bingshun W, et al. 18F-FDG positron emission tomography for the assessment of histological response to neoadjuvant chemotherapy in osteosarcomas: a metaanalysis. Surg Oncol. 2012; 21(4):e165–e170

[28] Denecke T, Hundsdörfer P, Misch D, et al. Assessment of histological response of paediatric bone sarcomas using FDG PET in comparison to morphological volume measurement and standardized MRI parameters. Eur J Nucl Med Mol Imaging. 2010; 37(10):1842–1853

[29] Franzius C, Sciuk J, Brinkschmidt C, Jürgens H, Schober O. Evaluation of chemotherapy response in primary bone tumors with F-18 FDG positron emission tomography compared with histologically assessed tumor necrosis. Clin Nucl Med. 2000; 25(11):874–881

[30] Gaston LL, Di Bella C, Slavin J, Hicks RJ, Choong PF. 18F-FDG PET response to neoadjuvant chemotherapy for Ewing sarcoma and osteosarcoma are different. Skeletal Radiol. 2011; 40 (8):1007–1015

[31] Eary JF, O'Sullivan F, Powitan Y, et al. Sarcoma tumor FDG uptake measured by PET and patient outcome: a retrospective analysis. Eur J Nucl Med Mol Imaging. 2002; 29(9):1149–1154

[32] Li YJ, Dai YL, Cheng YS, Zhang WB, Tu CQ. Positron emission tomography (18)F-fluorodeoxyglucose uptake and prognosis in patients with bone and soft tissue sarcoma: A meta-analysis. Eur J Surg Oncol. 2016; 42(8):1103–1114

[33] Tateishi U, Yamaguchi U, Seki K, Terauchi T, Arai Y, Kim EE. Bone and soft-tissue sarcoma: preoperative staging with fluorine 18 fluorodeoxyglucose PET/CT and conventional imaging. Radiology. 2007; 245(3):839–847

[34] Franzius C, Daldrup-Link HE, Wagner-Bohn A, et al. FDG PET for detection of recurrences from malignant primary bone tumors: comparison with conventional imaging. Ann Oncol. 2002; 13(1):157–160

[35] Bredella MA, Caputo GR, Steinbach LS. Value of FDG positron emission tomography in conjunction with MR imaging for evaluating therapy response in patients with musculoskeletal sarcomas. AJR Am J Roentgenol. 2002; 179(5):1145–1150

[36] Garcia R, Kim EE, Wong FC, et al. Comparison of fluorine-18-FDG PET and technetium-99m-MIBI SPECT in evaluation of musculoskeletal sarcomas. J Nucl Med. 1996; 37(9):1476–1479

[37] Iagaru A, Chawla S, Menendez L, Conti PS. 18F-FDG PET and PET/CT for detection of pulmonary metastases from musculoskeletal sarcomas. Nucl Med Commun. 2006; 27(10):795–802

[38] Mulligan ME, Badros AZ. PET/CT and MR imaging in myeloma. Skeletal Radiol. 2007; 36(1):5–16

[39] Hwang JP, Lim I, Kong CB, et al. Prognostic value of SUV_{max} measured by pretreatment fluorine-18 fluorodeoxyglucose positron emission tomography/ computed tomography in patients with Ewing sarcoma. PLoS One. 2016; 11(4):e0153281

[40] Sharma P, Khangembam BC, Suman KC, et al. Diagnostic accuracy of 18F-FDG PET/CT for detecting recurrence in patients with primary skeletal Ewing sarcoma. Eur J Nucl Med Mol Imaging. 2013; 40(7):1036–1043

[41] Treglia G, Salsano M, Stefanelli A, Mattoli MV, Giordano A, Bonomo L. Diagnostic accuracy of 18F-FDG PET and PET/CT in patients with Ewing sarcoma family tumours: a systematic review and a meta-analysis. Skeletal Radiol. 2012; 41(3): 249–256

[42] Völker T, Denecke T, Steffen I, et al. Positron emission tomography for staging of pediatric sarcoma patients: results of a prospective multicenter trial. J Clin Oncol. 2007; 25(34): 5435–5441

[43] Ulaner GA, Magnan H, Healey JH, Weber WA, Meyers PA. Is methylene diphosphonate bone scan necessary for initial staging of Ewing sarcoma if 18F-FDG PET/CT is performed? AJR Am J Roentgenol. 2014; 202(4):859–867

[44] Györke T, Zajic T, Lange A, et al. Impact of FDG PET for staging of Ewing sarcomas and primitive neuroectodermal tumours. Nucl Med Commun.

2006; 27(1):17–24

[45] Cistaro A, Lopci E, Gastaldo L, Fania P, Brach Del Prever A, Fagioli F. The role of 18F-FDG PET/CT in the metabolic characterization of lung nodules in pediatric patients with bone sarcoma. Pediatr Blood Cancer. 2012; 59(7):1206–1210

[46] Dimopoulos M, Kyle R, Fermand JP, et al. International Myeloma Workshop Consensus Panel 3. Consensus recommendations for standard investigative workup: report of the International Myeloma Workshop Consensus Panel 3. Blood. 2011; 117(18):4701–4705

[47] Hain SF, O'Doherty MJ, Lucas JD, Smith MA. Fluorodeoxyglucose PET in the evaluation of amputations for soft tissue sarcoma. Nucl Med Commun. 1999; 20(9):845–848

[48] Mihailovic J, Goldsmith SJ. Multiple myeloma: 18F-FDG PET/CT and diagnostic imaging. Semin Nucl Med. 2015; 45(1):16–31

[49] Dammacco F, Rubini G, Ferrari C, Vacca A, Racanelli V. 18F-FDG PET/CT: a review of diagnostic and prognostic features in multiple myeloma and related disorders. Clin Exp Med. 2015; 15(1):1–18

[50] Rajkumar SV, Dimopoulos MA, Palumbo A, et al. International Myeloma Working Group updated criteria for the diagnosis of multiple myeloma. Lancet Oncol. 2014; 15(12):e538–e548

[51] Zamagni E, Nanni C, Gay F, et al. 18F-FDG PET/CT focal, but not osteolytic, lesions predict the progression of smoldering myeloma to active disease. Leukemia. 2016; 30(2):417–422

[52] Bartel TB, Haessler J, Brown TL, et al. F18 fluorodeoxyglucose positron emission tomography in the context of other imaging techniques and prognostic factors in multiple myeloma. Blood. 2009; 114(10):2068–2076

[53] Caers J, Withofs N, Hillengass J, et al. The role of positron emission tomography-computed tomography and magnetic resonance imaging in diagnosis and follow up of multiple myeloma. Haematologica. 2014; 99(4):629–637

[54] Mesguich C, Fardanesh R, Tanenbaum L, Chari A, Jagannath S, Kostakoglu L. State of the art imaging of multiple myeloma: comparative review of FDG PET/CT imaging in various clinical settings. Eur J Radiol. 2014; 83(12):2203–2223

[55] Dimopoulos MA, Hillengass J, Usmani S, et al. Role of magnetic resonance imaging in the management of patients with multiple myeloma: a consensus statement. J Clin Oncol. 2015; 33(6):657–664

[56] Spinnato P, Bazzocchi A, Brioli A, et al. Contrast enhanced MRI and 18F-FDG PET-CT in the assessment of multiple myeloma: a comparison of results in different phases of the disease. Eur J Radiol. 2012; 81(12):4013–4018

[57] de Waal EG, Glaudemans AW, Schröder CP, Vellenga E, Slart RH. Nuclear medicine imaging of multiple myeloma, particularly in the relapsed setting. Eur J Nucl Med Mol Imaging. 2017; 44(2):332–341

[58] Derlin T, Peldschus K, Münster S, et al. Comparative diagnostic performance of 18F-FDG PET/CT versus whole-body MRI for determination of remission status in multiple myeloma after stem cell transplantation. Eur Radiol. 2013; 23(2):570–578

[59] Mulligan M, Chirindel A, Karchevsky M. Characterizing and predicting pathologic spine fractures in myeloma patients with FDG PET/CT and MR imaging. Cancer Invest. 2011; 29 (5):370–376

[60] Lu YY, Chen JH, LinWY, et al. FDG PET or PET/CT for detecting intramedullary and extramedullary lesions in multiple myeloma: a systematic review and meta-analysis. Clin Nucl Med. 2012; 37(9):833–837

[61] van Lammeren-Venema D, Regelink JC, Riphagen II, Zweegman S, Hoekstra OS, Zijlstra JM. 18F-fluoro-deoxyglucose positron emission tomography in assessment of myeloma-related bone disease: a systematic review. Cancer. 2012; 118 (8):1971–1981

[62] Regelink JC, Minnema MC, Terpos E, et al. Comparison of modern and conventional imaging techniques in establishing multiple myeloma-related bone disease: a systematic review. Br J Haematol. 2013; 162(1):50–61

[63] Dimopoulos M, Terpos E, Comenzo RL, et al. IMWG. International myeloma working group consensus statement and guidelines regarding the current role of imaging techniques in the diagnosis and monitoring of multiple myeloma. Leukemia. 2009; 23(9):1545–1556

[64] Hung GU, Tsai CC, Tsai SC, Lin WY. Comparison of Tc-99m sestamibi and F-18 FDG PET in the assessment of multiple myeloma. Anticancer Res. 2005; 25 6C:4737–4741

[65] Mileshkin L, Blum R, Seymour JF, Patrikeos A, Hicks RJ, Prince HM. A comparison of fluorine-18 fluoro-deoxyglucose PET and technetium-99m sestamibi in assessing patients with multiple myeloma. Eur J Haematol. 2004; 72(1):32–37

[66] Weng WW, Dong MJ, Zhang J, et al. A systematic review of MRI, scintigraphy, FDG PET and PET/CT for diagnosis of multiple myeloma related bone disease–which is best? Asian Pac J Cancer Prev. 2014; 15(22):9879–9884

[67] Breyer RJ, III, Mulligan ME, Smith SE, Line BR, Badros AZ. Comparison of imaging with FDG PET/CT with other imaging modalities in myeloma. Skeletal Radiol. 2006; 35(9):632–640

[68] Nanni C, Zamagni E, Farsad M, et al. Role of 18F-FDG PET/CT in the assessment of bone involvement in newly diagnosed multiple myeloma: preliminary results. Eur J Nucl Med Mol Imaging. 2006; 33(5):525–531

第 27 章 ^{18}F-氟化钠 PET/CT 在骨骼中的应用

27.1 引言

1. ^{18}F- 氟化钠（^{18}F–NaF）是一种骨骼高度敏感的 PET 放射性示踪剂，其摄取反映了血流和骨骼的重塑状态。低流速时首过清除率约为 100%，高流速时降至 50% 以下[1–3]。

2. ^{18}F–NaF 由回旋加速器产生，其半衰期约为 110 分钟[2,4]。

3. ^{18}F–NaF PET/CT 优于 ^{99m}Tc 亚甲基二膦酸（MDP）骨扫描，具有更高的灵敏度、准确性和空间分辨率，改善了骨骼与背景的比率和半定量潜力[3,5]。

4. 其定位到骨骼的机制归因于 ^{18}F–NaF 可化学吸附在新骨形成部位的羟基磷灰石结构上[6]。

5. 患者需要充分补充水分，以通过肾脏快速排泄放射性药物，并限制放射线的暴露、改善图像质量。成像前应排空膀胱。患者无须禁食，可服用所有常规药物[1]。

6. 在骨病变评估中使用 ^{18}F–NaF PET/CT 更具吸引力的几个特征：与骨闪烁显像相比，它具有更高的灵敏度和准确性，且两者总放射剂量相近，对骨骼和软组织结构的区分度更好，可量化。目前，PET/CT 扫描仪的可用性迅速增加，成像过程更短，利于患者降低健康保健系统成本，能够同时显示囊性病变和溶解性病变（图 27.1）[1,7–9]。

27.2 适应证 [1,9]

27.2.1 恶性骨病

1. 初步诊断 / 分期、定位以及确定骨转移性疾病的程度（见图 27.2）。

2. 复发性疾病的再分期和评估。

3. 评估对放射治疗、全身化疗或联合治疗的反应。

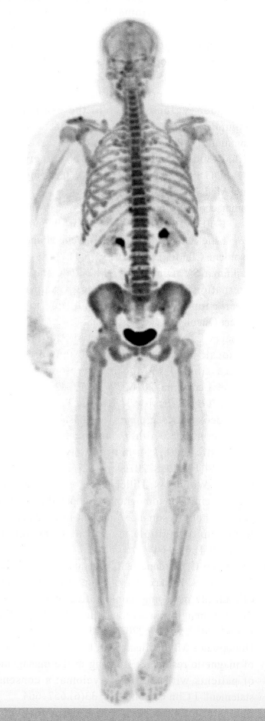

图 27.1 ^{18}F–NaF PET。最大密度投影（MIP）显示生理性 ^{18}F–NaF 的分布，骨骼中对称的放射性示踪剂摄取，并具有优质的骨骼 / 软组织对比

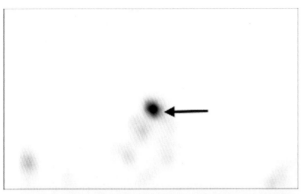

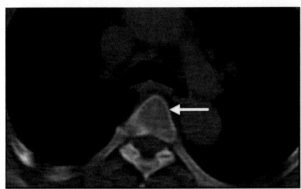

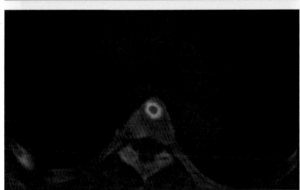

图 27.2　乳腺癌患者的 ^{18}F-NaF PET/CT。胸椎的横断位视图（上图：PET；中图：CT；下图：融合 PET/CT）。在 ^{18}F-NaF PET（上图，箭头所示）上示踪剂的摄取明显增加，提示骨转移，而 CT 上仅有轻微的成骨性改变（中图，箭头所示），强调了功能成像对早期骨转移检测的影响

准确性 / 与其他成像模式的比较

1. 总体 ^{18}F-NaF PET/CT：灵敏度为 96%，特异性为 93%[10]。

2. 总体 ^{18}F-FDG PET/CT：灵敏度为 67%，特异性为 96%[10]。

3. 总体 ^{99m}Tc MDP 骨闪烁显像：灵敏度为 88%，特异性为 93%[10]。

4. ^{18}F-NaF PET/CT 是一种灵敏且特异的检测骨转移的方法，尤其是从前列腺癌、乳腺癌和

肺癌转移到骨的转移病灶[1,11-14]。

5. ^{18}F-NaF PET/CT 是一种准确地区分良、恶性病变的方法[11]。

6. ^{18}F-NaF PET/CT 可比 ^{99m}Tc-MDP 全身骨闪烁显像更早地检测到骨转移[15]。

7. 与常规成像相比，[18]F-NaF PET/CT 在较低的前列腺特异性抗原（PSA）水平下检测到隐匿性骨转移具有作用[16]。

8. 有必要进行更多研究以明确 ^{18}F-NaF PET/CT 在评估原发性骨病中的作用[11]。

9. [18]F- 氟胆碱（[18]F -FCH）PET/CT：在前列腺癌骨转移检测中的灵敏度为 79%，特异性为 97%[17]；在前列腺癌脊柱转移中灵敏度为 91%，特异性为 87%[18]。

10. ^{18}F-NaF 和 ^{18}F-FCH PET/CT 用于评估前列腺癌的骨转移的准确性无显著性差异（86% 比 85%）。但后者是检测骨髓转移瘤的首选方法[19]。

11. 对于未行 ^{18}F-FCH 和 ^{18}F-FDG 检查而 CT 上有明显成骨性病变的患者，建议采用 ^{18}F-NaF 等骨示踪剂进行相应的 PET/CT 检查（图 27.3）[19]。

12. [68]Ga- 前列腺特异性膜抗原（[68]Ga-PSMA）PET/CT：灵敏度为 99% ~ 100%；前列腺癌骨转移检测的特异性为 88% ~ 100%[20]。

13. ^{18}F-NaF PET/CT 在骨转移方面的检测也优于 MRI 和 CT。

　　a）[18]F-NaF PET/CT：灵敏度为 96%，特异性为 93%[10]。

　　b）MRI：灵敏度为 95%，特异性为 90%[21]。

　　c）CT：灵敏度为 74%，特异性为 56%[21]。

误区

1. 亲示踪剂性骨良性病变，如退行性变、椎间关节病、近期创伤和骨折，包括关节炎和骨髓炎在内的炎症过程以及 Paget 病均可能被误认为转移灶（假阳性）[5,22]。具有形态相关和解剖定位的专用 CT 可提高特异性（图 27.4）。

2. 与退化性病变相比，[18]F-NaF PET/CT 在去势难治性前列腺癌骨转移的 SUV_{max} 似乎更高。但尚缺乏用以区分良、恶性病变的明确的

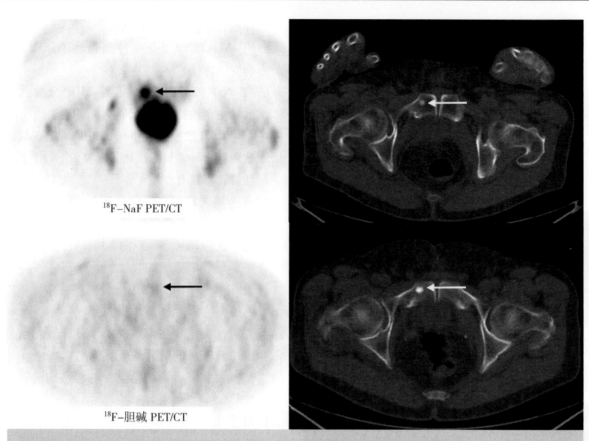

¹⁸F–NaF PET/CT

¹⁸F–胆碱 PET/CT

图 27.3 一例前列腺癌根治性前列腺切除术和辅助放射治疗后（初始 PSA：0.25 ng／ml）生化复发患者，间隔 1 周的 ¹⁸F–NaF PET/CT（上图箭头所示）和 ¹⁸F–胆碱 PET/CT（下图箭头所示）（Gleason 评分：7 分；PSA：5.6 ng/ml）。¹⁸F–NaF PET 显示右耻骨上局部示踪剂摄取增加，对应于 CT 上的成骨性病变（上图箭头所示），提示骨转移。¹⁸F–胆碱 PET 显示右耻骨上的成骨性病变并无摄取（下图箭头所示），可能因其对密集的成骨性病变的灵敏度有限（如 HU > 800）

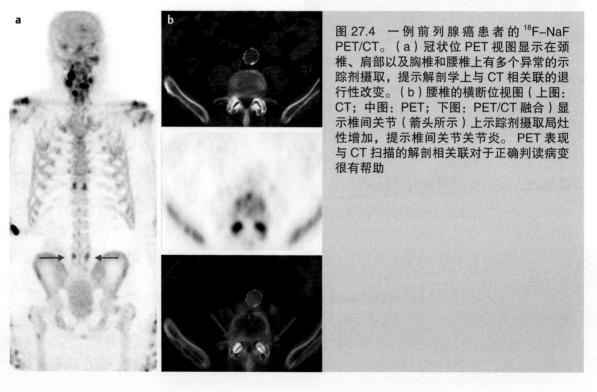

图 27.4 一例前列腺癌患者的 ¹⁸F–NaF PET/CT。（a）冠状位 PET 视图显示在颈椎、肩部以及胸椎和腰椎上有多个异常的示踪剂摄取，提示解剖学上与 CT 相关联的退行性改变。（b）腰椎的横断位视图（上图：CT；中图：PET；下图：PET/CT 融合）显示椎间关节（箭头所示）上示踪剂摄取局灶性增加，提示椎间关节关节炎。PET 表现与 CT 扫描的解剖相关联对于正确判读病变很有帮助

SUV 临界值[23,24]。

3. 对小的纯溶骨性病变的灵敏度有限（假阴性）[5]。

4. 与 [99mTc-MDP] 一样，[18F-NaF] PET/CT 仅显示骨转移的间接证据，因为只有当红骨髓中卵巢癌细胞的数量多到引起骨骼重塑时才发生晚期事件[1,12-14]。

5. 前面提及事件的发生机制和过程也可以解释为何 [99mTc-MDP]、[18F-NaF] 浓集的局部骨病灶，在活性癌细胞消失后持续存在很长时间，制造了依然存在活性的转移性疾病的假象[1,12-14]。

27.2.2 治疗反应性评估

准确性 / 与其他成像方式的比较

1. [18F-NaF] PET/CT 在评估不同癌症的骨转移方面表现出色，优于常规的 [99mTc-MDP] 骨闪烁显像[22]。

2. [18F-NaF] PET/CT 对于有进行性骨转移证据患者的治疗监测作用影响较大（图 27.5）[22]。

3. 约 40％ 的骨转移性疾病患者因监测改变了治疗方案[22]。

4. [18F-NaF] PET/CT 对骨转移患者有预测价值[15]。

5. 总生存与随访 [18F-NaF] PET/CT 图像上的原发

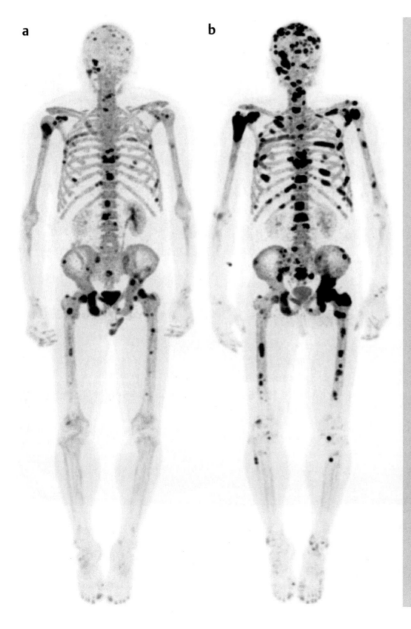

图 27.5　[18F-NaF] PET/CT 对前列腺癌患者的治疗监测。[18F-NaF] PET/CT 检查早期发现多处骨转移（a）。治疗 4 周后的 [18F-NaF] PET/CT 检查显示疾病明显进展（b）

性骨病变数目和 SUV 的变化显著相关（图 27.6）。仍需要进一步的前瞻性研究[15]。

要点／误区

1. 在化疗过程中，利用粒细胞集落刺激因子（G-CSF）抑制骨髓可导致 ^{18}F-FDG 或 ^{18}F-FCH 的假阳性摄取，但 ^{18}F-NaF 不会，这对使用 G-CSF 的患者而言是个福音[25]。

2. 用双膦酸盐治疗会影响 ^{99m}Tc-MDP 骨闪烁显像的可读性，尽管 ^{18}F-NaF 的摄取减少[25]，但不会降低 ^{18}F-NaF PET/CT 的可读性。

3. ^{18}F-NaF PET/CT 能够监测治疗反应；但在乳腺癌或前列腺癌对激素治疗产生良好反应后，判读应注意到"闪烁现象"[25]。它通常出现于治疗开始后不久（7～10 天），可持续长达 6 个月以上[21]。

4. ^{18}F-NaF PET/CT 显示的是骨组织的变化，而不是癌细胞的积累，这是"与生俱来"的出错根源。它限制了早期小骨（骨髓）转移的检测，当活性癌细胞早已消失时，与可能出现持久的骨转移假象[1,14]。

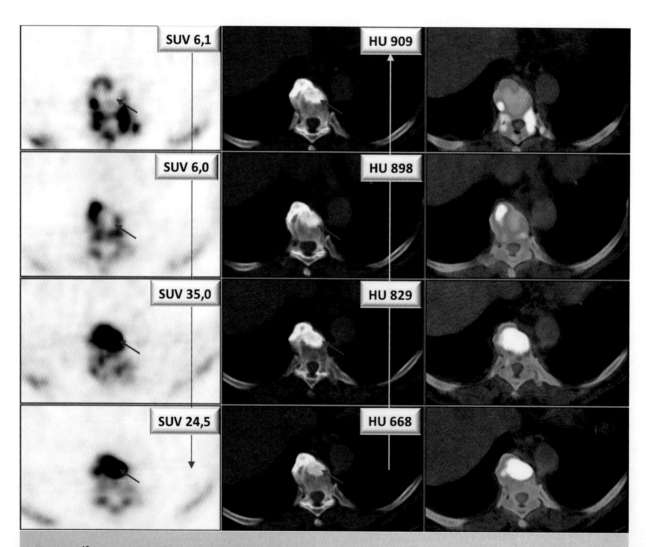

图 27.6 ^{18}F-NaF PET/CT 对前列腺癌患者的治疗监测。 胸椎上可见 ^{18}F-NaF 摄取明显增加，对应于 CT 上的成骨性病变（下图，箭头所示），提示骨转移。治疗后，病情明显改善，伴随着 ^{18}F-NaF PET 示踪剂强度降低（左上方图）。 然而，PET 上 ^{18}F-NaF 强度与 CT 上成骨性病变密度之间存在明显的负相关，突出强调了功能成像优于形态学成像在转移性骨病治疗监测中的价值（ HU，豪恩斯菲尔德单位；SUV，标准摄取值）

良性骨病[26]

1. 代谢性骨病

a）甲状旁腺功能亢进：用于检测骨转换增加、不完全骨折及评估棕色肿瘤扩展的一种非常灵敏的方法。

b）肾性骨营养不良：区分高转换及低转换病变。

c）骨质疏松症：可发现不完全性骨折。

2. 炎症和风湿性骨疾病

关节炎：[18]F-NaF PET/CT 优于骨闪烁显像，灵敏度分别为80%和47%。

3. 创伤：[18]F-NaF PET/CT 对发现各种类型的骨折（如隐匿性骨折、不完全性骨折和病理性骨折）高度灵敏。放射性示踪剂在受伤后3小时内聚集在骨折部位[2]。能够比常规X线检查更早发现肋骨和脊柱骨折[27]。

4. 人工关节评估

a）三期骨扫描在评估人工关节松动或感染方面可提供很高的阴性预测值，但其特异性低。

b）在 ^{18}F-NaF PET/CT 上无菌和化脓性关节松动的 SUV_{max} 显著不同。与传统的骨闪烁显像相比，使用这种半定量测量方法可以提高成像的特异性。

c）[18]F-NaF PET/CT 在摄取超过骨 - 植入物界面一半的患者中，对化脓性松动的诊断价值高，灵敏度和特异性分别为95%和98%。

d）[18]F-NaF PET/CT 是一种很有应用前景的区分松动与感染的方法。

5. 良性骨肿瘤

a）MRI 在评估骨样骨瘤方面可能会产生误导。

b）[18]F-NaF PET/CT 可用作全身骨扫描的替代方法，用以检测复杂骨骼中的此类肿瘤，如脊柱、足部和腕部。

c）内生软骨瘤对 ^{18}F-NaF PET/CT 的摄取强烈。建议与CT检查相结合，以防止误诊。

6. 骨移植及其生存能力评估

a）下颌骨坏死：[18]F-NaF 较 ^{18}F-FDG PET/CT 更为灵敏。

b）髋骨坏死：与 MRI 和 SPECT 相比，[18]F-NaF PET/CT 可在髋臼中检测到更多病灶，其摄取可能是疾病进展的预测指标。

c）骨移植：[18]F-NaF PET/CT 是一种很有应用前景的评估正常愈合过程的方法。

7. 退行性关节病（DJD）

a）[18]F-NaF PET/CT 是一种高度灵敏的方法，特别是对于那些骨骼扫描或 X 线摄片价值有限的复杂骨骼（足部和腕部）的 DJD。

b）其特异性不足，可通过 CT 加以改善，以避免过度诊断。

8. 背部疼痛和背部手术失败：[18]F-NaF PET/CT 在以下方面是有用的。

• 背痛来源不明，常规成像尚无定论的患者。

• 发现脊柱手术后持续或反复疼痛的病因。

9. 下颌髁突增生：[18]F-NaF PET/CT 是有效的评估方法。

27.3 应用 ^{18}F-NaF PET/CT 进行儿科骨扫描[28]

1. 该方法用于描述儿童的良性和恶性骨病变。

2. 骨骼检查目前是评估儿童虐待的金标准；然而，[18]F-NaF PET/CT 对骨折检测优于骨骼检查，它具有更高的灵敏度（85%比72%）和特异性（97%比98%）。

3. 是检测肋骨骨折的最佳方式。肋骨骨折是儿童虐待中最常见的骨折，总体灵敏度为92%，而骨骼检查的灵敏度为68%。它能够描绘出在普通的 X 线摄片上很难检测到的肋骨后部骨折。

4. ^{18}F-NaF PET/CT 在检测经典的干骺端病变（儿童虐待中的一系列骨折）时，比常规的 ^{99m}Tc-MDP 骨闪烁显像更加灵敏（67%比35%）。这是儿童虐待中常规骨骼检查优于 PET/CT 的唯一的骨折类型。

27.4 定量 ^{18}F–NaF PET/CT 成像在评估代谢性骨病中的作用 [29]

1. 动态 ^{18}F –NaF PET/CT 提供了一种评估骨代谢的新方法，该方法可测量特定部位（如脊柱和髋部）骨质疏松症的治疗效果。
2. 它与实验室骨标志物相反，实验室骨标志物测量的是整个骨骼对治疗的综合反应。

27.5 小结

作者认为，在不久的将来，^{18}F–NaF PET/CT 将取代传统的 ^{99m}Tc–MDP 全身骨闪烁扫描技术，用以评估多种恶性和良性骨骼系统疾病 [30]。其主要原因在于，在相同的总辐射剂量下 ^{18}F–NaF PET/CT 具有更高的准确性，PET/CT 临床可用性更高，成像时长更短，患者使用更加方便，并可降低医疗保健系统成本。然而，尽管 ^{18}F–NaF PET/CT 与常规骨成像相比具有许多优势，但 ^{18}F–NaF 并不是明确骨转移的理想示踪剂。因此，我们推测其最终在良性疾病的临床应用将比恶性疾病更广。

（李百强　王骏　李慧君　孙涛　徐明　周建国）

参考文献

[1] Basu S, Torigian D, Alavi A. Evolving concept of imaging bone marrow metastasis in the twenty-first century: critical role of FDG PET. Eur J Nucl Med Mol Imaging. 2008; 35(3):465–471

[2] Czernin J, Satyamurthy N, Schiepers C. Molecular mechanisms of bone 18F-NaF deposition. J Nucl Med. 2010; 51(12): 1826–1829

[3] Minamimoto R, Loening A, Jamali M, et al. Prospective comparison of 99mTc-MDP scintigraphy, combined 18F-NaF and 18F-FDG PET/CT, and whole-body MRI in patients with breast and prostate cancer. J Nucl Med. 2015; 56(12):1862–1868

[4] Fogelman I. Skeletal uptake of diphosphonate: a review. Eur J Nucl Med. 1980; 5(6):473–476

[5] Bastawrous S, Bhargava P, Behnia F, Djang DS, Haseley DR. Newer PET application with an old tracer: role of 18F-NaF skeletal PET/CT in oncologic practice. Radiographics. 2014; 34(5):1295–1316

[6] Wong KK, Piert M. Dynamic bone imaging with 99mTc-labeled diphosphonates and 18F-NaF: mechanisms and applications. J Nucl Med. 2013; 54(4):590–599

[7] Araz M, Aras G, Küçük ON. The role of 18F-NaF PET/CT in metastatic bone disease. J Bone Oncol. 2015; 4(3):92–97

[8] Lim R, Fahey FH, Drubach LA, Connolly LP, Treves ST. Early experience with fluorine-18 sodium fluoride bone PET in young patients with back pain. J Pediatr Orthop. 2007; 27(3):277–282

[9] Beheshti M, Mottaghy FM, Payche F, et al. (18) F-NaF PET/CT: EANM procedure guidelines for bone imaging. Eur J Nucl Med Mol Imaging. 2015; 42(11):1767–1777

[10] Iagaru A, Mittra E, Dick DW, Gambhir SS. Prospective evaluation of (99m)Tc MDP scintigraphy, (18)F NaF PET/CT, and (18)F FDG PET/CT for detection of skeletal metastases. Mol Imaging Biol. 2012; 14(2):252–259

[11] Mosci C, Iagaru A. 18F NaF PET/CT in the assessment of malignant bone disease. In: Beheshti M, ed. PET CLINICS. Clinical Utility of 18F NaF PET/CT in Benign and Malignant Disorders. Vol. 7. Philadelphia, PA: Saunders; 2012:263–274

[12] Caglar M, Kupik O, Karabulut E, Høilund-Carlsen PF. Detection of bone metastases in breast cancer patients in the PET/CT era: Do we still need the bone scan? Rev Esp Med Nucl Imagen Mol. 2016; 35(1):3–11

[13] Hildebrandt MG, Gerke O, Baun C, et al. [18F] Fluorodeoxyglucose (FDG)-positron emission tomography (PET)/computed tomography (CT) in suspected recurrent breast cancer: a prospective comparative study of dual-time-point FDG PET/CT, contrast-enhanced CT, and bone scintigraphy. J Clin Oncol. 2016; 34(16):1889–1897

[14] Raynor W, Houshmand S, Gholami S, et al. Evolving role of molecular imaging with (18)F-sodium fluoride PET as a biomarker for calcium metabolism. Curr Osteoporos Rep. 2016; 14(4):115–125

[15] Apolo AB, Lindenberg L, Shih JH, et al. Prospective study evaluating Na18F PET/CT in predicting clinical outcomes and survival in advanced prostate cancer. J Nucl Med. 2016; 57(6): 886–892

[16] Jadvar H, Desai B, Ji L, et al. Prospective evaluation of 18F-NaF and 18F-FDG PET/CT in detection of occult metastatic disease in biochemical recurrence of prostate cancer. Clin Nucl Med. 2012; 37(7):637–643

[17] Beheshti M, Vali R, Waldenberger P, et al. The use of F-18 choline PET in the assessment of bone

metastases in prostate cancer: correlation with morphological changes on CT. Mol Imaging Biol. 2009; 11(6):446–454

[18] Poulsen MH, Petersen H, Høilund-Carlsen PF, et al. Spine metastases in prostate cancer: comparison of technetium-99m-MDP whole-body bone scintigraphy, [(18) F]choline positron emission tomography(PET)/computed tomography (CT) and [(18) F]NaF PET/CT. BJU Int. 2014; 114(6):818–823

[19] Beheshti M, Vali R, Waldenberger P, et al. Detection of bone metastases in patients with prostate cancer by 18F fluorocholine and 18F fluoride PET-CT: a comparative study. Eur J Nucl Med Mol Imaging. 2008; 35(10):1766–1774

[20] Pyka T, Okamoto S, Dahlbender M, et al. Comparison of bone scintigraphy and 68Ga-PSMA PET for skeletal staging in prostate cancer. Eur J Nucl Med Mol Imaging. 2016; 43(12):2114–2121

[21] O'Sullivan GJ, Carty FL, Cronin CG. Imaging of bone metastasis: an update.World J Radiol. 2015; 7(8):202–211

[22] Hillner BE, Siegel BA, Hanna L, Duan F, Quinn B, Shields AF. 18F-fluoride PET used for treatment monitoring of systemic cancer therapy: results from the National Oncologic PET Registry. J Nucl Med. 2015; 56(2):222–228

[23] Muzahir S, Jeraj R, Liu G, et al. Differentiation of metastatic vs degenerative joint disease using semi-quantitative analysis with (18)F-NaF PET/CT in castrate resistant prostate cancer patients. Am J Nucl Med Mol Imaging. 2015; 5(2):162–168

[24] Vali R, Beheshti M, Waldenberger P, Langsteger W. Assessment of malignant and benign bone lesions by static F-18 fluoride PET-CT: additional value of SUV. J Nucl Med. 2008; 49:150

[25] Lecouvet FE, Talbot JN, Messiou C, Bourguet P, Liu Y, de Souza NM, EORTC Imaging Group. Monitoring the response of bone metastases to treatment with magnetic resonance imaging and nuclear medicine techniques: a review and position statement by the European Organisation for Research and Treatment of Cancer imaging group. Eur J Cancer. 2014; 50(15):2519–2531

[26] Strobel K, Vali R. 18F-NaF PET/CT versus conventional bone scanning in the assessment of benign bone disease. In: Beheshti M, ed. PET Clinics. Clinical Utility of 18F NaF PET/CT in Benign and Malignant Disorders. Vol. 7. Philadelphia, PA: Saunders; 2012:249–261

[27] Drubach LA, Johnston PR, Newton AW, Perez-Rossello JM, Grant FD, Kleinman PK. Skeletal trauma in child abuse: detection with 18F-NaF PET. Radiology. 2010; 255(1):173–181

[28] Drubach L. Pediatric bone scanning, clinical indication of 18F-NaF PET/CT. In: Beheshti M, ed. PET Clinics. Clinical Utility of 18F NaF PET/CT in Benign and Malignant Disorders. Vol. 7. Philadelphia, PA: Saunders; 2012:293–301

[29] Blake G, Siddique M, Frost M, Moore A, Fogelman I. Quantitative PET imaging using 18F sodium fluoride in the assessment of metabolic bone disease and the monitoring of their response to therapy. In: Beheshti M, ed. PET Clinics. Clinical Utility of 18F NaF PET/CT in Benign and Malignant Disorders. Vol. 7. Philadelphia, PA: Saunders; 2012:275–291

[30] Langsteger W, Heinisch M, Fogelman I. The role of fluorodeoxyglucose, 18F-dihydroxyphenylalanine, 18F-choline, and 18F-fluoride in bone imaging with emphasis on prostate and breast. Semin Nucl Med. 2006; 36(1):73–92

第 28 章 ^{68}Ga 成像技术

28.1 ^{68}Ga 前列腺特异性膜抗原

28.1.1 引言 [1-5]

1. 前列腺癌（PCa）是男性癌症死亡的第三大主要原因 [1]。

2. 在疾病自然史中可使用不同的成像方法 [1,2]。

3. PET/CT（^{11}C- 胆碱或 ^{18}F- 胆碱）是目前最常用的成像方法 [1]。

4. 胆碱 PET/CT 的主要局限性在于，对淋巴结分期及生化复发（BCR）PSA 低于 1 ng /ml 时的灵敏度低 [2]。

5. 最近研发了新的探针，如 ^{68}Ga-PSMA[3-5]。

在本章中，我们将简要介绍针对前列腺特异性膜抗原（PSMA）的新型分子探针的优点和局限性，该探针似乎是有望在临床广泛应用的最有前途的放射性药物（图 28.1）。

技术方法 [6-9]

1. PSMA 即谷氨酸羧肽酶 Ⅱ（GCP Ⅱ），一种膜结合的金属肽酶，在数种组织中表达。人类 GCP Ⅱ 包含 750 个氨基酸，重约 84 kDa[6]。

2. 在前列腺癌组织中，PSMA 参与了血管生成，因为在实体瘤新生血管附近的基质中发现了 PSMA 表达增加。

3. PSMA 并非特异性表达于前列腺癌，它在许多其他癌组织中都存在过度表达 [7]。

4. PSMA 是肿瘤特异性成像和治疗的理想靶标，它在 90％ 以上的前列腺癌病变中过度表达 [7]。

5. PSMA 因提供了广泛机会而具有广泛的用途：可以用不同的放射性发射器如 γ 发射器（^{99}Tc 或 ^{111}In）、β 发射器如 ^{68}Ga（PSMA-11，PSMA I & T 和 PSMA-617）或 ^{18}F（PSMA-1007，一种从肝胆排泄而不通过泌尿系统排

泄的化合物，显示出很有前景的结果）标记[8]。

6. 出于治疗目的，可使用高能量和长半衰期发射器（例如 ^{177}Lu 或 ^{131}I）或 α 发射器（例如 ^{225}Ac）标记 PSMA[9]。

28.1.2 在前列腺癌自然史中使用 PSMA PET/CT 成像 [10-21]

Ga-PSMA PET/CT 成像的主要适应证是：诊

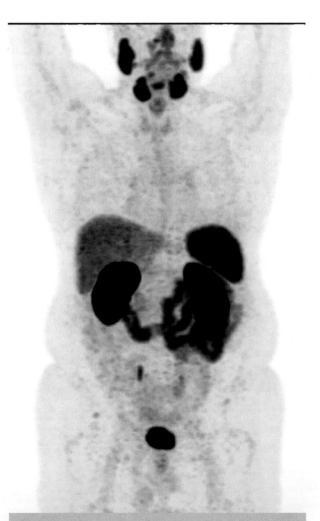

图 28.1 应用 150 MBq（2 MBq/kg）60 分钟后 ^{68}Ga 前列腺特异性膜抗原 11（PSMA-11）的正常生物分布。最大密度投影以突出唾液腺、脾脏、近端小肠和肾脏的大量摄取

断、引导活检、在初次治疗前分期疾病、检测 BCR 的复发部位、针对患者进行个性化治疗及评估治疗反应。

前列腺内诊断和分期

PSMA PET/CT 或 PET / MRI 可引导前列腺癌高风险但首次活检阴性的患者进行后续活检。

1. 在 21 例刚诊断为前列腺癌的患者中，[68]Ga-PSMA PET/CT 的灵敏度仅为 67%，但特异性和准确性分别为 92% 和 72%，阳性预测值（PPV）为 97%，阴性预测值（NPV）为 42%[10]。

2. 在 7 例新诊断为前列腺癌拟行前列腺癌根治术的患者中，单独使用 ^{68}Ga-PSMA PET 和 MRI 可获得相互补充的结果。使用这两种信息来描述前列腺内前列腺癌病灶的范围，灵敏度可达 82%，特异性可达 89%[11]。

3. 在同时进行 ^{68}Ga-PSMA PET / MRI 采集的 53 例患者中，这两种方法提供的信息在统计学上均优于单独的多参数 MRI 和 ^{68}Ga-PSMA PET 成像，可精确定位前列腺内的前列腺癌病灶[12]。

淋巴结分期

^{68}Ga-PSMA PET/CT 或 ^{68}Ga-PSMA PET / MRI 可用于评估淋巴结转移（LNM）高风险患者的淋巴结分期。

1. 使用术前列线图可以对 LNM 的个体风险进行分级[13]。

2. 淋巴结转移风险大于 5%，提示应进行扩大的盆腔淋巴结清扫术（ePLND）。

3. 准确的分期可引导外科医生进行影像引导下的 ePLND 手术，或将已显示远处转移播散的患者排除在手术之外。

4. 在 130 名中危和高危患者中，术前 ^{68}Ga-PSMA PET/CT 评估发现 117/734（15.9%）处淋巴结存在淋巴结转移，灵敏度为 65.9%，特异性为 98.9%，准确度为 88.5%。基于每侧分析，灵敏度、特异性和准确性分别为 68.3%、99.1% 和 95.2%[14]。

5. 在 30 例中危和高危的前列腺癌患者中，

基于患者的 ^{68}Ga-PSMA PET/CT 灵敏度为 64%，特异性为 95%，PPV 为 88%，NPV 为 82%。在基于淋巴结部位的分析中，灵敏度下降至 56%，但特异性高达 98%，PPV 为 90%，NPV 为 94%。[68]Ga-PSMA PET/CT 漏诊淋巴结的平均大小为 2.7 mm[15]。

总之，[68]Ga-PSMA PET/CT 成像在检测小 LNM 时显示出欠佳的灵敏度。为了最大程度地减少这种限制，仅在初次治疗之前，使用 PSMA PET/CT 对表现出高危或极高危的 LNs 或远处转移的患者进行检查。这样可减少假阴性结果，可通过 PSMA PET/CT 增加异常病变位置患者的检出比例，并最终从积极治疗中排除远处多个病变的患者（图 28.2）。

初始治疗后复发

在 BCR 情况下 ^{68}Ga-PSMA PET/CT 的主要应用是重新进行疾病分期。它是当下精确识别复发部位的最佳成像方式，尤其是在 PSA 仍处于相对低水平的 BCR 早期阶段。

1. 精确成像可帮助医生针对患者进行量身定制的挽救治疗。

2. 胆碱 PET/CT 有一定的局限性，在低 PSA 值的情况下灵敏度欠佳[16]。

3. 挽救疗法的最佳时机是 PSA 水平较低时，此时癌症负担较轻，且期待只存在单个或很少（寡转移）的转移灶[17]。

4. 在 248 名复发的前列腺癌患者中（中位 PSA：1.99 ng/ml），整个人群的阳性率为 89.53%。在其他亚组中，PSA 值介于 1 ~ 2 ng / ml 的阳性率为 93.0%；PSA 值介于 0.5 ~ 1 ng / ml 的阳性率为 72.7%；PSA 值介于 0.2 ~ 0.5 ng / ml 的阳性率为 57.9%[18]。

5. 在 70 名患者的队列中（中位 PSA 值为 1.7 ng/ ml），整个人群阳性率为 74.2%。PSA 水平为 0.83 ng / ml，PSA 倍增时间（PSAdt）为 6.5 个月，对于 ^{68}Ga-PSMA PET/CT 扫描结果阳性或阴性的临界值是非常具有价值的预测[19]。

6. 在 131 名前列腺癌患者的队列中（中位 PSA 值为 2.2 ng/ml），作者研究发现 ^{68}Ga-PSMA

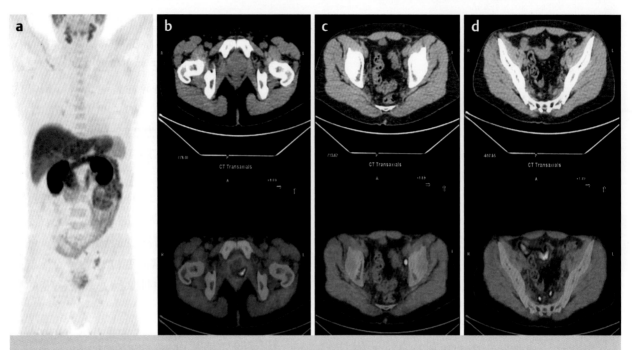

图 28.2　一名 65 岁的前列腺癌患者，存在极高的淋巴结转移风险［Gleason 评分 4 + 4，T3a；前列腺特异性抗原（PSA）21 ng/ml］。^{68}Ga 前列腺特异性膜抗原 11（PSMA-11）PET/CT，给药 140 MBq（2 MBq／kg）后 60 分钟。（a）最大密度投影。（b）融合图像显示前列腺，特别是左叶强摄取 ^{68}Ga-PSMA［最大标准摄取值（SUV$_{max}$）=10］。（c）融合图像显示左髂外淋巴结（LN）强摄取 ^{68}Ga-PSMA。（d）融合图像显示直肠旁淋巴结强摄取 ^{68}Ga-PSMA。依据 ^{68}Ga-PSMA-11 PET/CT，已经进行了扩大的盆腔淋巴结清扫术，包括直肠前和直肠旁淋巴结

PET/CT 的总体阳性率为 75%。在 99/131 位患者（占总人数的 76%）中观察到 ^{68}Ga-PSMA PET/CT 对后续治疗有临床影响。^{68}Ga-PSMA PET/CT 改变了治疗策略，使患者可以进行挽救性放射治疗、挽救性淋巴结清扫术或挽救性局部治疗，也可以采用雄激素去势治疗（ADT）。在所有 34 例寡转移患者中，作者观察到 ^{68}Ga PSMA PET/CT 对临床管理有影响[20]。

7. 在单个机构中接受过 ^{68}Ga-PSMA PET/CT 或 ^{68}Ga-PSMA PET／RM 的 126 例患者中，有 103 名（82%）患者通过 ^{68}Ga-PSMA PET/CT 检测到病变。调查结果显示，有 67 例（53.2%）患者在临床管理策略上出现重大变化，而 8 例（6.4%）患者出现微小变化[21]。

总之，^{68}Ga-PSMA PET/CT 可能对患者临床治疗方案产生重大影响，主要是在 BCR 早期阶段，引导以治愈为目的的转移灶导向治疗。但应该更深入地研究，诸如 PET 扫描时的 PSA 值、PSA 动力学、复发时间（TTR）和研究时的 ADT 给药等参数对 PSMA PET/CT 检测率的影响，因为它们可能以更高的准确性给患者带来更好的选择（图 28.3）。

Ga-PSMA 结论

无论是对已分期还是再分期的前列腺癌来说，已证实 ^{68}Ga-PSMA 放射性药物优于 ^{11}C 或 ^{18}F 胆碱和常规放射学成像。在特定患者人群中，尤其是在复发性前列腺癌患者中，其有助于优化病灶靶向方法，并改善预后，对患者临床管理具有重大影响。

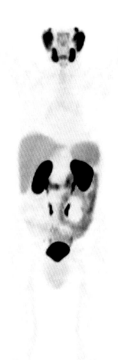

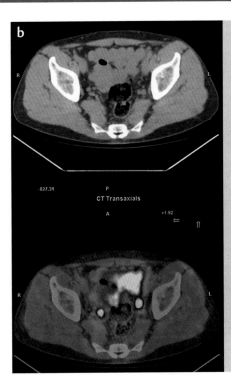

图 28.3 一名 64 岁的前列腺癌患者（Gleason 评分 4 + 4；T3a，PSA 21ng/ml）。该患者在接受根治性手术（根治性前列腺切除术）的初始治疗后 24 个月出现生化复发。在进行 PET 检查时，PSA 为 0.6 ng/ml，PSAdt 为 6 个月。^{68}Ga-PSMA-11 PET/CT，给药 136 MBq（2 MBq/kg）后 60 分钟。(a) 最大密度投影。(b) 融合图像显示在 9mm 大小的右闭孔淋巴结中强摄取 ^{68}Ga PSMA（SUV$_{max}$ = 6）。该患者已进行挽救性淋巴结清扫术

28.2 ^{68}Ga 标记的生长抑素类似物

28.2.1 概述 [22,23]

1. ^{68}Ga 标记的生长抑素类似物包括一组与生长抑素受体（SR）结合的放射性药物 [22]。

2. 当前临床上使用的化合物（DOTA-TATE，DOTA-TOC，DOTA-NOC）对 SR 亚型表现出不同的结合亲和力 [23]：DOTA-TATE 对 SR2 表现出更高的亲和力，而 DOTA-NOC 显示出对更加广泛的 SR 亚型（包括 SR2、SR3 和 SR5）的亲和力。

3. 临床证据表明，与 SR 的亲和力差异并无临床相关性，尽管 SUV$_{max}$ 值不能直接比较，

28.2.2 PET/CT 进行 SR 成像的指征 [22,24-27]

1. ^{68}Ga-SA PET/CT 的主要适应证是对神经内分泌肿瘤（NEN）患者的评估。

2. NEN 包括多种罕见肿瘤（发病率：3 ~ 5 / 100000 / 年）和不均匀性肿瘤 [24]，几乎可以

在每个内部器官中产生，但主要见于胃肠、胰腺和肺支气管系统。尽管有些患者可能出现与激素分泌过多有关的症状，但 NEN 大多没有功能。该疾病的病程受原发部位的影响，国际指南表明须进行特定部位的管理。

3. 按照 WHO 2010 的标准 [25]，依据 ki-67 值和细胞形态将 NEN 分为三个等级（1 ~ 3 级）：高分化 NEN（1 级和 2 级）存在 SR 的高表达。

4. ^{68}Ga-SA PET/CT 纳入 NEN 患者的常规诊断检查中，以进行分期（图 28.4）、再分期、识别未知的原发灶及选择靶治疗（PRRT）[22]。

5. 相对偏弱的证据支持 ^{68}Ga-SA PET/CT 用于评估治疗反应（特定病变的摄取减少可能表明受体数量和病变体积减少，但不排除同时存在不表达 SR 的未分化克隆）[22]。

6. ^{68}Ga-SA PET/CT 在表现出疑似神经内分泌病变中的作用值得商榷，并受疾病预测概率的影响较大。例如，在用于评估 NEN 的各种生化指标（如嗜铬粒蛋白 A）中，应仔细评估可能导致其增加的 NEN 以外的伴随病（如应用泵抑制剂治疗、慢性胃炎）[22]。

7. 在欧洲，^{68}Ga-SA PET/CT 是研究分化良好的

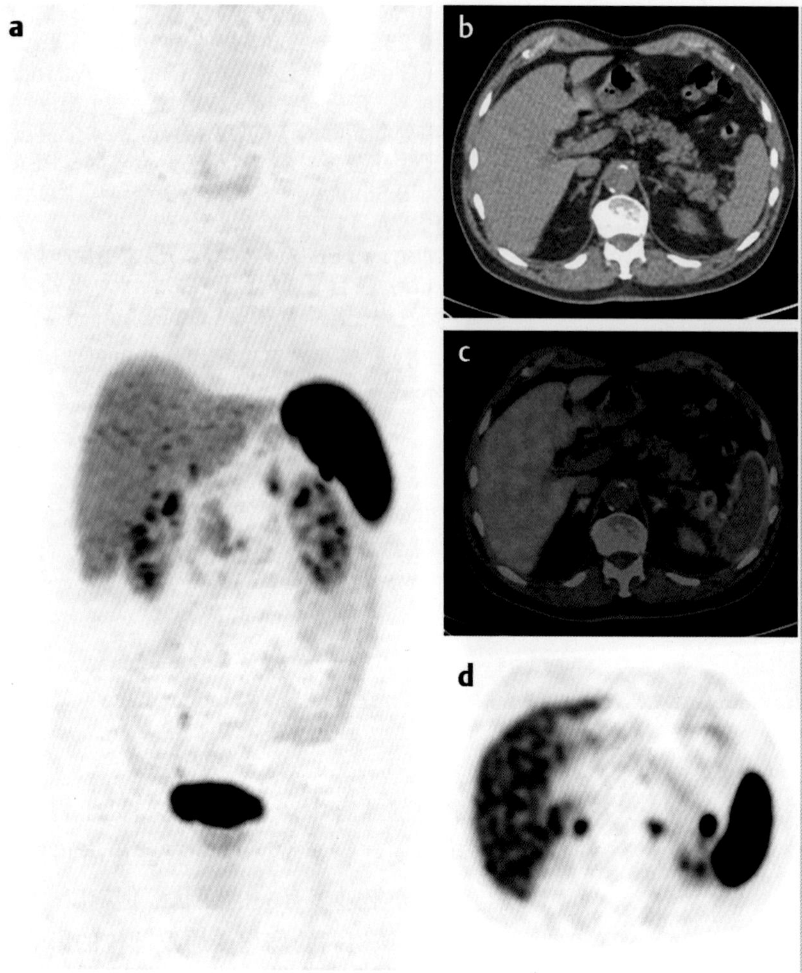

图 28.4 （a ~ d）^{68}Ga-NOC PET/CT 图像，该患者患有胰尾部分化较好的 G1NEN 病变（SUV_{max}=57，对应 SR 高表达）

NEN 功能成像的金标准，它已取代生长抑素受体闪烁显像（SRS），并被纳入欧洲指南[22,26,27]。

8. 在美国，DOTA-TATE 最近已获得美国 FDA 的批准。

28.2.3 ^{68}Ga-SA PET/CT 的准确性／与其他成像模式的比较[22,28-38]

1. 很多研究[22,28-35]指出，^{68}Ga-SA PET/CT 比闪烁显像（也包括 SPECT／CT 采集）和含有代谢性药物的 PET/CT（^{18}F-FDG 或 ^{18}F-DOPA）具有更高的诊断准确性。

2. 最近的一项前瞻性试验中[34]，包含 131 位胃肠道 NEN、胰腺 NEN 和原发灶不详的 NEN 患者，与铟 -111（^{111}In）奥曲肽 SPECT／CT（30.9％）和 CT 或 MRI（45.6％）相比，^{68}Ga-DOTA-TATE 的检出率更高（95.2％）。

3. 尽管当前的欧洲神经内分泌肿瘤学会（ENETS）2016 年指南仍然提出将 SRS 用于 SR 成像[27]，因 ^{68}Ga-SA PET/CT 在全球范围内的可用性和低成本，SRS 将被逐步取代。^{68}Ga-SA PET/CT 的优势是众所周知的（更高的诊断准确性和空间分辨率，可进行半定量分析，更好的生物分布，更低的肠道和肝脏生理吸收，以及更低的总成本）。

4. ^{68}Ga-SA PET/CT（使用 TATE、NOC 或 TOC）对分化良好 NEN 的检测在原发灶和转移灶的总体灵敏度和特异性都很高（＞90％）[29,35]。

5. 一项已发表的病例数最大的研究[32]，包含 728 例患者和 1258 例 PET/CT 扫描，并报道了 TATE 对肿瘤病变检测显示出很高的灵敏度（＞94％）和特异性（＞92％）。

6. 三个 meta 分析报道了 ^{68}Ga-SA PET/CT 对

NEN病变，尤其是高分化形态，检测诊断准确性很高[28,36,37]。Treglia等研究发现[28]：灵敏度为72%～100%，总灵敏度为93%［95%可信区间（CI）：91%～95%］；特异性为67%～100%，总特异性为91%（95% CI：82%～97%）。Geijer等研究发现[36]：灵敏度为70%～100%，总灵敏度为93%（95% CI：91%～94%）；特异性为67%～100%，总特异性为96%（95% CI：95%～98%）。Graham等研究发现[37]：灵敏度为92%（95% CI：85%～96%），特异性为82%（95% CI：69%～90%）。

7. 最近一项meta分析报道，与奥曲肽和常规成像相比，68Ga-DOTA-TATE的诊断准确性更高（灵敏度为：87%～100%，特异性为86%～100%）[38]。

28.2.4　68Ga-SA PET/CT 对临床治疗方案的影响[39-42]

1. 68Ga-SA PET/CT PET/CT数据对临床治疗方案的影响：存在SR阳性病变是采用冷/热（PRRT）SA进行靶向治疗的先决条件。

2. 最近发表的一项系统评价（包括1561名患者的数据）报告指出[39]，在应用68Ga-SA PET/CT（DOTATOC，DOTATATE或DOTANOC）检测后，临床治疗方案总体变化率为44%（范围：16%～71%）。

3. 这与先前较小患者样本的研究报道结果一致[40]。

4. 尽管存在众所周知的技术限制，但68Ga-SA PET/CT SUV_{max}可用作肿瘤分化的间接标志物（高SUV_{max}与较高的SR表达相关，肿瘤等级则更低）：SUV_{max}较高的患者具有更好的预后[41,42]。

28.2.5　68Ga-SA PET/CT 和 18F-FDG 的联合应用：分级、指南和 临床证据[43-48]

1. 尽管通常表现为惰性，但出现亲18F-FDG病变的NEN患者表现出更具侵袭性的临床过程。

2. 在分化程度较好的1级和2级NEN患者中，是否常规将18F-FDG与68Ga-SA PET/CT联合应用尚无共识[43-47]。

3. ENETS 2016指南指出18F-FDG仅在3级（未分化组）中发挥作用。

4. 最近发表的证据[45]支持18F-FDG在分化较好的2级组中具有潜在作用（特别是呈现高ki-67水平或68Ga-SA阴性者），而在1级组中，可用于鉴别临床上疑似更具侵袭性的特定病例。

5. 68Ga-SA PET/CT检测在3级NEN中的临床意义尚不清楚。当前证据表明[48]3级组，包括表现出与2级组更相似临床行为的患者（ki-67 < 50%）及肿瘤极具侵袭性的患者（ki-67 > 50%），18F-FDG大多呈现出阳性结果。考虑到肿瘤的侵袭性，在后一种临床情况下，对SR的检测通常也很低，因此不太可能影响临床管理。

28.2.6　合成和图像采集[22,49]

1. 68Ga-DOTA肽的合成和标记过程非常容易且经济：Ga很容易从市售的68Ge/68Ga发生器中洗脱出来，因此不需要现场回旋加速器。68Ga（半衰期68分钟）呈现89%的正电子和3.2%的可忽略不计的γ射线（1077 keV）。母体放射性核素68Ge的半衰期长（270.8天），可根据需要使用发生器9～12个月，从而使整个过程相对经济。

2. 2010年，欧洲核医学协会（EANM）发布了有关68Ga标记肽PET/CT成像的第一个实用指南[22]。在静脉注射约100 MBq（75～250 MBq）的放射性标记肽（如68Ga-DOTA-NOC，68Ga-DOTA-TOC等）后60分钟，开始采集68Ga-SA PET/CT。注入的放射量取决于每次洗脱的发生器日产量（通常为300～700 MBq），当然也取决于每天扫描的患者数量。

3. 患者是否需要特定准备并无绝对指标。

4. 是否需要停止 SA 治疗仍有争议。甚至有报道称，在连续两天接受和终止治疗的少数患者中，接受 SA 治疗的同时进行 PET/CT 检查通过减少生理部位的摄取而不改变肿瘤病灶的摄取，可以增加图像对比度 [49]。如果临床上停药可行，则应停用短效类似物至少 48 小时，长效制剂应停用 4 ~ 6 周 [22]。不建议常规使用对比剂。

28.2.7 ^{68}Ga-SA 图像判读和误区 [22]

1. 在垂体、脾脏、肝脏、肾上腺、胰头 / 钩突、甲状腺和泌尿道（肾脏和膀胱）可观察到生理摄取（表 28.1；图 28.5、图 28.6）。

2. 假阳性是最常见的误区 [22]：炎症或感染部位（包括治疗后发现的和伴随的炎症 / 感染性疾病），存在副脾或淋巴瘤［由于活化的淋巴细胞和巨噬细胞上存在转换基质逆转录载体（SSR）］，增加了胰头部示踪剂的摄取（在 30% ~ 60% 的病例中可观察到），这并不一定与所患疾病有关；正确判读需仔细评估 PET 结果与形态学成像特征之间的相关性，特别是在出现局灶摄取的情况下。

3. 假阴性结果提示病变尺寸较小（< 5 mm），以及表现为 SR 低表达或可变的肿瘤（如甲状腺髓样癌、神经母细胞瘤、胰岛素瘤、嗜铬细胞瘤、高级别 NEN）。

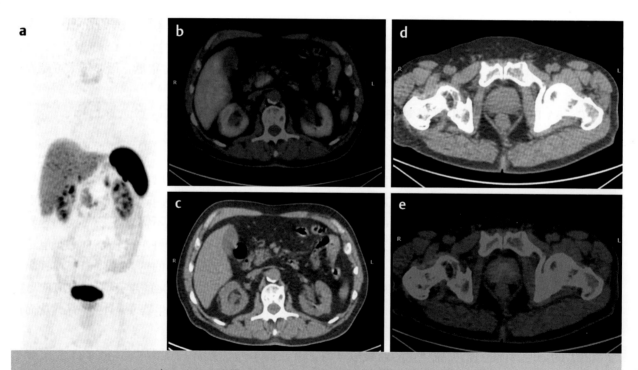

图 28.5　与图 28.1 是同一名患者，其 ^{68}Ga-DOTA-NOC PET/CT 最大密度投影（MIP）；（a）图像显示存在额外发现。（b）胰头微弱的弥漫性摄取。可观察到胰头 / 钩突摄取 ^{68}Ga-SA 的情况，尤其是表现为弥漫性摄取，则提示没有疾病。为排除神经内分泌肿瘤结节的存在，应始终仔细评估胰腺头部摄取，并将其与 CT 表现（c）相关联。在正常前列腺（d、e）和甲状腺（a）中可观察到微弱的示踪剂摄取

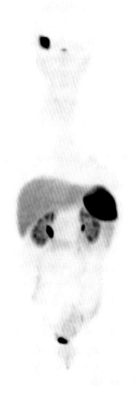

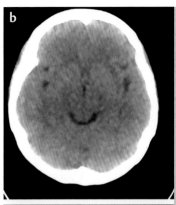

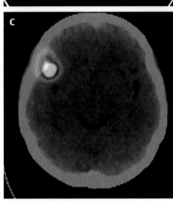

图 28.6　（a～c）右额脑膜瘤患者 ^{68}Ga-DOTA–NOC PET/CT 最大密度投影、横断位 PET 和低剂量 CT 图像显示示踪剂大量摄取（SUV$_{max}$ 为 59），垂体和脾脏可观察到明显的生理摄取

表 28.1　^{68}Ga–SA PET/CT 误区

假阳性
1. 副脾
2. 炎症
3. 感染
4. 淋巴瘤
5. 胰头

假阴性
1. 微小病变（＜5mm）
2. 低 / 可变的 SR 表达
　a）髓样甲状腺
　b）癌症
　c）神经母细胞瘤
　d）嗜铬细胞瘤
　e）胰岛素瘤
　f）高级别 NEN

NEN 之外：可能也表达 SR 的肿瘤
1. 肉瘤
2. 黑色素瘤
3. 淋巴瘤
4. 乳腺癌
5. 前列腺癌
6. 非小细胞肺癌
7. 肾细胞癌
8. 分化型甲状腺癌
9. 星形细胞瘤
10. 室管膜瘤

28.2.8　^{68}Ga–SA PET/CT 结论

很多文献报道表明，无论是对分化好的 NEN 病变的诊断评估，还是对可能受益于靶向治疗患者的选择，^{68}Ga–SA PET/CT 对 NEN 患者起着至关重要的作用。在临床 G1 和 G2 患者中，^{68}Ga–SA PET/CT 比 SRS、形态学成像和其他示踪剂的 PET/CT 更为准确。大量研究表明，^{68}Ga–SA PET/CT 影响约一半患者的临床管理。在一些特定的基于 PET/CT 阳性制订临床治疗计划的 G3（未分化）肿瘤患者中，应重视 ^{68}Ga–SA PET/CT 的作用。

28.3　新兴的 ^{68}Ga 标记放射性药物

28.3.1　^{68}Ga–SA [50–52]

1. 一些 ^{68}Ga 标记的生长抑素拮抗剂（SANT），尽管主要是实验性的且仅在选定的中心可用，目前已用于 NEN 患者的研究。
2. 研究数据表明很有前景。Ginj 等报道 [50]，在动物实验中，SANT 比 SA 可结合更多的 SR

位点，亲和力更高。如果以 NEN 形式应用则可能具有潜在相关性，表现为 SR 的较低／可变表达（神经母细胞瘤、甲状腺髓样癌、胰岛素瘤和嗜铬细胞瘤）[51]。

3. 此外，具有更高 SR 亲和力的化合物可在治疗领域找到相关应用：4 例 NEN 患者已成功应用 [117]Lu 标记的 ANT（[117]Lu–DOTA–JR11）进行治疗[52]。

28.3.2 [68]Ga– 艾塞那肽 [53,54]

1. [68]Ga– 艾塞那肽是一种新型的放射性药物，可与胰高血糖素样肽 1 受体（GLP–1R）结合，已用于检测胰岛素瘤。

2. 胰岛素瘤罕见，但由于胰岛素分泌会导致难治疗性低血糖危机，对患者生活产生重大影响。通常因肿瘤较小及只有约 20% 表达 SR 而导致诊断困难。

3. 初步但越来越多的证据支持 [68]Ga– 艾塞那肽在检测胰岛素瘤中的作用。尽管研究病例数有限，作者认为 [53,54] 这种新型放射性药物可准确用于术前发现隐性胰岛素瘤（报道灵敏度为 97.7%）。

（李百强 王骏 李慧君 孙涛 徐明 周建国）

参考文献

[1] Mottet N, Bellmunt J, Bolla M, et al. EAU-ESTRO-SIOG guidelines on prostate cancer. Part 1: screening, diagnosis, and local treatment with curative intent. Eur Urol. 2017; 71:618–629

[2] Cornford P, Bellmunt J, Bolla M, et al. EAU-ESTRO-SIOG guidelines on prostate cancer. Part II: treatment of relapsing, metastatic, and castration-resistant prostate cancer. Eur Urol. 2017; 71:630–642

[3] Afshar-Oromieh A, Malcher A, Eder M, et al. PET imaging with a [68Ga]gallium-labelled PSMA ligand for the diagnosis of prostate cancer: biodistribution in humans and first evaluation of tumour lesions. Eur J Nucl Med Mol Imaging. 2013; 40(4):486–495

[4] Schuster DM, Nanni C, Fanti S. Evaluation of prostate cancer with radiolabeled amino acid analogs. J Nucl Med. 2016; 57 Suppl 3:61S–66S

[5] Wieser G, Popp I, Christian Rischke H, et al. Diagnosis of recurrent prostate cancer with PET/CT imaging using the gastrin-releasing peptide receptor antagonist 68Ga-RM2: preliminary results in patients with negative or inconclusive [18F]fluoroethylcholine-PET/CT. Eur J Nucl Med Mol Imaging. 2017; 44(9):1463–1472

[6] Israeli RS, Powell CT, Fair WR, Heston WD. Molecular cloning of a complementary DNA encoding a prostate-specific membrane antigen. Cancer Res. 1993; 53(2):227–230

[7] Silver DA, Pellicer I, Fair WR, Heston WD, Cordon-Cardo C. Prostate-specific membrane antigen expression in normal and malignant human tissues. Clin Cancer Res. 1997; 3(1): 81–85

[8] Giesel FL, Hadaschik B, Cardinale J, et al. F-18 labelled PSMA-1007: biodistribution, radiation dosimetry and histopathological validation of tumor lesions in prostate cancer patients. Eur J Nucl Med Mol Imaging. 2017; 44(4):678–688

[9] Rowe SP, Drzezga A, Neumaier B, et al. Prostate-specific membrane antigen-targeted radiohalogenated PET and therapeutic agents for prostate cancer. J Nucl Med. 2016; 57 Suppl 3:90S–96S

[10] Fendler WP, Schmidt DF, Wenter V, et al. 68Ga-PSMA PET/CT detects the location and extent of primary prostate cancer. J Nucl Med. 2016; 57(11):1720–1725

[11] Zamboglou C, Drendel V, Jilg CA, et al. Comparison of 68Ga-HBED-CC PSMA-PET/CT and multiparametric MRI for gross tumour volume detection in patients with primary prostate cancer based on slice by slice comparison with histopathology. Theranostics. 2017; 7(1):228–237

[12] Eiber M, Weirich G, Holzapfel K, et al. Simultaneous 68Ga-PSMA HBED-CC PET/MRI improves the localization of primary prostate cancer. Eur Urol. 2016; 70(5):829–836

[13] Briganti A, Larcher A, Abdollah F, et al. Updated nomogram predicting lymph node invasion in patients with prostate cancer undergoing extended pelvic lymph node dissection: the essential importance of percentage of positive cores. Eur Urol. 2012; 61(3):480–487

[14] Maurer T, Gschwend JE, Rauscher I, et al. Diagnostic efficacy of (68)gallium-PSMA positron emission tomography compared to conventional imaging for lymph node staging of 130 consecutive patients with intermediate to high risk prostate cancer. J Urol. 2016; 195(5):1436–1443

[15] van Leeuwen PJ, Emmett L, Ho B, et al. Prospective evaluation of 68gallium-prostate-specific membrane antigen positron emission tomography/computed tomography for preoperative lymph node staging in prostate cancer. BJU Int. 2017; 119(2):209–215

[16] Castellucci P, Ceci F, Graziani T, et al. Early biochemical relapse after radical prostatectomy: which prostate cancer patients may benefit from a restaging 11C-choline PET/CT scan before salvage radiation therapy? J Nucl Med. 2014; 55(9): 1424–1429

[17] Stephenson AJ, Scardino PT, Kattan MW, et al. Predicting the outcome of salvage radiation therapy for recurrent prostate cancer after radical prostatectomy. J Clin Oncol. 2007; 25 (15):2035–2041

[18] Eiber M, Maurer T, Souvatzoglou M, et al. Evaluation of hybrid 68Ga-PSMA-ligand PET/CT in 248 patients with bio-chemical recurrence after radical prostatectomy. J Nucl Med. 2015; 56(5):668–674

[19] Ceci F, Uprimny C, Nilica B, et al. (68)Ga-PSMA PET/CT for restaging recurrent prostate cancer: which factors are associated with PET/CT detection rate? Eur J Nucl Med Mol Imaging. 2015; 42(8):1284–1294

[20] Albissini S, Artigas C, Aoun F, et al. Clinical impact of 68Gaprostate-specific membrane antigen (PSMA) positron emission tomography/computed tomography (PET/CT) in patients with prostate cancer with rising prostate-specific antigen after treatment with curative intent: preliminary analysis of a multidisciplinary approach. BJU Int. 2017; 120:197–203

[21] Hope TA, Aggarwal R, Chee B. Impact of Ga-68 PSMA-11 PET on management in patients with biochemically recurrent prostate cancer. J Nucl Med. 2017; 58(12):1956–1961

[22] Virgolini I, Ambrosini V, Bomanji JB, et al. Procedure guidelines for PET/CT tumour imaging with 68Ga-DOTA-conjugated peptides: 68Ga-DOTA-TOC, 68Ga-DOTA-NOC, 68GaDOTA-TATE. Eur J Nucl Med Mol Imaging. 2010; 37(10): 2004–2010

[23] Antunes P, Ginj M, Zhang H, et al. Are radiogallium-labelled DOTA-conjugated somatostatin analogues superior to those labelled with other radiometals? Eur J Nucl Med Mol Imaging. 2007; 34(7):982–993

[24] Yao JC, Hassan M, Phan A, et al. One hundred years after "carcinoid": epidemiology of and prognostic factors for neuroendocrine tumors in 35,825 cases in the United States. J Clin Oncol. 2008; 26(18):3063–3072

[25] Bosman F, Carneiro F, Hruban R, et al. WHO Classification of Tumours of the Digestive System. Lyon, France: IARC press; 2010

[26] Krenning EP, Kwekkeboom DJ, Bakker WH, et al. Somatostatin receptor scintigraphy with [111 In-DTPA-D-Phe1]- and [123ITyr3]-octeotide: the Rotterdam experience with more than 1000 patients. Eur J Nucl Med. 1993; 20(8):716–731

[27] Falconi M, Eriksson B, Kaltsas G, et al. Vienna Consensus Conference participants. ENETS consensus guidelines update for the management of patients with functional pancreatic neuroendocrine tumors and non-functional pancreatic neuroendocrine

tumors. Neuroendocrinology. 2016; 103(2):153–171

[28] Treglia G, Castaldi P, Rindi G, Giordano A, Rufini V. Diagnostic performance of gallium-68 somatostatin receptor PET and PET/CT in patients with thoracic and gastroenteropancreatic neuroendocrine tumours: a meta-analysis. Endocrine. 2012; 42(1):80–87

[29] Gabriel M, Decristoforo C, Kendler D, et al. 68Ga-DOTA-Tyr3-octreotide PET in neuroendocrine tumors: comparison with somatostatin receptor scintigraphy and CT. J Nucl Med. 2007; 48(4):508–518

[30] Ambrosini V, Tomassetti P, Castellucci P, et al. Comparison between 68Ga-DOTA-NOC and 18F-DOPA PET for the detection of gastro-entero-pancreatic and lung neuro-endocrine tumours. Eur J Nucl Med Mol Imaging. 2008; 35(8):1431–1438

[31] Srirajaskanthan R, Kayani I, Quigley AM, Soh J, Caplin ME, Bomanji J. The role of 68Ga-DOTATATE PET in patients with neuroendocrine tumors and negative or equivocal findings on 111 In-DTPA-octreotide scintigraphy. J Nucl Med. 2010; 51(6):875–882

[32] Skoura E, Michopoulou S, Mohmaduvesh M, et al. The impact of 68Ga-DOTATATE PET/CT imaging on management of patients with neuroendocrine tumors: experience from a National Referral Center in the United Kingdom. J Nucl Med. 2016; 57(1):34–40

[33] Ambrosini V, Campana D, Tomassetti P, Fanti S. 68Ga-labelled peptides for diagnosis of gastroenteropancreatic NET. Eur J Nucl Med Mol Imaging. 2012; 39(39) Suppl 1:S52–S60

[34] Sadowski SM, Neychev V, Millo C, et al. Prospective Study of 68Ga-DOTATATE positron emission tomography/computed tomography for detecting gastro-entero-pancreatic neuroendocrine tumors and unknown primary sites. J Clin Oncol. 2016; 34(6):588–596

[35] Ambrosini V, Nanni C, Zompatori M, et al. (68) Ga-DOTA-NOC PET/CT in comparison with CT for the detection of bone metastasis in patients with neuroendocrine tumours. Eur J Nucl Med Mol Imaging. 2010; 37(4):722–727

[36] Geijer H, Breimer LH. Somatostatin receptor PET/CT in neuroendocrine tumours: update on systematic review and meta-analysis. Eur J Nucl Med Mol Imaging. 2013; 40(11):1770–1780

[37] Graham MM, Gu X, Ginader T, Breheny P, Sunderland JJ. 68Ga-DOTATOC imaging of neuroendocrine tumors: a systematic review and meta-analysis. J Nucl Med. 2017; 58(9): 1452–1458

[38] Deppen SA, Blume J, Bobbey AJ, et al. 68Ga-DOTATATE compared with 111 In-DTPA-octreotide and conventional imaging for pulmonary and gastroenteropancreatic neuroendocrine tumors: a

systematic review and meta-analysis. J Nucl Med. 2016; 57(6):872–878

[39] Barrio M, Czernin J, Fanti S, et al. The impact of somatostatin receptor-directed PET/CT on the management of patients with neuroendocrine tumor: a systematic review and meta-analysis. J Nucl Med. 2017; 58(5):756–761

[40] Ambrosini V, Campana D, Bodei L, et al. 68Ga-DOTANOC PET/CT clinical impact in patients with neuroendocrine tumors. J Nucl Med. 2010; 51(5):669–673

[41] Campana D, Ambrosini V, Pezzilli R, et al. Standardized uptake values of (68)Ga-DOTANOC PET: a promising prognostic tool in neuroendocrine tumors. J Nucl Med. 2010; 51(3):353–359

[42] Ambrosini V, Campana D, Polverari G, et al. Prognostic value of 68Ga-DOTANOC PET/CT SUV_{max} in patients with neuroendocrine tumors of the pancreas. J Nucl Med. 2015; 56(12): 1843–1848

[43] Partelli S, Rinzivillo M, Maurizi A, et al. The role of combined Ga-DOTANOC and (18)FDG PET/CT in the management of patients with pancreatic neuroendocrine tumors. Neuroendocrinology. 2014; 100(4):293–299

[44] Kundu P, Lata S, Sharma P, Singh H, Malhotra A, Bal C. Prospective evaluation of (68)Ga-DOTANOC PET-CT in differentiated thyroid cancer patients with raised thyroglobulin and negative (131)I-whole body scan: comparison with (18)FFDG PET-CT. Eur J Nucl Med Mol Imaging. 2014; 41(7):1354–1362

[45] Bahri H, Laurence L, Edeline J, et al. High prognostic value of 18F-FDG PET for metastatic gastroenteropancreatic neuroendocrine tumors: a long-term evaluation. J Nucl Med. 2014; 55(11):1786–1790

[46] Nilica B, Waitz D, Stevanovic V, et al. Direct comparison of (68)Ga-DOTA-TOC and (18) F-FDG PET/CT in the follow-up of patients with

neuroendocrine tumour treated with the first full peptide receptor radionuclide therapy cycle. Eur J Nucl Med Mol Imaging. 2016; 43(9):1585–1592

[47] Panagiotidis E, Alshammari A, Michopoulou S, et al. Comparison of the impact of 68Ga-DOTATATE and 18F-FDG PET/CT on clinical management in patients with neuroendocrine tumors. J Nucl Med. 2017; 58(1):91–96

[48] Fazio N, Milione M. Gastroenteropancreatic neuroendocrine carcinomas: the NET G3 subcategory is a reality. Oncologist. 2017; 22(3):359

[49] Interim results on the influence of lanreotide on uptake of [68Ga]-DOTATATE in patients with metastatic or unresectable NET: no evidence for discontinuation of lanreotide be fore [68Ga]-DOTATATE PET/CT. Clin Adv Hematol Oncol. 2016; 14(5) Suppl 7:13–15

[50] Ginj M, Zhang H, Waser B, et al. Radiolabeled somatostatin receptor antagonists are preferable to agonists for in vivo peptide receptor targeting of tumors. Proc Natl Acad Sci U S A. 2006; 103(44):16436–16441

[51] Reubi JC, Waser B, Mäcke H, Rivier J. Highly increased 125I-JR11 antagonist binding in vitro reveals novel indications for sst2 targeting in human cancers. J Nucl Med. 2017; 58(2): 300–306

[52] Wild D, Fani M, Fischer R, et al. Comparison of somatostatin receptor agonist and antagonist for peptide receptor radionuclide therapy: a pilot study. J Nucl Med. 2014; 55(8):1248–1252

[53] Luo Y, Pan Q, Yao S, et al. Glucagon-like peptide-1 receptor PET/CT with 68Ga-NOTA-exendin-4 for detecting localized insulinoma: a prospective cohort study. J Nucl Med. 2016; 57 (5):715–720

[54] Antwi K, Fani M, Nicolas G, et al. Localization of hidden insulinomas with ^{68}Ga-DOTA-exendin-4 PET/CT: a pilot study. J Nucl Med. 2015; 56(7):1075–1078

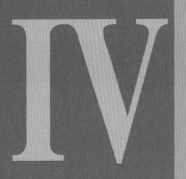

第四部分
PET/CT 在非肿瘤疾病中的应用

IV

第 29 章 儿科 PET/CT

29.1 引言

PET/CT 应用于儿童时，需考虑独特的技术和计算问题。幼儿进行 PET/CT 检查通常需要镇静，相关人员接受儿童管理培训对患儿安全来说至关重要。年纪小的患者必须安排监护人，已怀孕的监护人不允许进入 FDG 摄取室。在给予放射性同位素前，必须向年轻女性患者本人询问潜在的生育问题。这个微妙的问题最好由有工作经验的技术人员来处理。此外，与成人相比，儿童的代谢活性较高，棕色脂肪少，腹膜后脂肪少（图

29.1）[1]，因此，为小儿 PET/CT 成像判读需要熟悉小儿解剖学和生理学。PET/CT 逐步成为治疗小儿肿瘤患者的重要辅助手段。本文讨论了在儿童中使用 PET/CT 的几种适应证。

29.2 骨肿瘤

29.2.1 临床适应证

PET/CT 已在检测骨原发性 Ewing 肉瘤的骨转移、原发性 Ewing 肉瘤和骨肉瘤的反应评估中显示出价值。

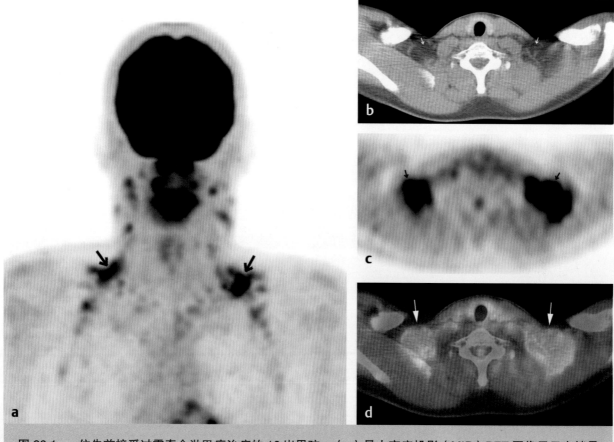

图 29.1　一位先前接受过霍奇金淋巴瘤治疗的 16 岁男孩。（a）最大密度投影（MIP）PET 图像显示在锁骨上区（箭头所示）有强烈的 FDG 活性，这很难单独通过 PET 精确定位。同层轴位 CT（b）、PET（c）和融合的 PET/CT（d）图像可将 FDG 活性可靠地定位为棕色脂肪（箭头所示）。儿童通常具有丰富的代谢活跃的棕色脂肪，如图所示

29.2.2 准确性

1. 在一项基于检查分析的研究中，PET 检测骨骼 Ewing 肉瘤骨转移的灵敏度、特异性和准确性分别为 1.00、0.96 和 0.97 [2]。

2. 有研究评估了骨肉瘤（ n = 18 ）或 Ewing 肉瘤（ n = 15 ）患者，在新辅助化疗（SUV1）开始之前和新辅助化疗（SUV2）之后原发性肿瘤的 SUV_{max}，发现 SUV2 < 2 的良好反应（肿瘤坏死 ≥ 90%）阳性预测值（PPV）为 93%，不良反应（ < 90%坏死 ）的阴性预测值（NPV）为 75%。使用 SUV2 ∶ SUV1 临界值为 0.5 时获得良好反应和不良反应的 PPV 和 NPV 分别为 78% 和 63% [3]。

29.2.3 要点

骨髓转移瘤（在 Ewing 肉瘤中较为常见）对 FDG 亲和力高，但对骨示踪剂 ^{99m}Tc 亚甲基二膦酸盐（ ^{99m}Tc MDP）常缺乏亲和力。PET 具有显示骨外转移的额外潜在优势 [2]。

29.2.4 误区

1. 单独进行 PET 扫描时，颅脑强的 FDG 活性可能会掩盖颅骨转移。而在 PET/CT 扫描期间通过相关 CT 成像对骨窗中的颅骨进行评估，可提高颅骨转移的检测灵敏度 [2,4]。

2. 在儿童中，PET 成像上的良性纤维性骨病变可类似于骨转移。此外，这些良性病变的 SUV_{max} 与恶性病变的 SUV 重叠。从相关的 CT 或 MR 图像获得的信息可用于明确此类良性病变（图 29.2）[5,6]。

3. 原发性 Ewing 肉瘤和骨肉瘤的 SUV_{max} 无法准确反映肿瘤整体性坏死，因为在坏死率大于 90% 的肿瘤中可能存在较小的代谢活性病灶 [3,7]。

4. 化疗或放射治疗后因原发性骨肿瘤中存在炎症或反应性纤维化，SUV 值可能持续较高，这并非是残存的存活肿瘤 [3,7]。

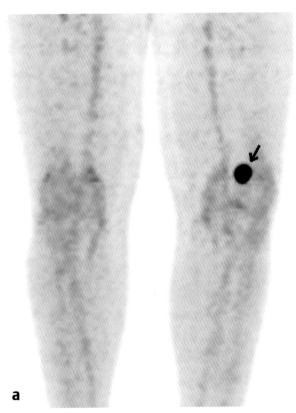
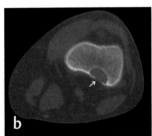
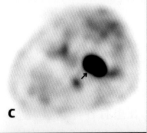
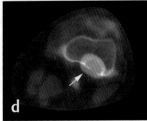

图 29.2 一名接受转移性副神经节瘤治疗的 19 岁男孩。（a）最大密度投影（MIP）图像显示左股骨远端（箭头所示）有强的 FDG 活性，不排除转移性沉积物。在骨窗设置中查看的同层轴位 CT（b）、PET（c）和融合 PET/CT（d）图像可识别良性非骨化性纤维瘤（箭头所示）。诸如此类的骨良性纤维病变在儿童中较为常见，可表现出极小至强的不同程度的 FDG 亲和力

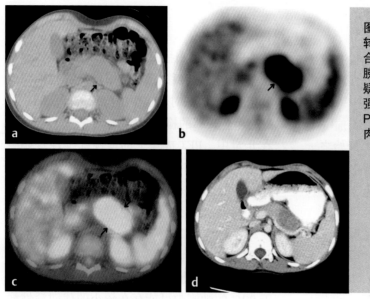

图 29.3 一名 10 岁的女孩患有横纹肌肉瘤肺转移。同层轴位 CT（a）、PET（b）和融合的 PET/CT（c）图像显示 FDG 强摄取的胰腺转移灶（箭头所示），而临床上并未怀疑存在这一病灶。经口服和静脉内对比剂增强 CT（d）证实了肿块在胰腺所在的位置。PET/CT 对于检测儿童各种软组织肉瘤和骨肉瘤的临床隐匿部位的转移灶是非常有用的

29.3 软组织肿瘤

29.3.1 临床适应证

在患有软组织恶性肿瘤的儿童中，PET/CT 在识别未知原发性肿瘤的部位、分期，监测治疗反应及检测复发方面已显示出价值。

29.3.2 准确性

由于儿童软组织恶性肿瘤罕见，目前尚无 PET 或 PET/CT 对其诊断或随访中准确性的正式研究。

29.3.3 要点

1. 约 4% 的横纹肌肉瘤（RMS）会出现广泛转移，且原发部位不详[8]。一次 PET/CT 可检查全身，同时发现原发性 RMS 及转移灶[9]。

2. 一项回顾性研究表明，在患有各种软组织恶性肿瘤的儿童中，PET/CT 检测到了常规体检和常规成像（包括 ^{99m}Tc MDP 骨闪烁显像和 CT）没有发现的转移灶。PET/CT 对儿童肺 RMS 的评估很有价值，该 RMS 倾向于转移到并不常见的软组织部位（图 29.3）[9]。

3. 化疗后，儿童软组织恶性肿瘤原发灶和转移

灶的 FDG 亲和力或可反映肿瘤的生存力（图 29.4）[9]。

4. 25% ~ 35% 患有肉瘤的儿童治疗后复发[10]。PET/CT 对各种患有软组织肉瘤的儿童的复发灵敏，尤其是肺泡 RMS[9]。

29.3.4 误区

在儿童软组织恶性肿瘤中，PET/CT 不能可靠地鉴别良、恶性淋巴结。肿大的淋巴结归因于滤泡增生及淋巴结窦组织细胞增生，可显示强的 FDG 摄取（图 29.5）[9]。相反，肿大恶性淋巴结仅显示最小的 FDG 摄取[11]。

29.4 朗格汉斯组织细胞增生症

29.4.1 临床适应证

PET/CT 可用于朗格汉斯组织细胞增生症（LCH）的基线评价、治疗反应和复发检测[12-14]。

29.4.2 准确性

1. 由于 LCH 罕见，PET/CT 在其诊断与治疗中的准确性没有系统的研究。

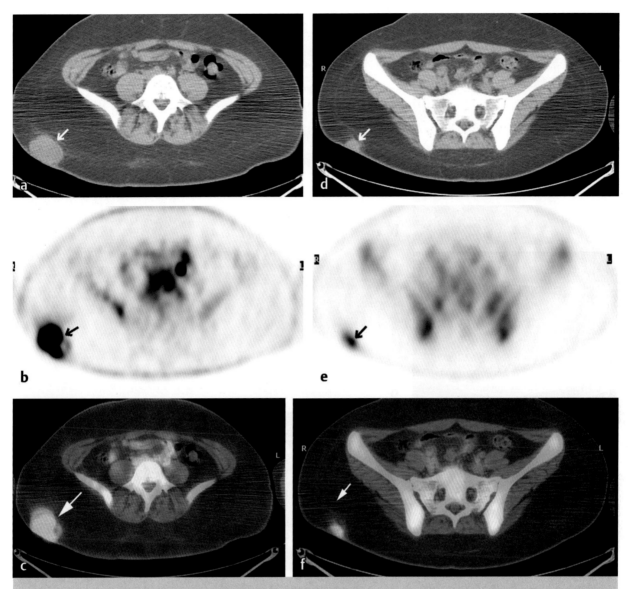

图 29.4　一个患有家族性 Ewing 肉瘤的 18 岁女孩。基线同层轴位 CT（a）、PET（b）和融合的 PET/ CT（c）图像显示右臀部原发性肿瘤处强的 FDG 摄取。在化疗完成后肿瘤变小，但仍保持强的 FDG 摄取（d ~ f）（箭头所示）。组织学证实大部分残瘤是存活的

29.4.3　要点

1. 在基线时，PET/CT 可发现在体检或常规成像检查中不明显的疾病部位（图 29.6）[12-14]。

2. 在治疗过程中，FDG PET/CT 比 X 线平片和 ^{99m}Tc MDP 骨闪烁显像对 LCH 活性更灵敏[12-15]。

3. 治疗后，孤立性骨病变的患者复发的风险为 10%，而多发性骨病变的患者复发概率则高

7 倍。与 18% 没有颅骨病变的患者相比，有包括颅骨在内多种病变的患者中有 39% 会复发[12]。PET/CT 比普通 X 线平片对疾病复发更灵敏。

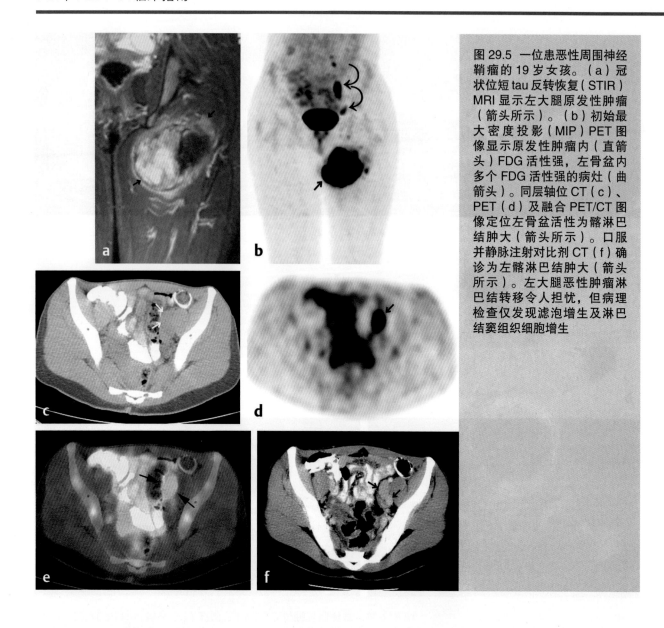

图 29.5 一位患恶性周围神经鞘瘤的 19 岁女孩。（a）冠状位短 tau 反转恢复（STIR）MRI 显示左大腿原发性肿瘤（箭头所示）。（b）初始最大密度投影（MIP）PET 图像显示原发性肿瘤内（直箭头）FDG 活性强，左骨盆内多个 FDG 活性强的病灶（曲箭头）。同层轴位 CT（c）、PET（d）及融合 PET/CT 图像定位左骨盆活性为髂淋巴结肿大（箭头所示）。口服并静脉注射对比剂 CT（f）确诊为左髂淋巴结肿大（箭头所示）。左大腿恶性肿瘤淋巴结转移令人担忧，但病理检查仅发现滤泡增生及淋巴结窦组织细胞增生

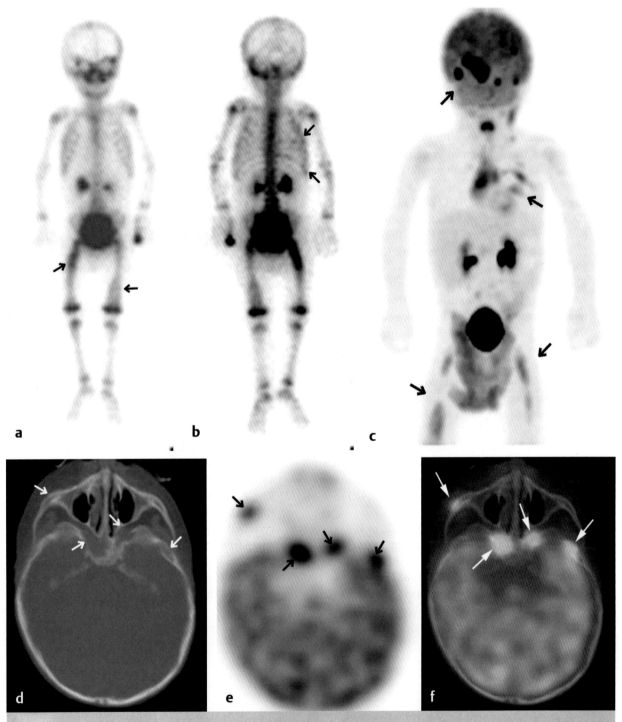

图 29.6　一名 17 个月的男孩，患有右眼突出，疑似神经母细胞瘤。（a）基线前位 ^{99m}Tc 骨扫描图像显示两股骨（箭头所示）异常活性。（b）后位 ^{99m}Tc 骨扫描图像显示右后肋骨（箭头所示）中的微小活性。（c）基线最大密度投影（MIP）图像显示股骨、左肋骨和头部（箭头所示）的 FDG 活性异常。同层轴位 CT（d）、PET（e）和融合的 PET/CT（f）图像（箭头所示）将头部局灶性异常活性定位于颅骨。而在 ^{99m}Tc 骨扫描中并未看见颅骨病变和左侧肋骨异常

（李百强　吴虹桥　李慧君　孙涛　徐明　周建国）

参考文献

[1] Kaste SC. Issues specific to implementing PET-CT for pediatric oncology: what we have learned along the way. Pediatr Radiol. 2004; 34(3):205–213

[2] Franzius C, Sciuk J, Daldrup-Link HE, Jürgens H, Schober O. FDG PET for detection of osseous metastases from malignant primary bone tumours: comparison with bone scintigraphy. Eur J Nucl Med. 2000; 27(9):1305–1311

[3] Hawkins DS, Rajendran JG, Conrad EU, III, Bruckner JD, Eary JF. Evaluation of chemotherapy response in pediatric bone sarcomas by [F-18]-fluorodeoxy-D-glucose positron emission tomography. Cancer. 2002; 94(12):3277–3284

[4] Kushner BH, Yeung HW, Larson SM, Kramer K, Cheung NK. Extending positron emission tomography scan utility to high-risk neuroblastoma: fluorine-18 fluorodeoxyglucose positron emission tomography as sole imaging modality in follow-up of patients. J Clin Oncol. 2001; 19(14):3397–3405

[5] Aoki J, Watanabe H, Shinozaki T, et al. FDG PET of primary benign and malignant bone tumors: standardized uptake value in 52 lesions. Radiology. 2001; 219(3):774–777

[6] Goodin GS, Shulkin BL, Kaufman RA, McCarville MB. PET/CT characterization of fibroosseous defects in children: 18F-FDG uptake can mimic metastatic disease. AJR Am J Roentgenol. 2006; 187(4):1124–1128

[7] Hawkins DS, Schuetze SM, Butrynski JE, et al. [18F] Fluorodeoxyglucose positron emission tomography predicts outcome for Ewing sarcoma family of tumors. J Clin Oncol. 2005; 23(34):8828–8834

[8] Etcubanas E, Peiper S, Stass S, Green A. Rhabdomyosarcoma, presenting as disseminated malignancy from an unknown primary site: a retrospective study of ten pediatric cases. Med Pediatr Oncol. 1989; 17(1):39–44

[9] McCarville MB, Christie R, Daw NC, Spunt SL, Kaste SC. PET/CT in the evaluation of childhood sarcomas. AJR Am J Roentgenol. 2005; 184(4):1293–1304

[10] Pizzo PA, Poplack DG, eds. Section IV: management of common cancers of childhood. In: Principles and Practice of Pediatric Oncology. Philadelphia, PA: Lippincott, Williams & Wilkins; 2002:489–1176

[11] Ben Arush MW, Bar Shalom R, Postovsky S, et al. Assessing the use of FDG PET in the detection of regional and metastatic nodes in alveolar rhabdomyosarcoma of extremities. J Pediatr Hematol Oncol. 2006; 28(7):440–445

[12] Kaste SC, Rodriguez-Galindo C, McCarville ME, Shulkin BL. PET-CT in pediatric Langerhans cell histiocytosis. Pediatr Radiol. 2007; 37(7):615–622

[13] Lee HJ, Ahn BC, Lee SW, Lee J. The usefulness of F-18 fluorodeoxyglucose positron emission tomography/computed tomography in patients with Langerhans cell histiocytosis. Ann Nucl Med. 2012; 26(9):730–737

[14] Obert J, Vercellino L, Van Der Gucht A, et al. 18F-fluorodeoxyglucose positron emission tomography-computed tomography in the management of adult multisystem Langerhans cell histiocytosis. Eur J Nucl Med Mol Imaging. 2017; 44(4):598–610

[15] Koç ZP, Şimşek S, Akarsu S, Balcı TA, Onur MR, Kepenek F. Insufficiency of bone scintigraphy in vertebral lesions of Langerhans cell histiocytosis compared to f-18 fluorodeoxyglucose positron emission tomography/computed tomography and diagnostic computed tomography. Mol Imaging Radionucl Ther. 2015; 24(1):21–24

第 30 章　PET/CT 在放射治疗计划中的应用

30.1　放射治疗计划中的 PET/CT：我们在寻找什么

基于以下几个方面的个体化放射治疗方案：（1）更好的疾病分期，从而恰当地选择和勾画出有风险的靶体积和危及器官；（2）多示踪剂 PET，以显示肿瘤内病理生理过程和不均匀性（代谢、增殖、缺氧、凋亡、基因表达的示踪剂）；（3）在治疗过程中通过 PET 进行诊疗成像。

引入基于 PET/CT 组合结构 - 功能成像并将多模态成像数据整合到放射治疗计划（RTP）过程中，已成为推进癌症患者 RTP 的重要一步。可从以下三个角度查看此新进展的影响：

1. 准确分期。
2. 描述出准确的肿瘤体积和范围。
3. 剂量雕刻和诊疗成像。

30.2　FDG PET/CT 的准确分期的作用

PET 不仅可以在原发部位进行更好的分期，而且可以在局部水平和远处部位进行更好的分期。传统的成像技术可导致各种癌症的分期不足或过度。当采用放射治疗对患病部位进行最佳治疗时，分期不足可导致治疗欠缺，而分期过度则可能给正常组织带来本不必要的放射毒性。在检测到新的远处转移时，使用 FDG PET 分期可检测到 10% ～ 26% 新发远处转移，从而将治疗目标从治愈改为姑息治疗。一些研究证实，使用 FDG PET 改善分期，可改进患者的治疗方案并显著影响放射治疗计划，从而改善预后并最大程度降低放射毒性[1-4]。

30.3　肿瘤体积勾画

1. 来自 PET 图像的功能信息可以与 RTP 系统中来自 CT 和／或 MRI 的解剖数据相融合，以帮助检测肿瘤并勾画 RTP 的靶体积。由于与单独使用这些方式相比，观察者间的差异性大大降低，因此，上述组合对治疗计划的影响引发广泛关注。

2. 阈值法是基于 PET 图像自动确定体积的最常用方法。大多数算法是基于不同大小球体具有不同水平的背景信号得出的。一些研究者选择使用基于 SUV_{max} 的百分比作为阈值，而另一些研究者则基于 SUV_{max} 绝对值的阈值进行选择[5]。轮廓基于目标病变的最大值，范围是各种研究人员使用的 SUV_{max} 的 30% ～ 50%（方法在下一节中有详细介绍）。

3. 在肺癌中，纳入 PET 数据可优化肿瘤体积和剂量覆盖率，保留正常组织，减少毒性，并有可能增加对肿瘤组织的治疗剂量（图 30.1）。在食管癌和淋巴瘤中，PET 可用于目标体积中包括了 PET 阳性淋巴结的扫描。

4. 在大多数其他肿瘤部位，尽管一些研究证明了其前景，目前尚无足够的数据得出确切结论。

5. Daisne 等[6] 比较了头颈部癌症患者的 CT、MRI、PET 与病理结果，用 FDG PET 观察到的口咽、喉和下咽肿瘤的肿瘤总体积（GTV）较小。

6. 目前需要解决的三个主要问题，也是当下研究的焦点：（1）能否准确描述肿瘤；（2）合并是否影响 GTV、临床靶体积（CTV）和计划靶体积（PTV）；（3）治疗结果是否有所改善[6-8]。

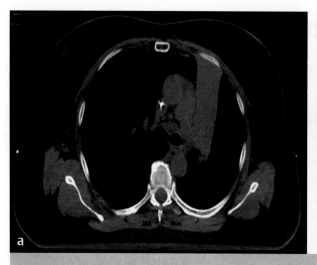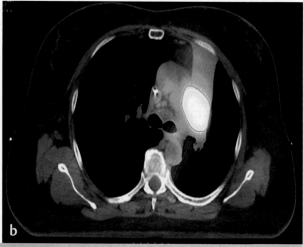

图30.1 （a）为制订放射治疗计划而拍摄的 CT 图像显示了包括塌陷的肺组织（粉红色）在内的 GTV。（b）使用融合 PET/CT 图像的代谢活性体积修改和勾画 GTV（蓝色）

30.4 放射治疗计划的靶体积

1. **肿瘤总体积**（GTV）：源自用 CT 或模拟器图像确定肿瘤总的可证实范围和位置。

2. **临床靶体积**（CTV）：根据其他临床信息，将 GTV 扩大到亚临床疾病范围。

3. **计划靶体积**（PTV）：通过增加可变边缘来扩展 CTV，考虑到内部器官运动及患者运动和设置的不确定性[9,10]。

4. **生物靶体积**（BTV）：取自 PET/CT 的 PET 部分获得的有关肿瘤和周围正常组织的生物学信息[11]。基于 PET 使用的放射性示踪剂 BTV 有不同含义。例如，FDG 代表了活的肿瘤细胞，可用于确定整个肿瘤的最小剂量，而氟米索硝唑（FMISO，缺氧性 PET 示踪剂）产生的 BTV 将代表较小的肿瘤亚体积，因为在肿瘤亚体积内与放射抵抗相关的低氧细胞需要最大的肿瘤放射剂量。

30.4.1 PET 靶阈值确定

可通过两种方法在 PET 图像上勾画靶体积：（1）视觉评估法（手工绘制）；（2）自动分割法。

视觉评估勾画

这种模式的缺点是对操作者的依赖性高，包括以下内容：（1）与分辨率限制有关的边界模糊；（2）与 PET 中的图像显示设置相关的可变边界（窗位和窗宽）。勾画质量取决于上述两个因素。因此，显示设备需要专业知识和严格的操作指导。融合 PET 和 CT 图像对此有所帮助。

自动化／半自动化分割法

可以通过以下方法完成。

1. 阈值
   a）硬阈值：目标与非目标的二元决策是基于 SUV 高于阈值的任何体素都是靶的原则进行的。
   b）软阈值：由几种概率密度函数混合而成的直方图近似值，使用期望－最大化算法调整密度参数。

2. 聚类方法：当靶被健康组织、气体、炎症等包围时非常有用。通过硬边界、软边界、概率边界或多元分布的混合来收集具有接近值的像素。

在寻求最合适的技术以改善图像分辨率方面，与高斯重建后平滑相比，保留边缘工具更为可取。

30.5 临床应用

PET融合图像在放射治疗计划中的应用主要集中在非小细胞肺癌（NSCLC）[12-14]，也有一些用于食管癌[15]、头颈癌[16]和直肠癌[17]的研究发表。

30.5.1 新近研究结果

肺癌

1. 最近对已发表研究结果的一项调查显示，通过使用FDG PET进行生物靶向，在30%~60%的NSCLC患者中治疗体积发生了显著改变[18]。

2. 在44例NSCLC患者中，FDG PET通过降低其中25%患者的病情分级改变了疾病分期[19]。基于FDG PET的GTV平均小于CT定义的GTV。另一项研究发现对肺、脊髓和食管放射毒性不变的情况下，对肿瘤的剂量可提高25%，从而达到更高的肿瘤控制率（PET/CT方案为24%，而单独CT方案为6.3%）[20]。

3. FDG PET还通过区分肿瘤组织与肺不张（图30.1）或坏死来改变GTV轮廓[18,21,22]。靶体积轮廓的修改允许向靶给予致肿瘤死亡的放射剂量，同时使未受累组织接受的辐射剂量最小。

4. 特别是在局部区域，将PET/CT与计划CT（pCT）图像融合可使肿瘤充分可视化并进行淋巴结分期：依据FDG PET实现的更好的纵隔淋巴结分期，对NSCLC患者进行选择性纵隔淋巴结照射，可降低孤立淋巴结失败率[23]。

头颈部癌症

最新研究表明，接受调强放射治疗（IMRT）的头颈部癌症（HNC）患者的治疗效果非常好[24,25]。在此类患者中，使用了许多小的笔形束来适应性地照射那些形状不规则的组织。IMRT能够以非常高的精度向肿瘤靶提供高剂量的辐射。因此，现在比以往任何时候都更加需要精确的肿瘤靶向和轮廓勾画。

最近，针对局部晚期头颈部鳞状细胞癌患者

的研究表明，基于PET/CT的放射治疗将显著改变剂量分布[26,27]。

对于60%的隐匿性原发性头颈部肿瘤患者，PET/CT通过发现原发性肿瘤的起源部位而有助于确定治疗方案[28]，与仅基于CT扫描的方案的结果相比，可以减少未累及黏膜部位的剂量分布。

脑部肿瘤

非FDG PET示踪剂，例如，基于氨基酸（AA）的PET试剂如 ^{11}C 标记的蛋氨酸（MET）和 ^{18}F 标记的 O-2-氟乙基-L-酪氨酸（FET），在脑肿瘤勾画中占有重要地位。同样，脑膜瘤和血管瘤中生长抑素受体亚型2（SSTR2）受体过度表达，可用基于生长抑素受体的PET药剂 [例如，^{68}Ga 标记的生长抑素衍生物如1，4，7，10-四氮杂环十二烷N，N'，N''，N'''-四乙酸-酸-DPhe1-Tyr3-奥曲肽（DOTATOC）] 和1，4，7，10-四氮杂环十二烷-N，N'，N''，N'''-四乙酸-D-Phe1-Tyr3-醋酸奥曲肽（DOTATATE）。PET图像在勾画浸润性肿瘤的边界时非常有用。氟胸苷（FLT）PET，FMISO-PET和精氨酸-甘氨酸-天门冬氨酸（RGD）PET对肿瘤生物学的可视化也是脑肿瘤RT计划中很有前景的领域[29-31]。

30.6 "剂量雕刻"和"诊疗"成像的概念

这些新颖的概念主要基于肿瘤缺氧或增殖的新型成像标志物的扫描结果，以及放射治疗期间肿瘤体积和生存能力的变化，可能改变靶体积的轮廓。

30.6.1 "剂量雕刻"

从新型示踪剂（如低氧、增殖、凋亡和受体表达的示踪剂）获得的信息与FDG PET成像相结合，从而提供对辐射响应所涉及生物学途径更深入的了解[32-37]。通过新的复杂软件计划算法提供IMRT治疗[38-42]，其中，通过治疗束的强度有所变化。结合多个IMRT治疗窗可获得复杂的横断面剂量分布，甚至可在靶内递送高剂量区域，该技术已被称为"剂量雕刻"[11]。该概念取决于以下能力：使可能具有放射线抵抗的肿瘤亚体积可视化，然后雕刻出限于这些亚体积的额外剂量。

剂量雕刻的方法

1. **按轮廓进行剂量雕刻（DPBC）**。该原理基于PTV的活性轮廓／抵抗分区的雕刻及特定功能特征｛例如，FDG PET雕刻的肿瘤的代谢活性部分（图30.2）或缺氧特异性示踪剂描绘的低氧部分，如FMISO，氟氮霉素阿拉伯糖苷（FAZA）或铜（Ⅱ）-二乙酰基-双［N（4）-甲基氨基硫脲］（Cu-ATSM）｝。并且在保持平均肿瘤剂量不变的情况下，给该部位额外剂量或对该部位采用剂量递增[43-46]。

2. **按数字进行剂量雕刻（DPBN）**。根据肿瘤的特定功能／分子特征，按数字进行剂量雕刻需要在空间上改变剂量输送[47]。

30.6.2 PET/CT 在治疗过程中用于自适应放射治疗："诊疗"成像

"诊疗"成像是基于对治疗初期平均剂量的计算及肿瘤反应，并修订后续治疗计划而得出的[48-51]。这种在治疗过程中对放射治疗的重新计划的主要优点是可大量保留周围的非靶组织。Bentzen创造了这一术语——"诊疗"成像[51]。

30.7 PET/CT 的呼吸门控

1. 研究了PET/CT的呼吸门控（RG-PET/CT）作为工具可改善：（1）图像质量，（2）PET/CT定量准确性，（3）评估和测量肿瘤和器官运动，以进行放射治疗计划。其目的是在相对保留周围正常组织的情况下，准确地将辐射剂量对准"患病的"组织体积。

2. 基本前提是：（1）呼吸门控系统；（2）除了最新的PET/CT扫描仪外，还有专用的采集／处理协议。

3. 正在积极研究可与等效的生理状态下的治疗计划和靶体积制定相结合的门控系统。这样的系统将允许辐射与生理运动（如呼吸）的同步传递[52-55]。

4. 4D-PET/CT的临床优势如下：（1）具有更好的肿瘤组织特征（尤其是较小病变），因病灶与背景的对比更好；（2）由于量化更加准确，对治疗反应和随访的评估更好；（3）通过更好地评估目标运动来勾画个性化靶体积的潜能。

5. 优势与胸部肿瘤的治疗尤其相关，但适应证已扩展至复发／转移（＜50 mm／少于5个病变）。

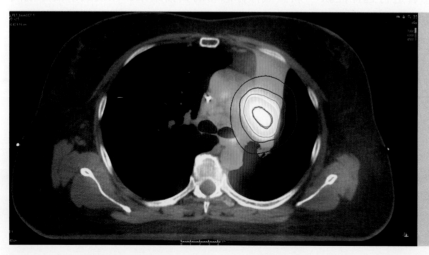

图30.2　放射治疗剂量雕刻。合并FDG PET数据可对具有不同剂量水平（70Gy，粉红色线；60 Gy，红色线；45 Gy，紫色线）的放射治疗计划进行剂量修改，以适应不同标准摄取值范围的亚体积

30.8 RG 4D-PET/CT 用于 RT 计划的工作准则

1. 来自 4D-PET/CT 的有关病变可能运动的信息有助于定义内部靶体积（ITV）。
2. 呼吸门控产生的 ITV_{BTV} 和 ITV_{CTV} 都通过 Boolean 联合生成"解剖／功能"ITV。
3. 对设置边缘的矫正会产生 4D-PTV（PTV_{4D}）[56-59]。

30.9 将 PET 纳入常规的 RT 计划中的未来挑战

1. 判读 PET 图像以勾画出靶体积。
2. PET 和 CT 图像的正确配准。
3. 可轻松将图像从 PET 系统传输到治疗计划系统，并为治疗计划系统所接受的计算机软件。
4. 解释肿瘤运动的机制。

30.10 有前途的方法

1. 使用 4D-PET/CT 可以纠正传统 PET/CT 成像中看到的呼吸运动伪影。具有减少拖尾效应和提高 PET/CT 配准精度的潜力。
2. 使用 PET/CT 进行放射外科治疗计划，以提高放射外科手术后的局部控制率，并降低肿瘤复发率。

30.11 小结

关于使用 PET/CT 改变代谢活性肿瘤细胞剂量对临床和患者预后影响的文献仍不断有报道，需要进行进一步的临床研究。详细的结构和功能成像信息可以通过以下方式提高 RTP：最大程度减少正常组织不必要的辐射，降低部位漏诊的风险。PET 量化代谢并确定肿瘤组织内新的成像靶（如细胞增殖、缺氧、肿瘤受体和基因表达），从而有助于生物学优化放射剂量，是一个令人兴奋的研究领域[53-55,60,61]。然而，基于 PET/CT 的 IMRT 剂量雕刻 RTP 对肿瘤控制和最终临床结果的影响，只能通过对患者的前瞻性研究来进一步明确。

（李百强　王骏　李慧君　孙涛　徐明　蔡树华）

参考文献

[1] Mah K, Caldwell CB, Ung YC, et al. The impact of (18)FDG PET on target and critical organs in CT-based treatment planning of patients with poorly defined non-small-cell lung carcinoma: a prospective study. Int J Radiat Oncol Biol Phys. 2002; 52(2):339–350

[2] Ciernik IF, Dizendorf E, Baumert BG, et al. Radiation treatment planning with an integrated positron emission and computer tomography (PET/CT): a feasibility study. Int J Radiat Oncol Biol Phys. 2003; 57(3):853–863

[3] Dizendorf EV, Baumert BG, von Schulthess GK, Lütolf UM, Steinert HC. Impact of whole-body 18F-FDG PET on staging and managing patients for radiation therapy. J Nucl Med. 2003; 44(1):24–29

[4] Kalff V, Hicks RJ, MacManus MP, et al. Clinical impact of (18)F fluorodeoxyglucose positron emission tomography in patients with non-small-cell lung cancer: a prospective study. J Clin Oncol. 2001; 19(1):111–118

[5] Black QC, Grills IS, Kestin LL, et al. Defining a radiotherapy target with positron emission tomography. Int J Radiat Oncol Biol Phys. 2004; 60(4):1272–1282

[6] Daisne J-F, Sibomana M, Bol A, Doumont T, Lonneux M, Grégoire V. Tri-dimensional automatic segmentation of PET volumes based on measured source-to-background ratios: influence of reconstruction algorithms. Radiother Oncol. 2003; 69(3):247–250

[7] Erdi YE, Mawlawi O, Larson SM, et al. Segmentation of lung lesion volume by adaptive positron emission tomography image thresholding. Cancer. 1997; 80(12) Suppl:2505–2509

[8] Yaremko B, Riauka T, Robinson D, Murray B, McEwan A, Roa W. Threshold modification for tumour imaging in non-smallcell lung cancer using positron emission tomography. Nucl Med Commun. 2005; 26(5):433–440

[9] International Commission on Radiation Units and Measurements. Prescribing, Recording and Reporting Photon Beam Therapy. ICRU Report 50. Bethesda, MD: ICRU; 1993

[10] International Commission on Radiation Units and Measurements. Prescribing, Recording and Reporting Photon Beam Therapy (Supplement to ICRU Report

50). ICRU Report 62. Bethesda, MD: ICRU; 1999

[11] Ling CC, Humm J, Larson S, et al. Towards multidimensional radiotherapy (MD-CRT): biological imaging and biological conformality. Int J Radiat Oncol Biol Phys. 2000; 47(3):551–560

[12] Caldwell CB, Mah K, Ung YC, et al. Observer variation in contouring gross tumor volume in patients with poorly defined non-small-cell lung tumors on CT: the impact of 18FDG-hybrid PET fusion. Int J Radiat Oncol Biol Phys. 2001; 51(4): 923–931

[13] Erdi YE, Rosenzweig K, Erdi AK, et al. Radiotherapy treatment planning for patients with non-small cell lung cancer using positron emission tomography (PET). Radiother Oncol. 2002; 62(1):51–60

[14] Fox JL, Rengan R, O'Meara W, et al. Does registration of PET and planning CT images decrease interobserver and intraobserver variation in delineating tumor volumes for non-small-cell lung cancer? Int J Radiat Oncol Biol Phys. 2005; 62(1): 70–75

[15] Moureau-Zabotto L, Touboul E, Lerouge D, et al. Impact of CT and 18F-deoxyglucose positron emission tomography image fusion for conformal radiotherapy in esophageal carcinoma. Int J Radiat Oncol Biol Phys. 2005; 63(2):340–345

[16] Scarfone C, Lavely WC, Cmelak AJ, et al. Prospective feasibility trial of radiotherapy target definition for head and neck cancer using 3-dimensional PET and CT imaging. J Nucl Med. 2004; 45(4):543–552

[17] Roels S, Duthoy W, Haustermans K, et al. Definition and delineation of the clinical target volume for rectal cancer. Int J Radiat Oncol Biol Phys. 2006; 65(4):1129–1142

[18] Bradley JD, Perez CA, Dehdashti F, Siegel BA. Implementing biologic target volumes in radiation treatment planning for non-small cell lung cancer. J Nucl Med. 2004; 45 Suppl 1: 96S–101S

[19] De Ruysscher D, Wanders S, van Haren E, et al. Selective mediastinal node irradiation based on FDG PET scan data in patients with non-small-cell lung cancer: a prospective clinical study. Int J Radiat Oncol Biol Phys. 2005; 62(4):988–994

[20] De Ruysscher D, Wanders S, Minken A, et al. Effects of radiotherapy planning with a dedicated combined PET-CT-simulator of patients with non-small cell lung cancer on dose limiting normal tissues and radiation dose-escalation: a planning study. Radiother Oncol. 2005; 77(1):5–10

[21] Nestle U, Walter K, Schmidt S, et al. 18F-deoxyglucose positron emission tomography (FDG PET) for the planning of radiotherapy in lung cancer: high impact in patients with atelectasis. Int J Radiat Oncol Biol Phys. 1999; 44(3):593–597

[22] Bradley J, Thorstad WL, Mutic S, et al. Impact of FDG PET on radiation therapy volume delineation in non-small-cell lung cancer. Int J Radiat Oncol Biol Phys. 2004; 59(1):78–86

[23] De Ruysscher D, Wanders S, van Haren E, et al.

Selective mediastinal node irradiation based on FDG PET scan data in patients with non-small-cell lung cancer: a prospective clinical study. Int J Radiat Oncol Biol Phys. 2005; 62(4):988–994

[24] Chao KS, Deasy JO, Markman J, et al. A prospective study of salivary function sparing in patients with head-and-neck cancers receiving intensity-modulated or three-dimensional radiation therapy: initial results. Int J Radiat Oncol Biol Phys. 2001; 49(4):907–916

[25] Lee N, Xia P, Quivey JM, et al. Intensity-modulated radiotherapy in the treatment of nasopharyngeal carcinoma: an update of the UCSF experience. Int J Radiat Oncol Biol Phys. 2002; 53(1):12–22

[26] Schwartz DL, Ford E, Rajendran J, et al. FDG PET/ CT imaging for preradiotherapy staging of head-and-neck squamous cell carcinoma. Int J Radiat Oncol Biol Phys. 2005; 61(1):129–136

[27] Schwartz DL, Ford EC, Rajendran J, et al. FDG PET/CT-guided intensity modulated head and neck radiotherapy: a pilot investigation. Head Neck. 2005; 27(6):478–487

[28] Wong WL, Saunders M. The impact of FDG PET on the management of occult primary head and neck tumours. Clin Oncol (R Coll Radiol). 2003; 15(8):461–466

[29] Milker-Zabel S, Zabel-du Bois A, Henze M, et al. Improved target volume definition for fractionated stereotactic radiotherapy in patients with intracranial meningiomas by correlation of CT, MRI, and [68Ga]-DOTATOC-PET. Int J Radiat Oncol Biol Phys. 2006; 65(1):222–227

[30] Gehler B, Paulsen F, Oksüz MÖ, et al. [68Ga]-DOTATOC-PET/ CT for meningioma IMRT treatment planning. Radiat Oncol. 2009; 4:56

[31] Astner ST, Bundschuh RA, Beer AJ, et al. Assessment of tumor volumes in skull base glomus tumors using Gluc-Lys[(18)F]-TOCA positron emission tomography. Int J Radiat Oncol Biol Phys. 2009; 73(4):1135–1140

[32] Fujibayashi Y, Taniuchi H, Yonekura Y, Ohtani H, Konishi J, Yokoyama A. Copper-62-ATSM: a new hypoxia imaging agent with high membrane permeability and low redox potential. J Nucl Med. 1997; 38(7):1155–1160

[33] Shields AF, Grierson JR, Dohmen BM, et al. Imaging proliferation in vivo with [F-18]FLT and positron emission tomography. Nat Med. 1998; 4(11):1334–1336

[34] Borbath I, Grégoire V, Bergström M, Laryea D, Långström B, Pauwels S. Use of 5-[(76)Br]bromo-2'-fluoro-2'-deoxyuridine as a ligand for tumour proliferation: validation in an animal tumour model. Eur J Nucl Med Mol Imaging. 2002; 29(1):19–27

[35] Grönroos T, Bentzen L, Marjamäki P, et al. Comparison of the biodistribution of two hypoxia markers [18F]FETNIM and [18F]FMISO in an experimental mammary carcinoma. Eur J Nucl Med

Mol Imaging. 2004; 31(4):513–520

[36] Mahy P, De Bast M, Leveque PH, et al. Preclinical validation of the hypoxia tracer 2-(2-nitroimidazol-1-yl)- N-(3,3,3-[(18)F] trifluoropropyl)acetamide, [(18)F]EF3. Eur J Nucl Med Mol Imaging. 2004; 31(9):1263–1272

[37] Mishani E, Abourbeh G, Jacobson O, et al. High-affinity epidermal growth factor receptor (EGFR) irreversible inhibitors with diminished chemical reactivities as positron emission tomography (PET)-imaging agent candidates of EGFR overexpressing tumors. J Med Chem. 2005; 48(16):5337–5348

[38] Chao KS, Bosch WR, Mutic S, et al. A novel approach to overcome hypoxic tumor resistance: Cu-ATSM-guided intensitymodulated radiation therapy. Int J Radiat Oncol Biol Phys. 2001; 49(4):1171–1182

[39] Douglas JG, Stelzer KJ, Mankoff DA, et al. [F-18]-fluorodeoxyglucose positron emission tomography for targeting radiation dose escalation for patients with glioblastoma multiforme: clinical outcomes and patterns of failure. Int J Radiat Oncol Biol Phys. 2006; 64(3):886–891

[40] Mutic S, Malyapa RS, Grigsby PW, et al. PET-guided IMRT for cervical carcinoma with positive para-aortic lymph nodes-a dose-escalation treatment planning study. Int J Radiat Oncol Biol Phys. 2003; 55(1):28–35

[41] Vanuytsel LJ, Vansteenkiste JF, Stroobants SG, et al. The impact of (18)F-fluoro-2-deoxy-D-glucose positron emission tomography (FDG PET) lymph node staging on the radiation treatment volumes in patients with non-small cell lung cancer. Radiother Oncol. 2000; 55(3):317–324

[42] Lee NY, Mechalakos JG, Nehmeh S, et al. Fluorine-18-labeled fluoromisonidazole positron emission and computed tomography-guided intensity-modulated radiotherapy for head and neck cancer: a feasibility study. Int J Radiat Oncol Biol Phys. 2008; 70(1):2–13

[43] Lin Z, Mechalakos J, Nehmeh S, et al. The influence of changes in tumor hypoxia on dose-painting treatment plans based on 18F-FMISO positron emission tomography. Int J Radiat Oncol Biol Phys. 2008; 70(4):1219–1228

[44] Grosu AL, Souvatzoglou M, Röper B, et al. Hypoxia imaging with FAZA-PET and theoretical considerations with regard to dose painting for individualization of radiotherapy in patients with head and neck cancer. Int J Radiat Oncol Biol Phys. 2007; 69(2):541–551

[45] Chao KS, Bosch WR, Mutic S, et al. A novel approach to overcome hypoxic tumor resistance: Cu-ATSM-guided intensitymodulated radiation therapy. Int J Radiat Oncol Biol Phys. 2001; 49(4):1171–1182

[46] Søvik A, Malinen E, Olsen DR. Strategies for biologic imageguided dose escalation: a review. Int J Radiat

Oncol Biol Phys. 2009; 73(3):650–658

[47] Thorwarth D, Eschmann SM, Paulsen F, Alber M. Hypoxia dose painting by numbers: a planning study. Int J Radiat Oncol Biol Phys. 2007; 68(1):291–300

[48] Geets X, Lee L, Lonneux M, Coche E, Cosnard G, Grégoire V. Re-assessment of HNSCC tumor volume during radiotherapy with anatomic and functional imaging. Radiother Oncol. 2006; 78 Suppl 1:S59

[49] Humm JL, Lee J, O'Donoghue JA, et al. Changes in FDG tumor uptake during and after fractionated radiation therapy in a rodent tumor xenograft. Clin Positron Imaging. 1999; 2(5): 289–296

[50] Brahme A. Biologically optimized 3-dimensional in vivo predictive assay-based radiation therapy using positron emission tomography-computerized tomography imaging. Acta Oncol. 2003; 42(2):123–136

[51] Bentzen SM. Theragnostic imaging for radiation oncology: dose-painting by numbers. Lancet Oncol. 2005; 6(2):112–117

[52] Livieratos L, Stegger L, Bloomfield PM, Schafers K, Bailey DL, Camici PG. Rigid-body transformation of list-mode projection data for respiratory motion correction in cardiac PET. Phys Med Biol. 2005; 50(14):3313–3322

[53] Wang Y, Baghaei H, Li H, et al. A simple respiration gating technique and its application in high resolution PET. IEEE Trans Nucl Sci. 2005; 52:125

[54] Guivarc'h O, Turzo A, Visvikis D, et al. Synchronisation of pulmonary scintigraphy by respiratory flow and by impedance plethysmography. Proc SPIE Med Imaging. 2004; 5370:1166–1175

[55] Erdi YE, Nehmeh SA, Pan T, et al. The CT motion quantitation of lung lesions and its impact on PET-measured SUVs. J Nucl Med. 2004; 45(8):1287–1292

[56] Hof H, Rhein B, Haering P, Kopp-Schneider A, Debus J, Herfarth K. 4D-CT-based target volume definition in stereotactic radiotherapy of lung tumours: comparison with a conventional technique using individual margins. Radiother Oncol. 2009; 93(3):419–423

[57] Rietzel E, Liu AK, Doppke KP, et al. Design of 4D treatment planning target volumes. Int J Radiat Oncol Biol Phys. 2006; 66(1):287–295

[58] Park SJ, Ionascu D, Killoran J, et al. Evaluation of the combined effects of target size, respiratory motion and background activity on 3D and 4D PET/CT images. Phys Med Biol. 2008; 53(13):3661–3679

[59] Li G, Citrin D, Camphausen K, et al. Advances in 4D medical imaging and 4D radiation therapy. Technol Cancer Res Treat. 2008; 7(1):67–81

[60] Grégoire V, Haustermans K, Geets X, Roels S, Lonneux M. PET-based treatment planning in radiotherapy: a new standard? J Nucl Med. 2007; 48 Suppl 1:68S–77S

[61] Senan S, De Ruysscher D. Critical review of PET-CT for radiotherapy planning in lung cancer. Crit Rev Oncol Hematol. 2005; 56(3):345–351

第31章 FDG PET/CT 在感染和炎症评估中的作用

31.1 引言

尽管已经提出几种分子机制作为细胞中 FDG 摄取的基础，但是被刺激的巨噬细胞、嗜中性粒细胞和淋巴细胞中的葡萄糖转运蛋白 1（GLUT1）亚型的过表达被认为是造成这一现象的最可能的潜在生物学现象［一个假说认为激活吞噬细胞的葡萄糖代谢增加与"呼吸或氧化爆发"有关，氧气摄取增加了约 50 倍，而单磷酸己糖途径（HMP）则使葡萄糖代谢增加，尽管另一项研究报道了呼吸爆发与 FDG 摄取之间存在解离］[1]。在评估感染和炎症方面，PET/CT 的组合无疑比单独使用 PET 对评估需要手术干预的某些临床情况更为有效。

31.2 FDG PET 与其他成像方式在评估感染和炎症方面的比较

31.2.1 常规核医学技术

1. FDG PET 的优点
   a）在短时间内（1.5 ~ 2 小时）得出结果。
   b）高分辨率断层图像。
   c）高目标背景对比度。
   d）对慢性感染灵敏。
   e）技术上要求不高或劳动强度较低。
   f）观察者间有高度一致性。
   g）辐射剂量是常规核医学技术的 1/3 ~ 1/2。
   h）可用于检测轴位骨骼的感染，而白细胞（WBC）扫描的价值有限。
2. FDG PET 的缺点
   a）相对较高的成本。
   b）不可区分肿瘤与感染或炎症，但是延迟成像和双期 PET 有帮助。
   c）可获得性（曾经的缺点，现已不复存在；

FDG PET 现在已可广泛使用，是联合白细胞骨髓闪烁扫描的一种很有吸引力的替代方法，因仅需要一次注射，且使用程序友好）。

31.2.2 解剖成像方式（CT / MRI）

1. FDG PET 的优点
   a）全身技术。
   b）不受金属置入物的影响。
   c）相比于高灌注或水肿（CT / MRI），在正常机体状态下评估炎症过程的代谢活性更具特异性。
2. FDG PET 的缺点
   a）在世界上大多数地方都没有广泛使用（这是以前的缺点，现已不存在）。
   b）与结构技术相比，空间分辨率相对较低。

31.3 潜在的临床应用

尽管在感染和炎症的临床常规使用上存在地区差异，但欧洲药品管理局（EMEA）的人类药物委员会（CHMP）通过辩论认为，应用 FDG 有益于以下传染性或炎性疾病[2]。

1. 定位异常病灶，以指导不明原因发热（FUO）的病因诊断。
2. 诊断骨骼和／或邻近结构的慢性感染（骨髓炎、脊柱炎、关节盘炎或骨炎，包括金属置入物），糖尿病疑似伴发 Charcot 神经性关节炎，骨髓炎和／或软组织感染，髋关节假体疼痛，血管假体，获得性免疫缺陷综合征（AIDS）患者的发热。
3. 检测结节病、炎症性肠病（IBD）和涉及大血管的血管炎的炎症程度。
4. 不可切除的泡型棘球蚴病的治疗性随访，可用于寻找药物治疗过程中和治疗中止后的寄生虫活性定位。

根据已发表的文献，2013 EANM / SNMMI ^{18}F–FDG 在炎症和感染中的应用指南，将不同的适应证分为三类。其中，在感染和炎症中 ^{18}F–FDG PET/CT 的"主要适应证"［累计报道的准确性（＞85％）和专家意见］如下[3]。

1. 结节病。
2. 周围骨髓炎（非手术后，非糖尿病足）。
3. 疑似脊柱感染（椎间盘炎、脊柱脊髓炎，非手术后）。
4. 对 FUO 的评估，包括真正的 FUO（依据 Durack 和 Street 的标准定义），术后发热和复发性败血症，与免疫缺陷有关的（诱发和获得性）FUO，中性粒细胞减少和孤立的急性期炎症标志物（C 反应蛋白和／或红细胞沉降率持续升高）。
5. 转移性感染和菌血症高危患者的评估。
6. 对脉管炎（如巨细胞动脉炎）的初步评估。

31.3.1　慢性骨髓炎

概述

1. 与体格检查、生化改变、三相骨扫描或 MRI 相结合的对单纯性急性骨髓炎诊断相比，FDG PET 附加值有限。
2. 多项研究证明 FDG PET 在诊断慢性骨髓炎患者中具有重要作用（图 31.1 ~ 图 31.3）。
3. 与其他核医学模式（如镓闪烁显像和标记白细胞成像）不同，FDG 具有很高的分辨率，可以区分软组织感染与骨髓炎。
4. 有望在不久的将来，常规使用 FDG PET/CT 成像技术来确定是否存在感染性病灶、监测对抗菌药物治疗的反应，并制定标准以明确何时可安全地终止治疗。

准确性

1. Guhlmann 等报道[5,6]，在疑似患有慢性骨髓炎的患者中，对感染的中心骨骼进行成像时，FDG PET 的准确性高于抗粒细胞抗体闪烁显像。

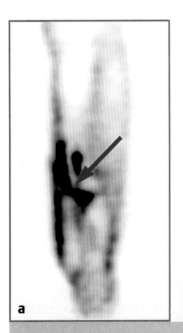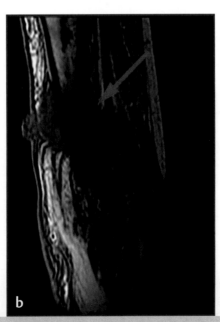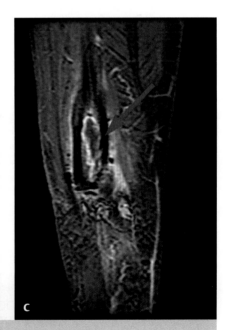

图 31.1　（a）矢状位 FDG PET。（b）平扫扰相梯度序列（SPGR）。（c）增强后 SPGR。在已证实患有慢性骨髓炎的患者中，将软组织脓肿与股骨的髓腔连接起来的窦道（箭头所示）会吸收大量的 FDG。此图还显示了相应的 MRI 异常（经许可转载[4]）

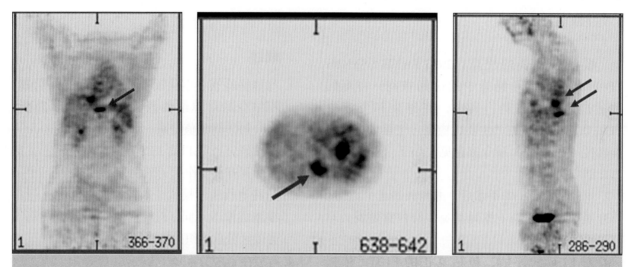

图 31.2　在两个相邻胸椎椎体（箭头所示）慢性骨髓炎中局灶性 FDG 摄取。在这种情况下，放射性标记的白细胞成像通常产率较低（经许可转载[4]）

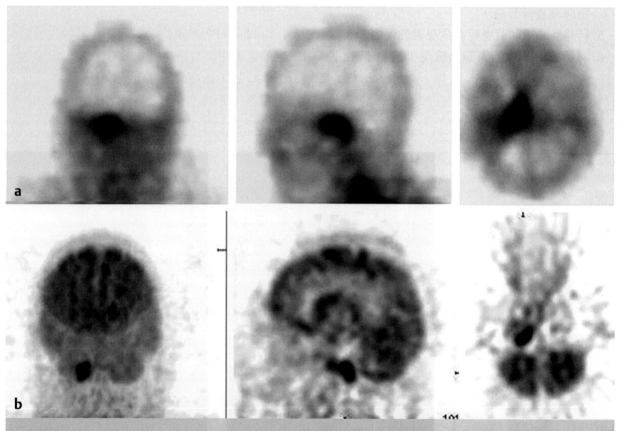

图 31.3　（a）Ga SPECT，（b）FDG PET。在已证实是恶性中耳炎的患者中，上方是相对应的 ⁶⁷Ga 柠檬酸 SPECT 图像，感染灶中大量摄取 FDG。请注意，PET 图像比 SPECT 图像更准确地揭示了疾病的部位（经许可转载[4]）

2. de Winter 等报道[7]，在 60 例怀疑患有慢性肌肉骨骼感染的患者中，其灵敏度为 100%，特异性为 86%，准确度为 93%。

3. Meller 等在一项前瞻性研究中[8]，对 30 名疑似活动性慢性骨髓炎患者进行了总结，得出结论：FDG PET 在诊断中轴骨慢性骨髓炎方面优于 [111]In 标记的白细胞显像。

4. FDG PET 可以准确地检测出脊柱骨髓炎（图 31.1），并可能替代 [67]Ga[9-11]。

5. 最近一项 meta 分析表明，FDG PET 不仅是检测慢性骨髓炎的最灵敏的成像方式，而且比放射性标记的白细胞闪烁显像、骨闪烁显像或 MRI 更具特异性[12-14]。

31.3.2 复杂的糖尿病足

概述

在复杂的糖尿病足情况下，检测感染并将其与急性神经性骨关节炎相区分是一项临床和放射学挑战。溃疡的存在使情况变得复杂，因为在这种情况下，除非另有证据，否则强烈考虑感染。通过 MRI 区分 Charcot 骨关节炎和骨髓炎是一项艰巨的任务。FDG PET 可作为潜在工具的三个领域如下（图 31.4）。

1. 诊断深部软组织感染和骨髓炎。
2. 区分 Charcot 关节炎和骨髓炎。
3. 评估复杂糖尿病足患者的缺血 / 动脉粥样硬化成分。

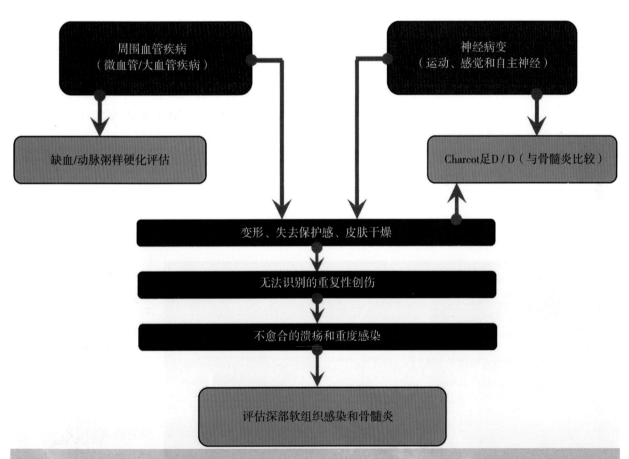

图 31.4 糖尿病足综合征的主要致病因素（蓝色），进一步复杂的因素（棕色），以及 PET/CT / PET/MRI 具有潜在作用的诊断挑战（绿色）（经许可转载）[15]

准确性

1. 在复杂和不复杂的糖尿病性骨关节炎中，初始数据为FDG PET成像发挥重要作用提供了证据 [11,12]。

2. 依据 Keidar 等认为，FDG PET/CT 检测骨髓炎非常准确（图 31.5 和图 31.6）[16]。

3. 可区分 Charcot 神经性关节炎和骨髓炎及组织感染（图 31.7）[17,18]。

31.3.3 假体感染

概述

1. 骨科医生面临的一个特殊挑战是如何将假体的机械性松动与并发感染区分开来，在过去几年中已成为多项研究的主题。

2. FDG PET 具有检测髋关节假体感染（图 31.8 ~ 图 31.10）及程度较轻的膝关节假体感染的巨大潜力。

3. FDG PET 优于解剖学成像方式，因为它不受金属置入物的影响，相比常规核医学技术，其能提供更高分辨率的图像，并且非常灵敏。

4. 非感染性反应在手术后数月乃至数年都很普遍，认识到这种反应对于管理这些患者至关重要。

5. 感染标准：假体颈部和／或头部周围 FDG 摄取增加是一个非常普遍的现象，不应解释为感染。大多数感染在骨－假体界面处被发现，大部分非感染炎性反应在骨－假体结合外侧被发现。对于髋关节置换术，髋关节假体中部骨骼、假体界面的 FDG 摄取增加，可认为 THA 感染阳性。而 FDG 摄取仅限于软组织或仅在假体的颈部，被认为不存在感染。

6. 目前，相对而言，FDG PET 在假体评估中的潜力还不太明确。更多的研究可能会进一步增强 FDG PET 在假体评估中的作用。

准确性

1. 在一项涉及 89 例患者 92 个髋关节假体疼痛的前瞻性研究中，我们的研究小组报告 [21]，FDG PET 检测感染的灵敏度、特异性、阳性预测值（PPV）和阴性预测值（NPV）分别为 95.2%、93%、80% 和 98.5%，^{99m}Tc 硫胶体和 ^{111}In 标记的白细胞闪烁扫描（TcSC-Ind BM/WBC）诊断髋关节假体周围感染的灵敏度、特异性、PPV、NPV 分别为 50%、95.1%、41% 和 88.6%。

2. 在 Basu 等 [22] 对 221 个假体（134 个髋关节假体和 87 个膝关节假体）进行的更大样本研究中，髋关节假体中 FDG PET 的灵敏度、特

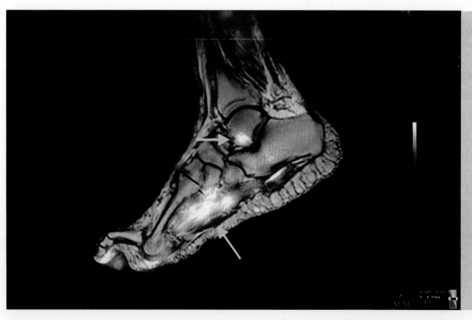

图 31.5 患有糖尿病足和疑似骨感染的患者的 FDG PET 和 MR 融合图像。FDG PET 图像显示足底部软组织中有大量摄取（提示蜂窝织炎，长箭头）；此外，它揭示了距骨中异常活性的病灶（与距骨骨髓炎一致，短箭头）（经许可转载）[19]

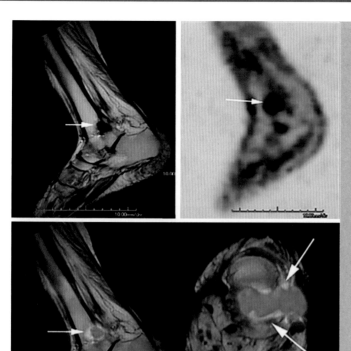

图 31.6　一名患有糖尿病的 70 岁女性，有远端腓骨切除、胫距关节融合和骨科硬体植入史。MR 图像显示慢性窦道（箭头所示）从外侧皮肤边缘延伸到胫骨外侧远端，可能来自先前植入的硬体。该检查结果并未提示骨髓炎。 PET 图像显示异常增加的 FDG 局灶性摄取（箭头所示），与活动性骨髓炎一致[20]（引自：Nawaz A, Torigian DA, Siegelman ES, et al. Diagnostic performance of FDG-PET, MRI, and plain film radiography (PFR) for the diagnosis of osteomyelitis in the diabetic foot. Mol Imaging Biol 2010;12:335-42. ）

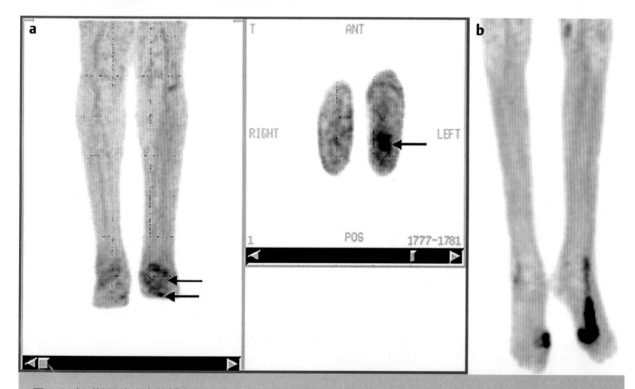

图 31.7 （a）糖尿病患者的横断位 FDG PET 显示溃疡中的局灶性摄取（箭头所示）和神经性骨关节病（箭头所示）中相对低级别的弥漫性摄取明显不同于在未受影响的对侧肢体上观察到的摄取。（b）高级 FDG 摄取明显不同于 Charcot 神经关节病[17]（引自：Basu S, Chryssikos T, Houseni M, et al. Potential role of FDG-PET in the setting of diabetic neuro-osteoarthropathy: can it differentiate uncomplicated Charcot's neuropathy from osteomyelitis and soft tissue infection? Nucl Med Commun 2007; 28: 465-72. ）

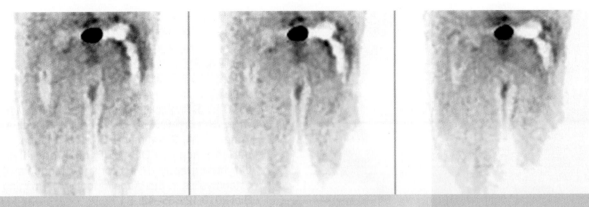

图31.8 冠状位图像是关节成形术后左髋疼痛的患者。虽然假体颈部和股骨近端周围有一些炎症，但这是髋关节假体植入后患者常见的反应。由于骨－假体界面缺乏FDG摄取，图像未显示明确的感染证据；这种无菌诊断通过该患者的外科手术干预而得到证实

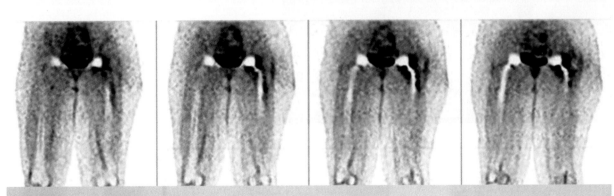

图31.9 骨盆和大腿部位的冠状位图像显示右侧髋关节假体无感染迹象。然而，在左侧，在髋臼周围的骨－假体界面和股骨干的近端存在明显的FDG摄取。另外感染延伸到近端软组织中。右侧的假体表现为无菌，左侧的假体被感染。手术探查证实了这一点

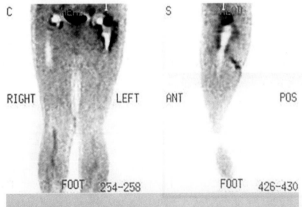

图31.10 双髋关节假体植入后左髋疼痛患者的骨盆和大腿FDG PET图。在矢状位图像中可以清楚地看到通向大腿后部的瘘管。与此同时，右侧的假体看起来并不复杂，没有感染。通过外科手术确认左髋感染

异性、PPV和NPV分别为81.8%、93.1%、79.4%和94.0%，在膝关节假体中则分别为94.7%、88.2%、69.2%和98.4%。对于同时接受FDG PET和WBC／BM成像的患者，髋关节假体中FDG PET的灵敏度更高。

3. 最近的一项系统评价显示[23]，FDG PET／CT诊断假体关节感染的总的灵敏度为87%，特异性为87%。

31.3.4 不明原因的发热

概述

不明原因的发热（FUO）是一个临床难题，特别是在老年人中，并且似乎是临床实践中使用

FDG PET 的可接受的指征。 FDG 的非特异性对于评估 FUO 患者具有重要价值，因为它在感染、恶性肿瘤和炎症性疾病中积聚，这是 FUO 的三个主要原因。作为一种"全能型"示踪剂，它有可能在这种情况下取代 ^{67}Ga 和标记的白细胞成像。然而，总体而言，FDG PET 在 40%～70% 的患者中在传统技术的基础上有附加值。

准确性

1. 在 40 名接受 PET 和 ^{67}Ga 检查的患者亚组研究中， Blockmans 等发现[24]FDG PET 显示出比镓闪烁显像更多的异常（分别为 77% 和 67%）。

2. Stumpe 等报道[25]了 39 例疑似感染患者的 FDG PET 灵敏度为 98%，特异性为 75%，准确性为 91%。

3. Meller 等[26] 比较了 FDG 和镓扫描对评估 FUO 患者的影响，FDG PET 检测发热原因的灵敏度为 81%，特异性为 86%，镓扫描检测发热原因的灵敏度和特异性分别为 67% 和 78%。

4. Bleeker-Rovers 等[27] 对 35 例 FUO 患者进行了评估，发现 FDG PET 对其中 37% 患者的临床诊断有帮助，灵敏度和特异性分别为 93% 和 90%，PPV 为 87%，NPV 为 95%。

5. 一项初步研究表明，尽管心肌 FDG 摄取正常，但 FDG PET 可帮助准确地识别感染性心内膜炎的部位，是常规超声心动图的有力补充[28]。

31.3.5 获得性免疫缺陷综合征

概述

PET 在人类免疫缺陷病毒（HIV）感染患者的管理中发挥着重要作用，并且在评估影响中枢神经系统（CNS）疾病方面特别有价值。定量评估显示弓形虫病的 SUV 显著低于淋巴瘤的 SUV，两种疾病的 SUV 之间几乎没有重叠。

准确性

1. Hoffman 等[29]研究了 11 例患有获得性免疫缺陷综合征（AIDS）和 CNS 病变的患者，发现 FDG PET 成像比 CT 或 MRI 更准确地区分 CNS 病变的恶性和非恶性病因。

2. O'Doherty 等表明[30]，在检测 AIDS 患者的感染（图 31.11）或恶性肿瘤时，PET 的总灵敏度和总特异性分别为 92% 和 94%。

3. 对 47 名 AIDS 患者进行 FDG PET 检查，Santiago 等发现[31]FDG 成像检测病变灵敏度为 82.5%。

31.3.6 结节病

概述

FDG PET / CT 管理结节病在以下方面具有独特优势：（1）对于检测胸外结节病非常有用，或可以通过单次全身检查发现未知的隐匿部位。（2）炎症活性和范围的评估有助于治疗反应的监测，它是一个重要的灵敏、客观标志物。评估结节病的活性是疾病过程中决定治疗干预的重要参数。此外，FDG PET 可以帮助正确评估结节病的疾病活性，这对于启动最佳管理计划至关重要，因为大多数患者具有自限性疗程，而一小部分患者可能在诊断后不久未经治疗便死亡。结节病中的 FDG 摄取模式（图 31.12）可能被误诊为恶性肿瘤；因此，在初步诊断期间，该项检查应结合其他检查进行综合判断。

准确性

1. 几个研究小组报道了结节性肉芽肿对 FDG 的摄取[32-34]，表现在纵隔和肺门典型的活性淋巴结。

2. 通过量化结节病中的葡萄糖代谢，Brodin 等提出[32]FDG 摄取反映了这种不可预测的系统性疾病的不同阶段可能的疾病活性及其范围。

31.3.7 动脉粥样硬化

概述

FDG PET 成像有可能对动脉粥样硬化早期阶段、自然过程中和治疗干预后的炎症过程进行评估。这种摄取的机制尚不清楚，可能性包括动脉粥样硬化斑块中巨噬细胞、中层的平滑肌、内皮

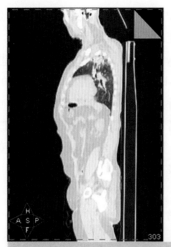
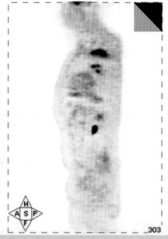
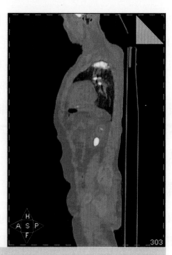

图31.11 左肺尖部的结核炎性病变，与相应的CT扫描融合，表现为强的FDG摄取[引自：Kumar R, Basu S, Torigian D, Anand V, Zhuang H, Alavi A. Role of modern imaging techniques for diagnosis of infection in the era of ¹⁸F–fluorodeoxyglucose positron emission tomography. Clin Microbiol Rev 2008;21(1): 209–224. [4]]

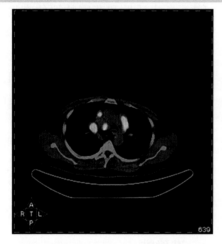
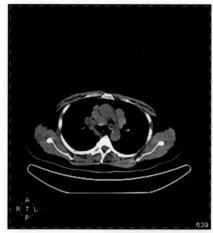

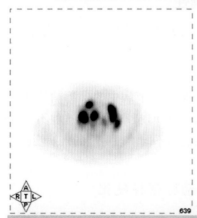
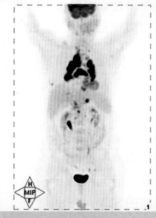
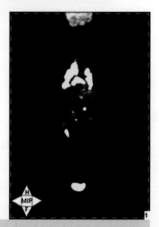

图31.12 一例结节病的FDG PET 图像，其中胸部有典型的摄取。在患有活性结节病的患者中，病变部位可以看到显著的摄取，可能将其误认为淋巴瘤或其他淋巴组织增生性疾病 [引自：Kumar R, Basu S, Torigian D, Anand V, Zhuang H, Alavi A. Role of modern imaging techniques for diagnosis of infection in the era of ¹⁸F–fluorodeoxyglucose positron emission tomography. Clin Microbiol Rev 2008;21（1）：209–224. [4]]

下肌层增殖的高葡萄糖代谢。

准确性

1. 我们小组研究了与动脉粥样硬化危险因素相关的大动脉 FDG 摄取频率[35]。动脉 FDG 摄取与动脉粥样硬化危险因素的正相关表明，FDG PET 成像在动脉粥样硬化的诊断和治疗干预后的随访中具有重要作用[36,37]。在 149 名受试者中，升主动脉、主动脉弓、降主动脉、髂动脉和股动脉的平均 SUV 随年龄增长而增加（$P < 0.01$）[38]。

2. 据报道，主动脉 FDG 摄取与动脉粥样硬化病变巨噬细胞含量之间存在高度相关性[39]。

3. 通过离体放射自显影可以轻易地证明实验病变局部增加的 FDG 浓度。研究者已经探索了通过血管内导管和正电子敏感探针检测易损性动脉粥样硬化的可行性[40,41]。

4. 在动物研究中，FDG PET 可用于监测抗炎药物在稳定易脱落动脉粥样硬化斑块中的治疗作用，这种有前景的应用已经证明，FDG PET 能够通过成像监测普罗布考减轻炎症的作用[42]。FDG PET 通过巨噬细胞浸润能力减少的成像，可用于评估临床上稳定易脱落斑块的新药的治疗效果。

31.3.8　血管炎

概述

组织学被认为是血管炎诊断的金标准，但血管炎诊断的组织病理学证实并不总是可行的。FDG PET 作为扫描和检测沿大中动脉的代谢活性过程的功能技术，可被有效地添加到成像设备中。据报道，FDG PET 有助于对血管炎患者的诊断和治疗反应评估，特别是它在主动脉炎患者的诊断和治疗监测方面具有很大的潜力。

准确性

1. 对于 15 例早期主动脉炎患者，Meller 等[43]比较了 FDG PET 和 MRI 用于初步诊断和免疫抑制治疗后随访。FDG PET 和 MRI 用于初步诊

断的结果具有可比性，但 FDG PET 检测到更多的炎性血管部位，并且在评估治疗后的疾病活性方面比后一种方式更可靠。

2. Webb 等发现[44]，在 Takayasu 动脉炎的活性血管炎的初步评估中，FDG PET 的灵敏度为 92%，特异性为 100%，NPV 和 PPV 分别为 85% 和 100%。他们的结论是 FDG PET 可用于评估疾病的活性并监测治疗的疗效。

3. FDG PET 检查系统性红斑狼疮（SLE）患者中枢神经系统（CNS）受累的初步研究发现，在活性局灶性和弥漫性 CNS 狼疮期间，脑血流量和葡萄糖摄取减少[45]。在这些和随后的研究中，FDG PET 被认为是证明可逆性病灶和将功能成像结果与神经系统发现相关联的最灵敏方法[46-48]。

31.3.9　炎性肠病

据报道，FDG PET 可用于检测炎性肠病（IBD）患者的疾病活性。由于多种因素，肠道中正常的 FDG 摄取在分布和强度上有所不同[49-51]，并且可以影响该技术在该疾病中的灵敏度和特异性。FDG PET 可以在儿童 IBD 评估中发挥主要作用，因为该群体肠道 FDG 活性低。

31.3.10　FDG PET／CT 评估治疗反应和随访

FDG PET 的未来潜在用途包括疾病经治疗干预后的随访[13]。这非常有用，已在许多上述感染性和炎症性疾病中得到应用。有必要通过进一步精心设计的研究，观察与其他技术相比，FDG PET 是否具有更高的价值。从理论上讲，PDG 对激活的炎症细胞（图 31.13）成像，与 CT/MRI 或闪烁扫描技术相比，有可能更灵敏、更特异地检测灌注或水肿的变化（图 31.14）。

31.3.11 关节中的非特异性摄取：评估关节炎的可能性

1. 在各种关节（特别是肩部下方的盂肱关节）中经常可以观察到FDG浓聚，这很可能代表炎症反应[53,54]。

2. 这些部位FDG浓聚的确切位置尚不清楚，但可能在关节周围的滑膜组织中。通过FDG PET扫描偶然发现的病变在本质上通常是慢性的，代表了长期存在的过程。

3. FDG摄取的程度作为炎症严重程度的指征，可能成为骨关节炎和类风湿关节炎等风湿病的重要信息来源[55]。

4. 在使用改善疾病的抗风湿药物（DMARD）治疗的类风湿关节炎患者中，FDG PET/CT的定量代谢容积数据可作为美国风湿病学会／欧洲风湿病联盟（EULAR）标准临床评估的有价值的辅助和补充客观成像参数[56]。

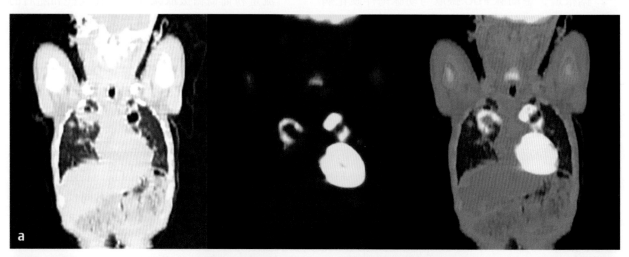

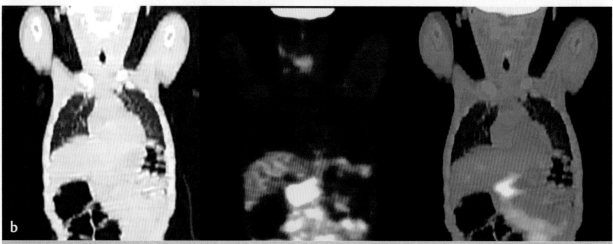

图31.13 在已证实显示治疗反应的肺炎病例（a）治疗前和（b）治疗后的FDG PET成像。相应的CT和融合图像在该图中显示［引自：Kumar R, Basu S, Torigian D, Anand V, Zhuang H, Alavi A, Role of modern imaging techniques for diagnosis of infection in the era of ^{18}F–fluorodeoxyglucose positron emission tomography. Clin Microbiol Rev 2008;21（1）：209–224. [4]］

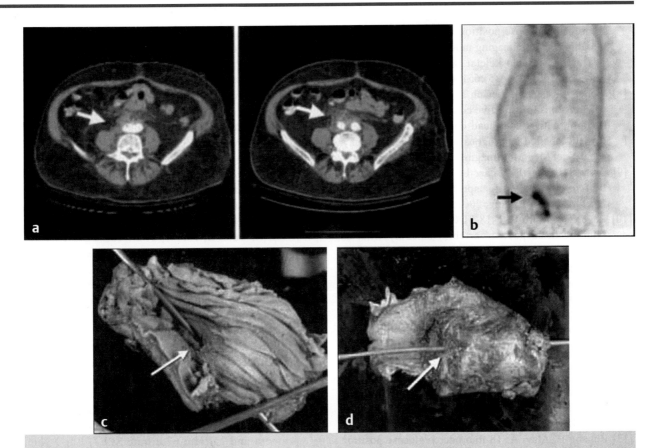

图31.14 （a）在这名疑似移植物感染的患者中，虽然CT扫描确实显示腹膜后渗出的证据（箭头所示），但未发现主动脉移植物感染的明确证据，如游离空气、动脉周围脓肿或假性动脉瘤。（b）PET扫描显示在对应于移植物的主动脉部位（箭头所示）FDG异常摄取。在剖腹手术中，空肠和主动脉移植物之间的瘘管连接很明显。从管腔侧（c）和浆膜侧（d）看，箭头指向穿过瘘管放置的探针［引自：Krupnick AS, Lombardi JV, Engels FH, et al. 18-fluorodeoxyglucose positron emission tomography as a novel imaging tool for the diagnosis of aortoenteric fistula and aortic graft infection-a case report. Vasc Endovascular Surg 2003;37(5):363-366.[52]］

（李百强　姚志锋　王骏　李慧君　孙涛　徐明）

参考文献

[1] Jones HA, Cadwallader KA, White JF, Uddin M, Peters AM, Chilvers ER. Dissociation between respiratory burst activity and deoxyglucose uptake in human neutrophil granulocytes: implications for interpretation of (18)F-FDG PET images. J Nucl Med. 2002; 43(5):652–657

[2] Glaudemans AW, Signore A. FDG PET/CT in infections: the imaging method of choice? Eur J Nucl Med Mol Imaging. 2010; 37(10):1986–1991

[3] Jamar F, Buscombe J, Chiti A, et al. EANM/SNMMI guideline for 18F-FDG use in inflammation and infection. J Nucl Med. 2013; 54(4):647–658

[4] Kumar R, Basu S, Torigian D, Anand V, Zhuang H, Alavi A. Role of modern imaging techniques for diagnosis of infection in the era of 18F-fluorodeoxyglucose positron emission tomography. Clin Microbiol Rev. 2008; 21(1):209–224

[5] Guhlmann A, Brecht-Krauss D, Suger G, et al. Fluorine-18-FDG PET and technetium-99m antigranulocyte antibody scintigraphy in chronic osteomyelitis. J Nucl Med. 1998; 39(12):2145–2152

[6] Guhlmann A, Brecht-Krauss D, Suger G, et al. Chronic osteomyelitis: detection with FDG PET and correlation with histopathologic findings. Radiology. 1998; 206(3):749–754

[7] de Winter F, van de Wiele C, Vogelaers D, de Smet K, Verdonk R, Dierckx RA. Fluorine-18

fluorodeoxyglucose-position emission tomography: a highly accurate imaging modality for the diagnosis of chronic musculoskeletal infections. J Bone Joint Surg Am. 2001; 83-A(5):651–660

[8] Meller J, Köster G, Liersch T, et al. Chronic bacterial osteomyelitis: prospective comparison of (18)F-FDG imaging with a dual-head coincidence camera and (111)In-labelled autologous leucocyte scintigraphy. Eur J Nucl Med Mol Imaging. 2002; 29(1):53–60

[9] Gratz S, Dörner J, Fischer U, et al. 18F-FDG hybrid PET in patients with suspected spondylitis. Eur J Nucl Med Mol Imaging. 2002; 29(4):516–524

[10] Love C, Palestro C. F-18-FDG and (67) GA-SPECT imaging in suspected vertebral osteomyelitis: an intraindividual comparison. J Nucl Med. 2003; 45(suppl):148P

[11] Stumpe KD, Zanetti M, Weishaupt D, Hodler J, Boos N, Von Schulthess GK. FDG positron emission tomography for differentiation of degenerative and infectious endplate abnormalities in the lumbar spine detected on MR imaging. AJR Am J Roentgenol. 2002; 179(5):1151–1157

[12] Crymes WB, Jr, Demos H, Gordon L. Detection of musculoskeletal infection with 18F-FDG PET: review of the current literature. J Nucl Med Technol. 2004; 32(1):12–15

[13] Zhuang H, Alavi A. 18-fluorodeoxyglucose positron emission tomographic imaging in the detection and monitoring of infection and inflammation. Semin Nucl Med. 2002; 32(1):47–59

[14] Alnafisi N, Yun M, Alavi A. F-18 FDG positron emission tomography to differentiate diabetic osteoarthropathy from septic arthritis. Clin Nucl Med. 2001; 26(7):638–639

[15] Basu S, Zhuang H, Alavi A. FDG PET and PET/CT imaging in complicated diabetic foot. PET Clin. 2012; 7(2):151–160

[16] Keidar Z, Militianu D, Melamed E, Bar-Shalom R, Israel O. The diabetic foot: initial experience with 18F-FDG PET/CT. J Nucl Med. 2005; 46(3):444–449

[17] Basu S, Chryssikos T, Houseni M, et al. Potential role of FDG PET in the setting of diabetic neuro-osteoarthropathy: can it differentiate uncomplicated Charcot's neuroarthropathy from osteomyelitis and soft-tissue infection? Nucl Med Commun. 2007; 28(6):465–472

[18] Hopfner S, Krolak C, Kessler S, et al. Preoperative imaging of Charcot neuroarthropathy: does the additional application of (18)F-FDG PET make sense? Nucl Med (Stuttg). 2006; 45:15–20

[19] Basu S, Alavi A. Nuclear medicine-FDG-PER takes lead role in suspected or proven infection. Diagn Imaging (San Franc). 2007; 29:59–66

[20] Nawaz A, Torigian DA, Siegelman ES, Basu S, Chryssikos T, Alavi A. Diagnostic performance of FDG PET, MRI, and plain film radiography (PFR)

for the diagnosis of osteomyelitis in the diabetic foot. Mol Imaging Biol. 2010; 12 (3):335–342

[21] Pill SG, Parvizi J, Tang PH, et al. Comparison of fluorodeoxyglucose positron emission tomography and (111)indiumwhite blood cell imaging in the diagnosis of periprosthetic infection of the hip. J Arthroplasty. 2006; 21(6) Suppl 2:91–97

[22] Basu S, Kwee TC, Saboury B, et al. FDG PET for diagnosing infection in hip and knee prostheses: prospective study in 221 prostheses and subgroup comparison with combined (111) In-labeled leukocyte/(99m)Tc-sulfur colloid bone marrowimaging in 88 prostheses. Clin Nucl Med. 2014; 39(7):609–615

[23] Hao R, Yuan L, Kan Y, et al. 18F-FDG PET for diagnosing painful arthroplasty/prosthetic joint infection. Clin Transl Imaging. 2017; 5:315–322

[24] Blockmans D, Knockaert D, Maes A, et al. Clinical value of [(18)F]fluoro-deoxyglucose positron emission tomography for patients with fever of unknown origin. Clin Infect Dis. 2001; 32(2):191–196

[25] Stumpe KD, Dazzi H, Schaffner A, von Schulthess GK. Infection imaging using whole-body FDG PET. Eur J Nucl Med. 2000; 27(7):822–832

[26] Meller J, Altenvoerde G, Munzel U, et al. Fever of unknown origin: prospective comparison of [18F]FDG imaging with a double-head coincidence camera and gallium-67 citrate SPET. Eur J Nucl Med. 2000; 27(11):1617–1625

[27] Bleeker-Rovers CP, de Kleijn EM, Corstens FH, van der Meer JW, Oyen WJ. Clinical value of FDG PET in patients with fever of unknown origin and patients suspected of focal infection or inflammation. Eur J Nucl Med Mol Imaging. 2004; 31(1): 29–37

[28] Yen RF, Chen YC, Wu YW, Pan MH, Chang SC. Using 18-fluoro-2-deoxyglucose positron emission tomography in detecting infectious endocarditis/endoarteritis: a preliminary report. Acad Radiol. 2004; 11(3):316–321

[29] Hoffman JM, Waskin HA, Schifter T, et al. FDG PET in differentiating lymphoma from nonmalignant central nervous system lesions in patients with AIDS. J Nucl Med. 1993; 34(4): 567–575

[30] O'Doherty MJ, Barrington SF, Campbell M, Lowe J, Bradbeer CS. PET scanning and the human immunodeficiency viruspositive patient. J Nucl Med. 1997; 38(10):1575–1583

[31] Santiago JF, Jana S, Gilbert HM, et al. Role of fluorine-18-fluorodeoxyglucose in the work-up of febrile AIDS patients. Experience with dual head coincidence imaging. Clin Positron Imaging. 1999; 2(6):301–309

[32] Brudin LH, Valind SO, Rhodes CG, et al. Fluorine-18 deoxyglucose uptake in sarcoidosis measured with positron emission tomography. Eur J Nucl Med. 1994; 21(4):297–305

[33] Lewis PJ, Salama A. Uptake of fluorine-18-fluorodeoxyglucose in sarcoidosis. J Nucl Med.

1994; 35(10):1647–1649

[34] Yasuda S, Shohtsu A, Ide M, et al. High fluorine-18 labeled deoxyglucose uptake in sarcoidosis. Clin Nucl Med. 1996; 21 (12):983–984

[35] Yun M, Jang S, Cucchiara A, Newberg AB, Alavi A. 18F FDG uptake in the large arteries: a correlation study with the atherogenic risk factors. Semin Nucl Med. 2002; 32(1):70–76

[36] Lin EC, Quaife RA. FDG uptake in chronic superior vena cava thrombus on positron emission tomographic imaging. Clin Nucl Med. 2001; 26(3):241–242

[37] Zhang Z, Machac J, Helft G, et al. Noninvasive serial monitoring of atherosclerotic progression and regression with FDGPET in a rabbit model. J Nucl Med. 2000; 41(5):7P

[38] Bural GG, Torigian DA, Chamroonrat W, et al. FDG PET is an effective imaging modality to detect and quantify age-related atherosclerosis in large arteries. Eur J Nucl Med Mol Imaging. 2008; 35(3):562–569

[39] Vallabhajosula S, Machac J, Knesaurek K, et al. Imaging atherosclerotic macrophage density by positron emission tomography using F-18-fluorodeoxyglucose (FDG). J Nucl Med. 1996; 37:144–144

[40] Lederman RJ, Raylman RR, Fisher SJ, et al. Detection of atherosclerosis using a novel positron-sensitive probe and 18-fluorodeoxyglucose (FDG). Nucl Med Commun. 2001; 22(7): 747–753

[41] Strauss HW, Mari C, Patt BE, Ghazarossian V. Intravascular radiation detectors for the detection of vulnerable atheroma. J Am Coll Cardiol. 2006; 47(8) Suppl:C97–C100

[42] Ogawa M, Magata Y, Kato T, et al. Application of 18F-FDG PET for monitoring the therapeutic effect of antiinflammatory drugs on stabilization of vulnerable atherosclerotic plaques. J Nucl Med. 2006; 47(11):1845–1850

[43] Meller J, Strutz F, Siefker U, et al. Early diagnosis and followup of aortitis with [(18)F]FDG PET and MRI. Eur J Nucl Med Mol Imaging. 2003; 30(5):730–736

[44] Webb M, Chambers A, AL-Nahhas A, et al. The role of 18F-FDG PET in characterising disease activity in Takayasu arteritis. Eur J Nucl Med Mol Imaging. 2004; 31(5):627–634

[45] van Dam AP. Diagnosis and pathogenesis of CNS lupus. Rheumatol Int. 1991; 11(1):1–11

[46] Sailer M, Burchert W, Ehrenheim C, et al. Positron emission tomography and magnetic resonance imaging for cerebral involvement in patients with systemic lupus erythematosus. J Neurol. 1997; 244(3):186–193

[47] Stoppe G, Wildhagen K, Seidel JW, et al. Positron emission tomography in neuropsychiatric lupus erythematosus. Neurology. 1990; 40(2):304–308

[48] Weiner SM, Otte A, Schumacher M, et al. Diagnosis and monitoring of central nervous system involvement in systemic lupus erythematosus: value of F-18 fluorodeoxyglucose PET. Ann Rheum Dis. 2000; 59(5):377–385

[49] Shreve PD, Anzai Y, Wahl RL. Pitfalls in oncologic diagnosis with FDG PET imaging: physiologic and benign variants. Radiographics. 1999; 19(1):61–77, quiz 150–151

[50] Miraldi F, Vesselle H, Faulhaber PF, Adler LP, Leisure GP. Elimination of artifactual accumulation of FDG in PET imaging of colorectal cancer. Clin Nucl Med. 1998; 23(1):3–7

[51] Pio BS, Byrne FR, Aranda R, et al. Noninvasive quantification of bowel inflammation through positron emission tomography imaging of 2-deoxy-2-[18F] fluoro-D-glucose-labeled white blood cells. Mol Imaging Biol. 2003; 5(4):271–277

[52] Krupnick AS, Lombardi JV, Engels FH, et al. 18-fluorodeoxyglucose positron emission tomography as a novel imaging tool for the diagnosis of aortoenteric fistula and aortic graft infection–a case report. Vasc Endovascular Surg. 2003; 37(5):363–366

[53] von Schulthess GK, Meier N, Stumpe KD. Joint accumulations of FDG in whole body PET scans. Nucl Med (Stuttg). 2001; 40 (6):193–197

[54] Wandler E, Kramer EL, Sherman O, Babb J, Scarola J, Rafii M. Diffuse FDG shoulder uptake on PET is associated with clinical findings of osteoarthritis. AJR Am J Roentgenol. 2005; 185 (3):797–803

[55] Polisson RP, Schoenberg OI, Fischman A, et al. Use of magnetic resonance imaging and positron emission tomography in the assessment of synovial volume and glucose metabolism in patients with rheumatoid arthritis. Arthritis Rheum. 1995; 38(6):819–825

[56] Kumar NS, Shejul Y, Asopa R, Basu S. Quantitative metabolic volumetric product on 18fluorine-2fluoro-2-deoxy-D-glucose-positron emission tomography/computed tomography in assessing treatment response to disease-modifying antirheumatic drugs in rheumatoid arthritis: multiparametric analysis integrating American College of Rheumatology/European League Against Rheumatism Criteria. World J Nucl Med. 2017; 16(4):293–302

第32章 FDG PET 在神经病学中的应用

32.1 癫痫发作定位 [1]

PET 可用于临床脑电图（EEG）和 MRI 检查不明确的偏侧性癫痫病灶患者，特别是当 MRI 发现为阴性或发作时脑电图与 MRI 不一致时。与 MRI 上有内侧颞叶硬化证据的患者相比，颞叶癫痫、MRI 阴性、PET 阳性的患者具有良好的手术效果 [2,3]。此外，PET 结果的模式可以帮助预测手术预后。对于已经由发作期头皮 EEG 和 MRI 定位的患者，PET 不具备附加值 [4]。

32.1.1 准确性 [5,6]

1. 预后。同侧 PET 代谢减退是耐药性颞叶癫痫术前评估中良好术后结果的指标。同侧 PET 代谢减退良好预后的预测值为 86%（MRI 正常的患者中为 80%，头皮 EEG 无局灶的患者中为 72%）[4]。

2. PET 对于颞叶癫痫更准确。

3. **发作间期 PET**

   a）颞叶癫痫：灵敏度为 84%，特异性为 86%。

   b）颞叶外癫痫：灵敏度为 33%，特异性为 95%。

32.1.2 与其他成像方式的比较

1. 发作间期 PET 比发作间期 SPECT 更灵敏，但不如发作期 SPECT 灵敏。

2. SPECT（颞叶癫痫）

   a）发作期 SPECT：灵敏度为 90%，特异性为 73%。

   b）发作间期 SPECT：灵敏度为 66%，特异性为 68%。

32.1.3 要点 [7,8]

1. 在发作间期，受累的部位是代谢减低的（图 32.1）。代谢减低的程度可能是与癫痫发作的持续时间、频率和严重程度相关的动态过程 [9,10]。在发作期，受累的部位是代谢增加的。

2. 颞叶代谢减低通常涉及整个颞叶。

   a）偏侧性代谢减低可能更明显。

   b）即使在解剖图像上存在局灶性病变，颞叶代谢减低通常也是弥漫性的。

3. **MRI 阴性**。即使没有内侧颞叶硬化的 MRI 证据，PET 也是准确的 [11]。在 MRI 阴性的患者中，代谢减低往往涉及外下侧颞叶而不是内侧颞叶 [12]。

4. **对侧颞叶**。极少数情况下，癫痫发作病灶对侧的颞叶可能表现为轻度代谢增加。

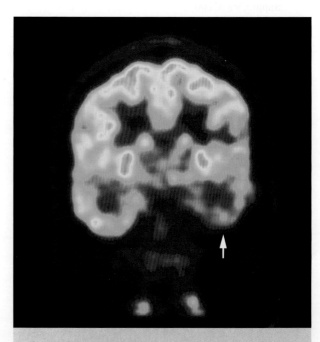

图 32.1 癫痫发作病灶。冠状位 PET 扫描显示减少左颞叶活性（箭头所示）符合发作间期癫痫灶

5. **判读标准**。对于疑似颞叶癫痫的患者，目测到的任何程度的代谢减低都应该被认为是显著的。颞叶之间15%或更大的定量差异通常是显著的[13]。

6. **颞外代谢减低**。同侧颞外代谢减低通常与颞叶代谢减低并存。

   a）颞外代谢减低可见于同侧丘脑（最常见）、额叶和顶叶，而在枕叶和基底节中非常罕见。最大程度的代谢减低通常见于同侧额叶[14]。

   b）双侧小脑代谢减低很常见，这可能与长期使用抗癫痫药物有关。也可以看到与癫痫发作病灶相对的对侧小脑失联络，更常见于额叶或顶叶癫痫发作[15]。

   c）皮质代谢减低的颞外区域通常彼此邻接，并且是颞叶中的主要部位。

   d）颞外代谢减低不如颞叶代谢减低严重。然而，额叶癫痫发作病灶代谢减低程度有时可能大于颞叶。

   e）在对侧镜区很少见代谢减低，可能继发于通过胼胝体纤维或穹隆对这些区域的功能抑制[9]。

7. **丘脑性代谢减低**[1]

   a）同侧丘脑代谢减低与长期癫痫和癫痫发作的继发性泛化有关。

   b）与同侧或无丘脑代谢减低相比，对侧丘脑代谢减低可预测手术效果差（术后癫痫发作的风险较高）。

8. **预后**。单侧局灶性颞叶代谢减低与良好的手术预后相关，对称性双侧颞叶、颞叶外或丘脑代谢减低与术后癫痫发作的发生率较高有关[16]。

9. **儿科患者**。PET在儿科患者中很有用。在儿童中皮质发育不良是癫痫的主要病因，不像成人癫痫，海马硬化是其常见的病因。FDG PET在75%～90%的皮质发育不良患者中呈阳性[17]。

32.1.4 误区 [8]

1. **定位**。PET主要用于定位致痫灶大概的位置，而不是精确定位。由于代谢减低通常弥漫性地涉及颞叶并延伸到颞外区域，如果没有进一步的证据支持，PET显示的代谢减低不应用于指导手术切除的范围[11]。

2. **颅内电极**。颅内电极插入可导致代谢减低。PET应在颅内脑电图之前进行。

3. **亚临床癫痫发作**。在FDG给药期间未被识别的亚临床癫痫发作可导致对侧颞叶明显假阳性代谢减低（相对于受累的颞叶中的发作性代谢增加）。因此，在注射药物之前，应尽可能监测患者。

4. **儿童**。癫痫发作间期的代谢增加可能发生在儿童身上，很少发生在成人身上。

5. **局灶性皮质畸形**。局灶性皮质畸形可能与摄取减少、正常或增加有关。局灶性皮质下异位和脑叶发育不良可能与发作间期PET的摄取增加有关[18]。

32.2 老年痴呆症：
阿尔茨海默病[19,20]

来自国家老龄化研究所和阿尔茨海默病协会的诊断指南[21]将FDG PET作为神经元损伤的生物标志物（连同脑脊液和结构MRI），并将PET淀粉样蛋白成像剂作为脑淀粉样变性的生物标志物。在患有轻度认知障碍（MCI）的患者中，神经元损伤生物标志物，如FDG PET在预测疾病进展方面比淀粉样蛋白生物标志物具有更重要的作用[22]。淀粉样蛋白生物标志物在阿尔茨海默病（Alzheimer病）的初始无症状期升高，在MCI期接近平台期，因此几乎没有提供有关MCI期疾病进展的预测信息。神经元损伤生物标志物与未来的认知恶化更相关。

与神经元损伤的另一生物标志物相比，结构MRI可能与MCI期的当前认知状态更相关，而FDG PET可能是疾病进展的更灵敏的生物标志物。

FDG PET是一项有价值的成像研究，适用于患有轻度至中度认知障碍的疑似AD的患者：（1）在完全检查后符合痴呆症标准而无明确原因或（2）在观察期间表现出进行性认知功能障碍。FDG PET 是神经变性的生物标志物，其中代谢减低可以先于认知症状出现，并预测后来进展为 AD 的个体的认知下降速度。此外，当可能混淆诸如额颞痴呆（FTD）和 Lewy 体痴呆（DLB）等诊断时，FDG PET 也具有临床实用性。在怀疑痴呆症的情况下，FDG PET 扫描呈阴性使得痴呆症的诊断不太可能成立。虽然 FDG PET 的诊断准确性在中度至重度疾病中最高，但在轻度疾病患者的准确性也相当高，这可能是最具挑战性的鉴别诊断。FDG PET 在初始 AD 诊断时的灵敏度和特异性与 3 ~ 4 年的纵向临床诊断相似[23]。

用于评估痴呆患者的非 FDG 示踪剂将在第 33 章中讨论。

32.3 准确性／与其他成像方式的比较

1. 对临床和尸检标准诊断的 AD，三种方法的诊断准确性（meta 分析）见表 32.1[24]。

表 32.1 三种方法诊断 AD 的准确性（以临床和尸检标准确诊 AD）

	灵敏度（%）	特异性（%）
FDG PET	91	86
SPECT	79	84
MRI	83	85

2. 对尸检标准诊断的 AD，三种方法的诊断准确性（meta 分析）见表 32.2[25]。

表 32.2 三种方法诊断 AD 的准确性（以尸检标准确诊 AD）

	灵敏度（%）	特异性（%）
FDG PET	93	73
SPECT	86	85
MRI	81	84

3. FDG PET 对 AD 的诊断具有高灵敏度，但特异性多变。与非痴呆对照组相比，特异性高达 89%，但与患有 MCI 的非 AD 痴呆相比，特异性降低至 78%，与不患 MCI 的非 AD 痴呆相比，特异性可降低至 70%[24]。

4. 诊断准确性和预后准确性。在一项 meta 分析中[26]，PET 淀粉样蛋白的诊断准确性最高，其次是 FDG PET、SPECT 和结构 MRI。FDG PET 预测进展的预后准确性最高，其次是结构性 MRI、SPECT 和 PET 淀粉样蛋白。

5. FDG PET 与结构 MRI 比较。关于哪种神经元损伤生物标志物（FDG PET 或结构 MRI）更好存在相互矛盾的结果[22]。FDG PET 在快速转化的年轻 MCI 患者方面可能表现更好，而结构 MRI 在老年 MCI 患者中可能更优越。

要点／误区

1. 检查阳性的判读标准[27]

a）双侧对称性颞顶代谢减低（图 32.2）。

- 顶叶活性通常比颞叶活性减少更多。
- 在疾病进展期间，颞顶代谢减低趋于增加[28]。

b）后扣带皮层（PCC）代谢减低。

- PCC 代谢减低是预测 MCI 向 AD 转化的最灵敏标志物[29]。
- PCC 代谢减低最容易在旁矢状位上识别。
- PCC 代谢减低通常延伸到楔前叶[30]。
- 与遗忘型 MCI 中的 PCC 代谢减低相反，AD 的 PCC 代谢减低更广泛，并扩展到楔前叶和外侧顶叶皮层[31]。

c）在疾病早期，代谢减低可能是不对称的或单侧的（图 32.3）。如果存在不对称的代谢减低，往往会在疾病进展期间得以保留[28]。

d）代谢减低可能在进展期累及额叶（图 32.4）。额叶代谢减低增加通常是从 MCI 进展至 AD 期间的主要发现[28]。

- 没有颞顶疾病，则没有额叶异常。

e）在感觉运动和视觉皮层（图 32.2）、小脑、基底神经节和丘脑中代谢保留。

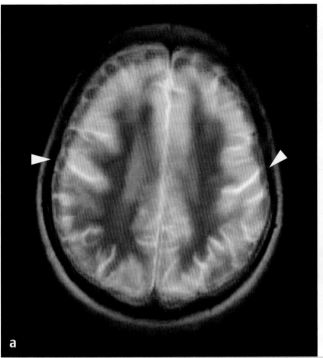

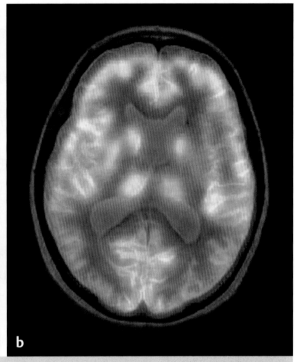

图 32.2 Alzheimer 病。（a）融合轴位 PET / MR 显示出双侧顶叶代谢减低符合 Alzheimer 病。中央沟周围的运动感觉皮层（无尾箭所示）中的保留活性是 Alzheimer 病的特征。（b）同一患者的融合轴位 PET / MR 显示视觉皮层活性的保留

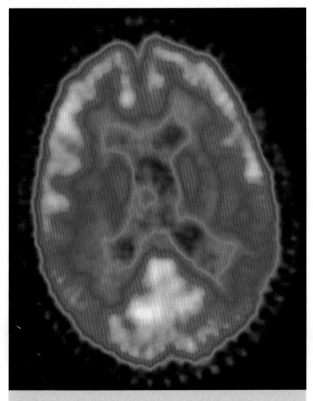

图 32.3 Alzheimer 病。轴位 PET 扫描显示 Alzheimer 病患者的双侧顶叶代谢减低；左顶叶部位的代谢减低更明显

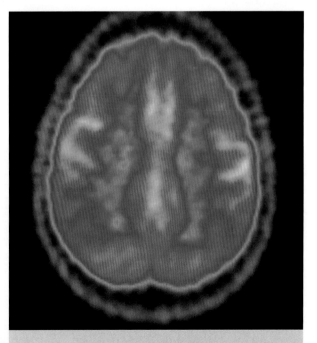

图 32.4 晚期 Alzheimer 病。轴位 PET 扫描显示双侧额叶和顶叶代谢减低；额叶代谢减低可见于 Alzheimer 病的后期阶段

f）小脑活性在疾病的各个阶段保持不变，因此可以作为受影响部位半定量指数的参考。

g）与正常人相比，AD患者的整个皮质葡萄糖代谢更低[32]。

2. **与其他痴呆症的区别**：AD通常可以与以下方面鉴别。

a）FTD（Pick病）[19]。额叶和颞叶代谢减低是主要模式（图32.5）。

- AD中PCC活性降低在FTD中未发现[33]。在FTD中常见扣带前回代谢减低[34]。

- FTD主要影响颞叶前内侧皮质。特别是颞前部受累对于AD是不典型的。典型AD累及颞叶后外侧皮质。

- 最大的减少通常在额叶内侧皮质。

- 随着FTD的进展，代谢减低从额叶扩展到顶叶和颞叶[35]。

- FTD中常见的是代谢减低的半球不对称[35]。

- 在FTD中顶叶相对不受累。然而，一些患

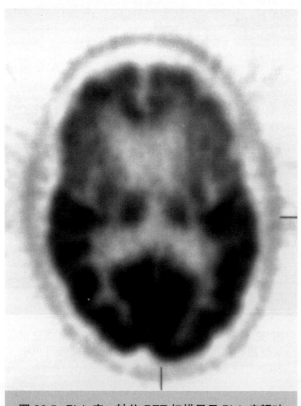

图32.5 Pick病。 轴位PET扫描显示Pick病额叶代谢减退的特征

者的额叶和颞顶部代谢减低程度相似，这使得鉴别AD和FTD变得困难。在一份报告中[36]，颞顶部代谢减低在FTD患者中相对常见。在这些病例中，扣带前回和颞前区的代谢减低有助于诊断FTD。

- 抑郁症、精神分裂症、酒精和药物滥用也可导致额叶代谢轻度下降，应在鉴别诊断中予以考虑[28]。

b）血管性痴呆（多发梗死性痴呆）。在这种类型的痴呆症中可见多个局灶性皮质和皮质下缺损。

- 鉴别血管性痴呆与AD的代谢减少的部位是深灰色核团、小脑、初级皮质、颞中回和扣带前回[37]。

- 注意，这些缺损应该由MRI上的异常信号区域来解释。如果这些缺损无MRI相关性，这种模式可能提示原发性神经退行性疾病而不是血管性痴呆[19]。

- 然而，对于继发于皮质下缺血性血管疾病的MRI上白质信号异常的患者，无论信号异常的位置如何，额叶代谢通常都会降低[38]。

c）DLB

- DLB不仅具有像AD一样的双侧颞顶部代谢减低，还涉及枕叶（图32.6）。

- DLB和AD之间最显著的差异是DLB中视觉皮层活性的减少[39]。

- 在DLB中，相对于楔叶和楔前叶，PCC代谢通常保留。这被称为"扣带岛"征[40]。相比之下，扣带后回代谢通常在AD早期明显减少。

- 轻度DLB代谢减低涉及的皮质部分通常比轻度AD大。在轻度AD中，颞叶内侧（海马）通常存在代谢减低，这在轻度DLB中不存在[41]。

- 在实践中，依靠PET可能难以鉴别DLB与AD。因此，准确性约为70%[42]。

d）帕金森痴呆症

- 患有痴呆的帕金森（Parkinson）病可以具有与AD和DLB相同的代谢减低模式。

- 然而，与AD相比，Parkinson痴呆症倾向

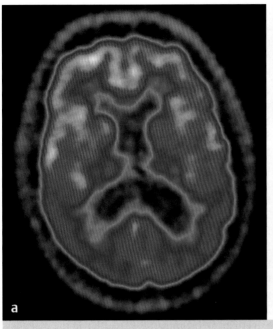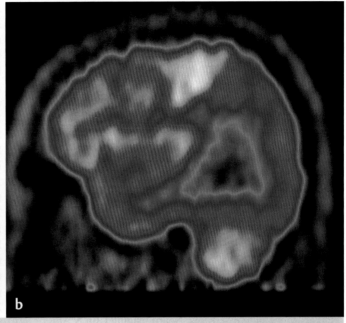

图 32.6 Lewy 体痴呆。轴位（a）和矢状（b）PET 扫描显示涉及双侧顶叶、颞叶和枕叶的代谢减低。枕叶和视觉皮层受累可鉴别 Lewy 体痴呆与 Alzheimer 病。

于在视觉皮层中具有更多的代谢减低，而在颞叶内侧中减少更多[43]。

• 与 DLB 相比，Parkinson 痴呆扣带前回皮层具有更少的代谢减低[44]。

3. **早发性 AD 和迟发性 AD 的比较**。迟发性 AD 的诊断灵敏度低于早发性 AD[45]。对于早发性 AD，葡萄糖代谢受影响最严重的是顶叶、额叶、扣带后回皮层和皮层下部位，对于迟发性 AD，则是边缘系统和额叶内侧[46,47]。早发性 AD 的总体代谢减低幅度和范围更大[47]。

4. **老龄化**。衰老与脑葡萄糖代谢的全面减少趋势相关，在额叶中最突出，特别是在扣带前回和额叶前回皮质中。这通常可以与 AD 中观察到的后联合区皮质减少区分开。然而，与早发性 AD 患者相比，迟发性 AD 患者在颞顶皮质、PCC 和楔前叶中具有较低程度的代谢减低。这可能导致继发于 AD 的代谢减低后联合区与继发于衰老的额叶代谢减低之间的对比度较小。

5. **抑郁症和甲状腺功能减低症**。抑郁或甲状腺疾病所致低代谢引起的活性减少可能是混杂因素。特别地，如果初始 PET 扫描的摄取减少程度被用作预后因素，则合并抑郁症或甲状腺疾病可能是有问题的。

6. **血浆葡萄糖水平**。空腹和葡萄糖负荷条件下血浆葡萄糖水平升高可以降低葡萄糖摄取，特别是在楔前叶中[48]。这可能导致认知正常受试者出现 AD 样模式。即使空腹血浆葡萄糖水平略有升高（5.6 ~ 6.1mmol/L），这种情况也会出现，但通常需要更高的水平才能通过视觉检查轻松检测到。这种 AD 样模式可以随着血浆葡萄糖水平的降低而消失[49]。虽然更大的胰岛素抵抗可导致认知正常的糖尿病前期或早期 2 型糖尿病患者出现 AD 样摄取模式[50]，但这种模式也可能在没有胰岛素抵抗的情况下发生[51]。

（姚志锋　王骏　李慧君　孙涛　徐明　蔡树华）

参考文献

[1] Newberg AB, Alavi A. PET in seizure disorders. Radiol Clin North Am. 2005; 43(1):79–92

[2] LoPinto-Khoury C, Sperling MR, Skidmore C, et al. Surgical outcome in PET-positive, MRI-negative patients with temporal lobe epilepsy. Epilepsia. 2012; 53(2):342–348

[3] Yang PF, Pei JS, Zhang HJ, et al. Long-term epilepsy surgery outcomes in patients with PET-positive, MRI-negative temporal lobe epilepsy. Epilepsy Behav. 2014; 41:91–97

[4] Willmann O, Wennberg R, May T, Woermann FG, Pohlmann-Eden B. The contribution of 18F-FDG PET in preoperative epilepsy surgery evaluation for patients with temporal lobe epilepsy. A meta-analysis. Seizure. 2007; 16(6):509–520

[5] Bernal B, Altman NR. Evidence-based medicine: neuroimaging of seizures. Neuroimaging Clin N Am. 2003; 13(2):211–224

[6] Spencer SS. The relative contributions of MRI, SPECT, and PET imaging in epilepsy. Epilepsia. 1994; 35 Suppl 6:S72–S89

[7] Bohnen N. Neurological Applications. In: Wahl R ed. Principles and Practice of Positron Emission Tomography. Philadelphia, PA: Lippincott Williams & Wilkins; 2002:276–297

[8] Henry TR, Van Heertum RL. Positron emission tomography and single photon emission computed tomography in epilepsy care. Semin Nucl Med. 2003; 33(2):88–104

[9] Kumar A, Chugani HT. The role of radionuclide imaging in epilepsy, part 1: sporadic temporal and extratemporal lobe epilepsy. J Nucl Med. 2013; 54(10):1775–1781

[10] Van Paesschen W, Dupont P, Sunaert S, Goffin K, Van Laere K. The use of SPECT and PET in routine clinical practice in epilepsy. Curr Opin Neurol. 2007; 20(2):194–202

[11] Knowlton RC. The role of FDG PET, ictal SPECT, and MEG in the epilepsy surgery evaluation. Epilepsy Behav. 2006; 8(1): 91–101

[12] Carne RP, Cook MJ, MacGregor LR, Kilpatrick CJ, Hicks RJ, O'Brien TJ. "Magnetic resonance imaging negative positron emission tomography positive" temporal lobe epilepsy: FDG PET pattern differs from mesial temporal lobe epilepsy. Mol Imaging Biol. 2007; 9(1):32–42

[13] Delbeke D, Lawrence SK, Abou-Khalil BW, Blumenkopf B, Kessler RM. Postsurgical outcome of patients with uncontrolled complex partial seizures and temporal lobe hypometabolism on 18FDG-positron emission tomography. Invest Radiol. 1996; 31(5):261–266

[14] Nelissen N, Van Paesschen W, Baete K, et al. Correlations of interictal FDG PET metabolism and ictal SPECT perfusion changes in human temporal lobe epilepsy with hippocampal sclerosis. Neuroimage. 2006; 32(2):684–695

[15] Kawai N, Kawanishi M, Tamiya T, Nagao S. Crossed cerebellar glucose hypermetabolism demonstrated using PET in symptomatic epilepsy: case report. Ann Nucl Med. 2005; 19(3): 231–234

[16] Salmenpera TM, Duncan JS. Imaging in epilepsy. J Neurol Neurosurg Psychiatry. 2005; 76 Suppl 3:iii2–iii10

[17] Alavi A, Yakir S, Newberg AB. Positron emission tomography in seizure disorders. Ann N Y Acad Sci. 2011; 1228:E1–E12

[18] Poduri A, Golja A, Takeoka M, Bourgeois BF, Connolly L, Riviello JJ, Jr. Focal cortical malformations can show asymmetrically higher uptake on interictal fluorine-18 fluorodeoxyglucose positron emission tomography (PET). J Child Neurol. 2007; 22(2):232–237

[19] Silverman DH. Brain 18F-FDG PET in the diagnosis of neurodegenerative dementias: comparison with perfusion SPECT and with clinical evaluations lacking nuclear imaging. J Nucl Med. 2004; 45(4):594–607

[20] Van Heertum RL, Greenstein EA, Tikofsky RS. 2-deoxy-fluorglucose-positron emission tomography imaging of the brain: current clinical applications with emphasis on the dementias. Semin Nucl Med. 2004; 34(4):300–312

[21] McKhann GM, Knopman DS, Chertkow H, et al. The diagnosis of dementia due to Alzheimer's disease: recommendations from the National Institute on Aging-Alzheimer's Association workgroups on diagnostic guidelines for Alzheimer's disease. Alzheimers Dement. 2011; 7(3):263–269

[22] Sanchez-Catasus CA, Stormezand GN, van Laar PJ, De Deyn PP, Sanchez MA, Dierckx RA. FDG PET for prediction of AD dementia in mild cognitive impairment. A review of the state of the art with particular emphasis on the comparison with other neuroimaging modalities (MRI and perfusion SPECT). Curr Alzheimer Res. 2017; 14(2):127–142

[23] Bohnen NI, Djang DS, Herholz K, Anzai Y, Minoshima S. Effectiveness and safety of 18F-FDG PET in the evaluation of dementia: a review of the recent literature. J Nucl Med. 2012; 53(1):59–71

[24] Bloudek LM, Spackman DE, Blankenburg M, Sullivan SD. Review and meta-analysis of biomarkers and diagnostic imaging in Alzheimer's disease. J Alzheimers Dis. 2011; 26(4): 627–645

[25] Cure S, Abrams K, Belger M, Dell'agnello G, Happich M. Systematic literature review and meta-analysis of diagnostic test accuracy in Alzheimer's disease and other dementia using autopsy as standard of truth. J Alzheimers Dis. 2014; 42(1): 169–182

[26] Frisoni GB, Bocchetta M, Chételat G, et al.

ISTAART's NeuroImaging Professional Interest Area. Imaging markers for Alzheimer disease: which vs how. Neurology. 2013; 81(5):487–500

[27] Van Heertum RL, Tikofsky RS. Positron emission tomography and single-photon emission computed tomography brain imaging in the evaluation of dementia. Semin Nucl Med. 2003; 33(1):77–85

[28] Herholz K. Cerebral glucose metabolism in preclinical and prodromal Alzheimer's disease. Expert Rev Neurother. 2010; 10(11):1667–1673

[29] Nordberg A, Rinne JO, Kadir A, Långström B. The use of PET in Alzheimer disease. Nat Rev Neurol. 2010; 6(2):78–87

[30] Herholz K. Guidance for reading FDG PET scans in dementia patients. Q J Nucl Med Mol Imaging. 2014; 58(4):332–343

[31] Shivamurthy VK, Tahari AK, Marcus C, Subramaniam RM. Brain FDG PET and the diagnosis of dementia. AJR Am J Roentgenol. 2015; 204(1):W76–W85

[32] Coleman RE. Positron emission tomography diagnosis of Alzheimer's disease. Neuroimaging Clin N Am. 2005; 15(4):837–846, x

[33] Bonte FJ, Harris TS, Roney CA, Hynan LS. Differential diagnosis between Alzheimer's and frontotemporal disease by the posterior cingulate sign. J Nucl Med. 2004; 45(5):771–774

[34] Foster NL, Heidebrink JL, Clark CM, et al. FDG PET improves accuracy in distinguishing frontotemporal dementia and Alzheimer's disease. Brain. 2007; 130(Pt 10):2616–2635

[35] Kato T, Inui Y, Nakamura A, Ito K. Brain fluorodeoxyglucose (FDG) PET in dementia. Ageing Res Rev. 2016; 30:73–84

[36] Womack KB, Diaz-Arrastia R, Aizenstein HJ, et al. Temporoparietal hypometabolism in frontotemporal lobar degeneration and associated imaging diagnostic errors. Arch Neurol. 2011; 68(3):329–337

[37] Kerrouche N, Herholz K, Mielke R, Holthoff V, Baron JC. 18FDG PET in vascular dementia: differentiation from Alzheimer's disease using voxel-based multivariate analysis. J Cereb Blood Flow Metab. 2006; 26(9):1213–1221

[38] Tullberg M, Fletcher E, DeCarli C, et al. White matter lesions impair frontal lobe function regardless of their location. Neurology. 2004; 63(2):246–253

[39] Gilman S, Koeppe RA, Little R, et al. Differentiation of Alzheimer's disease from dementia with Lewy bodies utilizing positron emission tomography with [18F]fluorodeoxyglucose and neuropsychological testing. Exp Neurol. 2005; 191 Suppl 1:S95–S103

[40] Graff-Radford J, Murray ME, Lowe VJ, et al. Dementia with Lewy bodies: basis of cingulate island sign. Neurology. 2014; 83(9):801–809

[41] Ishii K, Soma T, Kono AK, et al. Comparison of regional brain volume and glucose metabolism between patients with mild dementia with Lewy bodies and those with mild Alzheimer's disease. J Nucl Med. 2007; 48(5):704–711

[42] Koeppe RA, Gilman S, Joshi A, et al. 11C-DTBZ and 18F-FDG PET measures in differentiating dementias. J Nucl Med. 2005; 46(6):936–944

[43] Vander Borght T, Minoshima S, Giordani B, et al. Cerebral metabolic differences in Parkinson's and Alzheimer's diseases matched for dementia severity. J Nucl Med. 1997; 38(5):797–802

[44] Yong SW, Yoon JK, An YS, Lee PH. A comparison of cerebral glucose metabolism in Parkinson's disease, Parkinson's disease dementia and dementia with Lewy bodies. Eur J Neurol. 2007; 14(12):1357–1362

[45] Haense C, Herholz K, Jagust WJ, Heiss WD. Performance of FDG PET for detection of Alzheimer's disease in two independent multicentre samples (NEST-DD and ADNI). Dement Geriatr Cogn Disord. 2009; 28(3):259–266

[46] Ishii K, Minoshima S. PET is better than perfusion SPECT for early diagnosis of Alzheimer's disease: for. Eur J Nucl Med Mol Imaging. 2005; 32(12):1463–1465

[47] Kim EJ, Cho SS, Jeong Y, et al. Glucose metabolism in early onset versus late onset Alzheimer's disease: an SPM analysis of 120 patients. Brain. 2005; 128(Pt 8):1790–1801

[48] Ishibashi K, Onishi A, Fujiwara Y, Ishiwata K, Ishii K. Relationship between Alzheimer disease-like pattern of 18F-FDG and fasting plasma glucose levels in cognitively normal volunteers. J Nucl Med. 2015; 56(2):229–233

[49] Ishibashi K, Onishi A, Fujiwara Y, Ishiwata K, Ishii K. Plasma glucose levels affect cerebral 18F-FDG distribution in cognitively normal subjects with diabetes. Clin Nucl Med. 2016; 41 (6):e274–e280

[50] Baker LD, Cross DJ, Minoshima S, Belongia D, Watson GS, Craft S. Insulin resistance and Alzheimer-like reductions in regional cerebral glucose metabolism for cognitively normal adults with prediabetes or early type 2 diabetes. Arch Neurol. 2011; 68(1):51–57

[51] Ishibashi K, Kawasaki K, Ishiwata K, Ishii K. Reduced uptake of 18F-FDG and 15O-H2O in Alzheimer's disease-related regions after glucose loading. J Cereb Blood Flow Metab. 2015; 35(8):1380–1385

第 33 章 非 FDG 示踪剂在神经病学中的应用

33.1 引言

1. 自从引入临床神经病学实践以来，PET 就与 ^{18}F-FDG 的使用相关 [1]。

2. FDG 已被广泛用于数种类型痴呆症的鉴别，如 Alzheimer 病、癫痫，运动障碍如 Parkinson 病和许多其他神经系统疾病 [2-4]。

3. 尽管 FDG 应用范围很广，但不可避免地存在一些缺点和局限性。由于这些原因，开发可用于神经病学的非 FDG PET 示踪剂显得十分重要 [1]。

4. PET 适用的非 FDG 和受体特异性示踪剂数量的增加和性能的显著改善，使过去十年中 PET 在神经病学中的应用增加 [1]。

5. 目前可用的非 FDG 示踪剂包括淀粉样蛋白示踪剂、氟多巴、脑血流示踪剂、肿瘤示踪剂和神经递质相关示踪剂。

6. 非 FDG PET 示踪剂可能适用的神经系统疾病包括 Alzheimer 病和其他痴呆症、Parkinson 病和其他运动障碍、癫痫发作和癫痫、脑部肿瘤和脑血管疾病 [2-5]。

7. 神经示踪剂的基本要求是：能够穿过血脑屏障 [BBB：中性；分子量（MW） ＜ 700；log-P：1.0 ～ 3.0]（无论是通过自由扩散还是通过特定的转运机制），体内稳定性，对靶受体的高选择性结合亲和力（IC50 ＜ 10 nM），以及脑中的高摄取 [5,6]。

8. 在众多可用的 PET 示踪剂中，已经选择了一些被广泛研究并用于常见神经系统疾病的 PET 示踪剂。表 33.1 列出了最常见的 PET 放射性示踪剂／配体及其在临床神经病学中的预期应用。

本章的目的是简要概述最常用的非 FDG 示踪剂的神经学应用，并回顾该领域最有前景的发展。

33.2 适应证

33.2.1 Alzheimer 病和其他痴呆症

准确性／与其他成像方式的比较

（ ^{11}C）匹兹堡化合物 B

1. 放射性标记的硫代黄素染料类似物，已被确立为人脑纤维状 β - 淀粉样蛋白的有效生物标志物 [7]。

2. AD 患者的脑区中，结合 ^{11}C 匹兹堡化合物 B（PiB）最高的是额叶皮层、扣带回、楔前叶、纹状体、顶叶皮质和外侧颞叶皮质 [8]。

3. 据报道，有 50％ ～ 60％ 的轻度认知障碍（MCI）患者存在显著的 ^{11}C-PiB 滞留 [9]。

4. 枕叶皮质、感觉运动皮质和颞叶内侧皮质通常不受影响 [8]。

5. ^{11}C-PiB 用于预测从 MCI 到 AD 的进展的灵敏度和特异性分别为 83.3％ ～ 100％ 与 41.1％ ～ 100％，合并估计值分别为 94.7％ 和 57.2％。

6. ^{11}C-PiB 与死后病理结果密切相关 [10]。

7. PiB 阴性表明进展至 AD 的阴性预测值为 100％ [11]。

^{18}F-florbetapir(Amyvid)、^{18}F-flutemetamol(Vizamyl) 和 ^{18}F-Florbetaben(NeuraCeq)

1. 所有三种 ^{18}F 标记的淀粉样蛋白结合的 PET 放射性药物均已被美国食品和药品监督管理局（FDA）批准用于临床 [12-14]。

2. 阳性淀粉样蛋白 PET 显示皮质灰质中放射性示踪剂的摄取，阴性图像仅显示白质中的非特异性摄取 [15]。

3. ^{18}F 标记的示踪剂的皮质滞留与 ^{11}C-PiB 的皮质滞留密切相关 [16]。

4. ^{18}F-flutemetamol 具有较高的白质滞留，而 ^{18}F-florbetapir 与 PiB 相比，具有较低的皮质滞留 [16]。

表 33.1　用于研究神经障碍的常见非 FDG PET 示踪剂

神经障碍	示踪剂	应用领域
Alzheimer 病和其他痴呆症	^{11}C-Pittsburgh compound B (PiB) ^{18}F-florbetapir (Amyvid) ^{18}F-flutemetamol (Vizamyl) ^{18}F-florbetaben (NeuraCeq)	淀粉样蛋白检测 淀粉样蛋白检测 淀粉样蛋白检测 淀粉样蛋白检测
Parkinson 病和其他运动疾病	^{18}F-fluorodopa (FDOPA) ^{11}C-dihydrotetrabenazine (DTBZ) ^{18}F-dihydrotetrabenazine (DTBZ) ^{11}C-fluoropropyl (FP) ^{18}F-fluoropropyl (FP) ^{11}C-raclopride ^{11}C-SCH 23390 ^{11}C-NNC 756 N-[11C] methyl-4-piperidinyl propionate (^{11}C-PMP) N-[11C] methylpiperidin-4-yl acetate (^{11}C-MP4A) Carbon-11 WAY 100635	突触前多巴胺能系统 突触前多巴胺能系统 突触前多巴胺能系统 突触前多巴胺能系统 突触前多巴胺能系统 D2 多巴胺受体活性 D1 多巴胺受体活性 D1 多巴胺受体活性 乙酰胆碱酯酶活性 乙酰胆碱酯酶活性 5- 羟色胺 5-HT1A 受体活性
癫痫发作和癫痫	^{11}C-flumazenil (FMZ) ^{18}F-flumazenil (FMZ) ^{11}C-a-methyl tryptophan (AMT)	苯二氮䓬受体活性 苯二氮䓬受体活性 5- 羟色胺合成
脑部肿瘤	[11C] L-methionine (MET) O-(2-[18F] fluoroethyl)-L-tyrosine (FET) 6-[18F] fluoro-3,4-dihydroxy-Lpheny-lalanine (FDOPA) 3'-deoxy-3'-fluorothymidine (^{18}F-FLT)	氨基酸代谢 氨基酸代谢 氨基酸代谢 DNA 合成
脑血管疾病	^{15}O-H$_2$O	血流量

5. 淀粉样蛋白阳性 PET 可提高对 AD 诊断的可信度，并可进行早期和适当的对症治疗，但淀粉样蛋白阴性 PET 可减少 AD 的可能性，并有助于防止不适当的治疗[9]。

6. 由核医学学会、淀粉样成像学组和分子成像学会及 Alzheimer 病协会的 PET 淀粉样蛋白成像的临床适应证包括持续性或进行性原因不明的 MCI 的患者、满足可能的 AD 临床标准的患者（非典型临床病程或病因复杂的表现）和非典型年轻发病的痴呆患者[17]。

7. 淀粉样蛋白成像在评估 MCI 患者中也有作用：淀粉样蛋白扫描阳性的患者 3 年后由 MCI 进展为 AD 的可能性为 70%，扫描阴性的仅为 10%[8]。

8. 对于年龄小于 70 岁的患者，AD 的淀粉样蛋白成像的总体准确性估计超过 90%，对于 70 岁以下的患者估计为 85%，对于年龄超过 80 岁的患者为 75%～80%[8]。

9. 与 AD 临床诊断相比，[18]F-florbetapir 扫描的灵敏度和特异性均为 95%[18]。

10. 淀粉样蛋白成像可用于鉴别 AD 与不显示明显淀粉样蛋白沉积的额颞叶痴呆[8]。

11. 淀粉样蛋白 PET 成像可以预测出血，因为脑淀粉样血管病（CAA）相关的出血优先发生在淀粉样蛋白沉积增加的部位[19]。

12. 淀粉样蛋白 PET 在弥漫性 Lewy 体病（DLBD）患者中通常是阳性，具有与 Alzheimer 病相似的摄取模式[20]。

13. 虽然 FDG PET 是神经变性的标志物，但淀粉样蛋白标志着神经病理；迄今为止，没有一种单一的诊断性成像被认为是充分的；也许相结合的判读可能有助于在正确的临床背景中诊断 AD[21]。

14. ^{18}F-FDG PET 靶向的神经变性作为代谢减低已广泛用于研究痴呆，它可能是各种类型痴呆的早期诊断和鉴别诊断的有效工具[22]。

15. 在累及额叶的进展性疾病中颞顶叶葡萄糖代谢减低，已成为 Alzheimer 病的特征[23]。

16. 代谢减低的程度可能与痴呆的严重程度有关[24]。

17. FDG PET 应用在 AD 诊断时，这些 PET 药物的整体和相对功效一直存在争议（图 33.1）[25-28]。

要点／误区

1. 对纤维状淀粉样蛋白的高亲和力和高特异性结合。

2. [11]C 的半衰期（20 分钟）短，限制了 ^{11}C-PiB 在回旋加速器中心的现场使用[15]。

3. [18]F 标记示踪剂的半衰期（110 分钟）更长，使其具有商业性和广泛可用性[15]。

4. 正常白质摄取量高于 ^{11}C-PiB[15]。

5. 据报道，约 30％ 的正常健康老年人，18％ 的 60 ~ 69 岁人群和 65％ 的 80 岁以上人群出现了明显的 ^{11}C-PiB 滞留，并且 PiB 的平均皮质结合能力增加，这种增加呈年龄依赖的方式[9,29]。

6. 在正常的老年人及其他医学疾病中也可以看到阳性 PET，如 DLBD 和 CAA[9,29]。

7. 一些临床诊断为 AD 的患者其 ^{18}F-florbetapir PET 报告为阴性。10％ ~ 20％ 临床诊断为

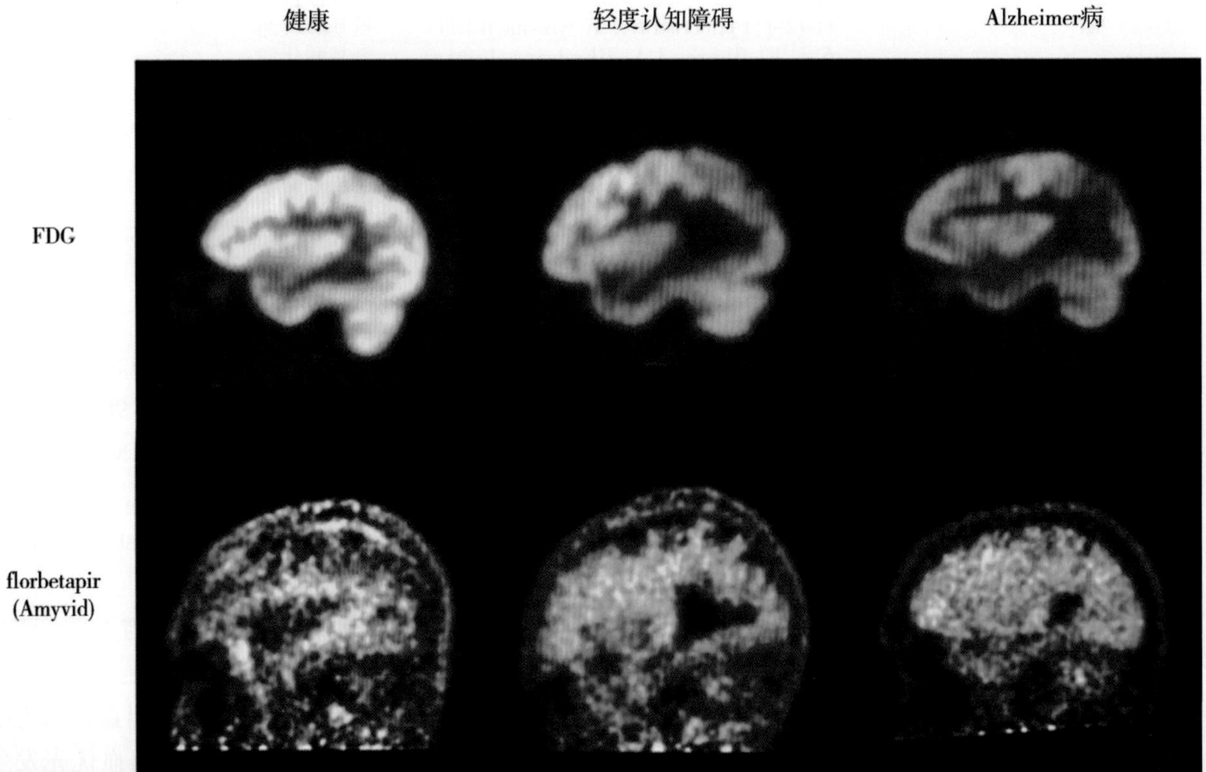

图 33.1　使用 FDG 和 florbetapir（Amyvid）对 Alzheimer 病患者、轻度认知障碍受试者和健康对照进行 PET 成像。FDG 显示颞顶叶葡萄糖代谢减低，其已显示为 Alzheimer 病的特征，而用 florbetapir（Amyvid）的淀粉样蛋白成像显示弥漫性摄取模式，主要表现在额叶

AD 的患者在尸检时没有淀粉样蛋白病[30]。

8. 在表面上看起来健康的受试者中可能会出现假阳性结果，其中 60 多岁的受试者有 12%，70 多岁的受试者有 30%，80 岁以上的受试者约有 50%[8]。

33.2.2 Parkinson 病和其他运动障碍病

准确性 / 与其他成像方式的比较

突触前

1. 多巴胺是黑质纹状体—苍白球—丘脑—皮层回路中的关键神经递质。作为突触前末梢中多巴胺合成和储存的标志物，^{18}F- 氟多巴（FDOPA）PET 已被广泛用于研究黑质纹状体投射的完整性[31]。

2. 特发性 Parkinson 病患者的 FDOPA 摄取减少，这在后壳核中最为突出，这与症状的严重程度相关，特别是僵硬和运动迟缓[32]。

3. Parkinson 病的典型特征是示踪剂摄取的不对称减少，尾侧至头侧呈坡度，其中后纹状体受影响最大（图 33.2）[33]。

4. 在疾病开始时额叶背外侧前皮层，扣带前回和纹状体外苍白球的 FDOPA 摄取增加，在疾病进展期末出现[34]。

5. 随着 PD 进展，尾状核随后也受影响，临床上受影响最大一侧的对侧纹状体（后壳核）的 FDOPA 摄取逐渐下降[35,36]。

6. 纹状体 FDOPA Ki 与死后黑质中的多巴胺能细胞密度相关[37]。

7. 在多系统萎缩（MSA）和进行性核上性麻痹

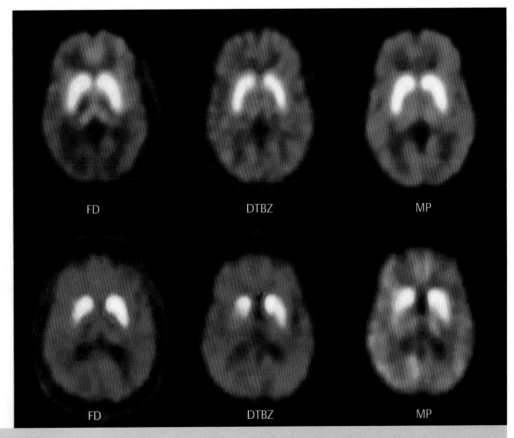

健康对照

Parkinson病

图 33.2　来自健康对照个体和 Parkinson 病患者的突触前 PET 图像。Parkinson 病的典型特征是示踪剂摄取不对称减少，尾部至头部呈坡度，其中后纹状体受到最大程度的影响。FD，6-^{18}F- 氟 – 左旋多巴；DTBZ，^{11}C- 二氢丁苯那嗪；MP，^{11}C-d- 苏氨酸哌甲酯［引自：Stoessl AJ, Lehericy S, Strafella AP.Imaging insights into basal ganglia function, Parkinson's disease, and dystonia. Lancet. 2014; 384(9942):532-544.］

（PSP）中，黑质纹状体多巴胺能投射的弥漫性丧失，这反映为在整个纹状体中 FDOPA 信号的对称性丢失[38]。

8. ^{11}C-二氢丁苯那嗪（DTBZ）和 ^{18}F-DTBZ 用于对囊泡单胺转运蛋白 2（VMAT2）成像，并且被认为是黑质纹状体末梢密度的标记。

9. 利用 PET 评估治疗药物对 PD 的影响。^{18}F-DOPA 用于比较罗匹尼罗和 L-DOPA 对进展速率的治疗效果。

10. DTBZ 显示与健康受试者和 AD 患者相比，Parkinson 病和 DLBD 尾状核与前后壳核的结合降低[39]。

11. ^{18}F-DTBZ PET 图像显示，VMAT2 可用性的降低与 PD 疾病的严重程度明显相关[40]。

12. ^{11}C-氟丙基（FP）、^{18}F-FP 和 ^{11}C-2β-甲酯基-3β-（4-氟苯基）莨菪烷，用于评估突触前多巴胺转运蛋白（DAT）的可用性。

13. 突触前多巴胺能成像可用于区分心理性运动障碍与早期特发性 Parkinson 病（PD 及确认临床特征不典型的 Parkinson 病患者的诊断，如早期发病或能够区分特发性震颤）[31,41-43]。

突触后

1. 用于研究基底神经节的突触后变化的 ^{11}C-雷氯必利与 D2 受体结合，而 ^{11}C-SCH 23390 和 ^{11}C-NNC 756 与 D1 受体结合。

2. 虽然早期 PD 中 ^{11}C-雷氯必利的摄取得以保留或增加，但非典型 Parkinson 病（MSA 或 PSP）患者的摄取减少[44]。

3. 据报道，壳核中的 ^{11}C-SCH 23390（D1 受体结合）摄取在早期 PD 中是正常的[45]。

4. PD 治疗中主要的致残并发症为运动波动，^{11}C-雷氯必利 PET 有助于评估运动波动，并评估丘脑底核深部脑刺激的影响[46,47]。

5. 据报道，^{11}C-雷氯必利 PET 可用于评估 PD 患者中重复经颅磁刺激的治疗价值和／或安慰剂效应[48]。

6. Huntington 病中的纹状体 D2 受体结合在每年减少约 5%，并且该减少与疾病的持续时间和临床严重性相关[49]。

要点／误区

1. 在早期 Parkinson 病中，由于氨基酸脱羧酶的代偿性上调，FDOPA 可能低估了神经元变性的程度[32]。

2. 放射性标记的 DAT 在 PD 的早期检测比 FDOPA 更灵敏，因为脱羧酶上调作为补偿现象，并且 DAT 在纹状体中下调[50,51]。

3. FDOPA PET 可用于 70% PD 与纹状体神经变性形式的 MSA 鉴别，90% 的 PD 与 PSP 鉴别；然而，它在鉴别非典型 Parkinson 病综合征方面效果较差[38]。

33.2.3 癫痫发作和癫痫的准确性／与其他成像方式的比较

1. ^{11}C-氟马西尼（FMZ）PET，^{18}F-FMZ PET 和 ^{11}C-α-甲基色氨酸（AMT）PET 已被大量引入作为癫痫研究的示踪剂。

2. PET 在癫痫中的主要临床应用之一是在部分癫痫发作和其他检查如脑电图（EEG）和 MRI 证实的癫痫术前患者中定位癫痫灶[22]。

3. 由 PET 提供的功能信息和 CT 或 MR 提供的形态学信息对于癫痫的术前评估是必不可少的[52]。

4. 氟马西尼是一种特殊的苯二氮䓬类拮抗剂，与苯二氮䓬类结合位点的 γ-氨基丁酸（GABA）-A 受体可逆地结合在一起。

5. 据报道，在局灶性癫痫中，使用 ^{11}C-FMZ 显示致痫灶中 GABA-A 受体密度平均降低 30%[53]。

6. 已证明 ^{11}C-FMZ 结合降低的程度与癫痫发作频率相关（图 33.3）[54,55]。

7. 与 FDG 或 FMZ 不同，癫痫病灶中 ^{11}C-AMT 的摄取增加，尤其是结节性硬化症和皮质发育畸形患者[56]。

8. 使用颅外和颅内脑电图记录作为参考，研究了 ^{11}C-FMZ 和 ^{18}F-FDG PET 的病灶定位能力。结果表明 ^{11}C-FMZ 更灵敏，也更准确[57]。

9. PET 可以减少对侵入性脑电图的需求，作为手术靶区术前定位的一部分[22]。

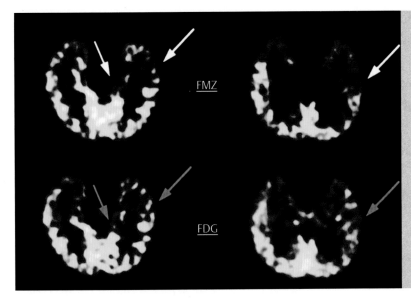

图 33.3 一例颞叶癫痫患者，MRI 有颞叶内侧硬化征象，显示颞叶内侧外延伸的 ^18F-FMZ 结合减少。颞叶左内侧和外侧 FMZ 结合区（白箭头）与 FDG PET 的代谢减低区（绿箭头）重合，与发作起始区密切对应 [引自：Ryvlin P, Bouvard S, Le Bars D, et al.Clinical utility of flumazenil-PET versus [^18F]fluorodeoxyglucose-PET and MRI in refractory partial epilepsy. A prospective study in 100 patients. Brain.1998; 121(11):2067-2081.]

10. 临床上，PET 对原发性全身性癫痫发作用处不大 [22]。

要点 / 误区

1. 当存在结构变化时，部分容积效应的校正是必需的 [53,58]。

2. 由 FMZ PET 识别的致癫痫病灶倾向于小于 FDG PET 上的代谢减低区域 [59]。

3. 由于比 FDG 具有更好的灵敏度和解剖学分辨率，^18F-FMZ 被认为是难治性癫痫患者可选择的示踪剂之一 [52]。

4. 与 FDG PET/CT 扫描相比，苯二氮䓬受体扫描显得更清晰 [52]。

5. 处于昏迷和植物状态、运动神经元疾病和脑缺血可能降低与 FMZ 的结合 [60,61]。

6. 癫痫发作后，可在对侧颞叶中看到假偏侧性，反映 GABA-A 受体的快速神经元可塑性 [62]。

33.2.4 脑肿瘤

准确性 / 与其他成像方式的比较

1. 应用最广泛的 PET 示踪剂仍然是 ^18F-FDG。放射性标记的氨基酸（AAs），如 [^11C] L- 甲硫氨酸（^11C-MET）；O-（2-[^18F] 氟乙基）-L- 酪氨酸（^18F-FET）；6-[^18F] 氟 -3,4- 二羟基 -L- 苯丙氨酸（^18F-FDOPA）；核苷类似物 3'- 脱氧 -3'- 氟胸苷（^18F-FLT）的功效支持数据最多。（甲基 -^11C）-L- 蛋氨酸（^11C-MET）是最常用的氨基酸放射性标志物 [63]。

2. AAs 可能是估计肿瘤总体积和边缘的最佳选择 [63]。

3. AAs 更具肿瘤特异性，因为它们的摄取受炎症的影响较小 [63]。

4. 反映细胞氨基酸摄取的 ^11C-MET 摄取增加，提示高分级神经胶质细胞瘤和较差的生存期 [64]。

5. ^11C-MET 对于检测恶性脑肿瘤具有 89% 的灵敏度和 100% 的特异性，对于神经胶质细胞瘤具有 92% 的灵敏度和 100% 的特异性。

6. ^11C-MET 可用于区分局部复发或转移性肿瘤以及放射治疗后的变化，区分转移性脑肿瘤复发和放射治疗后变化的灵敏度为 77.8%，特异性为 100%。

7. 使用 ^11C- 蛋氨酸 PET 可以检测和区分 FDG PET 上显示低代谢或等代谢的脑部病灶，并且具有高灵敏度和良好的对比度 [65]。

8. 初步研究表明脑肿瘤中 ^18F-FET 的摄取与 ^11C- 蛋氨酸 PET 相似 [66]。

9. 在一项研究中，MET 和 FET 均可区分肿瘤组织和治疗相关的变化，灵敏度为 91%，特异性为 100%。它们提供了可鉴别神经胶质细胞瘤和脑转移的诊断信息 [67]。

10. FET PET 可用于区分残瘤或复发肿瘤以及治疗相关的变化／假性进展，并勾画神经胶质细胞瘤的范围[67]。

11. ^{11}C-MET 和 ^{18}F-FDG PET 的联合使用提高了鉴别复发性肿瘤与放射治疗后变化的准确性[68]。

12. ^{18}F-FET 能够区分复发性肿瘤和治疗引起的良性改变，准确性为100%[69]。

13. 对于评估复发性肿瘤，[18]F-FDOPA 比 ^{18}F-FDG PET 灵敏性和特异性更好，特别是复发性低分级神经胶质细胞瘤，因为这些肿瘤难以通过 MRI 评估，并且通常在 ^{18}F-FDG PET 扫描中不可见（图 33.4a、b）[70]。

14. 在低分级或高分级肿瘤中，[18]F-FDOPA 和 ^{11}C-MET 之间的摄取没有显著差异[71]。

15. ^{18}F-FDOPA 的灵敏度为 96%，特异性为 43%，总体准确度为 83%（95% CI：70% ~ 97%）。这表明在识别肿瘤方面

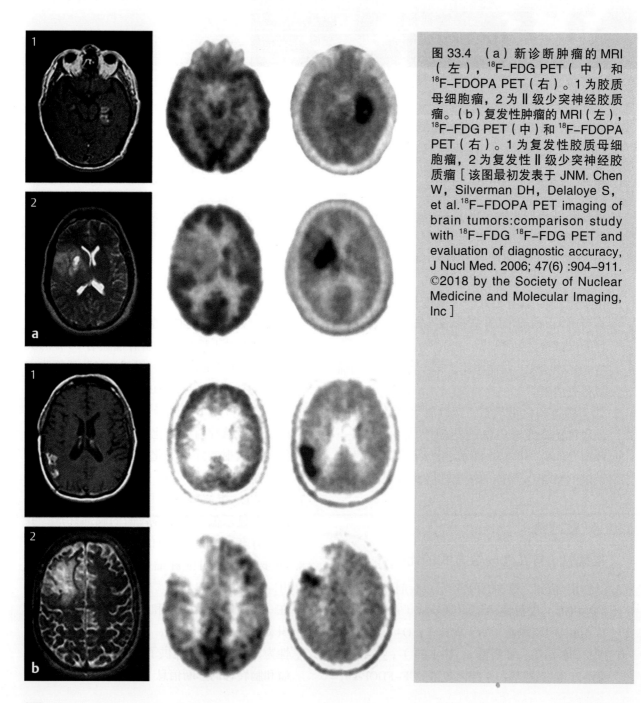

图 33.4 （a）新诊断肿瘤的 MRI（左），[18]F-FDG PET（中）和 ^{18}F-FDOPA PET（右）。1 为胶质母细胞瘤，2 为 II 级少突神经胶质瘤。（b）复发性肿瘤的 MRI（左），[18]F-FDG PET（中）和 ^{18}F-FDOPA PET（右）。1 为复发性胶质母细胞瘤，2 为复发性 II 级少突神经胶质瘤［该图最初发表于 JNM. Chen W, Silverman DH, Delaloye S, et al. ^{18}F-FDOPA PET imaging of brain tumors:comparison study with ^{18}F-FDG ^{18}F-FDG PET and evaluation of diagnostic accuracy, J Nucl Med. 2006; 47(6) :904–911. ©2018 by the Society of Nuclear Medicine and Molecular Imaging, Inc］

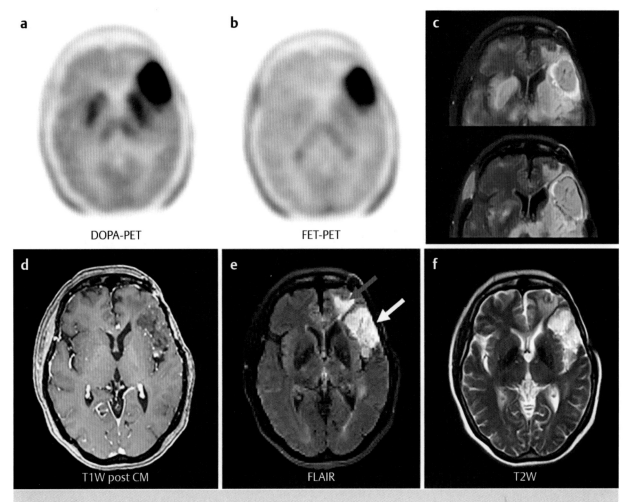

图 33.5 低分级胶质瘤的志愿者，肿瘤在对比增强的 T1 加权图像中很难被描述（d）。液体衰减反转恢复（e）和 T2 加权（f）序列显示颞叶前（e，白色箭头）和额叶外侧（e，红色箭头）中的信号强度升高，但不能区分肿瘤和水肿。DOPA（a）和 FET（b）PET，恶性组织在融合图像（c）中划分一致（改编自 Kratochwil 等[74]）

^{18}F-FDOPA 比 ^{18}F-FDG 更灵敏。

16. 越来越多先进 MRI 技术的应用和 PET MRI 融合系统的引入促进了这两种成像技术在神经肿瘤成像中的合理应用。PET 和 MRI 组合数据的多参数分析可以在治疗前后评估脑肿瘤，并提高诊断准确性[72,73]。

17. 不伴有纹状体受累的低分级胶质瘤患者可能会受益于 FDOPA 的高对比度，而有可疑基底神经节受累的患者无论肿瘤分级如何，都应使用 ^{18}F-FET 进行检查。FDOPA PET 对纹状体外的病变具有优异的对比度，但 FET PET 可提供有关肿瘤分级的更多信息（图 33.5）[74]。

要点／误区

1. 由于 ^{11}C 的半衰期短，在 ^{11}C MET 中，该示踪剂的适用性仅限于具有回旋加速器的现场设施[75]。

2. 由于正常脑组织的摄取量低，AAs 对比度优于 ^{18}F-FDG。这种较高的对比度可用于检测低分级和复发性肿瘤[76]。

3. 有数据支持放射性标记的 AAs 和 ^{11}C-CHO 在区分原发性和转移性脑肿瘤患者的放射性坏死和复发方面优于 ^{18}F-FDG[63]。

4. 在放射治疗引起的脑血肿或坏死区等其他病症中，^{11}C-MET 摄取也可能升高[77]。

5. FET PET 上的肿瘤与本底比值（TBR）在区

分肿瘤和非肿瘤病变方面更好，证实了FET PET 相对于 FDG PET 在脑部疾病表征方面的潜在优势[78]。

6. 通常，$^{18}F-FET$ PET 尚未被证明可用于区分低分级和高分级肿瘤[79]。

33.2.5 脑血管疾病和其他血流量测量应用

准确性／与其他成像方式的比较

1. $^{15}O-H_2O$ 有助于量化局部脑血流量（rCBF），这可能有助于表征脑血管疾病患者的脑灌注改变。

2. $^{15}O-H_2O$ PET 和随后的 MR 灌注加权成像（PWI）已用于研究可逆性脑缺血的脑血流[80]。

3. $^{15}O-H_2O$ 可用于量化 rCBF 变化以检测脑网络功能障碍[81]。

4. $^{15}O-H_2O$ PET 已经能够检测精神分裂症中行为表现缺陷的额叶前和顶叶皮质的灌注变化[81,82]。

5. 同步 $^{15}O-H_2O-PET$／MRI 在急性卒中情况下是可行的，不会明显延迟临床路径，也不会影响 MR 数据的诊断质量[83]。

6. $^{15}O-H_2O$ PET 有助于定位致痫灶的部位，表现为部分性癫痫发作的发作期间血流量增加[22]。

7. fMRI 要求测量激活状态和基线之间的差异。如果这种比较必须在单次扫描中进行，则 fMRI 对于纵向研究是不可行的，例如在治疗前后对患者进行研究。对于 PET，可以比较不同时间点的血流变化或局部脑葡萄糖代谢的图像。然而，现在也可以通过灌注 MRI 进行[84]。

8. 用灌注 CT 测量的 rCBF 包含灌注信息，但是定量或相对值都不能代替 PET 测量的 rCBF[85]。

9. $^{15}O-H_2O$ PET 在卒中的实际应用中具有挑战性，因为在整个急性卒中过程中为研究脑血流动力学的正确时间窗内提供具有短半衰期的放射性示踪剂存在问题[86]。

要点／误区

1. 生产 $^{15}O-H_2O$ 和 $^{15}C-O_2$ 相对简单[57]。

2. ^{15}O 半衰期短，为 2.05 分钟，允许一次扫描中重复测量和／或结合其他研究中的 rCBF 测量[87]。

3. 与大多数其他示踪剂相比，水的分配系数对病理的依赖性较小[87]。

4. 将 rCBF 测量结果与使用 $^{15}O_2$ 的氧气利用率测量相结合的可能性，导致分别测量的循环 $H_2^{15}O$ 流量和 $H_2^{15}O$ 代谢氧气利用率表现出相同示踪剂特征[87]。

5. $H_2^{15}O$ 的潜在缺点是水不是严格自由扩散的。这可能导致在高流速下低估 rCBF[87]。

6. 与 fMRI（动脉自旋标记或血氧水平依赖性）相比，在有不可避免的运动（如咀嚼）的情况下，水 PET 是优选的[84,88]。

7. 水 PET 具有以下优点：表面的湮灭辐射的衰减比中心部分小；MRI 具有相对缺点：与空气接触的部分具有大的易感性伪影[84]。

8. 此外，如果所研究的行动、思想或经验不能可靠地复制，这些最好由 PET 捕获，因为它在单次试验中具有良好的信噪比（SNR）[84]。

33.3 小结

总体而言，PET 成像已被用于评估各种神经和精神疾病。这些成像结果中的大多数仍然存在于研究领域，有助于了解不同疾病的病理生理学，探索诊断标准，并评估治疗效果。未来的研究将需要确定如何在神经系统疾病的研究中使用越来越多的神经递质配体。最终，发现和验证临床应用是必要的，以便 PET 成像继续在神经系统疾病的管理中发挥关键作用。

（姚志峰　王骏　李慧君　孙涛　徐明　潘悦）

参考文献

[1] Nanni C, Fantini L, Nicolini S, Fanti S. Non FDG PET. 2010; 65: 536–548

[2] Noble JM, Scarmeas N. Application of pet imaging to diagnosis of Alzheimer's disease and mild cognitive impairment. Int Rev Neurobiol. 2009; 84(9):133–149

[3] Peter J, Houshmand S, Werner TJ, Rubello D, Alavi A. Applications of global quantitative 18F-FDG PET analysis in temporal lobe epilepsy. Nucl Med Commun. 2016; 37(3):223–230

[4] Meles SK, Teune LK, de Jong BM, Dierckx RA, Leenders KL. Metabolic imaging in Parkinson disease. J Nucl Med. 2017; 58 (1):23–28

[5] Pike VW. PET radiotracers: crossing the blood-brain barrier and surviving metabolism. Trends Pharmacol Sci. 2009; 30 (8):431–440

[6] Pimlott SL, Sutherland A. Molecular tracers for the PET and SPECT imaging of disease. Chem Soc Rev. 2011; 40(1):149–162

[7] Klunk WE, Engler H, Nordberg A, et al. Imaging brain amyloid in Alzheimer's disease with Pittsburgh Compound-B. Ann Neurol. 2004; 55(3):306–319

[8] Rowe CC, Villemagne VL. Brain amyloid imaging. J Nucl Med Technol. 2013; 41(1):11–18

[9] Fodero-Tavoletti MT, Cappai R, McLean CA, et al. Amyloid imaging in Alzheimer's disease and other dementias. Brain Imaging Behav. 2009; 3(3):246–261

[10] Ikonomovic MD, Abrahamson EE, Price JC, et al. Early AD pathology in a [C-11]PiB-negative case: a PiB-amyloid imaging, biochemical, and immunohistochemical study. Acta Neuropathol. 2012; 123(3):433–447

[11] Nordberg A, Carter SF, Rinne J, et al. A European multicentre PET study of fibrillar amyloid in Alzheimer's disease. Eur J Nucl Med Mol Imaging. 2013; 40(1):104–114

[12] Yang L, Rieves D, Ganley C. Brain amyloid imaging–FDA approval of florbetapir F18 injection. N Engl J Med. 2012; 367 (10):885–887

[13] World Molecular Imaging Society. FDA Approves Piramal Imaging's NeuraceqTM (florbetaben F18 injection) for PET Imaging of Beta-Amyloid Neuritic Plaques in the Brain. Available at: http://www.wmis. org/fda-approves-piramal-imagings- neuraceqtm-florbetaben-f18-injection-for-pet-imagingof- beta-amyloid-neuritic-plaques-in-the-brain/. Accessed July 29, 2017

[14] Garber K. First FDA-approved beta-amyloid diagnostic hits the market. Nat Biotechnol. 2012; 30(7):575–575

[15] Sarikaya I. PET imaging in neurology: Alzheimer's and Parkinson's diseases. Nucl Med Commun. 2015; 36(8):775–781

[16] Landau SM, Thomas BA, Thurfjell L, et al. Alzheimer's Disease Neuroimaging Initiative. Amyloid PET imaging in Alzheimer's disease: a comparison of three radiotracers. Eur J Nucl Med Mol Imaging. 2014; 41(7):1398–1407

[17] Johnson KA, Minoshima S, Bohnen NI, et al. Guidelines for brain amyloid imaging published. J Nucl Med. 2013; 54(3): 476–490

[18] Newberg AB, Arnold SE, Wintering N, Rovner BW, Alavi A. Initial clinical comparison of 18F-florbetapir and 18F-FDG PET in patients with Alzheimer disease and controls. J Nucl Med. 2012; 53(6):902–907

[19] Gurol ME, Dierksen G, Betensky R, et al. Predicting sites of new hemorrhage with amyloid imaging in cerebral amyloid angiopathy. Neurology. 2012; 79(4):320–326

[20] Gomperts SN, Rentz DM, Moran E, et al. Imaging amyloid deposition in Lewy body diseases. Neurology. 2008; 71(12): 903–910

[21] McKhann GM, Knopman DS, Chertkow H, et al. The diagnosis of dementia due to Alzheimer's disease: recommendations from the National Institute on Aging-Alzheimer's Association workgroups on diagnostic guidelines for Alzheimer's disease. Alzheimers Dement. 2011; 7(3):263–269

[22] Tai YF, Piccini P. Applications of positron emission tomography (PET) in neurology. J Neurol Neurosurg Psychiatry. 2004; 75(5):669–676

[23] Salmon E. Functional brain imaging applications to differential diagnosis in the dementias. Curr Opin Neurol. 2002; 15 (4):439–444

[24] Mazziotta JC, Frackowiak RSJ, Phelps ME. The use of positron emission tomography in the clinical assessment of dementia. Semin Nucl Med. 1992; 22(4):233–246

[25] Kepe V, Moghbel MC, Långström B, et al. Amyloid-β positron emission tomography imaging probes: a critical review. J Alzheimers Dis. 2013; 36(4):613–631

[26] Moghbel MC, Saboury B, Basu S, et al. Amyloid-β imaging with PET in Alzheimer's disease: is it feasible with current radiotracers and technologies? Eur J Nucl Med Mol Imaging. 2012; 39(2):202–208

[27] Villemagne VL, Doré V, Bourgeat P, et al. Aβ-amyloid and tau imaging in dementia. Semin Nucl Med. 2017; 47(1):75–88

[28] Villemagne VL, Klunk WE, Mathis CA, et al. Aβ imaging: feasible, pertinent, and vital to progress in Alzheimer's disease. Eur J Nucl Med Mol Imaging. 2012; 39(2):209–219

[29] Rowe CC, Ellis KA, Rimajova M, et al. Amyloid imaging results from the Australian Imaging, Biomarkers and Lifestyle (AIBL) study of aging. Neurobiol Aging. 2010; 31(8):1275–1283

[30] Lim A, Tsuang D, Kukull W, et al. Clinico-neuropathological correlation of Alzheimer's disease in a community-based case series. J Am Geriatr Soc. 1999; 47(5):564–569

[31] Brooks DJ, Pavese N. Imaging biomarkers in Parkinson's disease. Prog Neurobiol. 2011; 95(4):614–628

[32] Ishikawa T, Dhawan V, Chaly T, et al. Clinical significance of striatal DOPA decarboxylase activity in Parkinson's disease. J Nucl Med. 1996; 37(2):216–222

[33] Stoessl AJ, Lehericy S, Strafella AP. Imaging insights into basal ganglia function, Parkinson's disease, and dystonia. Lancet. 2014; 384(9942):532–544

[34] Kaasinen V, Någren K, Hietala J, et al. Extrastriatal dopamine D2 and D3 receptors in early and advanced Parkinson's disease. Neurology. 2000; 54(7):1482–1487

[35] Brooks DJ, Ibanez V, Sawle GV, et al. Differing patterns of striatal 18F-dopa uptake in Parkinson's disease, multiple system atrophy, and progressive supranuclear palsy. Ann Neurol. 1990; 28(4):547–555

[36] Brooks DJ. PET studies on the early and differential diagnosis of Parkinson's disease. Neurology. 1993; 43(12) Suppl 6:S6–S16

[37] Snow BJ, Tooyama I, McGeer EG, et al. Human positron emission tomographic [18F]fluorodopa studies correlate with dopamine cell counts and levels. Ann Neurol. 1993; 34(3): 324–330

[38] Burn DJ, Sawle GV, Brooks DJ. Differential diagnosis of Parkinson's disease, multiple system atrophy, and Steele-Richardson-Olszewski syndrome: discriminant analysis of striatal 18F-dopa PET data. J Neurol Neurosurg Psychiatry. 1994; 57(3):278–284

[39] Koeppe RA, Gilman S, Junck L, Wernette K, Frey KA. Differentiating Alzheimer's disease from dementia with Lewy bodies and Parkinson's disease with (+)-[11C]dihydrotetrabenazine positron emission tomography. Alzheimers Dement. 2008; 4 (1) Suppl 1:S67–S76

[40] Hsiao I-T, Weng Y-H, Hsieh C-J, et al. Correlation of Parkinson disease severity and 18F-DTBZ positron emission tomography. JAMA Neurol. 2014; 71(6):758–766

[41] Stoessl AJ, Martin WW, McKeown MJ, Sossi V. Advances in imaging in Parkinson's disease. Lancet Neurol. 2011; 10(11): 987–1001

[42] Burn DJ, Mark MH, Playford ED, et al. Parkinson's disease in twins studied with 18F-dopa and positron emission tomography. Neurology. 1992; 42(10):1894–1900

[43] Piccini P, Morrish PK, Turjanski N, et al. Dopaminergic function in familial Parkinson's disease: a clinical and 18F-dopa positron emission tomography study. Ann Neurol. 1997; 41 (2):222–229

[44] Brooks DJ, Ibanez V, Sawle GV, et al. Striatal D2 receptor status in patients with Parkinson's disease, striatonigral degeneration, and progressive supranuclear palsy, measured with 11C-raclopride and positron emission tomography. Ann Neurol. 1992; 31(2):184–192

[45] Shinotoh H, Inoue O, Hirayama K, Aotsuka A. Dopamine D1 receptors in Parkinson's disease and striatonigral degeneration: a positron emission tomography study. J Neurol Neurosurg Psychiatry. 1993; 56(5):467–472

[46] La Fuente-Fernández D, Lu J, Sossi V. Biochemical variations in the synaptic level of dopamine precede motor fluctuations in Parkinson's disease: PET evidence of increased dopamine turnover. Ann Neurol. 2001; 49:298–303

[47] Nimura T, Yamaguchi K, Ando T, Shibuya S. Attenuation of fluctuating striatal synaptic dopamine levels in patients with Parkinson disease in response to subthalamic nucleus stimulation: a positron emission. J Neurol Neurosurg. 2005; 117 (1):1968–973

[48] Kim J, Chung E, Lee W, Shin H. Therapeutic effect of repetitive transcranial magnetic stimulation in Parkinson's disease: analysis of raclopride PET study. Mov Disord. 2008; 23(2): 207–211

[49] Pavese N, Andrews TC, Brooks DJ, et al. Progressive striatal and cortical dopamine receptor dysfunction in Huntington's disease: a PET study. Brain. 2003; 126(Pt 5):1127–1135

[50] Lee CS, Samii A, Sossi V, et al. In vivo positron emission tomographic evidence for compensatory changes in presynaptic dopaminergic nerve terminals in Parkinson's disease. Ann Neurol. 2000; 47(4):493–503

[51] Brooks DJ, Frey KA, Marek KL, et al. Assessment of neuroimaging techniques as biomarkers of the progression of Parkinson's disease. Exp Neurol. 2003; 184 Suppl 1:S68–S79

[52] Hodolic M, Topakian R, Pichler R. (18) F-fluorodeoxyglucose and (18)F-flumazenil positron emission tomography in patients with refractory epilepsy. Radiol Oncol. 2016; 50(3):247–253

[53] Hammers A. Flumazenil positron emission tomography and other ligands for functional imaging. Neuroimaging Clin N Am. 2004; 14(3):537–551

[54] Savic I, Svanborg E, Thorell JO. Cortical benzodiazepine receptor changes are related to frequency of partial seizures: a positron emission tomography study. Epilepsia. 1996; 37(3): 236–244

[55] Ryvlin P, Bouvard S, Le Bars D, et al. Clinical utility of flumazenil- PET versus [18F]fluorodeoxyglucose-PET and MRI in refractory partial epilepsy. A prospective study in 100 patients. Brain. 1998; 121(Pt 11):2067–2081

[56] Rubí S, Costes N, Heckemann RA, et al. Positron

emission tomography with α-[11C]methyl-L-tryptophan in tuberous sclerosis complex-related epilepsy. Epilepsia. 2013; 54(12): 2143–2150

[57] Savic I, Ingvar M, Stone-Elander S. Comparison of [11C]flumazenil and [18F]FDG as PET markers of epileptic foci. J NeurolNeurosurg Psychiatry. 1993; 56(6):615–621

[58] Koepp MJ, Hand KSP, Labbé C, et al. In vivo [11C]flumazenil-PET correlates with ex vivo [3H] flumazenil autoradiography in hippocampal sclerosis. Ann Neurol. 1998; 43(5):618–626

[59] Muzik O, da Silva EA, Juhasz C, et al. Intracranial EEG versus flumazenil and glucose PET in children with extratemporal lobe epilepsy. Neurology. 2000; 54(1):171–179

[60] Heiss W-D. PET in coma and in vegetative state. Eur J Neurol. 2012; 19(2):207–211

[61] Heiss WD. The ischemic penumbra: how does tissue injury evolve? Ann N Y Acad Sci. 2012; 1268(1):26–34

[62] Ryvlin P, Bouvard S, Le Bars D, Mauguière F. Transient and falsely lateralizing flumazenil-PET asymmetries in temporal lobe epilepsy. Neurology. 1999; 53(8):1882–1885

[63] Sharma A, McConathy J. Overview of PET tracers for brain tumor imaging. PET Clin. 2013; 8(2):129–146

[64] De Witte O, Goldberg I, Wikler D, et al. Positron emission tomography with injection of methionine as a prognostic factor in glioma. J Neurosurg. 2001; 95(5):746–750

[65] Chung J-K, Kim YK, Kim SK, et al. Usefulness of 11C-methionine PET in the evaluation of brain lesions that are hypo-or isometabolic on 18F-FDG PET. Eur J Nucl Med Mol Imaging. 2002; 29(2):176–182

[66] Weber WA, Wester H-J, Grosu AL, et al. O-(2-[18F]fluoroethyl)-L-tyrosine and L-[methyl-11C] methionine uptake in brain tumours: initial results of a comparative study. Eur J Nucl Med. 2000; 27(5):542–549

[67] Grosu AL, Astner ST, Riedel E, et al. An interindividual comparison of O-(2-[18F]fluoroethyl)-L-tyrosine (FET)- and L-[methyl-11C]methionine (MET)-PET in patients with brain gliomas and metastases. Int J Radiat Oncol Biol Phys. 2011; 81(4):1049–1058

[68] Ogawa T, Kanno I, Shishido F, et al. Clinical value of PET with 18F-fluorodeoxyglucose and L-methyl-11C-methionine for diagnosis of recurrent brain tumor and radiation injury. Acta Radiol. 1991; 32(3):197–202

[69] Pöpperl G, Götz C, Rachinger W, Gildehaus FJ, Tonn JC, Tatsch K. Value of O-(2-[18F]fluoroethyl)-L-tyrosine PET for the diagnosis of recurrent glioma. Eur J Nucl Med Mol Imaging. 2004; 31(11):1464–1470

[70] Chen W, Silverman DH, Delaloye S, et al. 18F-FDOPA PET imaging of brain tumors: comparison study with 18F-FDG PET and evaluation of diagnostic accuracy. J Nucl Med. 2006; 47(6):904–911

[71] Becherer A, Karanikas G, Szabó M, et al. Brain tumour imaging with PET: a comparison between [18F]fluorodopa and [11C]methionine. Eur J Nucl Med Mol Imaging. 2003; 30(11): 1561–1567

[72] Neuner I, Kaffanke J, Langen K, Kops E. Multimodal imaging utilising integrated MR-PET for human brain tumour assessment. Eur Radiol. 2012; 22(12):2568–2580

[73] Bisdas S, Ritz R, Bender B, et al. Metabolic mapping of gliomas using hybrid MR-PET imaging: feasibility of the method and spatial distribution of metabolic changes. Invest Radiol. 2013; 48(5):295–301

[74] Kratochwil C, Combs SE, Leotta K, et al. Intra-individual comparison of 18F-FET and 18F-DOPA in PET imaging of recurrent brain tumors. Neuro-oncol. 2014; 16(3):434–440

[75] Ricci PE, Karis JP, Heiserman JE, Fram EK, Bice AN, Drayer BP. Differentiating recurrent tumor from radiation necrosis: time for re-evaluation of positron emission tomography? AJNR Am J Neuroradiol. 1998; 19(3):407–413

[76] Herholz K, Hölzer T, Bauer B, et al. 11C-methionine PET for differential diagnosis of low-grade gliomas. Neurology. 1998; 50(5):1316–1322

[77] Dethy S, Goldman S, Blecic S, Luxen A, Levivier M, Hildebrand J. Carbon-11-methionine and fluorine-18-FDG PET study in brain hematoma. J Nucl Med. 1994; 35(7):1162–1166

[78] Dunet V, Pomoni A, Hottinger A, Nicod-Lalonde M, Prior JO. Performance of 18F-FET versus 18F-FDG PET for the diagnosis and grading of brain tumors: systematic review and meta-analysis. Neuro-oncol. 2016; 18(3):426–434

[79] Weckesser M, Langen KJ, Rickert CH, et al. O-(2-[18F]fluorethyl)-L-tyrosine PET in the clinical evaluation of primary brain tumours. Eur J Nucl Med Mol Imaging. 2005; 32(4): 422–429

[80] Barber PA, Consolo HK, Yang Q, et al. Comparison of MRI perfusion imaging and single photon emission computed tomography in chronic stroke. Cerebrovasc Dis. 2001; 11(2):128–136

[81] Seok J-H, Park H-J, Lee J-D, et al. Regional cerebral blood flow changes and performance deficit during a sustained attention task in schizophrenia: (15) O-water positron emission tomography. Psychiatry Clin Neurosci. 2012; 66(7):564–572

[82] Lahti AC, Holcomb HH, Medoff DR, Weiler MA, Tamminga CA, Carpenter WT, Jr. Abnormal patterns of regional cerebral blood flow in schizophrenia with primary negative symptoms during an effortful

auditory recognition task. Am J Psychiatry. 2001; 158(11):1797–1808

[83] Werner P, Saur D, Lobsien D, Zeisig V. Feasibility of combined H2O-PET/MRI in patients with acute stroke. J Nucl Med. 2013; 54:87

[84] Kameyama M, Murakami K, Jinzaki M. Comparison of [15O] H2O positron emission tomography and functional magnetic resonance imaging in activation studies. World J Nucl Med. 2016; 15(1):3–6

[85] Grüner JM, Paamand R, Højgaard L, Law I. Brain perfusion CT compared with 15O-H2O-PET in healthy subjects. EJNMMI Res. 2011; 1:28

[86] Werner P, Saur D, Zeisig V, et al. Simultaneous PET/

MRI in stroke: a case series. J Cereb Blood Flow Metab. 2015; 35(9): 1421–1425

[87] Lammertsma AA, Frackowiak RS, Hoffman JM, et al. The C15O2 build-up technique to measure regional cerebral blood flow and volume of distribution of water. J Cereb Blood Flow Metab. 1989; 9(4):461–470

[88] Momose T, Nishikawa J, Watanabe T, et al. Effect of mastication on regional cerebral blood flow in humans examined by positron-emission tomography with 15O-labelled water and magnetic resonance imaging. Arch Oral Biol. 1997; 42(1):57–61

第 34 章　心脏 PET 和 PET / CT

34.1　心肌灌注评估

对于已知或疑似冠状动脉疾病（CAD）的患者，静息和负荷（运动或药物）情况下的心肌灌注评估很重要。关于心肌灌注 PET 成像的新 SNMMI-ASNC 声明[1-3]将 PET 升级为符合负荷成像标准但无法完成诊断性运动试验所需负荷量患者的"**首选**"测试。该声明还确定了五种"**推荐**"使用心脏 PET 的临床情况。

- 既往的负荷成像检查质量差、模棱两可或不确定。
- 具有某些通常会影响图像质量的人体特征的患者。
- 风险较高的患者。
- 年轻患者要尽量减少累积的终身辐射剂量。
- 当临床医生将心肌血流量化确定为图像结果所需的辅助时。

常规使用铊或锝 -99m 标记的试剂的 SPECT 进行心肌灌注成像（MPI）。然而，SPECT 成像有一些局限性，带有 PET 的 MPI 优于 SPECT[4]，使其成为当前适合患者的重要心脏核医学检查，理论上支持医疗保健和医疗服务中心（CMS）在提高医疗保健质量和效率的同时控制成本方面的举措。在实践中，PET MPI 受到回旋加速器现场进行氮 -13（^{13}N）氨成像需要的限制。可以用发生器进行铷 -82（^{82}Rb）氯化物成像。考虑到发生器的成本和当前的报销政策，可能需要每天进行 6 例检查才能使 PET 具有成本 - 效益。^{18}F 标记的 PET 心肌灌注剂可以根据需要提供单个患者即刻剂量来规避 ^{13}N 氨（需要现场回旋加速器）和 ^{82}Rb 氯化物（需要租用发生器以稳定患者数量）的这些问题，但是仍然没有应用于临床。

34.1.1　示踪剂

^{13}N 氨（回旋加速器产生）和 ^{82}Rb 氯化物（发生器产生）是 FDA 批准的用于评估心肌血流量的 PET 放射性药物。^{18}F-flurpiridaz（氟哌啶酮）仍然是Ⅲ期试验的研究产品，尚未获得 FDA 批准，正在等待进一步开发和商业化。也可以使用氧 -15（^{15}O）标记的水和 ^{62}Cu- 双丙酮醛（N4- 甲基氨基硫脲）（Cu-PTSM），但是大多数限于研究。

^{82}Rb 可以从锶 -82 发生器中洗脱，锶 -82 发生器需要约每 4 周更换一次。^{82}Rb 的半衰期为 75 秒。

^{13}N 氨的半衰期约为 10 分钟。

^{82}Rb 的优点是不需要回旋加速器，它是峰值双嘧达莫或瑞加德松应力门控成像的理想选择。^{82}Rb 用于成像通常在注射后 90 ~ 120 秒开始，而使用 ^{13}N 氨则为 3 ~ 5 分钟。缺点是与 ^{13}N 氨相比，分辨率较差（由于正电子范围为 2.6 mm），提取较低，并且定量更难。鉴于示踪剂的半衰期短，使用 ^{82}Rb 进行运动压力测试也非常困难。

34.1.2　方案

通常，与使用 SPECT 的方案类似（放射性示踪剂的剂量、成像时间和持续时间除外），但须进行药理学负荷测试。由于示踪剂的半衰期短，运动负荷测试很困难。使用 ^{13}N 氨，可以进行运动负荷测试，但需要精心协调和设置。图 34.1 和图 34.2 显示并回顾了类似于心脏 SPECT 的图像。

34.1.3　准确性 / 与其他
　　　　　成像方式的比较

PET 成像能提供更好的空间和时间分辨率，因此更适合有厚 / 肌胸壁、大乳腺组织或整体体型差的患者，这种体型经常导致不确定的 SPECT 心

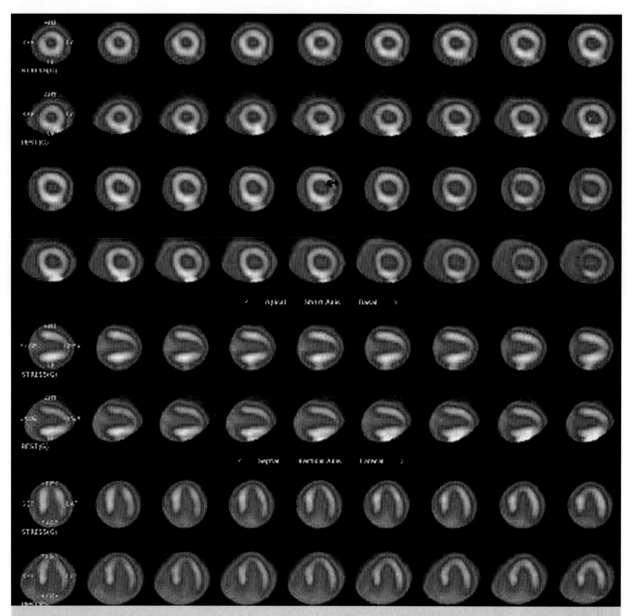

图 34.1　在短轴、垂直轴和水平长轴上常规显示静息和双嘧达莫负荷心肌灌注 PET [82]Rb 图像，显示静息和负荷时正常的心肌灌注（图片提供者：Elias Botvinick 医学博士，San Francisco，CA）

肌灌注检查（图 34.3）。PET 示踪剂的半衰期短，可以获得未受先前静止期注射污染的纯负荷图像。与门控 SPECT 不同，PET 可以在峰值负荷下评估左心室（LV）射血分数，因为在注射后不久进行成像。当需要连续检查来评估特定心肌节段中的灌注时，具有区域放射性示踪剂摄取的绝对量化值的 PET 成像更适合。它还可以更好地评估内皮功能障碍和冠状动脉血流储备作为冠状动脉狭窄的衡量标准。此外，PET 允许更有效的成像方案，使检查更快（约 45 分钟，而 SPECT 检查耗时为

3 ～ 4 小时）和辐射更低。

大量研究表明，与 SPECT 相比，心肌灌注 PET 具有更高的准确性[5]、灵敏性[6]和特异性[7]。

34.1.4　误区

1. 如果使用 [13]N 氨进行灌注成像，约 10% 的正常患者的侧壁活性（负荷和静息图像）减少。其病因尚不清楚。

2. 心尖活性减少（负荷和静息下）是正常变异，

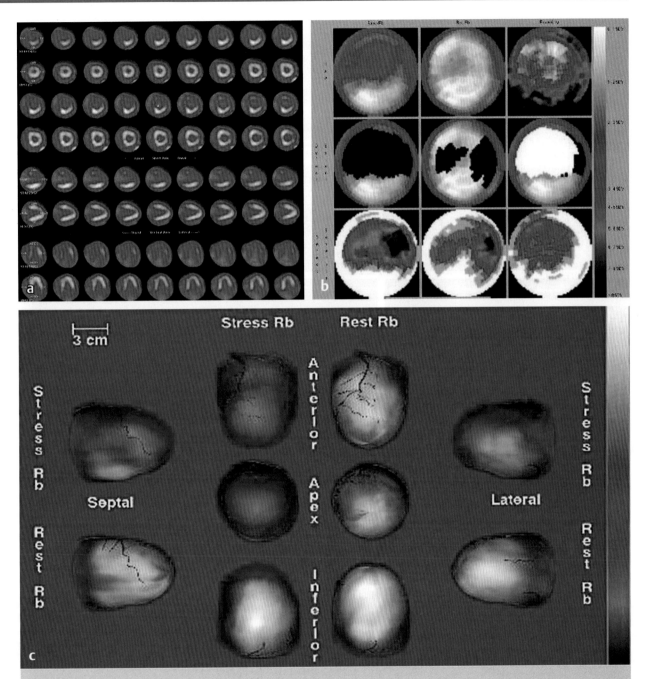

图 34.2　（a）静息和双嘧达莫负荷心肌灌注 PET ^{82}Rb 图像显示前壁、前间壁和前中侧壁的大面积缺血和常规显示的负荷心腔扩张。（b）极坐标图显示缺损分布和大小。（c）与冠状动脉树模型融合的 3D 心室模型（如果患者接受了 CT 冠状动脉造影的 PET 研究，可以是患者自己的冠状动脉树），显示异常的程度和密度（图片提供者：Elias Botvinick 医学博士，San Francisco，CA）

可能与部分容积伪影有关，因为相对于其他部位的心肌，心尖部相对薄。可在 ^{82}Rb 或 ^{13}N 氨中看到，通常更明显的是使用时间飞跃（TOF）的 ^{13}N 氨。

3. 心脏 PET/CT 扫描期间的配准不良伪影可能导致人为的缺陷（参见心肌活力部分的误区）。

34.2　心肌活力

1. FDG PET 成像与 MPI 是目前评估心肌活力的金标准。

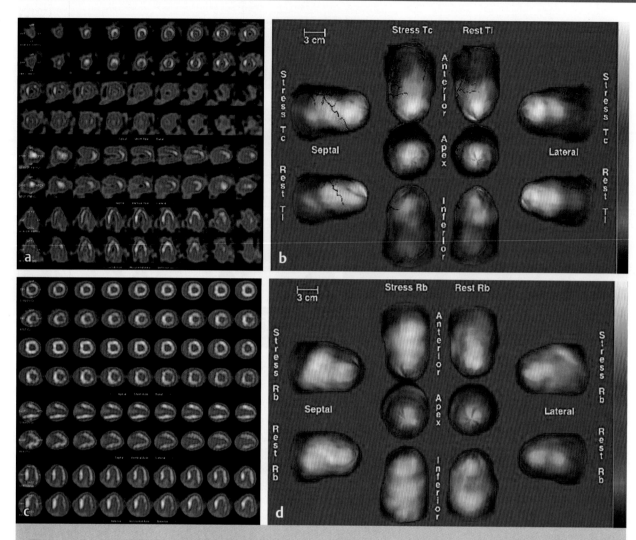

图34.3 （a）63岁肥胖女性不典型胸痛的静息铊 –201 和双嘧达莫药物负荷锝 –99m 异丁基异腈 SPECT 心肌灌注图像显示不规则摄取，明显固定的下壁缺损，侧壁可能是负荷引起的异常。（b）在左心室模型中也清楚显示。（c）在正常心室模型中用 PET 进行的重复药物负荷成像检查显示正常静息和负荷灌注下（d）的心肌摄取（图片提供者：Elias Botvinick 医学博士，San Francisco，CA）。

2. 左心室（LV）功能障碍的慢性缺血性心脏病患者明显的存活心肌暗示需要及时进行血运重建，并预测围术期死亡率和发病率低，左心室射血分数（LVEF）和充血性心力衰竭（CHF）症状显著改善，并且生存期提高。
3. 左心室功能障碍的慢性缺血性心脏病患者缺乏存活心肌支持医学管理和／或心脏移植的决定。

34.2.1 临床情形

　　严重左心室功能不全和 CAD 的患者一直让临床医生面临严重的管理困境，临床医生经常需要在积极的医学治疗和血运重建治疗之间做出选择[8]。血运重建治疗可以提高患者的长期生存率，一些研究者已证实左心室功能不良的 CAD 患者血运重建的益处[9-17]。然而，血运重建与显著的围术期发病率和死亡率有关，使得识别和选择那些将从血运重建中获益最大的患者显得至关重要。血运重建后左心室功能的改善主要取决于收缩功能障碍的可逆性。功能受损但"活"的心肌被认

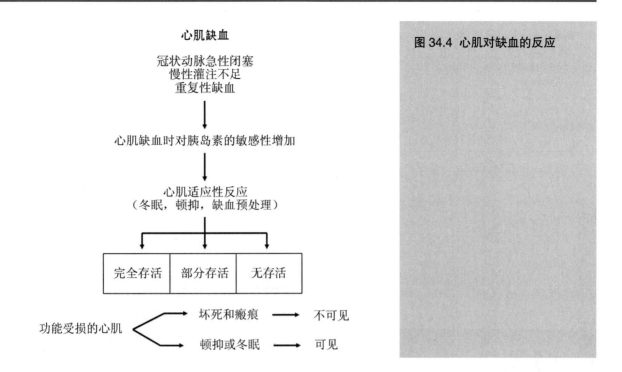

图34.4 心肌对缺血的反应

为是可逆的功能受损，而瘢痕组织通常导致心肌不可逆的功能受损。因此，准确鉴定心肌活力是这些患者诊断检查的关键组成部分。

34.2.2 心肌缺血的机制

心肌缺血可能由急性冠状动脉闭塞、慢性低灌注或重复性缺血过程引起。心肌缺血的严重程度和持续时间将决定心肌对缺血过程的反应。尽管心肌具有几种即时和持续的适应机制（如冬眠、顿抑和缺血预处理[18-20]）以抵抗急性和慢性缺血，但缺血性损伤的最终结果是心肌机械功能障碍。心肌功能受损可能与缺血但存活的心肌有关，如顿抑或冬眠心肌，或者可能是完全不能存活的坏死和瘢痕心肌（图34.4）。

34.2.3 通过 PET 鉴别心肌存活

在禁食条件下，正常心肌优先使用游离脂肪酸（FFA）作为能量底物。在缺氧和缺血期间，FFA 氧化明显降低并且无氧糖酵解的速率加快。因此，缺血心肌优先使用葡萄糖而不是 FFA 作为能量底物[21-30]。FDG PET 可以通过评估心肌葡萄糖摄取可靠而准确地评估缺血心肌的葡萄糖代谢

的初始步骤。使用 PET 和 ^{13}N 氨进行 MPI 和 FDG 心肌代谢显像来评估心肌活力的方案见图34.5。

将心肌血流和心肌代谢相结合，在功能受损的心肌中有三种可能的模式：（1）正常心肌血流量和正常的 FDG 活性；（2）心肌血流量减少伴正常或增加的 FDG 活性——"血流－代谢不匹配"（图34.6）；（3）心肌血流量减少和 FDG 活性减少——"匹配的缺损"（图34.7）[8,31]。前两个模式代表有存活的心肌；第三个模式代表无存活的心肌。血流－代谢不匹配模式被认为是功能受损、缺血但存活的心肌标志。

34.2.4 准确性／与其他成像方式的比较

评估心肌活性的方法

心肌活性可以通过评估心肌的不同生物学特征的几种成像方式来评估。

1. **收缩储备的评估**。低剂量或高剂量多巴酚丁胺负荷超声心动图或 MRI。

2. **评估肌纤维膜的完整性**。铊-201 静息再分布检查。

3. **评估心肌灌注和线粒体膜完整性**。SPECT 与锝-99m 剂，如甲氧基异丁基异腈和替曲膦，

389

¹³N氨/¹⁸F FDG成像

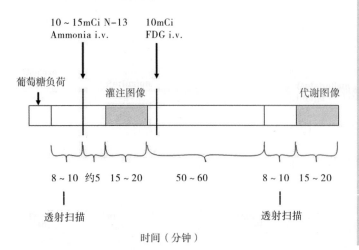

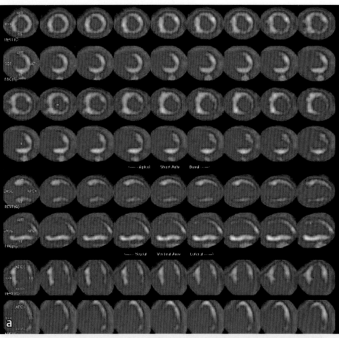

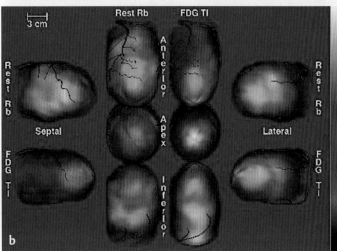

图 34.5 用 PET 评估心肌活性的方案

图 34.6 （a）在已知患有冠状动脉疾病和近期有心肌梗死的患者中进行静息 ⁸²Rb 灌注图像和静息 ¹⁸F-FDG 扫描以评估心肌活性，显示除左心室尖以外的所有部位的灌注，相关的前壁和下侧壁显示出 FDG 摄取阳性（不匹配），暗示旁路移植手术后局部活性和功能改善的可能性很高。（b）检查结果叠加在左心室模型上，缺损以蓝色显示（图片提供者：Elias Botvinick 医学博士，San Francisco，CA）。

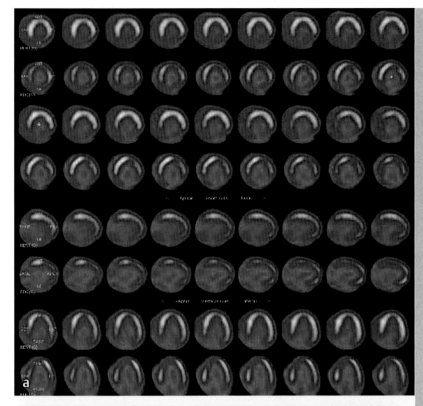

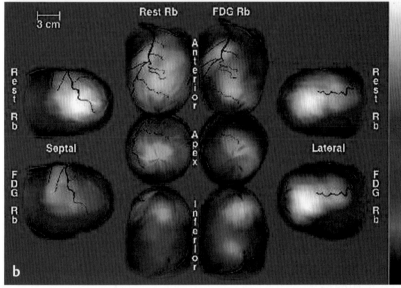

图 34.7 （a）静息 82Rb 心肌灌注图像高于 FDG PET 心肌代谢图像，显示下壁有大而密集的匹配缺损，延伸到后间壁和基底后外侧区域，表明在右冠状动脉和左旋支冠状动脉部位的基底部分有瘢痕。82Rb 摄取明显存在悖论（表明存在活力），左心室室间隔远端 FDG 摄取减少（可能是代谢变异而不意味不存活）。（b）左心室的颜色编码模型也很好地显示了缺损（图片提供者：Elias Botvinick 医学博士，San Francisco，CA）。

伴或不伴硝酸盐增强。

4. **评估心肌代谢**。PET 心肌灌注和 ^{18}F–FDG[32]。

5. **评估细胞膜完整性**。对比剂增强 MRI[33,34]。

评估心肌活力方法的准确性[35]

所有技术都具有比特异性更高的灵敏度（表34.1）[35]。然而，PET 可能是最灵敏的技术，多巴酚丁胺负荷超声心动图回声可能是特异性最高的技术。对于严重左心室功能不全的患者，PET 相对于其他技术具有最大价值。对比增强 MRI 是一种评估冬眠心肌的新技术。初步数据表明，MRI 结果与 PET 有很好的相关性，具有较高的灵敏度和特异性。

表34.1　评估心肌活性的各种方法的灵敏度和特异性的比较

成像方法	灵敏度（％）	特异性（％）
PET	93	58
铊静息再分布	86	59
铊回注	88	50
锝示踪剂	81	66
多巴酚丁胺心脏超声心动图回声	81	80

34.2.5　要点

心肌活力的临床意义

1. **预测血管再生功能恢复**。一些研究者已经充分证明了PET通过在治疗前评估心肌活性来预测血运重建后全部和局部左心室（LV）功能改善的功能恢复能力[36-40]。研究表明活节段数与左心室射血分数（LVEF）变化之间存在线性相关性，与PET上最小或没有错配的患者相比，具有大的血流－代谢不匹配的患者有更好的功能改善。

2. **预测CHF症状、运动能力和生活质量的改善**。通过PET测定的术前心肌活性大小与冠状动脉旁路移植术后心力衰竭症状的改善程度直接相关。因此，心肌活性评估也可预测血运重建后CHF症状的改善程度。

3. **预测心脏事件、重塑和长期生存**。患有LV功能障碍的慢性缺血性心脏病患者未来心脏事件的风险增加，并且功能受损但存活的心肌的存在似乎是复发性缺血事件的风险指标。心力衰竭患者的疾病进展的自然史受LV重塑的显著影响，并且停止或逆转心室重构的措施使这些患者有更好的预后。在患有LV功能障碍的慢性缺血性心脏病患者中，存活心肌与改善血运重建后的长期存活期独立相关。

4. **围术期并发症和短期生存的预测**。除了在决策过程中的临床和血管造影评估之外，在血运重建之前确定存活心肌的存在使围术期发病率和死亡率降低（围术期并发症减少、对正性肌力药物的需求减少、早期死亡率低且有较高的短期生存）[41,42]。

判读[43]

1. **部分不匹配**。FDG摄取减少，但灌注没有明显减少。这可能是继发于瘢痕和冬眠心肌的组合。

2. **顿抑**。FDG摄取正常但局部室壁运动异常提示顿抑：如果全部壁均运动异常，伴FDG摄取正常，这可能继发于心肌病或三支血管病变。

3. **反向不匹配**

   a）反向不匹配（灌注正常，而FDG摄取降低）通常是继发于人为的标准化错误（见误区）。

   b）与近期心肌梗死、多支血管病变、糖尿病和左束支传导阻滞（间壁反向不匹配）有关。

34.2.6　误区[43]

1. **反向不匹配**。由于相对于正常心肌，冬眠心肌区域可以增加FDG摄取，因此将FDG摄取标准化至最大灌注区域很重要。如果不这样做，可能会导致正常心肌中出现人为的反向不匹配（灌注正常，而FDG摄取降低）。

2. **近期心肌梗死**。在近期梗死的心肌中可以看到FDG摄取，来自于梗死区域的白细胞。

3. **灌注成像**

   a）如果PET示踪剂无法用于评估灌注，SPECT成像可以用标准示踪剂（如司他比锝）替代。然而，由于SPECT图像上的衰减，PET和SPECT图像之间的相关性是不精确的。

   基于透射的衰减校正的SPECT成像对于与PET的相关性可能更准确。

   b）^{13}N氨。如果使用^{13}N氨作为灌注示踪剂，则约10％的正常患者的侧壁活性减少。其病因尚不清楚。

   c）伪影[44-49]。PET/CT系统上心脏PET成像的一个限制是发射和衰减图像之间的配准不良可能导致全部和区域灌注错误。PET衰减校正通常由螺旋CT采集形成，代表

CT用于衰减校正　　　　　　　　　　　衰减校正的PET

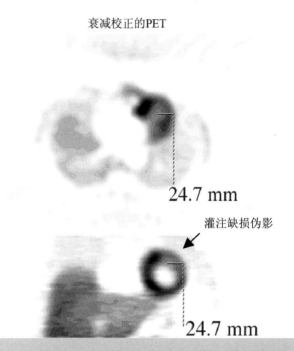

图34.8　在PET/CT扫描仪上进行的 $^{13}NH_3$ 负荷实验的轴位和冠状位图。这是心脏PET/CT中衰减和发射扫描不匹配的一个例子，通常发生在游离的侧壁和右侧膈肌。左列显示来自螺旋CT扫描的图像，用于第二列中PET图像的衰减校正。在3D空间中从CT中的心脏侧壁的边缘到PET上的壁边缘绘制相同线，标记在衰减和发射图像之间的侧壁处的2.5cm配准不良。这种配准不良导致在相同的PET层面上突出显示的缺损伪影（图片提供者：Adam Alessio博士，Seattle，WA）

呼吸周期的快照，而PET图像是通过多次呼吸获得的。这些不同扫描时间的配准不良是常见的，并且经常发生在感兴趣的诊断区域（沿着心肌的侧壁），导致40%的心脏PET CT采集发生中度至重度的灌注伪影。这些配准不良伪影在心脏PET/CT中得到了较好的体现（图34.8），并且已经显示出比传统心脏PET成像产生高达±35%的误差，其中衰减图在具有传输棒源的多次呼吸上形成。

已经提出了几种方法来最小化这些伪像。小组已经探索了在呼吸期间的最佳时间进行CT扫描，例如在中度呼吸时扫描，将潜在的配准不良最小化。我们的临床经验发现，要求患者在呼吸周期的某个点屏住呼吸会导致结果变化很大。另一种方法是通过电影CT采集获取衰减图，其在患者的每个断面的一段时间内获得多个低剂量CT扫描。这些电影图像的平均值或强度最大值可用于

减少伪影所致配准不良的可能性。如果配准不良很明显，大多数供应商都会重新提供调整工具来手动修复重大错误。

34.2.7　心脏PET与其他成像方法的成本效益

基于CMS价值的采购行动旨在彻底改变健康保健服务业务，许多医疗保健利益相关者现在专注于资源利用，以获得他们花费的大部分健康保健费用。CMS现在使用改变本地支付模式来奖励价值和质量，将服务费支付从2016年的30%增加到2018年的50%。捆绑链接服务的支付为临床医生和组织提供了高质量、高性价比服务的机会和需求[50]。

医生和医院提供的心脏成像服务的CMS报销也逐渐下降。每个CMS 2016年医保医师费用表，心脏SPECT的医保报销为571.02美元，心脏MRI负荷检查为583.54美元，心脏PET为93.43美元[51]。

另外，2016 年医保医院支付 1108.46 美元用于心脏 SPECT 负荷检查，1108.46 美元用于心脏 MRI 负荷成像，1285.17 美元用于心脏 PET[52]。

许多临床医生可能不了解这些检查报销的财务现实，特别是当它涉及当前健康保健经济学的现实。

与 SPECT MPI 相比，具有最高灵敏度的心脏 PET 有助于成为评估心脏活性的最具成本效益的单一检查，并且可以降低诊断动脉造影的下游利用率[53]。需要追踪医生资源利用率、利用率的变化、了解出现变化的原因、医生教育以及与医生的合作，以实现心脏 PET 扫描的合理利用。

34.3 心脏结节病

心律协会专家共识声明指出[54]，心脏 MRI 或 FDG PET 在心外型结节病和初次筛查出现症状／心电图／超声心动图的一种或多种异常患者中是有用的。如果初次筛查没有异常，建议不要进行心脏 MRI 或 FDG PET。

心脏结节病检查的患者准备在第 4 章中讨论。

34.3.1 准确性／与其他
成像方式的比较

1. PET（meta 分析）[55]：灵敏度为 89%，特异性为 78%。

2. PET／CT（meta 分析）[56]：灵敏度为 81%，特异性为 82%。

3. 对于心脏结节病的诊断，FDG PET 的灵敏度比 ^{67}Ga、^{201}Th 和 ^{99m}Tc 成像更高[57]。

4. FDG PET 和心脏 MRI 识别心脏结节病患者的不同病理。FDG PET 识别活性炎症，而延迟钆增强 MRI 识别纤维化。PET 的一个优点是全身 PET 图像可以评估心肌外的全身性疾病。然而，MRI 的一个优点是无电离辐射。一些作者[57,58] 建议将心脏 MRI 作为疑似心脏结节病患者的初始检查，而 FDG PET 用于 MRI 禁忌证患者（该人群中并不少见），如留置心脏器械。如果 MRI 为阴性，则不需要 PET。

如果 MRI 为阳性，可以进行 FDG PET 评估基线疾病活性，并用于监测反应（图 34.9）。

34.3.2 要点

1. **灌注成像**。如果可能，还应使用 PET（^{82}Rb 或 ^{13}N 氨）或 ^{99m}Tc 示踪剂 SPECT 评估静息心肌灌注。正常检查具有正常的静息灌注和心肌无 FDG 摄取。在结节病的早期阶段，可以看到 FDG 摄取的局部没有灌注不足。在进度阶段，将同时看到异常 FDG 摄取和灌注不足。灌注不足通常继发于瘢痕，但有时继发于炎症引起的微血管压迫。重要的是要注意 FDG 摄取灌注不足（灌注代谢不匹配）也是冬眠心肌的标志，应该排除该部位的阻塞性冠状动脉疾病。在终末期疾病中，通常会出现瘢痕，导致的灌注不足而没有 FDG 摄取[59]。

2. **诊断标准**。有四种类型的 FDG 摄取模式：无、弥漫性、局灶性、局灶性伴弥漫性[60]。局灶性、局灶性伴弥漫性模式被认为对心脏结节病呈阳性，排除仅在侧壁有局部摄取[61]。

3. **心脏结节病的部位**（图 34.10）

   a）心脏结节病最常见的累及区域是间壁（31.5%），其次是下壁、左心室前壁、右心室和左心室侧壁[59]。

   b）其中，室间隔的基部是心脏结节病的常见部位。这可能导致二度或三度房室传导阻滞。

   因此，房室传导阻滞患者的间壁底部局部 FDG 摄取可能继发于结节病[60]。

   c）左心室游离壁是心脏结节病的常见部位。如果单形性室性心动过速的发病部位是 FDG 摄取部位，则可能是结节病变[60]。

   d）心尖受累罕见[62]。

（姚志峰　王骏　李慧君　孙涛　徐明　潘悦）

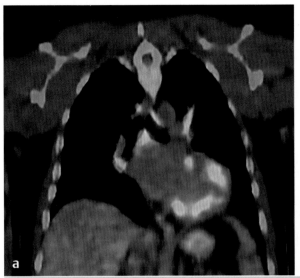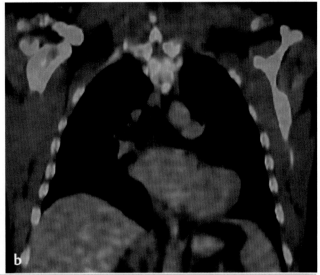

图 34.9　结节病。（a）冠状位 PET/CT 融合图像显示纵隔和双侧肺门 FDG– 淋巴结，代表结节病。在左心室壁中也观察到局灶性摄取，代表心脏结节病。（b）类固醇治疗后，局灶性摄取消失（图片提供者：Wengen Chen 医学博士和 Baltimore MD 医学博士）

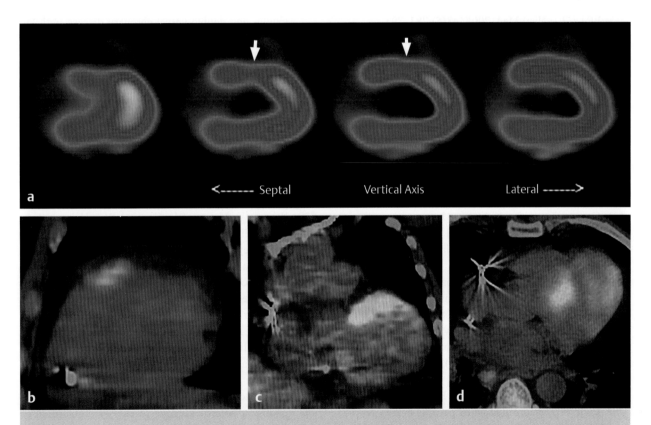

图 34.10　心脏结节病的模式。（a）疑似结节病患者的 ^{99m}Tc 替曲膦灌注扫描的垂直长轴图像显示前壁底部有灌注缺损（箭头所示）。（b）矢状位 PET/CT 扫描显示灌注缺损部位的 FDG 摄取增加。灌注缺损可能继发于瘢痕或炎症引起的微血管阻塞，提示心脏结节病的后期。然而，冬眠心肌可能会产生类似的灌注 – 代谢配准不良，应排除该部位的阻塞性冠状动脉疾病。（c）疑似心脏结节病的另外一例患者的冠状位 PET /CT 扫描显示左心室游离壁的摄取。（d）在疑似心脏结节病的不同患者的轴位 PET / CT 扫描显示间壁基底部和游离壁的摄取。间壁基底部和游离壁都是心脏结节病发病的常见部位

参考文献

[1] Bateman TM, Dilsizian V, Beanlands RS, et al. American Society of Nuclear Cardiology and Society of Nuclear Medicine and Molecular Imaging Joint Position Statement on the Clinical Indications for Myocardial Perfusion PET. J Nucl Cardiol. 2016; 23(5):1227–1231

[2] Bateman TM, Dilsizian V, Beanlands RS, DePuey EG, Heller GV, Wolinsky DA. American Society of Nuclear Cardiology and Society of Nuclear Medicine and Molecular Imaging Joint Position Statement on the Clinical Indications for Myocardial Perfusion PET. J Nucl Med. 2016; 57(10): 1654–1656

[3] Dilsizian V, Bacharach SL, Beanlands RS, et al. ASNC imaging guidelines/SNMMI procedure standard for positron emission tomography (PET) nuclear cardiology procedures. J Nucl Cardiol. 2016; 23(5):1187–1226

[4] Di Carli MF, Dorbala S, Meserve J, El Fakhri G, Sitek A, Moore SC. Clinical myocardial perfusion PET/CT. J Nucl Med. 2007; 48(5):783–793

[5] Bateman TM, Heller GV, McGhie AI, et al. Diagnostic accuracy of rest/stress ECG-gated Rb-82 myocardial perfusion PET: comparison with ECG-gated Tc-99m sestamibi SPECT. J Nucl Cardiol. 2006; 13(1):24–33

[6] Go RT, Marwick TH, MacIntyre WJ, et al. A prospective comparison of rubidium-82 PET and thallium-201 SPECT myocardial perfusion imaging utilizing a single dipyridamole stress in the diagnosis of coronary artery disease. J Nucl Med. 1990; 31(12):1899–1905

[7] Stewart RE, Schwaiger M, Molina E, et al. Comparison of rubidium- 82 positron emission tomography and thallium-201 SPECT imaging for detection of coronary artery disease. Am J Cardiol. 1991; 67(16):1303–1310

[8] Schelbert HR. 18F-deoxyglucose and the assessment of myocardial viability. Semin Nucl Med. 2002; 32(1):60–69

[9] Alderman EL, Fisher LD, Litwin P, et al. Results of coronary artery surgery in patients with poor left ventricular function (CASS). Circulation. 1983; 68(4):785–795

[10] Emond M, Mock MB, Davis KB, et al. Long-term survival of medically treated patients in the Coronary Artery Surgery Study (CASS) Registry. Circulation. 1994; 90(6): 2645–2657

[11] Passamani E, Davis KB, Gillespie MJ, Killip T. A randomized trial of coronary artery bypass surgery. Survival of patients with a low ejection fraction. N Engl J Med. 1985; 312(26): 1665–1671

[12] Alderman EL, Corley SD, Fisher LD, et al. CASS Participating Investigators and Staff. Five-year angiographic follow-up of factors associated with progression of coronary artery disease in the Coronary Artery Surgery Study (CASS). J Am Coll Cardiol. 1993; 22(4):1141–1154

[13] Mickleborough LL, Maruyama H, Takagi Y, Mohamed S, Sun Z, Ebisuzaki L. Results of revascularization in patients with severe left ventricular dysfunction. Circulation. 1995; 92(9) Suppl:II73–II79

[14] Kaul TK, Agnihotri AK, Fields BL, Riggins LS, Wyatt DA, Jones CR. Coronary artery bypass grafting in patients with an ejection fraction of twenty percent or less. J Thorac Cardiovasc Surg. 1996; 111(5):1001–1012

[15] Miller DC, Stinson EB, Alderman EL. Surgical treatment of ischemic cardiomyopathy; is it ever too late? Am J Surg. 1981; 141(6):688–693

[16] Luciani GB, Faggian G, Razzolini R, Livi U, Bortolotti U, Mazzucco A. Severe ischemic left ventricular failure: coronary operation or heart transplantation? Ann Thorac Surg. 1993; 55(3):719–723

[17] Ellis SG, Fisher L, Dushman-Ellis S, et al. Comparison of coronary angioplasty with medical treatment for single- and double-vessel coronary disease with left anterior descending coronary involvement: long-term outcome based on an Emory-CASS registry study. Am Heart J. 1989; 118(2):208–220

[18] Bengel FM, Schwaiger M. Assessment of myocardial viability by PET. In: Valk P, ed. Positron Emission Tomography: Principles and Clinical Practice. London, UK: Springer Verlag; 2003:447–463

[19] Kloner RA, Bolli R, Marban E, Reinlib L, Braunwald E. Medical and cellular implications of stunning, hibernation, and preconditioning: an NHLBI workshop. Circulation. 1998; 97(18): 1848–1867

[20] Wijns W, Vatner SF, Camici PG. Hibernating myocardium. N Engl J Med. 1998; 339(3):173–181

[21] Taegtmeyer H. Myocardial metabolism. In: Phelps ME, Mazziotta JC, Schelbert HR, eds. Positron Emission Tomography and Autoradiography: Principles and Applications for the Brain and Heart. New York, NY: Raven; 1986:149–195

[22] Liedtke AJ. Alterations of carbohydrate and lipid metabolism in the acutely ischemic heart. Prog Cardiovasc Dis. 1981; 23 (5):321–336

[23] Liedtke AJ. The origins of myocardial substrate utilization from an evolutionary perspective: the enduring role of glucose in energy metabolism. J Mol Cell Cardiol. 1997; 29(4): 1073–1086

[24] Liedtke AJ, Renstrom B, Hacker TA, Nellis SH. Effects of moderate repetitive ischemia on myocardial substrate utilization. Am J Physiol. 1995; 269(1, Pt 2):H246–H253

[25] Liedtke AJ, Renstrom B, Nellis SH, Hall JL, Stanley WC. Mechanical and metabolic functions in pig

hearts after 4 days of chronic coronary stenosis. J Am Coll Cardiol. 1995; 26(3): 815–825

[26] Vanoverschelde JL, Wijns W, Depré C, et al. Mechanisms of chronic regional postischemic dysfunction in humans. New insights from the study of noninfarcted collateral-dependent myocardium. Circulation. 1993; 87(5):1513–1523

[27] Schelbert HR, Henze E, Phelps ME, Kuhl DE. Assessment of regional myocardial ischemia by positron-emission computed tomography. Am Heart J. 1982; 103(4)(,)(Pt 2):588–597

[28] Schwaiger M, Fishbein MC, Block M, et al. Metabolic and ultrastructural abnormalities during ischemia in canine myocardium: noninvasive assessment by positron emission tomography. J Mol Cell Cardiol. 1987; 19(3):259–269

[29] Kalff V, Schwaiger M, Nguyen N, McClanahan TB, Gallagher KP. The relationship between myocardial blood flow and glucose uptake in ischemic canine myocardium determined with fluorine-18-deoxyglucose. J Nucl Med. 1992; 33(7):1346–1353

[30] Marwick TH, Nemec JJ, Lafont A, Salcedo EE, MacIntyre WJ. Prediction by postexercise fluoro-18 deoxyglucose positron emission tomography of improvement in exercise capacity after revascularization. Am J Cardiol. 1992; 69(9):854–859

[31] Keng FY. Clinical applications of positron emission tomography in cardiology: a review. Ann Acad Med Singapore. 2004; 33(2):175–182

[32] Bax JJ, Wijns W, Cornel JH, Visser FC, Boersma E, Fioretti PM. Accuracy of currently available techniques for prediction of functional recovery after revascularization in patients with left ventricular dysfunction due to chronic coronary artery disease: comparison of pooled data. J Am Coll Cardiol. 1997; 30(6):1451–1460

[33] Lekx KS, Pereira RS, Prato FS, Sykes J, Wisenberg G. Determining myocardial viability in a chronic occlusion canine model using MRI with a constant infusion of Gd-DTPA. 18th Meeting of International Society for Magnetic Resonance in Medicine (ISMRM). Berkeley, CA; 2000

[34] Shan K, Constantine G, Sivananthan M, Flamm SD. Role of cardiac magnetic resonance imaging in the assessment of myocardial viability. Circulation. 2004; 109(11):1328–1334

[35] Bax JJ, Poldermans D, Elhendy A, Boersma E, Rahimtoola SH. Sensitivity, specificity, and predictive accuracies of various noninvasive techniques for detecting hibernating myocardium. Curr Probl Cardiol. 2001; 26(2):147–186

[36] Baer FM, Voth E, Deutsch HJ, et al. Predictive value of low dose dobutamine transesophageal echocardiography and fluorine-18 fluorodeoxyglucose positron emission tomography for recovery of regional left ventricular function after successful revascularization. J Am Coll Cardiol. 1996; 28(1):60–69

[37] Bax JJ, Cornel JH, Visser FC, et al. F18-fluorodeoxyglucose single-photon emission computed tomography predicts functional outcome of dyssynergic myocardium after surgical revascularization. J Nucl Cardiol. 1997; 4(4):302–308

[38] Knuuti MJ, Saraste M, Nuutila P, et al. Myocardial viability: fluorine-18-deoxyglucose positron emission tomography in prediction of wall motion recovery after revascularization. Am Heart J. 1994; 127(4)(,)(Pt 1):785–796

[39] Schöder H, Campisi R, Ohtake T, et al. Blood flow-metabolism imaging with positron emission tomography in patients with diabetes mellitus for the assessment of reversible left ventricular contractile dysfunction. J Am Coll Cardiol. 1999; 33(5): 1328–1337

[40] Tillisch J, Brunken R, Marshall R, et al. Reversibility of cardiac wall-motion abnormalities predicted by positron tomography. N Engl J Med. 1986; 314(14):884–888

[41] Landoni C, Lucignani G, Paolini G, et al. Assessment of CABGrelated risk in patients with CAD and LVD. Contribution of PET with [18F]FDG to the assessment of myocardial viability. J Cardiovasc Surg (Torino). 1999; 40(3):363–372

[42] Haas F, Haehnel CJ, Picker W, et al. Preoperative positron emission tomographic viability assessment and perioperative and postoperative risk in patients with advanced ischemic heart disease. J Am Coll Cardiol. 1997; 30(7):1693–1700

[43] Beanlands RSB, Ruddy TD, Mahhadis J. Myocardial viability. In: Wahl RL, Buchanan JW, eds. Principles and Practice of Positron Emission Tomography. Philadelphia, PA: Lippincott Williams & Wilkins; 2002:1334–1350

[44] Alessio AM, Kohlmyer S, Branch K, Chen G, Caldwell J, Kinahan P. Cine CT for attenuation correction in cardiac PET/CT. J Nucl Med. 2007; 48(5):794–801

[45] Goerres GW, Kamel E, Heidelberg TN, Schwitter MR, Burger C, von Schulthess GK. PET-CT image co-registration in the thorax: influence of respiration. Eur J Nucl Med Mol Imaging. 2002; 29(3):351–360

[46] Goerres GW, Burger C, Kamel E, et al. Respiration-induced attenuation artifact at PET/CT: technical considerations. Radiology. 2003; 226(3):906–910

[47] Gould KL, Pan T, Loghin C, Johnson NP, Guha A, Sdringola S. Frequent diagnostic errors in cardiac PET/CT due to misregistration of CT attenuation and emission PET images: a definitive analysis of causes, consequences, and corrections. J Nucl Med. 2007;

48(7):1112–1121

[48] Nakamoto Y, Osman M, Cohade C, et al. PET/CT: comparison of quantitative tracer uptake between germanium and CT transmission attenuation-corrected images. J Nucl Med. 2002; 43(9):1137–1143

[49] Pan T, Mawlawi O, Nehmeh SA, et al. Attenuation correction of PET images with respiration-averaged CT images in PET/CT. J Nucl Med. 2005; 46(9):1481–1487

[50] Press MJ, Rajkumar R, Conway PH. Medicare's New Bundled Payments: Design, Strategy, and Evolution. JAMA. 2016; 315 (2):131–132

[51] American Society of Nuclear Cardiology. Final 2016 Payment Rates Compared to 4Q 2015 Final Rates Medicare Hospital Outpatient Prospective Payment System HOPPS (APC) Nuclear Cardiology Procedures, Radiopharmaceuticals, and Drugs. Revised October 2015. Available at: http://www. asnc. org/Files/Advocacy/ASNC%20HOPPS%20 Final%20payment% 20chart%202016%20 11_02_2015.pdf. Accessed: July 1, 2017

[52] Karin R. Cardinal Health: 2016 Medicare update. Presented by Rudy Karin, Director, Reimbursement Strategy, NMB Healthcare Consulting. Available at: http://docplayer.net/21417293–2016-medicare-update-nmd-healthcare-consulting. html. Accessed: July 1, 2017

[53] Merhige ME, Breen WJ, Shelton V, Houston T, D'Arcy BJ, Perna AF. Impact of myocardial perfusion imaging with PET and (82)Rb on downstream invasive procedure utilization, costs, and outcomes in coronary disease management. J Nucl Med. 2007; 48(7):1069–1076

[54] Birnie DH, Sauer WH, Bogun F, et al. HRS expert consensus statement on the diagnosis and management of arrhythmias associated with cardiac sarcoidosis. Heart Rhythm. 2014; 11 (7):1305–1323

[55] Youssef G, Leung E, Mylonas I, et al. The use of 18F-FDG PET in the diagnosis of cardiac sarcoidosis: a systematic review and metaanalysis including the Ontario experience. J Nucl Med. 2012; 53(2):241–248

[56] Tang R, Wang JT, Wang L, et al. Impact of patient preparation on the diagnostic performance of 18F-FDG PET in cardiac sarcoidosis: a systematic review and meta-analysis. Clin Nucl Med. 2016; 41(7):e327–e339

[57] Hulten E, Aslam S, Osborne M, Abbasi S, Bittencourt MS, Blankstein R. Cardiac sarcoidosis-state of the art review. Cardiovasc Diagn Ther. 2016; 6(1):50–63

[58] Skali H, Schulman AR, Dorbala S. (18)F-FDG PET/CT for the assessment of myocardial sarcoidosis. Curr Cardiol Rep. 2013; 15(5):352

[59] Orii M, Imanishi T, Akasaka T. Assessment of cardiac sarcoidosis with advanced imaging modalities. BioMed Res Int. 2014; 2014:897956

[60] Ishida Y, Yoshinaga K, Miyagawa M, et al. Recommendations for (18)F-fluorodeoxyglucose positron emission tomography imaging for cardiac sarcoidosis: Japanese Society of Nuclear Cardiology recommendations. Ann Nucl Med. 2014; 28(4): 393–403

[61] Ishimaru S, Tsujino I, Takei T, et al. Focal uptake on 18F-fluoro-2-deoxyglucose positron emission tomography images indicates cardiac involvement of sarcoidosis. Eur Heart J. 2005; 26(15):1538–1543

[62] Lynch JP, III, Hwang J, Bradfield J, Fishbein M, Shivkumar K, Tung R. Cardiac involvement in sarcoidosis: evolving concepts in diagnosis and treatment. Semin Respir Crit Care Med. 2014; 35(3):372–390

索 引

（徐莹　王骏）